北京市社会科学界联合会社会组织重点资助项目
庆祝澳门镜湖护理学院创校95周年

家庭生命文化

跨学科视角

张新庆　尹一桥　主　编
蔡笃坚　许　京　副主编

中国协和医科大学出版社

图书在版编目（CIP）数据

家庭生命文化：跨学科视角 / 张新庆，尹一桥主编．—北京：中国协和医科大学出版社，2019．1

ISBN 978－7－5679－0908－3

Ⅰ．①家…　Ⅱ．①张…②尹…　Ⅲ．①生命哲学—文集　Ⅳ．①B083－53

中国版本图书馆 CIP 数据核字（2018）第 251292 号

家庭生命文化：跨学科视角

主　　编：	张新庆　尹一桥
责任编辑：	杨小杰
出版发行：	**中国协和医科大学出版社**
	（北京东单三条九号　邮编 100730　电话 65260431）
网　　址：	www. pumcp. com
经　　销：	新华书店总店北京发行所
印　　刷：	北京朝阳印刷厂有限责任公司
开　　本：	889×1194　1/16 开
印　　张：	23. 25
字　　数：	400 千字
版　　本：	2019 年 1 月第 1 版
印　　次：	2019 年 1 月第 1 次印刷
定　　价：	60. 00 元

ISBN 978－7－5679－0908－3

编者名单

学术顾问　陆莉娜　袁正光

主　　编　张新庆　尹一桥

副 主 编　蔡笃坚　许　京

编　　者　（按姓氏笔画排序）

王江娜	王佰玲	毛爱妹	尹俊芳	卢忻谧
成　音	同钰莹	朱明霞	伍慧儿	仲凤行
许　京	许树珍	李　贞	李明书	李京儒
李瑞全	杨同卫	杨国利	何思源	张新庆
陆　岩	陆嘉燕	陈妤嘉	林　玲	金　蕾
金美华	周琬琳	郑林娟	胡德英	贺　苗
袁正光	高福庆	梁立智	梁艳彩	舒玢玢
蔡笃坚				

前言

从古希腊的亚里士多德和我国春秋末期的孔子，到马克思和恩格斯，再到当代学者，家庭以及由此派生的家庭观念、家庭文化得到了持久而广泛的研究。在当代中国家庭变迁背景下，人们的婚恋观、家庭管理、家庭文化会有差异；但家庭成员之间都要相互关爱、陪伴和支持，节制欲望、和睦相处，共创美好家园。同样，生命文化所提倡的生命价值观、健康观及其倡导的行为方式会对家庭生产、生活提供积极的引导作用。把家庭和生命文化结合起来加以多方位考察，就构成了本论文集《家庭生命文化：跨学科视角》的创作思路。

本论文集分为七个专题：家庭生命文化概述、婚恋与家庭、家庭关爱、家庭孝文化、家庭健康、家庭参与医疗决策、医疗新技术与家庭。每个专题由 5 ~6 篇论文构成。作者来自海峡两岸四地，专业涉及医学、护理学、哲学、文化学、新闻传播学等领域。论文均以家庭和生命文化为对象，从跨学科视角加以深入的专门考察，对家庭生命文化、家庭孝文化和家庭健康等新颖概念内涵进行专题阐述，推动了生命文化研究和学科建设。凡是具有高中及以上学历水平的病人及家属、社会公众，以及广大医务人员均可阅读。本书致力于推进新兴的“生命文化学”的萌发与成长，以便系统考察生命本质、方式和意义，研究呵护和发扬生命的途径和方法，珍惜生命，提高生命质量，增进生命价值，维护生命尊严，活出生命意义。

需要指出的是，家庭生命文化研究是一个开放、包容性强的新领域。主编原则上尊重作者的创造性劳动，同时遵循学术规范，界定好概念，印证得当，注重分析论证和观点提炼。为此，我们希望这支由海峡两岸四地的生命文化研究学者组成的作者队伍能乘风破浪，砥砺前行，开创一片华人生命文化研究新天地！在为期将近一年的论文集篇章设计、稿件征集、内容修改过程中，得到了各位作者的大力配合和无私奉献，以及北京市社科联的资金支持，在此表示诚挚的感谢。

张新庆

2019 年 1 月

目 录

引言 …………………………………………………………… 张新庆，尹一桥（1）

第一部分 家庭生命文化概述

家庭生命文化概观 ………………………………………………… 袁正光（11）
传统与现代的纠结——管窥家庭生命文化 ……………………… 高福庆（20）
马克思主义家庭观初探 …………………………………………… 尹俊芳（28）
儒家的家庭文化观 ………………………………………………… 李瑞全（38）
亚里士多德的"家庭"观念浅析 ………………………………… 詹心怡（52）
传统五行观下的家庭角色与生命角色认知 ……………………… 仲凤行（61）

第二部分 婚恋与家庭

当今时代变迁下的婚恋观 ………………… 梁艳彩，田文凤，管启云（73）
新婚赋：送妞妞嫁管生 ………………………………… 许 京，许 菲（81）
家管理浅析 ………………………………………………………… 何思源（88）
澳门青年的家庭观 ………………………………………………… 毛爱妹（94）
家庭文化的创建与探索——从《家庭小报》说起 ……………… 成 音（104）
医务人员的婚恋家庭满意状况调查结果分析 ………… 林 玲，张新庆（113）

第三部分 家庭关爱

结构功能主义视角下当代中国家庭变迁探讨 … 舒玢玢，金 蕾，同钰莹（125）
"第三种爱"：家庭成员之间的互爱 ……………………………… 朱明霞（135）
爱与陪伴的家庭文化 ………………………………… 王佰玲，李 贞（145）

从佛教的节制欲望探讨良好家庭的规范 …………………………… 李明书（154）
家庭支持系统对自杀病人的保护性因素探析 ………………………… 胡德英（162）

第四部分　家庭孝文化

跨文化的孝道和代间照顾 ………………………………………… 许树珍（175）
《孝经》的本体性之孝与医疗决策 ……………………… 杨国利，杨国志（185）
华人代际间对死亡及善终概念的认知 ………………………………… 陆嘉燕（194）
尽孝与生命末期决策 ……………………………………………… 伍慧儿（205）
论传统孝道与公民遗体器官捐献意愿的关系 ………………………… 杨同卫（213）
孝文化视野下的家庭照料与养老 …………………………………… 王江娜（221）

第五部分　家庭健康

婚姻与家庭健康的互动关系探讨 …………………………… 刘清波，蒲福临（233）
疾病叙事中家庭观的多元化反思 …………… 贺　苗，张云龙，吴师菲（241）
改善阿尔茨海默病患者生命质量的家庭支持探究 …… 王佰玲，陆　岩（250）
“虚不受补”：医护实践中的认识误区…………………… 许　京，许　菲（259）
失独对家庭的影响 ……………………………………… 池睿欣，张新庆（267）

第六部分　家庭参与医疗决策

重塑家庭文化的临床伦理决策 ……………………………………… 蔡篤坚（277）
依儒家伦理价值观探讨《病人自主权利法》之医病共同决策 … 金美华（287）
医疗决策中的家庭会议模式及其临床应用 … 李京儒，陈　钰，张新庆（296）
谁来主导手术救治中的选择：医生、病人还是家属？ … 成　音，张新庆（305）
医患伙伴关系重塑家庭功能——以乳癌病友团体为例 … 陈妤嘉，蔡篤坚（312）

第七部分　医疗新技术与家庭

家庭治疗模式在中国本土化的研究 ………………………… 曹馨元，张新庆（323）
代孕生殖引发的家庭伦理问题探究 ………………………………… 梁立智（331）
失独家庭妊娠型代孕的伦理辨析 …………………………………… 郑林娟（340）
由互助家庭到社区营造的智慧科技研发可能 …………… 卢忻谧，蔡篤坚（347）
生物样本采集中的家庭同意之强义与弱义分析 ……………………… 周琬琳（356）

引言　方兴未艾的家庭生命文化研究

张新庆[1]　尹一桥[2]

[1]北京协和医学院人文和社会科学学院；[2]澳门镜湖护理学院

一、两种文化形态：生命文化和家庭文化

文化是人类器物、制度、习俗等并世代传承的创造物的集合体，是在人类历史长河中凝结而成的一种包罗万象的稳定的生存样式。泰勒在《原始文化》（1871年）一书中把“文化”界定为一种包括知识、信仰、艺术、道德、法律、习俗，以及任何人作为一名社会成员而获得的能力和习惯在内的复杂整体。这是人类社会较早从文化学和人类学视角审视人类自身的文化形态、特点和核心内容的经典论著。这个定义凸显了文化的构成要素，指出了文化的共享性和习得性，强调了文化的整体性。文化的要素包括价值观、规范、意义和符号、物质文化等，其中价值观是文化的核心。

如今，对人类社会的文化研究已经扩展到了诸多领域。其中，生命文化、家庭文化就是两种重要的文化形态。广义的生命文化包括所有生命的文化现象；而狭义上特指人的生命文化现象。即便是狭义上考察生命文化也是一个涵盖面广、内容极其丰富的研究领域。创立于2005年的北京东方生命文化研究院自创立起就致力于生命文化研究、理念传播和社会实践，出版了一系列论著、论文，推动了生命文化研究的发展。2017年，我们组织了两岸四地30多名专家学者，从多学科、跨学科的视角就生命质量、生命意识、生命价值、生命意义、生命尊严和生命关怀等核心概念进行了专题研究，汇集成《生命文化核心概念解析》（2018年）一书中[1]。这也

是袁正光先生所著《生命的智慧：生命文化导论》（2012）一书中第四章内容的拓展版。在王小燕和马俊领主编的《生命文化评论》（2018）一书，20多位专家从生命哲学、生物学哲学、生命伦理学等角度探讨了生命文化学的学科建设及相关概念。不过，站在生命文化学科建设的高度，有关生命文化的概念范畴、基本形态及源流和演变、构成要素等内容还有待深化研究。

在人类文明长河中，家庭文化源远流长，而由家庭关系、功能、权利和义务等所构成的一套规范体系成为整个社会制度体系的重要内容。家庭文化是指家庭生产和生活方式、价值观念及行为形态之总和。它是建立在衣、食、住、行等物质生活基础之上，具体包括婚姻及恋爱、性道德、夫妇关系、两性地位、亲子关系、家庭团结、家庭责任、家庭环境等。宋希仁在《家庭文化》（中国方正出版社，2002）一书中把家庭文化分为三个层次：表层文化即物化环境、中层文化即家庭制度和生活方式、高层文化即思想道德和情操，三者的有机统一构成了完整的家庭文化。王继华在《家庭文化学》（人民出版社，2010）一书中，挖掘了基于家庭的父母文化、夫妻文化、子女文化、环境文化等方面的内涵。

家庭文化代表着家庭成员对个体自然属性和社会属性的超越。不同家庭结构、功能和所处环境的差异使得家庭文化具有鲜明的个性特征。家庭文化是一个开放的动态系统。恩格斯从唯物史观立场出发，阐述了原始社会文明开端的伦理和道德、家庭伦理关系的演变、家庭伦理关系的调节、家庭伦理的制度化过程和人类婚姻等方面的思想[2]。随着时代的发展，家庭文化在传承中也得到发展，展示了丰富多样性。在同一社会中，每个家庭由于其所处的社会阶层及环境等不同，也各有其独特的择偶标准、生育观、爱情观、婚姻生活方式、育儿观、性观念、幸福观及健康观。不过，从生命文化角度看，家庭文化尚有诸多方面需要深入研究。

二、跨学科视角下的家庭生命文化

直观上，家庭生命文化是要关注家庭文化和生命文化，尤其是要聚焦于二者的交叉地带。这样一个广阔的学术领域，离不开哲学、伦理学、社会学和文化学，乃至医学、护理学等多学科视角加以研究和考证。本次由海峡两岸四地的40余名专家和学生共同完成了此论文集，取名为《家庭生命文化：跨学科视角》。本书采用

"跨学科"而不是"多学科"的提法还有如下考虑：第一，本书作者提交的论文通常是围绕每一个特定议题，从多个视角加以讨论，因此多数单篇论文本身就具备了"跨学科"的性质；第二，与离散的"多学科"简单累加相比，"跨学科"的提法凸显了学科交叉融合，这也是探索性地研究"家庭生命文化"所必须确立的学术立论高度。

跨学科研究是指针对那些单个学科无法认识和解决的宽泛或复杂的问题，系统整合相关学科的知识、技能、方法与理念的一种新兴的研究模式。艾伦·雷普克在《如何进行跨学科研究》中指出了跨学科研究在于回答、解决、处理单一学科无法应对的复杂性问题。实际上，医学家、社会生物学家、考古学家、哲学家、文学家、艺术家、语言学家、民族学家、人类学家均会描述和解释特定的生命文化现象，只是研究的视野、方法和呈现的结果不同而已。例如，关于婚恋家庭及其文化研究就可以从伦理学、社会学和法学等领域加以研究，婚姻是一种实体性的伦理关系，包含了两性关系、爱情和维系婚姻的礼法[3]。马克思、恩格斯在多部论著中考察了家庭的形成划分阶段、功能本质和家庭伦理。当代儒家生命学家李瑞全阐述了以仁义为核心的儒家伦理的家庭意义和文化特质。亚里士多德在《家政学》中讨论了财产、夫妻关系、主奴关系以及财产管理问题。社会学中的结构功能主义家庭理论揭示了家庭结构、功能及相互关系。又如，人类学的两个分支学科分别从特定角度研究人的自然生命和文化生命。其中，体质人类学研究作为生物有机体的人，而文化人类学研究人的观念价值和行为。本书所论及的家庭健康、孝文化、家庭参与临床决策、新技术与家庭等章节均体现了跨学科的视角。

跨学科视角研究家庭生命文化离不开多元的研究方法。本论文集中就采用了如下几类方法：对基本概念及概念间关系的哲学分析方法；叙事、观察、文献分析、问卷调查和访谈等采集经验数据资料的方法；对采集数据资料进行分类、比较、分析和综合、归纳与演绎、系统分析等逻辑思维方法。例如，贺苗等人在"疾病叙事中家庭观的多元化反思"一文中，从叙事医学的视角，考察了家庭在应对癌症和死亡这类悲剧性事件上具有差异性。林玲和毛爱妹分别结合问卷调查结果，考察了全国9省份45家医院的医务人员的婚恋家庭满意状况，以及澳门青年的婚姻家庭观念。

三、对家庭生命文化的若干见解

（一）家庭与文化

在家庭产生之前，生命并不具有典型的文化属性。从传统的大家庭到现代的核心家庭，不同的文化背景和环境中的家庭模式、家庭观念、家庭结构和功能有所差异。进入21世纪的中国，伴随着家庭结构的变化，家庭文化的内涵、家庭成员的婚恋观也在悄然发生变化。家庭结构的核心化，带来家庭规模缩小。家庭类型开始多样化，出现了空巢家庭、单亲家庭、同性恋家庭。家庭结构变化的引发了新问题，如空巢家庭、少子老龄化引发的尽孝、临终关怀方式、老年人身心健康和自杀等方面的困惑或难题。失独家庭面临风险因素众多、抗风险能力不足和社会支持体系的断裂[4]。池睿欣和张新庆讨论了失独对家庭的影响。

家庭文化的要素可以分为价值观、规范、意义和符号、物质文化等，其中价值观是核心。家庭文化是在家庭世代承续过程中形成和发展起来的，表现为相对稳定的生活方式、生活作风、传统习惯、道德规范以及为人处世之道。它既包括家庭的衣、食、住、行等物质生活，也包括婚恋观念和态度、道德观念等精神生活。家庭文化和生命文化均对家庭成员的世界观、人生观、价值观、恋爱观、家庭观和生育观产生影响。

家庭是组成社会的基本单元，而婚姻是受到社会认可的一种结合。本书于第三部分专门探讨了当代人多样的婚恋观、家庭观，婚姻的形式趋于多元化。梁艳彩等人在“当今时代变迁下的婚恋观”中，对当今年轻人的爱情和婚姻观做出概述和分析；许京在“新婚赋：送妞妞嫁管生”中，则以家书这种独特的文学形式展现父辈对子女的期望；何思源在“家管理浅析”中，着眼于家庭管理的重要性，浅析家风和家文化对家庭管理的作用；毛爱妹在“澳门青年的家庭观”中，基于实证调查结果，对澳门青年人的婚姻观、生育观和养育观加以阐释和解读；李明书在“从佛教的节制欲望探讨良好家庭的规范”中，讨论了佛教《正法念处经》“十善业道”的“不邪淫”原则对维护家庭稳定、和谐的作用。

（二）家庭生命文化

家庭和生命文化之间有何关系呢？首先，家庭是生命文化产生的基础和前提。

家庭是一个人口生产、社会生产、生活的基本单元。生育是人类繁衍的重要行为，生命形式总是从生育开始的。失独、不孕不育、死亡等生活事件意味着生命的丧失、家庭成员的减少以及家庭物质生活、精神生活的改变。梁立智的“代孕生殖引发的家庭伦理问题探究”和郑林娟的“失独家庭妊娠型代孕的伦理辨析”，就是从辅助生殖技术与家庭成员关系方面诠释了家庭生命文化的具体含义。其次，家庭也是生命文化研究的重要内容。一个人的出生、成长、婚恋、养育子女、孝敬父母、夫妻生活、养老等生活内容通常都是在家庭文化中展开的。高福庆在“传统与现代的纠结——管窥家庭生命文化”一文中称，家庭是承载人的生命活动的平台，是人不可或缺的生命场景；家庭由人组成，因人的活动而有生命，从而产生家庭生命文化；家庭生命文化所具有的符号、价值观和规范等，对家庭成员的生命意识、生命价值、生命质量等的形成产生重大影响，是生命文化研究的重要对象。最后，家庭生命文化是附着在家庭生命体之上的精神现象，具有真、善、美、假、恶、丑的鲜明特征。家庭生命文化是全人类所共有的，不同区域、不同民族的家庭文化也各具其特征。

（三）家庭孝文化

许树珍在“跨文化的孝道和代间照顾”一文中，通过跨文化之华人孝道观和代间关照现象的探索，比较成年子女日常照护老年父母的心绪与互动情形，启示在不同家庭照顾的动机和角色情境的结构脉络。陆嘉燕在“华人代际间对死亡及善终概念的认知”一文中，倡导更好地向华人推广善终、落实预立医疗照顾计划、生前预嘱、缓和医疗等，构建适合华人文化特色的临终关怀模式。伍慧儿在“尽孝与生命末期决策”中称，孝文化是中国传统文化的核心，华人生活上的各种习俗、人伦规范及互动行为都很大程度受到孝文化约束。杨国利在“《孝经》的本体性之孝与医疗决策”中称，孔子本体性孝的上位原则是公平、平等与正义，由此决定了孔子的本体性孝的实现需要权衡。杨同卫在“论传统孝道与公民遗体器官捐献意愿的关系”一文中分析了“身体发肤，受之父母，不敢毁伤”的伦理根据，主张最高层次的孝道“立身行道，扬名于后世，以显父母”有助于遗体器官捐献，因此，如果父母做出捐献遗体器官的决定，作为子女的应该理解、支持，并怀抱崇敬之情。王江娜在“孝文化视野下的家庭照料与养老”一文中强调，年轻人需要创新和传承中国的孝文化；养亲、敬亲与送亲是子女对父母尽孝的基本要求。

（四）家庭支持与重大疾患防范

养育子女是在特定家庭文化氛围内开展的。家庭是一个人生活幸福、学业有成、工作顺利的重要基础。如果家庭功能不健全（如失独家庭、空巢家庭），长期缺乏父爱和母爱等容易丧失来自家庭的情感、信息、物质支持。王佰玲和陆岩在“改善阿尔茨海默病患者生命质量的家庭支持探究”一文中，揭示了家庭成员之间的情感联系表现为家庭成员之间相互支持、相亲相爱、融洽和谐。家庭亲密关系促进居家养老，家庭、社区和医护人员关心爱护半失能和失能老人[5,6]，实现“老有所养”“老有所医”“老有所学”“老有所乐”和“老有所为”。

重大疾病的预防、诊疗及善后均离不开家庭的智慧选择。疑难杂症、重症给病人本人及其家庭带来巨大的经济、精神负担。华人社会对疾病坏消息的告之对象往往先考虑家人，在家人认同下才告诉病人。健康教育、生命教育、健康生活方式倡导的目标人群应该以家庭作为基本单元。家庭成员不健康的生活方式（如抽烟、酗酒、吸毒、不检点的性行为、家庭暴力）均会给家庭成员身心带来伤害[7]。“健康家庭”是要在家庭成员中牢固树立疾病预防、早期筛查的观念，在诊断、治疗等过程中充分体现家庭参与和人文关怀，让家庭成为抵御重大疾患的第一道防线[8]。

在本书中，王佰玲和李贞在“爱与陪伴的家庭文化”一文中，剖析了爱与陪伴的深刻涵义及对现代家庭文化的启示；成音在“谁来主导手术救治中的选择：医生、病人还是家属?”一文中，根据一个真实案例，从家属的视角提出医生主导医疗决策的必要性；许京在“‘虚不受补’：医护实践中的认识误区”一文中，探讨了家庭应该如何给予正确的护理和照料。蔡笃坚在“重塑家庭文化的临床伦理决策”一文中，探讨了丰富家庭文化对帮助家庭进行临床决策的重要作用；金美华在“依儒家伦理价值观探讨《病人自主权利法》之医病共同决策”一文中，探讨了儒家“伦理关系自律”中“经权原则”对“病人自主权利法”实践的启示；李京儒、陈钰和张新庆在“医疗决策中的家庭会议模式及其临床应用”一文，对家庭会议的相关概念进行了介绍，并指出家庭会议对家庭临床决策的重要意义；陈妤嘉和蔡笃坚在“医患伙伴关系重塑家庭功能——以乳癌病友团体为例”一文，探讨了关怀伦理学指引下，医学专业如何帮助乳腺癌病人及其家庭重塑家庭结构。

四、结束语

生命文化研究要深入探究家庭组织方式和架构、家庭成员关系、家庭教育、抚养和赡养义务、家庭成员健康、家庭环境和饮食、家庭氛围营造、家庭理财方式、家庭议事规则等诸多方面，系统考察影响家庭的生命质量和社会评价，使之成为在应对当代纷繁复杂的世象中，进行家庭建设和精神文明建设的助推剂。

如今，我们已经进入一个新时代。新时代的一个显著特征是社会主要矛盾已经转化为人民日益增长的美好生活需要与不平衡、不充分发展之间的矛盾。每一个人及每一个家庭均有追求美好生活的强烈愿望和内在动力。不过，从“人丁兴旺”“名门望族”“家和万事兴”“家家有本难念的经”“清官难断家务事”等日常用语中，人们也会领悟到家庭生活的多面性。可以说，日常的家庭生活中，也在健康、经济、文化、心理等方面存在着一系列不平衡、不和谐现象。不同社会文化背景下的家庭及其成员的家庭责任担当、家庭幸福观、家庭健康观等的理解有较大的差异。而那些围绕家庭生活片面的、错误的观念会深刻影响家庭及其成员的态度和行为，进而影响家庭和睦相处、幸福安康的状况。由此可见，家庭生命文化研究任重道远。

参考文献

[1] 张新庆，蔡笃坚．生命文化核心概念解析［M］．北京：中国华侨出版社，2018.

[2] 宋希仁．家庭伦理的人类学研究——解读恩格斯的家庭伦理学［J］．伦理学研究，2002，1.

[3] 宋希仁．家庭伦理新论［J］．中国人民大学学报，1998，12（4）：62－68.

[4] 向德平，周晶．失独家庭的多重困境及消减路径研究——基于“风险－脆弱性”的分析框架［J］．吉林大学社会科学学报，2015（6）：60－67.

[5] 胡少华，洪静芳，左雪峰，等．老年肝癌病人家庭功能对生活质量的影响研究［J］．中华护理杂志，2016，51（10）：1180－1184.

[6] Jasneet Parmar，Nathalie Jette，Suzette Brémault-Phillips，et al. Supporting people who care for older family members. CMAJ，2014 Apr 15，186（7）：487－488.

[7] Holly Foster，Jeanne Brooks-Gunn. Toward a Stress Process Model of Children's Exposure to Physical Family and Community Violence. Clin Child Fam Psychol Rev，2009 Jun，12（2）：71－94.

[8] 张新庆，李闪闪．健康家庭：“健康中国”之基石［J］．中国医学伦理学，2017，2：138－142.

第一部分

家庭生命文化概述

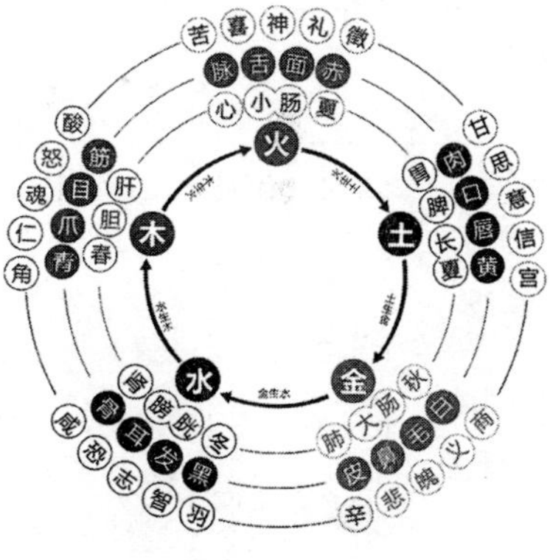

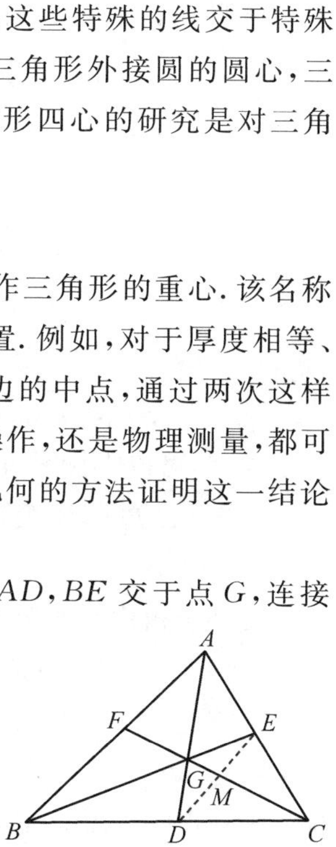

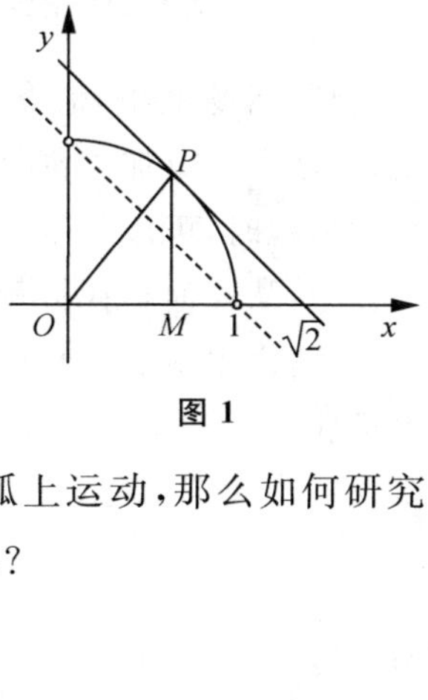

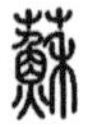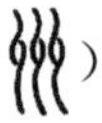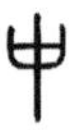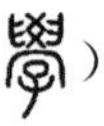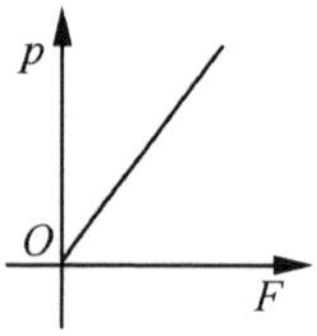

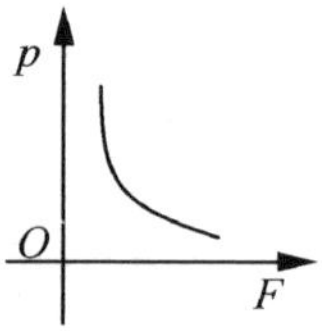

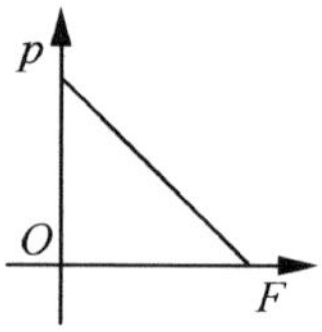

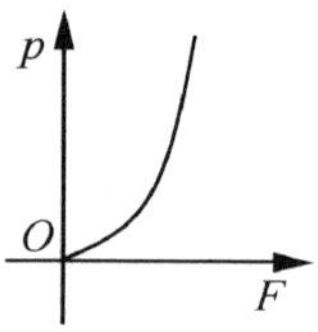

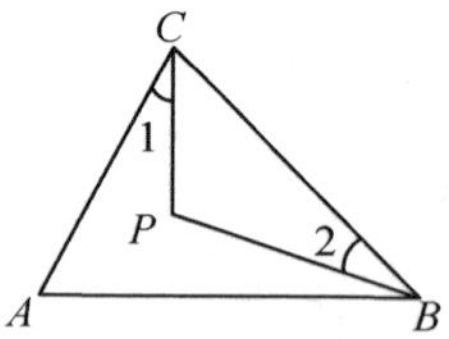

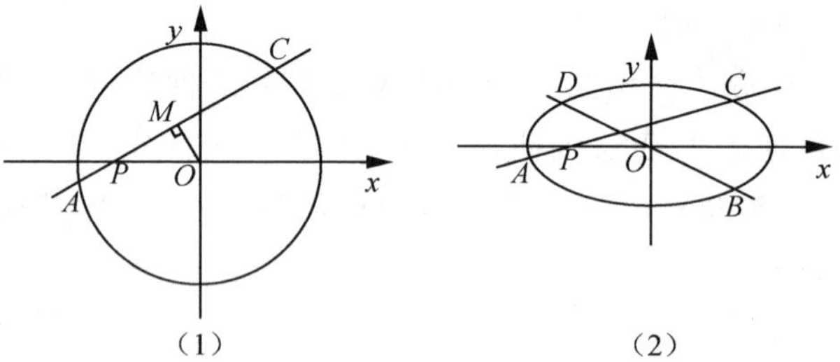

家庭生命文化概观

袁正光

北京东方生命文化研究院

从文化学的角度，“文化是一个民族、一个国家或一群人共同具有的符号、规范和价值观，以及他们的物质体现。”也就是说，“符号、规范和价值观”构成了文化的三个要素和三个层面。本文从与家庭和生命有关的文化三要素和三层面进行探讨，概括家庭生命文化的大致轮廓。

一、推动家庭生命文化演变的力量

人类社会的“物质再生产”和“生命再生产”，推动了家庭模式及家庭文化的演变。恩格斯在其《家庭、私有制和国家的起源》一书中说：“历史中的决定性因素，归根结底是直接生活的生产和再生产。但是，生产本身又有两种。一方面是生活资料即食物、衣服、住房以及为此所必需的工具的生产；另一方面是人自身的生产，即种的繁衍。”这里，恩格斯提出了“两个再生产”的概念，即物质的再生产和生命的再生产。恩格斯认为，从家庭的诞生，到家庭模式的不断进化，从蒙昧时代的群婚制，野蛮时代的对偶制，到文明时代的专偶制，其发展的动力源于这“两个再生产”。

正是人类生命的“再生产”，造就了丰富多彩的家庭生命文化；也正是人类生命的“再生产”，成为家庭生命文化发展的根本动力。中国的文化史也大体相同。在婚姻制度，不固定男女结合的对偶婚，逐渐过渡为一男一女结合为牢固关系的单偶婚。单偶婚的出现是人类性关系史上的一次革命。它促进人类道德的进步，也改变社会的组织结构，促进文明社会的健全细胞——个体家庭诞生[1]。”自从人类社会有了家庭，家庭生命文化也随之发生发展。

生命再生产方式的革命，无疑是婚姻家庭演变的根本动力。也是家庭生命文化演变的根本动力。无论是符号层面、规范层面，还是价值观层面的家庭生命文化，都离不开性关系和生命的再生产。而建立在性基础上的爱，是家庭生命文化的核心价值观。当一对恋人结婚组成家庭时，便开始了新生命的再生产。

自然生命和文化生命，两重生命的互动，贯穿着整个生命过程。两重生命是良性互动，还是恶性循环，决定着家庭文化和家庭生命文化的水准。理性、感性、悟性，三种不同的思维方式运用得当，则家庭和谐。家需要更多的感性思维方式。理性追求真，感性追求美。美，是审美主体对美因的一种愉悦感。家庭讲感觉，讲感情，让对方愉悦。夫妻双方互为美因，互为审美主体。

二、家庭生命文化的符号体系

文化，首先指的是符号，符号是文化的基础和表达工具。每一个文化领域，都有着自己的符号体系。从文化学的角度，文化符号，最基本的是家庭、婚姻、爱情、性、性生活、生育、传宗接代等语言符号，这是本文探讨的重点。

（一）家庭

戴维·波普诺称，家庭是生活在一起为经济和其他目的而作为的一个协作单位。家庭往往是由父母和子女组成的小群体。他把“一个丈夫、一个妻子和他们的孩子，通常和其他亲属分开住”的家庭称为“核心家庭”，而把“一个或一个以上的核心家庭加上其他亲属组成的家庭单位”称为“扩展式家庭”[2]。中国和西方国家一样朝着核心家庭演变。在核心家庭中，公公、婆婆和儿媳以及孙辈的关系也简单化了。孩子长大了，结婚成家。家庭成为一个由父母和子女组成的最基本的社会组织结构。

家庭还有“生命的再生产”职能：生育子女，传宗接代，保证人类生命的繁衍。无论家庭的形式怎么演变，延续生命始终是家庭最基本的职能。当一个自然生命诞生时，文化生命便开始成长。家庭的生命文化便深刻影响着一个人生命文化的成长。小生命从父母那里感知和学习文化中的符号（从非语言符号到语言符号）、规范（从习惯规范到道德规范，以及后来的法律规范）和价值观。用社会学术语，也就是生命社会化的开始。人的生命从自然生命到文化生命，始终是一个社会化的过程。在社会化过程中，情感的培育和发展便成为家庭最基本职能。爱情和亲情也是家庭生命文化中的要素。

（二）爱情

一般来说，爱情是建立在两性基础的感情。爱情是人类情感中最热烈，几乎可以达到狂热程度的情感。从生理学的角度，这是性欲引起的荷尔蒙强烈冲动。从心理学的角度，这是人类对感情特别是对异性的强烈感情需求，表现为强烈的情欲。爱情正是强烈的性欲和强烈的情欲结合在一起的浓烈感情。梁山伯和祝英台的悲剧，宁愿化为一对蝴蝶，也要终生厮守；罗密欧与朱丽叶的爱情悲剧也是如此。爱情是幸福的重要源泉，爱情悲剧更是痛苦的重要源头。

罗素认为："假如他为爱情而牺牲事业，那他就是一个傻子。但是此事和一切的人事一样，需要一种平衡。为爱情而牺牲了整个的事业，虽然有时也许是一种悲壮之举，然而总的来说是愚蠢的；为事业而完全牺牲爱情，同样也是愚蠢的，而且丝毫没有悲剧意义上的英雄气概[3]。"如果爱情始终保持在夫妻之间，或者爱情导致两人成为夫妻，那么爱情就是人类的天使。如果爱情一旦燃烧到夫妻之外，或者在三个人之间周旋，那么爱情就成为魔鬼。一个健康的价值观，再加些生活技巧，让爱情成为婚姻家庭中的天使。

（三）婚姻与性爱

有情人终成眷属。一般说来，爱情发展的结果，就是婚姻。考察人类家庭形式的演变，几乎就是婚姻形式的演变过程。由于人类物质再生产和生命再生产的需要，现代社会除少数人群外，基本上都实行着一夫一妻制的婚姻制度。婚姻，也从早期的习惯、道德规范，演变为现代的法律规范。在现代社会，婚姻既是上一个家庭的延续，又是下一个新的家庭的开始。

食、色，性也。人类有多种欲望，突出表现为获得赞扬的欲望、性爱的欲望、求知的欲望、满足兴趣爱好的欲望。其中，最强烈的就是性欲，性爱便成为家庭生命文化最基本的符号。性欲是生命再生产，生命延续的自然动力。与此同时，性欲的泛滥也是苦难的重要源泉。中国传统儒家文化的“夫为妻纲”主张：女人在家从父，出嫁从夫，夫死从子。这都跟这种人类早期的选择有着密切的关系。

为了人类的生命再生产和物质再生产，人类最终趋同地选择了“一夫一妻”制的家庭模式。在颇为开放的现代，女人“出轨”现象也频频发生。看来性欲的满足和节制，始终是家庭生命文化发展过程中的一对矛盾。

三、家庭生命文化中的规范

规范是文化的重要内容。凡是规范，都是对人的欲望和行为的一种约束。根据约束力的性质，可分为习惯规范、道德规范和法律规范。约束力最小的习惯规范，即使违背人们或许仅仅是笑笑而已；违背道德规范要受到舆论的谴责；违背法律规范则要受到法律的制裁。虽然各个国家有所不同，但是随着人类交流的全球化，越来越要求遵守共同的道德规范和法律规范。在人类历史的整个过程中，积淀下来了各种与家庭有关的丰富多彩的民间习俗、道德规范以及法律规范。

（一）婚庆习俗

无论是东方还是西方，婚姻大事都有隆重的庆祝仪式，花样繁多，丰富多彩。作为一种人类文化，这种典型的习惯规范代代相传。在中国的传统文化中，人生最快乐、最幸福的四个时刻：第一个就是洞房花烛夜，其余才是金榜题名时，外乡遇故知，久渴逢甘露。

在中国，与生命文化有着密切关系的传统习俗包括哭嫁、过火盆、见血、枣（早）生和花生等。哭嫁，实际上是“唱嫁”，有一定的旋律，有规定的脚本，也有自我发挥。有离别的伤感，更有感恩的情怀。感激父母给了自己生命，感激父母的养育之恩。西方的基督教的婚礼，经常在影视作品中出现。不同的是：中国的婚庆，热闹；基督教的婚庆，安静。

中国婚庆中还有一个习俗：送礼。在西方，只参加教堂婚礼仪式，不参加喜宴，便不必送礼。澳大利亚有一种有意思的送礼方式：新郎、新娘到商店选择自己需要的结婚用品，向朋友公布物品清单，朋友根据自己财力以及与新郎、新娘的亲密程度，在清单上选择自己要送的礼物。有针对性的送礼，避免造成浪费。

（二）性道德规范

性道德对于家庭的稳定和家庭生命的再生产都很重要。男女的性关系道德与否，在人类历史上有一个漫长的演变过程。在群居时代，性关系是自由的，只要两情相悦就可以发生关系，没有道德问题。但长此下去，人们发现，当一个女性同时和两个或多个男性发生关系，就无法确认孩子的父亲身份。于是，在早期的人类智慧中，想出了一个有效但笨拙的办法：限制女性。限制女性只能同一个男性发生性关系，父亲身份就能确认。在父系家庭中，只有男性才具有传宗接代的权利。直到现代，比如在英美国家，早已主张男女平等了，但是女性只要结婚，其姓名前，还都要冠上丈夫的姓氏。

到了现代社会，随着科学和技术的发展，避孕手段越来越成熟，男女的性生活不再以繁衍后代为唯一目的，更多的是彼此性欲的满足和情感的表达。于是，人们的性道德发生了根本的变化。首先是女性得到了解放。女性的贞洁不再是一个道德约束，男性的处女情结也逐渐淡化。

叔本华说："男人渴望的是见异思迁。而女人若得爱情满足，则情感日笃，这实质上是自然本身的目的使然。自然的根本原则是维系种族延绵，尽可能地生儿育女[4]。"罗素说："自然，凭借道德的力量是可以控制这种冲动的，但是，要想使这种冲动根本不至发生，却是很困难的，随着妇女自由的增加，夫妻不忠贞的机会比起以前的时代来增加了许多[5]。"

这样一来，一夫一妻制就与"出轨"现象相生相伴了。但是，性爱具有排他性，夫妻双方都不愿意忍受对方"出轨"。"出轨"会动摇家庭的根基，是不道德的。现实的道德标准是婚后夫妻双方都可以在婚姻中得到自由、无道德顾忌的性欲的满足，但与此同时就失去了夫妻以外的性欲追求。有鉴于此，夫妻保持性的和谐，在有道德的性生活中尽可能地享受性生活带来的幸福。约束好性本能的欲望可能造成的出轨行为，以保持家庭的稳定。

（三）婚姻的制度规范

婚姻从习惯规范、道德规范，演变为法律规范，成为一种婚姻制度。从法律上保证了夫妻之间性生活的正当性，保证了夫妻对所生子女有天然的抚养权和监护权，保证了婚后的共同财产权。这些法律规定为家庭的稳定奠定了坚实的法律基础。人类从群居制、对偶制到一夫一妻制，是人类生命繁衍和生命健康的历史选择。人们被迫失去某些性的自由，却带来了稳定的家庭以及家庭维系生命成长和情感需求的功能。中国的婚姻制度在很长的历史其中都是允许三妻四妾的，到1950年立法才有了真正的一夫一妻制。

出轨是夫妻双方离婚的重要导火索。正如电视剧《如果，爱》想说的那样，如果两人还真正爱着，或者说“夫妻间根本的情感没有动摇”，那么，再给对方一次机会，或许是一个正确的选择。离婚是两个人的自由。但一旦有了孩子，那么离婚会影响孩子的成长。孩子的抚养权往往也成为争执的焦点。离婚，从性别的角度，对女性更为不利，所以在财产分配上，法律总是更注意照顾女性的生活保障。

四、家庭生命文化中的价值观

（一）价值观是家庭生命文化的灵魂

社会学研究表明，价值观的一致性是婚姻稳定和家庭幸福的重要社会因素。在交往和恋爱中，最重要的是要感知相互之间价值观的一致性和差异性，这是将来婚姻成败，乃至家庭生活是否幸福的关键。婚后的家庭生活中，价值观相互影响并趋同，相互包容和忍让，促进家庭稳定。

对于家庭和谐与幸福而言，性格重要，观念比性格更重要。价值观，判断孰对孰错、孰好孰坏的标准体系。无论对“对与错”，还是对“好与坏”的判断，都是一种价值判断，称为价值观。有时，人们又把对重大问题，如对世界、对人生等重大问题的对与错、好与坏的判断标准分别称为世界观和人生观，而把一些更低层次问题的对错判断标准，直接称为观念。当然，价值观也是一种观念，都是人类文化的核心和灵魂。当然也是家庭文化、家庭生命文化的核心和灵魂。

世界观和人生观的一致性，是一切家庭观念的基础。美国哲学家摩狄曼·J·阿德勒，经过对人类各种观念的排列和筛选，最后提炼出最重要的“六大观念”：自由、平等、正义、真、善、美[6]。人类六大价值观在家庭文化中都有充分的体现。同样，作为生命文化的基本价值观，如生死观、悲喜观、善恶观、爱恨观、成功观和幸福观等，在家庭生命文化中体现尤为深刻。

（二）家庭价值观概述

恋爱观、婚姻观、爱情观、家庭观、家庭幸福观、家庭消费观、生育观、抚养观、子女观、教育观、健康观、养老观、慈爱与孝敬观念等，都是家庭生命文化的重要观念。社会常模中流行已久的民俗观念均或多或少地体现了家庭生命文化价值的内涵。

在许多国家，特别是在中国的传统文化中，有无后代是最重要的价值观念。在生男生女的观念方面，从重男轻女到男女平等历史演变。传统上，人们恋爱和婚姻方面注重门当户对，家庭背景与文化属性对择偶的影响较大；同时，浪漫的荷尔蒙冲动和持久的感情维系也很重要。夫妻平等与相互尊重，父母与子女平等和相互尊重。从母权、父权、父母权威，到夫妻平等、父母与子女平等的历史演变，及其不同国家、不同民族的共同与差异，以及平等中男性与女性不同期待，父母与子女的不同期待。父母对孩子的期待，直接影响着孩子的性格和价值观的形成。

血缘是亲情的生理基础，也是维系和增强亲情的纽带。自古人类重视血缘关系，现代社会也没有弱化血缘关系，只是在阶级斗争年代，阶级关系、政治关系弱化了血缘关系，造成许多家庭的灾难。父母和子女组成了核心家庭，还有一部分家庭，爷爷奶奶也在核心家庭之中。父母的父母、父母的兄弟姐妹，就构成核心家庭以外的亲属关系，具有间接的血缘关系，有所谓“一代亲，二代表，三代四代认不到”之说。

（三）爱是家庭生命文化的核心价值观

家庭中的爱，包括夫妻之间的情爱、父母对孩子的慈爱和孩子对父母的孝敬。埃·弗洛姆说：“人具有天赋的理性。他是了解自身的生命体。他了解他自己、他的同伴、他的过去和未来的趋向[7]。”所以，爱是人的天性。夫妻之间的爱，有浪漫的两情相悦，有荷尔蒙引起的性冲动，有朝夕相处建立起来的紧密的感情联系。在爱情基础上的夫妻更有长期相濡以沫。爱情是夫妻情的核心，而夫妻情则是以爱情为核心的融友情、爱情和亲情为一体人类最丰富的感情。这种感情能让人牵手一生，白头到老，不离不弃，终生为伴。

夫妻可能会手牵手白头到老，也可能“夫妻本是同林鸟，大难来临各自飞”，不像父母和子女的感情联系那样难以割舍。反过来看，夫妻间只有融入亲情后，友情、爱情和亲情融为一体，才能得到稳固。夫妻之间的亲情，是建立在孩子基础上的间接的血缘关系。孩子跟父母都有直接的血缘关系，夫妻间也就有了间接的血缘关系。加之长期共同抚养孩子，有共同的慈爱，长期生活中的相互照顾，自然而然会产生亲情。这种友情、亲情的加深，可以弥补随着年龄的增长，由于荷尔蒙减弱，性冲动消减带来的缺陷。只有这样才能有人们期待的相亲相爱，厮守终生。

夫妻之间的爱情是整个家庭美满、幸福的核心要素。爱情可以被概括为三个要素：喜欢、给予和得到。爱，第一是喜欢对方的长相、面貌，喜欢对方的价值观，喜欢对方的人格，如诚实、认真、善良、气质。喜欢就可以产生愉悦感，在一起就很快乐；第二是给予，在喜欢的基础上，愿意给予，关心对方，体贴对方，帮助对方；爱的给予，可以是无微不至；第三是得到，真正的爱情，除了喜欢、给予外，还要得到对方，得到对方的爱，也就是被爱。只有爱和被爱都具备了，那才是真正的爱情。

慈爱是指父母对子女的爱，是一种建立在亲情基础上的爱。亲情是以血缘关系为基础的一种感情。这种建立在直接血缘关系的情感，使得父母无微不至地抚养自己的子女，造就了天底下最真挚最无私的父爱和母爱。父母的慈爱，对孩子是一种快乐，对父母自身也是一种愉悦。夫妻之间或许可以“多少同林鸟，成了分飞燕”，而父母和子女的感情联系则无法割舍的。

罗素说：“父母的热爱，能够使婴孩在这个危险的世界内感到安全，能够使他们勇敢地实验并且探索所处的环境。儿童精神上的生活，最重要的是觉得自己是热情关爱的对象，因为他本能地感到他的无助，感到他需要只有热情关爱才能提供的那种保护。[8]”

在父母的爱中，往往充满着期待，促进孩子的成长。父母的期待应该采取“积极引导，顺其自然”的态度，让孩子做最好的自己：第一，做平凡而快乐的人；第二，做有意义而感兴趣的事；第三，无论做什么，一定要做到最好。即便自己成为出类拔萃的人物，心态也是平凡的。享受平凡是一种境界。对孩子的期待不要赋予父母的功利，如为父母争光之类的杂念，而应该是期待孩子快乐、幸福。父母的爱有两点是需要切忌的。第一，侵犯孩子的隐私，伤害孩子的自尊心，使孩子对父母产生逆反心理；第二，代替孩子做自己应该做的事情，娇惯，溺爱。

子女对父母的孝爱，既有血缘的亲情，又有被养育的感恩之情，加之长期被爱过程中的情感联系，也是人类最真挚、最深厚的爱。在幼小的心灵中，父母是天，父母是地，父母的怀抱是人生最幸福的港湾。这种血缘和情感上的紧密联系，形成孩子对父母的依恋，对父母从心底里产生的爱。孝要及时，不能等待。

在“养儿防老”的年代，孝爱往往被子女必须供养父母的经济负担所连累，更被不平等的长辈权威所压抑。中国传统文化中的“孝”的观念，带有许多不平等的因素。须知，孩子长大后，结婚成家，既要抚养他自己的孩子，又要照顾老人，上下兼顾确实有些为难。在现代，政府和社会承担了越来越多照顾老人的责任，减轻了子女的负担，反而使孝爱更深厚更单纯。子女对父母的爱更集中在情感之中，无需受供养老人的经济困扰。老人到不能自理的时候，可以进入护理院，由专业人员负责照顾，又避免了“久病无孝子”的状况。

父母和孩子的平等关系，更使父母和子女之间的爱来得更真切、更亲密。孩子可以直呼父母的名字，孩子和父母之间，既是长辈关系，又是朋友关系，促进我们的家庭生命文化向着更加健康、文明的方向发展。

参考文献

[1] 冯天瑜，等．中华文化史［M］．上海：上海人民出版社，1990.
[2] (美) 戴维·波普诺．社会学［M］．沈阳：辽宁人民出版社，1987.
[3] 罗素．婚姻与道德［M］．贵阳：贵州人民出版社，1988，第九章．
[4] 叔本华．爱与性的苦恼（上）［M］．北京：中国画报出版社，2012.
[5] 罗素．婚姻与道德［M］．贵阳：贵州人民出版社，1988，第十章．
[6] 摩狄曼·J·阿德勒．六大观念：真、善、美、自由、平等、正义［M］．北京：团结出版社，1989.
[7] 埃·弗洛姆．爱的艺术［M］．合肥：安徽文艺出版，1986.
[8] 罗素．婚姻与道德（1929）［M］．贵阳：贵州人民出版社，1988，第十四章．

传统与现代的纠结——管窥家庭生命文化

高福庆

北京东方生命文化研究院

在过往的生命文化研究中，家庭生命文化是作为一个实践性、拓展性课题展开的。袁正光所著《生命的智慧：生命文化导论》一书，把“婚姻家庭中的生命文化”列为“社会实践中的生命文化”一章中的最后一个小节，是全书的收尾章节，体现了“生命文化就像一根琴弦，贯穿于每个人一生的始终”的理念。家庭是承载人的生命活动的平台，是人的不可或缺的生命场景。家庭由人组成、因人的活动而有生命，从而产生家庭生命文化。家庭生命文化所具有的符号、价值观和规范等，对家庭成员的生命意识、生命价值、生命质量等的形成发生重大影响，是生命文化研究的重要对象。家庭生命文化对于作为生活于家庭中的生命个体而言，无疑是其生命文化交响曲中最华彩的乐章。

一、家庭、家庭生命、家庭生命文化

谈及家庭，人们最熟悉的是“家庭是社会的细胞”一语。这是自古希腊开始，在西方思想史中获得充分肯定和发展的对家庭特征的社会学基本表述。19 世纪后期，马克思研读摩尔根《古代社会》一书并做了详细的摘要和批语，恩格斯在马克思研究的基础上，撰写了《家庭、私有制和国家的起源》一书，他指出：“个体婚制是文明社会的细胞形态，根据这种形态，我们可以研究文明社会内部充分发展着的对立和矛盾的本来性质[1]。”这一学说把家庭纳入“文明社会内部充分发展着的对立和矛盾”的历史哲学范畴，把家庭作为社会学意义上的客体进行观察、剖析和定义，揭示了家庭在人类社会活动中的地位和作用。这一学说作为社会学家庭研究的基本命题和家庭分析的基本理论支撑，在20世纪中叶之前，一直占据着指导家庭和社会关系调整的主导地位。但在以对家庭形态为主要研究对象的家庭本体研究维度上，细胞说就显得过于宽泛了。它忽略了家庭的主体性，冲淡甚至丧失了家庭的文化自觉意识，无法完全揭示家庭本体特征的本质。

20世纪以来，家庭研究视野转向家庭的本体和现状。现代西方家庭社会学开创者E. W伯吉斯、T. 帕森斯、G. P. 默多克等人着重从家庭组织入手，探讨家庭结构、家庭规模、家庭冲突、家庭危机等问题，取得了长足的进展。伯吉斯提出“家庭是相互作用的人格统一体”的观点，在他与H. J. 洛克合著的《家庭》（1953年）一书中写道：“家庭是被婚姻与血缘或收养的纽带联合起来的群体，各人以其作为父母、夫妻或兄弟姐妹的社会身份相互作用和交往，创造一个共同的文化。”费孝通在《生育制度》一书中断言，家庭是由父母子女形成的团体，凸显了婚姻、血缘或收养关系是组成家庭的必备条件。家庭是个体在上述关系中结合而成的拥有统一人格特征的团体，从而肯定了家庭人格存在的可能性。

家庭是由人组成的，其主体是人。庄子说：“同类相比，同声相应，固天理也”；《周礼·小司徒》记载：“有夫有妇，然后成家”。家庭中夫妇秉性、价值取向、生活习惯、生活态度等的趋同性，使他们能够在共度的时光中，和谐地共享性趣、经营家庭、孕育后代、抚养子女、安享天年，达到家和万事兴的理想境界。伴随家庭产生演化而成的家庭制度，得到国家法制、宗法礼教和社会习俗确认，并且一直从古代沿袭到现代。

审视家庭的历史可以看出，家庭是特定配对的男人和女人，在求偶、性交（法律、宗教、习俗认可的）、生育、抚养、照料、养老送终过程中形成，通过约定的、两性配对的、为生育抚养子嗣而形成的生活共同体。费孝通说：“生育制度——求偶、结婚、抚育”就是人们所说的婚姻家庭。家庭的产生是“为了社会新陈代谢作用的需要，社会上必须预备下负责抚育的基本团体来完成这任务，每一个社会所容许出生的孩子必须得到有人抚育他的保证。所以在孩子出生之前，抚育团体必须先已组成，男女相约共同担负抚育他们所生孩子的责任就是婚姻[2]。”费孝通指出，生育是家庭的本质，这无疑是对存在于历史长河中的传统家庭范式最精到的总结。

从家庭生命文化的视角，是否可以这样推论：家庭，是人在婚姻结构中，形成的以血缘或收养为纽带的代际叠加生命体。

把家庭看作一个生命体，是为了考察其作为文化的存在。作为生命体，家庭生命和人的生命一样，是由物质生命和精神生命组成的。家庭生命的物质性不仅体现在家庭成员生命机体的客观存在上，家庭赖以生存的衣食住行等物质体系，均是家庭物质生命的重要组成部分。家庭生命的精神性则是物化于家庭物质生命之上的家庭成员共同的符号、价值观和规范，这是构成家庭生命的软件系统，即家庭人格的表征，或称家庭生命文化。

家庭生命文化是附着在家庭生命体之上的精神现象，和个体生命文化一样，具有真、善、美、假、恶、丑的鲜明特征。例如，岳飞和秦桧同为宋代重臣，他们的两个家庭却在历史上留下了截然不同的评价。岳飞一家，从岳母刺字“精忠尽国”，到岳飞被害，再到岳飞后人不变的门风，使他们的家庭成为被世人敬重的精忠一门，千古传颂。而残害岳飞的秦桧夫妇，却化身岳庙门前的奸佞跪像，遭到后世的唾弃。事实上，无论古今中外，人们对于人的出身和家世都是非常在意的。这表现在婚俗中，追求所谓“门当户对”，核心就是要求结亲家庭的地位、财富以及门风的对等。

在名人传记中，作者也都会先考证传主出身的家庭背景。诸如“世家”“耕读人家”“忠厚之家”之类的考语，无不是为传主做的铺垫。如司马迁在《史记·项羽本纪》记载：“项籍者，下相人也，字羽。初起时，年二十四。其季父项梁，梁父即楚将项燕，为秦将王翦所戮者也。项氏世世为楚将，封於项，故姓项氏。”项羽是出生在世世代代都做楚国武将的家族，被分封在项地。司马迁无疑是这样认为，武将出身是项羽能够成为一代悍将、盖世英雄的原因。武将的家风，构成了项氏一族的家庭人格特征。美国传记作家欧文·斯通在达尔文生平传记小说《起源》开篇借住厨娘的口说：“全家都该知道正餐吃什么菜，蒙特山庄里，最要紧的就是厨房。”这一颇富文学化的铺陈，不经意地把达尔文富足的上流社会的家庭出身交代了出来，为其能够从容、优雅地从事学术工作提供了条件。

家庭文化是家庭价值观念及行为形态的总和。每个社会对于性、家计、养育子女、家庭关系等，都有其社会认可的态度及行为方式[3]。站到家庭人格观察的视角，家庭文化所表征出的这些家庭生命体的符号、价值观和规范，就是家庭生命文化。

二、家庭生命文化的嬗变

不同社会历史时期，同一社会历史时期中不同的发展阶段，都有不同的家庭生命文化。处于同一社会历史时期、同一社会发展阶段的不同家庭单位，也因其所处的社会阶层及环境差异等因素，表现出其独特的家庭生命文化特质。家庭生命文化是全人类所共有的，不同区域、不同种族的家庭文化也各具特征，在此我们试对中华文明背景下的家庭生命文化展开讨论。

（一）我国古代传统的家庭生命文化

早在一万七千年前，中国古代社会已经形成按血统关系组成的氏族集团；六七千年前进入母系氏族公社繁荣时期；四五千年前形成以父系血统确定亲属关系的父系氏族；公元前 2070 年夏朝建立，标志着奴隶社会的开始；到公元前 221 年秦始皇统一中国，废分封，置郡县，设立了皇帝直接控制的官僚行政机构，建立起专制主义中央集权的封建国家。这种以皇权为核心的专制主义中央集权制度，自秦朝以来一直延续了两千多年，对中国社会历史产生了深远的影响。中国的家庭婚姻制度和社会历史发展一样，在经历了原始社会时期的群婚制之后，才逐步过渡到一夫一妻的对偶婚制度，形成以父姓传袭的家庭结构模式。《礼记·昏义》记载："昏礼者，将合二姓之好，上以事宗庙，而下以继后世也，故君子重之。是以昏礼，纳采，问名，纳吉，纳征，请期。皆主人筵几于庙，而拜迎于门外，入揖让而升，听命于庙，所以敬慎重正昏礼也。"婚姻是人类三大生产中人类自身生产的唯一方式，是社会伦理关系的实体，所以自古就被认为是人类生活中的重大事件，是人的生活生产秩序的基本规范。因此，"敬慎重正而后亲之，礼之大体，而所以成男女之别而立夫妇之义也。男女有别，而后夫妇有义；夫妇有义，而后父子有亲；父子有亲，而后君臣有正。故曰：昏礼者，礼之本也。"婚姻家庭、夫妇之道、生育子嗣、传宗接代都被看成是人间的大义之事。

中国古代的婚姻家庭，是建立在夫权、父权、男尊女卑基础之上的，所谓的一夫一妻制度，实际上一直是以一夫多妻、多妾的形式存在的。《礼记》规定："天子后立六宫，三夫人、九嫔、二十七世妇、八十一御妻"。与天子皇帝三宫六院、妻妾成群的生活相对应，世俗社会男子的多妻多妾也是被社会认可的生活现实。清代小说家曹雪芹的长篇小说《红楼梦》，在描写贾、史、王、薛四大家族兴衰的故事中，细腻展示了这些朝野贵胄的家庭生活情景，可以被视为一面观察和反映中国古代家庭状况的镜子。以小说主人公贾政为例，他的家庭中上有亡父贾代善的代言人高堂贾母，自己有夫人王氏、姨娘（妾）赵氏，下有长子贾珠、贵为皇妃的长女贾元春、衔玉而生的次子贾宝玉、庶子贾环以及众多的内亲外戚，是一个典型中国传统官宦家庭的写照。小说中贾府的家庭生活内容，也折射出传统家庭生命文化的缩影。

西汉董仲舒在《春秋繁露》一书中总结了儒家创始人孔子的君臣父子理论，提出“君为臣纲，父为子纲，夫为妻纲”和“仁、义、礼、智、信”的三纲五常思想，在漫长的封建社会中，充当了社会伦理教化和人们生活规范的重要工具。《红楼梦》中的贾府，当然也要按照这样的伦理规范和秩序而生活。贾政以读书为本，身居工部员外郎官职，虽然是不理俗务的甩手掌柜，却是贾府中贾母以外的大家长。他要铭感皇恩、大兴土木、营造园林迎接元妃归省；又要克尽人子之责，孝奉母亲；还要督子长进，不惜施家法重责；周旋于妻妾之间，也常为宠恶、忌讳而踌躇。为人臣、为人子、为人夫、为人父，在他身上体现的臣道、孝道、夫道、父道的种种表征淋漓尽致。小说家曹雪芹结构故事的本意，虽然有对其代表的纲常理念揭露和嘲讽之意，但其客观反映了那个时代家庭生命文化中忠、孝、贤、德的核心要求，以及在这些要求指引下的真实生活场景，也是不争的事实。

忠孝仁义无疑是中国传统家庭生命文化的基本价值观，也是那个时期真善美假恶丑的衡量尺度。在这样的理念规范教化之下，敬祀祖先、耕读有常、父慈子孝、夫妇和谐、子嗣繁多、福寿延绵的家庭模型，理所当然地是家庭生命文化的主旋律，也成为人们追逐的样本。但是，在长期的封建专制主义桎梏之下，传统家庭生命文化中也裹挟了许多诸如家长专治、男尊女卑、买卖婚姻、窒息人性的内容。鲁迅在《狂人日记》中就辛辣地写道：“这历史没有年代，歪歪斜斜的每页上都写着‘仁义道德’几个字。我横竖睡不着，仔细看了半夜，才从字缝里看出字来，满本都写着两个字是‘吃人’！”和对于传统文化要在反思中有选择地传承一样，对于传统家庭生命文化，也需要在反思中吸取其精华、摒弃其糟粕。

（二）现代文明进程中的家庭生命文化

辛亥革命推翻了封建王朝的专制统治，“五四”新文化运动吹来民主、科学的现代文明新风。在这样的历史背景下，家庭和家庭生命文化也出现了潜移默化的变革，作家巴金的长篇小说《家》所叙写的故事，就是这一变革的真实写照。

《家》描写了20世纪初四川一个传统大家庭的悲欢离合。高老太爷治下的五房大家庭就像风雨飘摇时代中的一叶扁舟，长房长孙觉新与梅表姐的爱情悲剧，觉慧恋人鸣凤抗争的自尽，觉民的逃婚，觉新妻子瑞珏的难产……都预示着这个家庭正在走上衰落之路，沉没在所难免。觉慧最终的离家出走，代表了对光明的希冀，新的文明必将来临。和小说《家》中发生的情况一样，对自由的呼唤，对专制的反抗，成为时代的最强音。这反映到家庭生活当中，就是越来越多的人觉醒了，倡导男女平等，追求爱情自由，坚持婚姻自主，反对包办买卖婚姻，实现家庭民主成为这一时期家庭生命文化的主题。

伴随这样的变革，传统家庭格局也开始发生变化，农耕时期多代叠加、兄弟共同生活模式的大家庭开始解体，取而代之的是夫妻＋子女＋被赡养父母的小家庭模式渐成风气。婚姻也从父母之命、媒妁之言转化为以自由恋爱、自主结合为主的两性交往模式，爱情成为婚姻的大旗，抗婚、逃婚、离家出走、有情人终成眷属的悲喜剧在社会上竞相上演。

挪威戏剧家易卜生的戏剧作品《玩偶之家》，讲述觉醒的女性娜拉不甘心于做家庭的傀儡，毅然离家出走的故事，在当时的中国也产生了很大的社会影响。鲁迅在对北京女子高等学校的演讲中敏锐地提出“娜拉走后怎样”的问题，深刻指出不实现男女平权，不使女性经济独立，娜拉走后，也只有不是堕落、就是回来的命运结局。这无疑又为家庭生命文化提出了新的命题。

（三）当代家庭生命文化的颠覆与回归

20世纪中叶，世界反法西斯斗争取得了根本性胜利，中国共产党领导的人民解放运动以建立新的国家为标志，走上了新民主主义、社会主义革命和建设的道路。在延安时期就开始大力倡导的反封建、反压迫、反剥削的妇女解放运动，在全国声势浩大地全面展开。1950年，新中国颁布的第一部《婚姻法》第一条规定：“废除包办强迫、男尊女卑、漠视子女利益的封建主义婚姻制度。实行男女婚姻自由、一夫一妻、男女权利平等、保护妇女和子女合法权益的新民主主义婚姻制度”。该法还规定：“禁止重婚、纳妾。禁止童养媳。禁止干涉寡妇婚姻自由。禁止任何人藉婚姻关系问题索取财物”。从法律层面确立了男女平等、婚姻自由、保护妇女儿童的婚姻家庭制度。

在新的法律制度保护和推动之下，全方位的妇女解放运动使家庭组织格局和家庭生活状况发生了根本性的转变，人们的家庭观念也开始了彻底革命性变革。20世纪50年代伊始，和谐、稳定、幸福的家庭模式开始平稳地向好发展，在城乡形成了男女共同劳动、共同生产、勤俭持家、教育子女、赡养老人、家庭和睦的社会氛围，社会主义风尚的家庭生命文化逐渐形成。这种风尚虽然在“文革”等政治运动中遭到一定破坏，但社会的整体家庭婚姻结构一直处于比较稳定的状况之中。

20世纪80年代，我国实行改革开放，国门逐渐打开，社会经济结构发生了重大变化，各种新思想、新思潮、新观念、新技术蜂拥而入，社会观念受到严重冲击，婚姻家庭观念也随之发生动摇，家庭生命文化面临许多新问题，婚姻家庭进入了新的躁动期，新的家庭观念和模式也开始隐性出现和存在。诸如不婚主义、非婚单亲家庭、丁克家庭、隐性多妻家庭、同性家庭等都已不鲜见，传统的家庭生命文化出现了悖论，甚至遭遇颠覆性挑战，引人深思。进入21世纪以后，中国开始迅疾进入老龄化社会，现在60岁以上人口已经达到2.4亿。加上经济社会发展，城市化进程加快，人口流动性也迅速加大，致使空巢老人家庭现象在城乡都已经比较普遍地出现。这就提出了新的社会问题，家庭生命文化必须为这些解决这些问题找到新的出口。

回顾我国数千年婚姻家庭的历史，虽然家庭结构发生了从大家庭到小家庭的转变，当代甚至出现或隐性出现变异的“新家庭”模式，但整体而言，基于传统的婚姻家庭理念、习俗、规范等依然占据主要地位，回归传统仍然能够得到大多数人的认同。问题是如何在当代错综复杂的社会镜像中，找到平衡颠覆与回归的路径，使家庭生命能够更加稳定、健康、和谐地向好发展，实现人的归属福祉和幸福。

三、结束语

家庭是一个有机生命体。家庭成员之间是息息相关的命运共同体；家庭成员之间具有天伦性质的关系；家庭成员之间因夫妻、兄弟、亲子构成顺序递进式的求助关系等主要特征。这些特征都是构成家庭生命文化的基本要素，也是家庭成员学习进入家庭角色，吸收家庭文化，形成良好人格，担当家庭使命，融入社会生活的路径。

家庭生命文化是家庭在世代承续过程中形成和发展起来的，是具有相对稳定的生活方式、生活态度、生活习惯、生活规范等内容的总和，涉及家庭组织方式和架构、家庭成员关系、家庭教育、扶养和赡养义务、家庭成员健康、家庭环境和饮食、家庭氛围营造、家庭理财方式、家庭议事规则等诸多方面，直接影响家庭的生命质量和社会评价。

因此，研究家庭生命文化，对于家庭自身的健康发展具有十分重要的意义。古今中外的家庭生命文化中，有许多宝贵的精神财富和文化遗产，在指导家庭建设、调整家庭关系、完善家庭使命、规范家庭秩序等方面发挥着积极的作用，值得深入地发掘、研究和传播，使之成为在应对当代纷繁复杂的世象中，进行家庭建设和精神文明建设的助推剂。

参考文献

[1] 恩格斯．家庭、私有制和国家的起源［M］．北京：人民出版社，1972，61.
[2] 费孝通．生育制度［M］．天津：天津人民出版社，1981，29.
[3] 顾明远．教育大辞典［M］．上海：上海教育出版社，1998.

马克思主义家庭观初探

尹俊芳

山西医科大学马克思主义学院

家庭是社会的细胞和缩影。马克思主义经典作品高度关注家庭问题，以唯物史观为依据，以生产力理论和两种生产理论为基础，着重从历史学、考古学和人类学的角度阐释了家庭的形成、划分阶段、历史变迁、功能本质、家庭伦理等一系列问题，特别是在批判资产阶级家庭的基础上，提出建构未来理想家庭的科学构想，形成了一系列有关家庭的看法和思想。

马克思主义家庭观是马克思主义理论的重要组成部分。马克思、恩格斯对家庭问题的研究主要集中在1842年发表的《论离婚法草案》、1845年发表的《英国工人阶级状况》、1846年发表的《德意志意识形态》、1848年发表的《共产党宣言》、1867年发表的《资本论》、1876年发表的《反杜林论》和1884年发表的《家庭、私有制和国家的起源》等著作中，他们通过透视家庭，深刻揭露和无情批判资本主义生产关系和社会矛盾。这些思想观点对解决新时代婚姻家庭问题、构建和谐家庭提供了理论指南和思想启迪。正如习近平总书记强调："无论时代如何变化，无论经济社会如何发展，对一个社会来说，家庭的生活依托都不可替代，家庭的社会功能都不可替代，家庭的文明作用都不可替代[1]"。

一、马克思主义家庭观的理论来源

马克思、恩格斯的家庭思想是在大量吸收和借鉴古希腊古典时期家庭思想、近代资产阶级家庭思想和空想社会主义家庭思想的理论基础上形成的，主要包括苏格拉底、柏拉图、亚里士多德、卢梭、巴霍芬、摩尔根、黑格尔、莫尔和康帕内拉等人的家庭思想，这些思想主要集中在爱情、婚姻、家庭制度、家庭富裕、家庭教育、妇女地位等问题的研究上。马克思、恩格斯辨证分析了巴霍芬和摩尔根的家庭思想。最早研究家庭史的是1861年出版其著作《母权论》的巴霍芬，他从历史和宗教角度用无数段经典著作证明家庭形式经历了“淫游婚”到专偶婚的发展，从母权制到父权制的发展。这一观点在当时具有革命性。1877年出版著作《古代社会》的摩尔根对马克思恩格斯家庭观的形成影响甚大。摩尔根从人类学和历史学的角度系统论述了人类家庭制度的演变过程及形成原因，第一次描绘出家庭史的略图。为此。马克思写出了十万字的读书笔记——《摩尔根 < 古代社会 > 一书摘要》，恩格斯在马克思读书笔记的基础上撰写了《家庭、私有制和国家起源》著作。正如他说：该论著“在某种程度上属于执行遗言。且只能稍稍补偿马克思未能完成的工作[2]。”正是在批判和继承上述研究成果的基础上，马克思主义家庭观得以形成。

二、家庭本质和功能

罗马人起初认为，“Familia”这个词只是指奴隶，而不是指夫妻及子女。Familia是指属于一个人的全体奴隶。古希腊思想家的语境里提到的家庭也是指奴隶社会的家庭。后来“家庭”指按遗嘱传授的遗产。关于现代家庭的萌芽，马克思认为不仅包含着奴隶制，也包含着农奴制。“它以缩影的形式包含了一切后来在社会及其国家中广泛发展起来的对立[3]。”

马克思、恩格斯以无产阶级和全人类的解放为立场，以资本主义工业革命和两极对抗为背景，以唯物史观为依据，以生产力理论和两种生产理论为基础，从理解和批判的角度考察家庭史。他们认为家庭是社会的基本单位，阐明家庭的本质不应只从抽象的概念出发，而应从现实的、所掌握的基本材料出发。早在19世纪40年代中叶，马克思和恩格斯在合著发表的《德意志意识形态》一书中，就开始研究原始社会家庭的本质。他们从两种生产理论角度界定家庭概念及本质。他们认为人类社会生产包括物质资料生产和人自身生产两种，即“生产物质生活本身”和人的“繁殖”，这就必然导致家庭的产生，形成夫妻间关系、父母和子女的关系和人与社会的关系。可见，家庭是人类自身生产的社会组织形式，是由有姻亲关系和血缘关系的夫妻和父母子女组成，受到不同阶段生产方式和经济条件的制约。马克思还在《致巴·瓦·安年柯夫》的信中谈到，家庭是生产、交换和消费发展到一定阶段的产物。摩尔根在其《古代社会》一书中曾说过："家庭是一个能动的要素，它从来不是静止不动的，而是随着社会从较低阶段向较高阶段的发展[4]"，从低级的形式进展到较高级的形式。恩格斯在《家庭、私有制和国家起源》一书中指出，阶级社会"家庭制度完全受所有制的支配"[5]。他还揭示了家庭的发展动力，明确指出生产力是家庭形成和发展的决定性因素。不同的生产力水平产生了不同的家庭形式。从群婚制到一夫一妻制，家庭演变的过程取决于不同社会生产力发展程度的高低，也是经济条件决定了私有制社会的家庭性质，更是生产力的高度发达才能消灭私有制和真正实现一夫一妻制。

总之，马克思和恩格斯认为，家庭作为历史范畴，是一个社会发展过程，不同时代家庭的内涵不同。家庭是人类生活的社会形式，是社会基本单位，是社会多方面社会关系的总和。家庭关系不仅包括夫妻关系、亲子关系，而且包括家庭与自然关系以及家庭与社会的关系。任何时代家庭是社会制度的必然产物。家庭既是经济关系的具体表现，是一幅与生产方式密切相连的缩略图，也是人们日常生活的根本状态。家庭是多种功能统一体，具有生育、生产、情感、教育等功能。家庭不仅能繁衍后代，优化子女家庭教育，增强家庭成员情感的和谐交流，而且能满足家庭物质生产、交换、分配和消费的需要。

三、家庭形式的历史演变

《家庭、私有制和国家起源》一书科学地分析了从原始社会到共产主义社会家庭形式和婚姻关系演变的规律和特征。根据摩尔根的意见，把人类史划分为野蛮时代、半开化时代和文明时代这三个依次递进的时代。与此相对应，家庭形式的演变经历了由低级到高级的四个阶段，即血缘家庭、普纳路亚家庭、对偶制家庭和专偶制家庭。

恩格斯认为，人类历史上家庭形式的演变有两大根本动力，动力之一是家庭性的满足和性的限制。性爱的排他性，是一夫一妻制得以巩固发展的重要原因。而性乱交引起的血缘混乱并导致人种退化和性病泛滥造成健康恶化。这两大因素，正是导致人类选择对性关系进行限制的根本原因，被称为人类家庭进化的惩罚机制。

动力之二则是财产权和财产的继承权，用恩格斯的话说，即人类物质的再生产。后者对于大家族或富人更具有意义，而性欲的惩罚机制则对所有人具有重要的意义，不仅成为家庭生命文化的基本符号，还直接决定着家庭生命文化的种种规范和价值观。

血缘家庭是家庭的第一阶段。这种家庭是继人类早期杂乱性关系之后的婚姻形态，其显著特征是家庭范围内同辈即为夫妻的血缘群婚。它包括三个共同夫妻圈，即所有祖父祖母夫妻圈、所有父亲母亲夫妻圈、所有子女夫妻圈。这就是人类文明熟知的母系社会。血缘群婚有其进步历史意义，不仅限制了不同辈分之间的血亲通婚，排除了父母和子女之间的性交关系，形成了人类史第一个婚姻禁例，而且也为家庭形式由低级到高级发展奠定了理论基础。当然这种家庭婚姻制度也违背了现代的家庭伦理道德和社会伦理道德。

普纳路亚家庭是家庭的第二阶段。这种家庭结构禁止近亲繁殖，主要特征是一定家庭范围内“相互的共夫和共妻”，他们是亲密同伴，互称普纳路亚。这里的家庭范围不包括丈夫的姊妹和妻子的弟弟。普纳路亚家庭的进步在于禁止母方和旁系兄弟姐妹之间的血亲通婚，排除了兄弟姐妹之间性交关系，这种进步直接引起了氏族的产生。但仍属于群婚范畴，属于母系社会，只不过是群婚发展的最高级阶段。这种家庭同血缘家庭是野蛮时代的家庭形式。

对偶家庭是半开化时代的家庭形式。这种家庭产生于蒙昧和野蛮时代交替期，通常是“一个男子和一个女子共同生活”，但男子有权“多妻和偶尔的通奸”，当然由于经济原因很少实行多妻制。这种家庭的女子要求严守贞操，如果出现通奸情事，将会受到残酷惩罚。不过这种婚姻关系极易由任何一方解散，但子女仍属于母亲。这种家庭的进步在于越来越挤压群婚制度，越来越排除有血缘关系的婚姻，正如摩尔根所说，这种无血缘关系的是氏族婚姻能“创造出在体制上和智力上都是更强健的人种。”但这种家庭本身很脆弱，也很不稳定，而且需要的人少。因为他们只是希望有自己的家户经济。只要原始时代遗留的共产制家户经济没有解体，就意味着妇女仍占统治地位。但随着私有制的产生，母权制被推翻，丈夫权力高于妻子，妻子只是丈夫淫欲的奴隶和生孩子的工具。

专偶制家庭是文明时代的家庭形式。这种家庭模式是从对偶家庭中产生的，形成于野蛮时代中级阶段和高级阶段交替期。它的最后胜利是开创文明时代的标志之一。专偶制是为“保存和继承财产而建立的”一夫一妻制。它建立在丈夫统治基础之上，其明显目的就是确定生育出生自一定父亲的子女，从而以亲生继承人的身份继承其父亲的遗产。相较对偶制家庭，这种婚姻关系要更为稳固，一般不能由双方任意解除。由于专偶制家庭产生时与奴隶制并存，因此这种制度只能是针对妻子而并非丈夫，丈夫有权解除婚姻关系，抛弃他的妻子。恩格斯充分肯定了专偶制婚姻家庭是人类婚姻家庭史上的道德进步，因为在此基础上“第一次造成了一种可能性”，即专偶制提供了“整个过去的世界所不知道的现代的个人性爱”的可能，但在私有制为基础的阶级社会，这种可能性不会成为现实，存在应然和实然的不一致。也就是说，婚姻当事人尽管意识到“双方的相互爱慕”应该成为婚姻基础，但事实上婚姻却是以经济政治条件为基础的一场交易。正如恩格斯所说，“买卖婚姻的形式正在消失，但它的实质却在愈来愈大的范围内实现，以致不仅对妇女，而且对男子都规定了价格，而且不是根据他们的个人品质，而是根据他们的财产来规定价格的[6]。”

四、对资产阶级家庭的深刻批判

马克思恩格斯深入探讨了资产阶级家庭的形成和本质。他们认为，伴随着社会分工的出现，私有制和阶级对抗应运而生。

私有制和阶级对抗是导致个体家庭两性关系不平等的经济社会基础，在此基础上的资产阶级婚姻是权衡利弊的婚姻，无关爱情，建立的资产阶级家庭本质是财产关系、金钱关系和利益关系。正如《共产党宣言》所说，“现代的、资产阶级的家庭”建立在“资本上面”和“私人发财上面”，只有资产阶级才让这种家庭“以充分发展的形式存在”，这种家庭的补充现象是“无产者被迫独居和公开卖淫”。“维系家庭的并不是家庭的爱，而是隐藏在财产共有这一外衣下的私人利益”。正是“资产阶级撕下了罩在家庭关系上的温情脉脉的面纱”，导致资产阶级家庭关系得以恶化，变成赤裸裸的“金钱关系”，资产者只是把自己的妻子当作“单纯的生产工具”。恩格斯还特别强调，现代资产阶级家庭是典型的家庭奴隶制，两性关系完全被异化，夫妻地位极不平等。丈夫是资产者，“丈夫在家庭中居于统治地位”，妻子是无产者，“妻子和孩子是丈夫的奴隶”，即“妻子依赖丈夫，孩子依赖父母”，妇女被有组织的系统压迫，亲情和爱情被奴化，“妇女为金钱而献身”。

此外，恩格斯揭露和批评了资产阶级家庭的虚伪性和堕落性，揭露了资产阶级婚姻的丑陋。他在《英国工人阶级状况》一书中批判了资产阶级所谓的“婚姻自由”，强调仅仅是“在字面上，在道德理论上以及在诗歌描述上”，他们真正自由缔结的婚姻只是例外，其婚姻家庭受到经济利益的支配。也正如他在《起源》中所说，资产阶级婚姻或许“也有自己的浪漫故事和爱情幻想，但都是按照资产阶级的方式，而且归根到底是抱着资产阶级的目的”。《共产党宣言》明确指出，“资产阶级的婚姻实际上是公妻制”，资产阶级“以互相诱奸妻子为最大享乐”，资产阶级事实上依然有性自由的特权。此外，恩格斯还在《起源》中剖析了卖淫和淫游制产生的根源并提出了解决途径。他认为资产阶级家庭的虚伪性导致“丈夫方面大肆实行淫游婚，妻子方面是大肆通奸[7]”，卖淫和淫游制产生的根源在于私有制和货币。只有消灭私有制才是解决的唯一途径。

五、未来家庭的科学构想

马克思、恩格斯在深刻批判资本主义私有制家庭虚伪丑陋的基础上，科学阐述了只有推翻资本主义制度，才可以建立共产主义制度下的理想家庭。他们认为，未来的婚姻制度是真正的专偶制。只有到了共产主义制度，只有消灭资本主义生产关系和其造成财产关系，剔除与选择配偶相关的一切派生的经济因素，家庭男女一起成为资产者，爱情方可成为家庭婚姻的唯一基础，才能彻底消除资本主义私有制和阶级对抗对家庭的影响，才能普遍实现“结婚的充分自由”，届时“除了相互的爱慕以外，就再也不会有别的动机了[8]。”两性关系将成为“仅仅和当事人有关而社会无需干涉的私事”，才能真正实现以爱情为基础的婚姻，才能真正消除买卖婚姻、金钱婚姻和权衡利害的婚姻。

马克思、恩格斯在上述论证基础上明确提出了未来家庭发展方向。一是婚姻自由。包括“结婚充分自由”和离婚自由。马克思、恩格斯，认为只有到了共产主义社会，资本主义生产方式和生产关系才会消灭，才能实现真正意义上的一对一的专偶制，而非只对女子，建立以爱情作为唯一动机的自由婚姻观；妇女被压迫剥削奴役“生产工具”的地位才会改变，才能实现夫妻双方真正的平等自由。二是提出了理想的家庭构建模式。包括爱情与婚姻的统一是和谐家庭的根本，一夫一妻制是理想的家庭形式，平等团结自由是理想家庭的根本特征，和谐的亲子关系是理想家庭的必然要求。恩格斯还提出，婚姻内提高妇女地位实现与男性平等的途径，这就是妇女要大量、大规模地参加社会生产劳动，家庭私人家务劳动只占她们极少的时间。

六、家庭伦理的主要观点

家庭伦理是家庭观的重要内容。黑格尔认为，家庭是一个伦理实体，“是人类文明和伦理关系的起点”。家庭伦理关系既包括夫妻关系，又包括亲子关系，还包括基于此派生出来的其他关系。《家庭、私有制和国家起源》一书还系统论述了家庭伦理形成的基础、主要思想和发展趋势，为深入探讨马克思主义家庭伦理思想提供了重要依据。马克思主义的家庭伦理思想主要集中在对爱情、婚姻和家庭的深入分析上，表现在有道德的爱情、婚姻自由、男女平等和亲子关系和谐四个方面。

（一）爱情要有道德

马克思、恩格斯认为，爱情既有自然属性又有社会属性，是感性与理性的统一。爱情的本质是社会性，恋爱要有道德基础。恩格斯将爱情称作“现代的性爱”，根本不同于单纯的情欲和古代单纯的性要求，从平等互爱、双方结合的理想信念和性交关系评价三方面阐明了爱情的道德内涵和具体要求。其一，爱情要“以所爱者对应的爱为前提”。否则，“如果没有引起对方的爱”，马克思认为这种爱就是“无力的”和“不幸”。马克思还说，“真爱情的道路绝不是平坦的”。其二，性爱按其本性来说就是排他的[9]。性爱达到非常强烈和持久的程度，甚至甘愿以生命为代价。其三，性交关系要遵循道德标准。在性交关系的评价上，人们不禁要问，“它是结婚的还是私通的”“是不是由于爱和对应的爱而发生的[10]？”在爱情本质上，列宁和马克思、恩格斯的观点一致，并提出了无产阶级的恋爱观。他批评了当时苏联流行的“杯水主义”理论，并提出了恋爱中的道德要求。他指出恋爱会产生“一个新的生命”，恋爱会产生“社会关系”，需要承担“社会责任”。

（二）婚姻自由

马克思、恩格斯和列宁都倡导婚姻自由，包括结婚自由和离婚自由。马克思早在 1842 年发表的《论离婚法草案》中明确指出，婚姻是家庭的基础，在一定条件下夫妻有婚姻离异的自由权，但他反对盲目任意的离婚，要慎重对待婚姻离异。他认为婚姻不同于友谊，并非“夫妻的任性”。任何人结婚就得服从婚姻法，“婚姻不能听从已婚者的任性”，已婚者要服从婚姻的本质。“几乎任何的离婚都是家庭的离散[11]。”只有到万不得已和考虑成熟后才选择离婚。《家庭、私有制和国家起源》一书中明确提出，“结婚充分自由”和离婚自由。他认为前资本主义社会不可能实现真正的结婚自由，更多受到经济、金钱、权力和利益的影响。在资本主义异化的社会，婚姻也被异化，婚姻的实质是买卖婚姻，资产阶级的婚姻自由只是形式。只有到了未来共产主义社会，才能消灭私有制和资本主义的财产关系，才能普遍实现结婚的充分自由，爱情才是结婚的唯一缘由。此外，他还特别指出，爱情是婚姻的基础，“如果说只有以爱情为基础的婚姻才是合乎道德的，那么也只有继续保持爱情的婚姻才合乎道德[12]。”如果双方已确实没有感情，离婚对夫妻双方或社会都是一件幸事。列宁从社会视角论述了离婚自由，认为“离婚自由并不意味着家庭关系‘瓦解’，反而会使这种关系在文明社会中唯一可能的和稳固的民主基础上巩固起来[13]。”他还指出，“离婚自由愈充分，妇女就会更明白资本主义是她们被当作‘家庭奴隶’的根源。”不过，他也赞成马克思、恩格斯提出的理性离婚。

（三）男女平等

马克思、恩格斯极力主张男女在家庭中地位平等，强调平等是共产主义社会理想家庭的基本原则。他们始终站在无产阶级立场上、从生产力和生产关系角度论述平等问题，这里的平等包括夫妻双方人格平等和经济地位平等。他们批判资本主义家庭由于私有制存在导致事实上夫妻关系不平等，明确指出丈夫是家庭中的资产者，妻子是无产阶级，妇女的家务劳动从公共事务转成个人事务，家庭妇女面临着经济压迫和家庭剥削，只是对方的私有财产和单纯生产工具被奴役，没有地位和尊严可言。他们还提出，实现家庭中男女平等的具体路径，一是从根本上“消灭私有制”“必须推翻那些使人成为受屈辱、被奴役、被遗弃和被蔑视的东西的一切关系[14]。”只有到了共产主义社会才能真正实现男女平等的一夫一妻制；二是女性重新参与公共事务，直接参加社会劳动，真正摆脱妇女对丈夫的经济依赖和附属关系，从而实现真正意义上男女地位平等；三是妇女只有参加无产阶级解放运动，才能获得实质上与男子平等的地位。

（四）亲子关系和谐

家庭是子女教育的第一场所，父母是孩子人生的第一任导师。父母的发展和家庭教育对孩子的成长至为关键。《德意志意识形态》中特别指出，“孩子的发展能力取决于父母的发展[15]。”在家庭教育上，马克思主张父母和子女是相互依赖、互相创造和平等尊重的关系，双方应承担对应的责任和义务。一方面，父母的责任和义务是抚养和教育好孩子，应成为“培育人的能手”。这不仅需要“社会的责任”，更需要注重子女培育的方式方法和技巧，“父母的心”是“爱的太阳”和“最贴心的培育”，父母的举动必须“温和而慎重”，还要强调子女“智育”“体育”和技术教育的全面发展。另一方面，孩子也应承担赡养和孝敬父母的责任和义务。

马克思和恩格斯非常重视对子女的家庭教育，强调以平等、尊重、友爱的态度教育孩子，尊重孩子的意愿和主动精神，对于不同意见进行说服教育而不是强迫。马克思在《共产党宣言》、恩格斯在《英国工人阶级状况》著作中批判了资本主义社会家庭教育的缺失和亲子关系的冷漠，完全缺乏温情与爱。在资产阶级家庭中，由于金钱和利益的驱使，父母缺乏对子女的教育，父母子女之间完全缺乏亲情，资产阶级的相关说教虚伪得“越来越令人作呕”。在无产阶级家庭中，由于资本主义制度的存在，父母为了生活出卖劳动力每天工作时间过长，导致他们忽视对子女的关爱责任和义务，异常冷漠。特别是有的家庭为了微薄的工资，甚至出卖和虐待自己的子女，有的孩子成为童工从事高强度的劳动，这些子女成为“单纯的商品和劳动工具[16]”。由于缺乏优良的家庭教育，导致许多儿童“道德堕落”和“智力衰退”。由于父母的冷酷无情，很多长大后的孩子“对父母也弃之不管”。究其原因，恩格斯明确提出“忽视一切家庭义务”，特别是对孩子的义务，“主要是现代社会制度促成的[17]”。

综上所述，马克思主义家庭观主要围绕婚姻观、爱情观和亲子观三方面进行具体论述，形成了一系列关于家庭本质、家庭形式、家庭伦理和家庭发展的思想观点，这些思想至今仍具有重要的理论价值和实践价值。习近平同志说过：“家庭和睦则社会安定，家庭幸福则社会祥和，家庭文明则社会文明[18]。”家庭在社会发展和人的成长中作用至关重要。特别是马克思、恩格斯提出的有道德的爱情、一夫一妻制、婚姻自由、夫妻平等、优化家庭教育等思想，对解决新时代婚姻家庭问题和亲子关系问题提供了思想启迪、理论指南和实践价值。在新时代现实社会中，婚姻家庭金钱化、责任情感淡漠化、出轨离婚常态化现象日益凸显，导致家庭功能弱化，社会问题和心理问题增加。马克思主义的家庭观有助于引导民众树立正确的婚恋观，有助于建设社会主义家庭美德，有助于社会和谐和家庭幸福，有助于个人全面充分自由发展。

参考文献

[1] 习近平．习近平谈治国理政（第2卷）[M]．北京：外文出版社，2017，353.
[2] 恩格斯．家庭、私有制和国家的起源 [M]．北京：人民出版社，1999.
[3] 马克思恩格斯全集（第21卷）[M]．北京：人民出版社，1965，70.
[4] 马克思恩格斯选集（第4卷）[M]．北京：人民出版社，1995，25.
[5] 恩格斯．家庭、私有制和国家的起源 [M]．北京：人民出版社，1999，4.
[6] 马克思恩格斯选集（第4卷）[M]．北京：人民出版社，1995，75.
[7] 恩格斯．家庭、私有制和国家的起源 [M]．北京：人民出版社，1999，75.
[8] 马克思恩格斯选集（第4卷）[M]．北京：人民出版社，1995，78.
[9] 马克思恩格斯全集（第21卷）[M]．北京：人民出版社，1965，95.
[10] 马克思恩格斯选集（第4卷）[M]．北京：人民出版社，1995，75.
[11] 马克思恩格斯全集（第1卷）[M]．北京：人民出版社，1995，347.
[12] 马克思恩格斯全集（第21卷）[M]．北京：人民出版社，1965，89－91.
[13] 列宁全集：第25卷 [M]．北京：人民出版社，1988，251.
[14] 马克思恩格斯全集（第3卷）[M]．北京：人民出版社，2002，207－208.
[15] 马克思恩格斯全集（第3卷）[M]．北京：人民出版社，2002，498.
[16] 马克思恩格斯全集（第1卷）[M]．北京：人民出版社，1995，290.
[17] 马克思恩格斯选集（第2卷）[M]．北京：人民出版社，1972，416.
[18] 习近平谈治国理政（第2卷）[M]．北京：外文出版社，2017，354.

儒家的家庭文化观

李瑞全

台湾中央大学哲学研究所

一、引言

人类生命的开始自然是从原始家庭开始，慢慢形成一种种族聚居，以至成为原始社会的模式。此时文化即同时开始。独居式的原始生活都只为生存而不断与外物或他人搏斗，文化很难演化出来。家庭是一必经的阶段。有家庭才可能让一些人有多余的时间和空间去建构最原始的保护自己和家人生存的日用工具，庇护防御敌人与野兽的房屋、武器。器物文化即开始。由于生活上互助和保卫的需要，家庭扩展而为家族，结合为生活共同体，成为同种的社群，不但扩张了生活的共同体和力量，家庭与社群成员的关系开始有所定位，这种安排必须有一定的客观性和合理性才可能使共同体稳定、团结和发展。此则需要有一定理智的反省，社会制度由此而生。种族的繁衍扩大，日益而成为共同的文化群体，此为社会制度之文化。进而在此诸文化事项之上，人类心灵更表现为各种精神或价值之创造，如在器物或社会互动之中表现出礼仪、品味、价值选取等，更进一步独立地表现为伦理、艺术、宗教、天人关系等思想观念。

作为生物意义的物种，人类也有一切生物所必有的要求成长和繁育的自然禀赋。人类正是在这种自然生物本能之上，发展出文化。这一超出自然生物本能要求的满足之外的发挥，即表现出人类生命有一种自觉反省的要求，去追求一种高于自然欲望满足的价值。中国传统有谓：“衣食足，然后知荣辱”，点出人类显然有更进一步的价值上的要求。从人类的历史表现，有比生命和温饱更高的价值追求，故有“舍生取义”“杀身成仁”，以至“鼎镬甘如饴”的壮烈生命和精神价值的表现。文化显然不是生物生命所自然具有的，而是人类心灵的表现。此所以，最原始的人种都有文化的创造，而动物却总是缺此一阶段的飞跃。此一事实即见出人类心灵有超乎生物本能之外，而且不受生物本能所宰控的能力。

家庭是文化开展的自然场所。最原始的文化都对家庭有一定的安排和组织的方式，文化与家庭有密切不可分的关系[1]①。家庭关系不因脱离原始状态而消失，虽然人类个别的历史上有倾向取消家庭的文化，如希腊一些城邦，但家庭的生活形态却始终不可能被消灭或取代。家庭的关系和组织情况也常随人类的社会发展而有变迁。这为家庭的价值与意义带来转变。如何看待家庭关系和存在的意义与价值，反映了现存的中西方主流文化的特质和价值取向。

中国传统家庭的意义与结构，自然是依传统的主流的儒家思想所制订，孔子不但继承了夏商周三代二千多年的礼乐文明，有深植于中国人心的价值，而孔子更能在此器物制度以及精神文明之上创造性地提出人人皆备的道德根源“仁”或“仁心”，作为中国家庭的核心价值依据。以下先说明儒家思想的内容和由此所引申的传统家庭的观念，其中重要的价值和要素仍然活在现代中国人的家庭之中。本文最后以儒家之家庭伦理文化中的孝道思想，回应当前人口老龄化所面对的长期照护和临终抉择的两难。

二、以仁义为核心的儒家伦理

在自然世界中也常见动物对于后代常有一种亲爱保护的表现，如母兽之于幼弱的子女，有时可以面对极强的侵害者而无惧，以至牺牲。这种保护幼小的行为是物种得以延续繁衍最重要的本能表现之一，而父母与幼弱的团结与卫护之间也可以有一种生命之间感通一体或无间的表现。但一般动植物无法由此进一步发展为文化。动物的行动虽有类似人类的某些价值表现，但还不是一种自觉的、更高于生存价值

① 当代儒者唐君毅先生在申论儒家的文化哲学时，即首先申论“家庭意识与文化理性”，亦以为家庭是文化创造最原初的开端。本文论儒家家庭观基本上是申论唐先生之基本观念。

的行动。人类则明显能自觉地选取这种行动。这是人类心灵最重要的一种禀赋和表现。心的存在和自觉觉他的能力具有关键性的地位。先秦儒家最能指出心的重要性。荀子即指出：

> 耳目鼻口形能各有接而不相能也，夫是之谓天官。心居中虚，以治五官，夫是之谓天君。（《荀子》“天论篇”）

五官各有所司，心官则是居于中枢，控制五官的主宰。荀子又说：

> 心者，形之君也，而神明之主也，出令而无所受令。自禁也，自使也，自夺也，自取也，自行也。故口可劫而使墨云，形可劫而使诎申，心不可劫而使易意，是之则受，非之则辞。（《荀子》“解蔽篇”）

此表示心的主宰性和自主自律的主动能力。此主动能力也是心灵可以创造出现实的自然世界所没有的文化。其中最重要的是心之选择是依于道而反对非道的行为，即做出有价值的抉择而成文化：

> 心不可以不知道：心不知道则不可道，而可非道。……心知道，然后可道，可道然后守道以禁非道。（《荀子》“解蔽篇”）

心之知道而否决非道，因心具有“辨”与“义”的能力：

> 水火有气而无生，草木有生而无知，禽兽有知而无义。人有气、有生、有知、亦且有义，故最为天下贵也。力不若牛，走不若马，而牛马为用，何也？曰：人能群，彼不能群也。人何以能群？曰：分。分何以能行？曰：义。故义以分则和，和则一，一则多力，多力则强，强则胜物。（《荀子》“王制篇”）

因此，人类不但有自觉觉他的心，而心具有道德与思辨的能力，能结合群体的力量，战胜其他动物，克服生存环境的困难，由此产生礼义法度，以巨大的文化力量而主控了地球：

> 禽兽有父子而无父子之亲，有牝牡而无男女之别。故人道莫不有辨。辨莫大于分，分莫大于礼，礼莫大于圣王。(《荀子》“非相篇”)

荀子敏锐地分辨出生物性的父子、男女自然的亲爱，不同于礼义法度上的亲疏之别，见出人道的意义。此即是文化的开创。而此种开创已是思想制度上的文化建构了。社会制度必是由人心之具备道德理性之辨义能力而来，方真能永续成长，足以开物成务，成就一可承传的历史文化。

文化也展示了人类最可贵的特质，即人类心灵的创造力，使人类的生活有无限的姿彩与提升，为自然世界增加无限的光辉和活力。孔子以仁统摄礼乐制度，是一总结性的重新创造。

孔子赞美周公之创制礼乐，是因为此中含有使人得到高度精神价值的生命与生活。孔子更由礼乐上提到人心之“仁”。换言之，孔子对于中国文化的最重要的贡献是提出以“仁”为人之最重要的心灵的表现，是一切内在或外在价值的根源和依据。从内在来说，仁是人之为人的价值所在。孔子确立道德为出于仁心之安不安，特别表现在父母子女的生命感通之中，此如孔子回答弟子宰我问为父母之死守丧三年的礼制时有如下的回应：

> 宰我问三年之丧：“期已久矣。君子三年不为礼，礼必坏，三年不为乐，乐必崩；旧谷既没，新谷既升，钻燧改火，期可已矣。”子曰：“食夫稻，衣夫锦，于女安乎?”曰：“安。女安则为之。夫君子之居丧，食旨不甘，闻乐不乐，居处不安，故不为也。今女安则为之。”宰我出。子曰：“予之不仁也！子生三年，然后免于父母之怀。夫三年之丧，天下之通丧也。予也有三年之爱于其父母乎！”(《论语·阳货》17：21)

孔子认为，三年之丧不是出于社会生活需要或自然规律的考量，而是出自子女对父母的感恩与悲痛。如果对父母之死都没有应有的伤痛，也没有感恩于父母之养育以为回报，孔子即斥之为“不仁”。“不仁”即是对父母之死没有感觉，对与自己最亲密的人都没有生死痛痒的感通，是即所谓“麻木不仁”。孔子由“安不安”来说这种对父母之仁的表现，即显示这是由心而发的道德的自我要求。这即是人的道德的自主自律，不受外在环境制度所限，三年之丧正是心之创造。其他的礼乐文化都是人心依所感知的人性人情的实情的创发，因此，孔子更推广而指出：

> 子曰：“人如不仁如礼何，人如不仁如乐何。”（《论语·八佾》3：3）

这不但指出一切礼乐即政治社会制度的价值都必须以“仁”为依据，以顺乎人之“仁心”的要求才合理，否则礼乐制度都失去价值，甚至反过来成为生命的桎梏。故孟子也说“仁者人也”，又说“仁，人心也。”（《孟子·告子》上6A：11）都表示仁心是儒家的核心原理。

对于文化的创造根源所自的“心”的特质，孟子更有代表性的论述，点出这是人所特有的“不忍人之心”：

> 孟子曰：“人皆有不忍人之心。先王有不忍人之心，斯有不忍人之政矣。以不忍人之心，行不忍人之政，治天下可运诸掌上。所以谓人。皆有不忍人之心者，今人乍见孺子将入于井，皆有怵惕恻隐之心，非所以内交于孺子之父母也，非所以要誉于乡党朋友也，非恶其声而然也。由是观之，无恻隐之心，非人也，无羞恶之心，非人也，无辞让之心，非人也，无是非之心，非人也。恻隐之心，仁之端也；羞恶之心，义之端也；辞让之心，礼之端也；是非之心，智之端也。人之有是四端也，犹其有四体也。有是四端而自谓不能者，自贼者也；谓其君不能者，贼其君者也。凡有四端于我者，知皆扩而充之矣，若火之始燃，泉之始达。苟能充之，足以保四海，苟不充之，不足以事父母。”（《孟子·公孙丑》上2A：6）

孟子亦主张人类建立群居的社会制度，基本上是由不忍其他人受到伤害的“不忍人之心”所创造，由此才真有仁政王道之治，才可能造福每一个人和每一个家庭，以达到“养生送死无憾”。因此，孟子也说：“君子所性，仁义礼智根于心。”

（《孟子·尽心》上7A：21）

儒家不但重视道德行为出于道德本心的开创，也重视心的开创表现在日用伦常之中，而构成家庭的主要的伦理关系。此中，首要的是家人之父慈子孝的亲密关系，其中的孝道最是中国家庭文化的特质。但现代中国却普遍对此有严重的误解，以下进一步说明和分析。

三、从自然禀赋到生命文化的发展：中国家庭文化的特色

人类组成“家庭”最初是本能的要求。依生物之自然本能所追求之成长与繁衍后代的要求，人类自然也有食与色的欲望和行为。由于生理性欲的要求，人类也必是如动物之有两性的关系。但人类之具有心灵，因而会有超出自然生理欲望之表现，由心灵之交感而有超出生理欲望之爱情的产生。由此，而男女双方即有不限于个人的性的欲望满足，而有愿意全情奉献的表现。此种忘我而甘愿放弃一切为所爱的真情表现，自然引动对方心灵之回应，更对于所爱者的回报以关怀、爱护与感恩，其中的幸福与满足，实远超出生理性欲的满足之上。由此，自然的欲望让位给爱情，由自然的男女结合而转化为夫妇，不但以期长相厮守，更维系以多重的恩义。因此，中国传统对于夫妇之结合，以隆重的婚礼作规范，公告于乡亲社群，期待夫妇相爱相敬，永续不离。虽然传统社会以男性为中心，也容许男性纳妾，但要有充分的理由。根据许多在中国和东北亚、东南亚国家的经验调查报告，当子女成长为家中的经济支柱时，最具有决定权实是母亲或祖母，而不是父亲因为子女更多敬爱和尊重长年对自己最关怀照料的母亲。红楼梦中的贾母是一个典型。

家庭在传统文化中基本上是一社会组织，是公共组织中的基本单位。此如《大学》所谓八条目所包含的内圣外王的结构中，修身以下之正心、诚意、致知、格物，是个人的道德修养的历程，即是个人的内圣之学。而修身再往外推则是齐家、治国、平天下，即是所谓外王的发展历程。此中家具有社会组织的客观地位。因此，中国社会中家与家族是其中最重要的基层组织。西方社会政治体制上，只有公民（个人）与政府直接的关系，家被视为私领域中的组织，不是公领域的一个组成单位。在中国传统社会中，家中成员虽常具有血缘的连结，但父母子女的关系，以及兄弟姊妹的关系，可以经由领养过继等形式而成为家庭的正式合法的成员。此亦表示中国传统中的家庭实已超出原始两性的自然情欲的结合，而是社会制度中的一个

组织。而家庭所连结成的家族，实具有一定程度的经济自足，政治的力量和在地区上具有自我保护武力以防御盗贼的组织。

中国的家庭文化最特殊而又重要的是孝顺父母的表现。依动物之一般自然本能表现，通常是对下一代表现最深的保护爱护之情，对上一代则常不太理会。动物争夺领导地位时，更常是狙击老一辈的强者，取而代之。西方现代社会，也主要是以对子女的照顾为当然的义务，而对父母则只表现为关心关怀而已。此可谓重视父母对子女之慈爱，而不重视子女对父母之感恩和回报。但中国传统却对老人和父母有高度的感恩和敬爱的表现。这是一种心灵自觉反省的表现，是反身向上向后而感恩于父母之养育照顾。儒家更推崇此种反哺父母而上溯祖父母，以至家族之始祖，并由此而贯通人之始祖，共成一家，最后是通于天地。故中国传统有“干称父，坤称母”(张横渠语)、“致孝于天地鬼神”（《中庸》），以“四海为一家”“中国为一人”之天地人我为一体的意义。

四、中国传统儒家的家庭意义与文化特质

中国传统社会的家庭内部结构，由夏商周三代形成一种礼乐文化的价值取向。《易传》中以天地、阴阳、乾坤类比男女和夫妇关系。夫妇基本上是一种平等和对等的关系，是一种互补的不可或缺的关系。此所谓“孤阴不生，独阳不长”。在自然状态之中，由于体能体力是原始社会生存的最重要因素，男性自然成为主导权力所在，以及在前线对外抵御或攻击的力量。女性则处于受保护的后方，以支持男性为务。而女性常不免被俘虏，有如牲畜，成为侵略者的财产。人类社会自然形成重男轻女的态度。因此，从自然世界进入文明社会后，人类社会都一律是以男性为中心，具有社会的权力与主导力量，而女性则处于被统治，以顺从为主。而由于女性主要负责下一代的养育工作，鲜少有对外的事务或工作，因而形成“男主外，女主内”的分工模式，以迄现代。儒家基本上顺此而要求男性有干健之德，有养家活儿的责任。女性则在家内负责持家，以协助丈夫治理家内事务为美德。儒家以仁道统摄乾坤、阴阳和天地，要求夫妇表现和谐互补，互相敬重之德。但在现实的以男性为中心的社会政治格局之下，加上法家所倡的三纲之说，传统社会家庭中，女性自不免被要求彻底顺从丈夫，把儒家之相互对待的伦理关系，变为片面的伦理守则。此种片面服从有违儒家之相对伦理责任的平等要求，使儒家的家庭伦理和五伦的义

务受到扭曲。三纲式的片面的权利和义务的要求实不合理，在现代更应明确反对，恢复儒家夫妇互补合作的伦理关系。

如上所述，传统社会有明显的尊老敬老和强调反哺的义务，这是儒者对于家庭的亲子关系客观和合理的观察所提出的道德回应要求，因而得出五种伦常的关系，即父慈子孝、兄友弟恭、夫妇有别、君义臣忠、朋友有信。五伦强调的是相互的道德规范，孟子就君臣之间的关系即指出：

> 孟子告齐宣王曰：君之视臣如手足，则臣视君如腹心；君之视臣如犬马，则臣视君如国人；君之视臣如土芥，则臣视君如寇雠。《孟子·离娄下 4B：3》

依儒家义理，君臣之间是一种互惠式的伦理关系。此中没有所谓片面服从的伦理义务，孟子更明确提出和支持推翻残暴不仁的统治者。儒家没有所谓“君要臣死，臣不死是为不忠，父要子亡，子不亡是为不孝”的不合理的服从。儒家明确反对“愚忠愚孝”的行为或要求。而父母对子女也要有“慈爱”的表现，不能只片面要求子女尽孝。明儒罗近溪即指出：家家都必须要以孝悌慈方可过活。由此即可见儒家的家庭的伦理是一种以义务互相对待、和谐融洽的关系。

儒家认为道德实践都始自家庭。因为，每个人都由父母所生，基本上是在家庭中养育，每个人都是在家庭内开始生命的发展。儿童初生时除了父母，还有哥哥姐姐、叔伯姑舅、族中长辈等，因而产生对父母为孝，对长辈为悌的合理行为。因此，孝悌是家庭伦理和道德行为的开始，而这正是孔子所说的仁或仁心的最原初的表现，因此《论语》强调伦理行为和道德品格的养成是从家庭开始的：

> 有子曰：其为人也孝悌，而好犯上者，鲜矣；不好犯上，而好作乱者，未之有也。君子务本，本立而道生。孝悌也者，其为仁之本与。（《论语·学而》1：2）

人之生命开始于家庭，都必须有父母多年的养育才得以成长发展，故人人都有感恩于父母长辈和反馈孝悌的义务。因此，儒家认为孝悌是人之道德实践的开端，而道德实践即是实践仁，因此，有子以孝悌为“践仁”（为仁）的最基本的表现。这可说是中国传统中特别重视家庭伦理，重视家人之间的关系的原因。因此，儒家的家庭关系是一种由夫妇之结合，展现为孝悌的行为，“孝顺父母”“敬老尊贤”，更进而推展为对已死的祖先有“慎终追远”的感恩，以至天地生人的感德，上达于天，而有天人合一的伦理宗教的表现。

唐君毅先生指出，此一反省感恩于父母，实具有社会、文化、道德宗教和形而上的意义：

> 孝之以有形而上的宗教意义，则依于孝之为人类精神之一种反本而回抱祖宗之生命精神，以上达于天之意识。……后儒董仲舒之言天为人之曾祖父，张横渠之言乾坤为父母，而践形尽性，皆所以为天地之孝子；亦表示人之孝心可透过父母，至于吾人生命所自生之宇宙生命。夫人之爱其妻、子，可出自生物之保存种族之本能。人之能孝，则不能谓其出自生物之保存种族之本能。保存之种族本能，唯一往下流。孝则为逆此流而上达。父母年日就衰老，行将归于黄土。而吾人之孝，正当以父母之衰老而日增。孟子之言孝也，又曰“养生不足以当大事，唯送死足以当大事。”荀子曰：“人之于亲也至死而无穷”。父母殁而葬，葬而祭。事亲之心，随亲之逝，而与之俱往，以入于幽冥，而未尝相离。此即人之所以超越其现实之自我，以入于形上的宗教境界，一最直接之道也。[2]

父母对子女之慈爱养育，子女对父母之孝敬回哺，连结家人的最长久的亲密关系，一家人共成一共同生活体，无分彼此而融为一体，因而使人在家庭内得到最大的情感安慰，安心可靠，浓厚真实的同情共感，达到生命的安顿。儒家更推广家庭伦理，使一切人的生命都成为一体，无分亲疏远近，共享天伦。

五、儒家从家庭关系外推的意义

在儒家的人伦观中，家庭是一最重要的人生的归宿所在，是一个人是否得享有人生大乐的一个重要条件。

> 孟子曰：“君子有三乐，而王天下不与存焉。父母俱存，兄弟无故，

一乐也；仰不愧于天，俯不怍于人，二乐也；得天下英才而教育之三乐也。君子有三乐，而王天下不与存焉。”（《孟子·告子上》7A：19）

天伦之乐是至高无上的幸福，是富贵权位所不能比拟的。但一则人生不可能祈待天伦之乐可以永远，父母终有离世之日，兄弟姐妹也有分散之时。

孟子曰：“老而无妻曰鳏，老而无夫曰寡，老而无子曰独，幼而无父曰孤。此四者，天下之穷民而无告者。文王发政施仁，必先斯四者。”（《孟子·梁惠王》下1B：5）

这四类人民之苦而无可投告的是因为丧失了天伦之乐。这种家庭伦理关系是无法补偿的。因此，故人常以此为忧。

司马牛忧曰：“人皆有兄弟，我独亡。”子夏曰：“商闻之矣：死生有命，富贵在天。君子敬而无失，与人恭而有礼。四海之内，皆兄弟也。君子何患乎无兄弟也?”（《论语·学而》12：5）

兄弟离散死亡是难以补救的天伦。但儒家却推广此种伦常之爱与乐到家之外，主张对人谦恭有礼，视人如己，则四海之内，人人都可以相亲如家人。因此，中国文化常以家庭内部伦理关系的方式去看待非家庭成员之间的关系，如夫妇以兄妹相称，朋友以兄弟对待。在政治上，以父母官期诸官员，以君父臣子相待，要求统治者“以孝治天下”，即要求统治者待天下百姓犹如父母，以子女之孝道事奉天下百姓，这都是以家庭为人伦关系的典范，而吸纳所有人际关系在内，此即所谓“以中国为一家，以天下为一人”之意。

儒家的理想自然不限于家庭的完美（故无所谓“家庭主义”），更把伦常关系推广至其极，由原有的生于父母，旁及乡亲同族，追溯至宗族的祖先，更以黄帝为中华民族的共同祖先，再推进以天地乾坤为父母，视“天地万物为一体”。综言之，中国传统思想追求人人可以生活在一具备天伦之乐的国家与宇宙的场景中，达到“天人合一”、安身立命的理想生活。

六、儒家家庭伦理的现代蕴意

儒家以仁义为中心的家庭观不但切合人性人情，而且在现代世界中仍然是维系个人生命最重要的伦理规范。相对于现代家庭的日益小家庭化，家属之亲子关系日益狭隘化、疏离化，我们所保留的较亲密之家庭关系，对于一些严重的人生病痛仍有重要的疗效。此如在现代生命伦理的许多两难情况，儒家的家庭伦常关系实可以提供我们宝贵的智慧和资源，使我们更能借以建立可以让人“养生送死无憾”的出路。

以下引述儒家如何正视家庭伦理关系与幸福的文献，以说明儒家的义理可以如何帮助我们回应现代社会中的医疗问题。

孟子认为，政府必须优先照顾“鳏寡独孤”这四类由于失去家庭保护和温暖的不幸的人民，保障基本生活和提供救助。汉代的《礼记》更扩展为“鳏、寡、孤、独、癈、疾”六者，直接引进残障和有病的人，认为政府都要使他们都得到“所养”（《礼记·礼运篇》），即所必须的生活所需。这即表示，人民的健康医疗所需是国家必须要肩负的责任。这是王道之始，也是追求使每个人每一家都能达到“养生送死无憾”的目标所必须有的政府责任。故孟子进一步说：

> 养生送死无憾，王道之始也。五亩之宅，树之以桑，五十者可以衣帛矣；鸡豚狗彘之畜，无失其时，七十者可以食肉矣；百亩之田，勿夺其时，数口之家可以无饥矣；谨庠序之教，申之以孝悌之义，颁白者不负戴于道路矣。七十者衣帛食肉，黎民不饥不寒，然而不王者，未之有也。（《孟子·梁惠王》上1A：3）

王道就是使少者得到温饱、成长，受到教育，发展德性，而老年人不再负担劳务，有更丰富的食物和照顾，可以得享晚年。成年人得到合理的工作，男女分工合作，养活家人（《礼记》）。家中人人都得以“各尽其性分”（《中庸》），如此父母养子女，子女事奉父母都没有遗憾。由于残障或长期疾病，需要全天候的照顾，不是个人或单个家庭可以全部承担，政府要肩负重要的责任与经费的支持，和社会组织、医疗机构等合作，提供专业与充足人力，分担照护病人的工作，使子女的孝心得到支持和实现，病人得到全面的照护。如此，人民才真能达到养生送死无憾。

长期和临终照护方面，家属主要是亲情的抚慰。此中家属如何发挥儒家之孝道，是达到“养生送死无憾”“生死两相安”的最重要的决定因素。病人和家属自然都希望病人能恢复健康，回家团聚。但病人总有走到最后的时候，如何让病人活得最长久，走得安详而没有痛苦，这是对子女孝心的一种考验。儒家的孝道思想和实践上的分析，是可以帮助家人如何照护家中老人的末期病况，以达到“生死两相安”。

在《论语》中，孔子在门人问“孝”时，其中一则是如此表示的：

> 孟懿子问孝。子曰：“无违。”樊迟御，子告之曰：“孟孙问孝于我，我对曰无违。”樊迟曰：“何谓也?”子曰：“生，事之以礼；死，葬之以礼，祭之以礼。”（《论语·为政》2：5）

所谓待父母之孝道是“无违”，并不是单纯地顺服父母的主观意愿，而是要合乎客观的合理规范。父母在生时，以礼事父母，即以尊敬合理的方式对待父母。此自可包含合理的尊重和依从父母的意愿，但不能因此而做出违逆礼义的事。实现父母不合理的要求，实无异于陷父母于不义，可谓不孝的行为。合理地尊重父母之意愿才真可使父母最能无憾地离开人世。子女能依礼而葬，依礼而拜祭，则彰显父母之生也荣，死也哀，如此死者可以安息，生者亦合乎礼义而无憾。

孔子再进一步指出，孝顺父母不能只以饮食供养即为了事，更重要的是对待父母的态度：

> 子游问孝。子曰：“今之孝者，是谓能养，至于犬马，皆能有养。不敬，何以别乎?”（《论语·为政》2：6）

换言之，事父母必须有尊敬态度，有感恩的表示。敬意即表现而为理解父母所需，谨慎事奉，不会轻率随意。如此，父母在享用饮食才得以放怀悦乐。进一步来说，奉养父母，为父母效劳，固然是应有之事，但单单如此而没有相应的容貌举止，亦不能算是尽了孝道：

> 子夏问孝。子曰：色难。有事弟子服其劳；有酒食先生馔，曾是以为孝乎？（《论语·为政》2：8）

子女侍奉时的容貌敬意要能恰如其分，不但需要细察父母之意向，而且能够和颜悦色地侍奉，使父母心安喜悦，方真是孝顺之道。

孝顺自是子女对父母长期照护的基本原则。父母年老在精神与体能都严重下降时，我们自然要更多照顾老人家的起居生活。但在照护中也得具有敬爱，不能伤害父母的尊严。有不少案例会出现父母因受不起末期疾病所必有的入侵性医疗所产生的巨大痛苦，或促使父母不愿意长期受此日渐加剧的痛苦，会选择放弃治疗或拒绝抢救。此时需要子女细察父母之心意，不可以为不可接受而拒绝，更不可以为让父母放弃治疗会被人批评为不孝，而强逼父母接受难以忍受的痛苦，拖延至死亡为止。事父母以礼正是要合理而能尊重父母之意愿来决定我们的行动。亦有父母或因为不想拖累子孙的生活和经济，拒绝一些有较良好疗效但费用较昂贵的治疗或药物，此则要察言辨色，了解父母的真实意向，真诚地互相沟通，以为父母做出最好的选择，不可随自己之意而加以拒绝。

但父母的意愿或选取有时并不明智或不合理，如此，父母子女之间会产生争执。如何使父母放弃原初的想法或选择，采取自己作为子女所提供的合理和有利于父母的做法，常是很困难和难以得到良好的解决。决裂只会造成永远的伤害和遗憾。父母误解自己的病情和追求不切合病情的方法，拒绝子女的劝说，因而做出一些有违医嘱之事，错过适时治疗，可能使自己和家人陷入更严重难以解脱的困境。如何解除此种既不想违逆父母所坚持的意愿或信念，又不能顺父母不合理的想法而行，使父母陷于更大的痛苦或困境，实是为人子女者最感痛苦难解的事。孔子的提议是进行“几谏”：

> 子曰：“事父母，几谏；见志不从，又敬不违；劳而不怨。”（《论语·里仁》4：18）

父母的选择有时是依据自己的一些价值取向或判断而来，常不宜说是不合理的。但在此重要的生死关头上，子女也不能不认真处理。此种案例不少，例如，是否同意父母拔除必要的维生系统，回家休养，不再治疗，等等。这是关乎父母的生死大事，子女实不能轻忽。孔子所提的对父母几谏的方式，即要以平和谦逊的态度对父母做出劝谏。这种劝谏不但要合理，也要有温情尊敬之意。当父母不能接受时，言谈之间仍要表示尊敬之意，也不宜逼使父母马上接受，而是应当暂时稍缓，耐心等待适当时机或改换方式再进行劝说，绝不抱怨父母之顽固不灵。这才是孝的真谛。

总而言之，儒家的家庭观是建立家人之间最牢固和稳定的亲情关系，不但共同享受天伦之乐，而且使家庭是每个人最后的堡垒，可以保护我们免受外界的挫败，避开社会的疏离与敌对的环境。对儒家来说，家是人生的第一个道德社群，是让人可以安顿生命、培养性情、积蓄能量、重新出发的基地。

参考文献

[1] 唐君毅．文化意识与道德理性（上册）．香港：友联出版社，1958 年，第二章．

[2] 唐君毅．中国文化之精神价值．台北：中正书局，1953，149.

亚里士多德的“家庭”观念浅析

詹心怡

中国人民大学哲学院2015级哲学本科班

“家庭”在亚里士多德的政治学、伦理学体系中有着重要的位置。在《家政学》《政治学》《尼各马可伦理学》《优台谟伦理学》中，由于著作主题与写作目的的不同，亚里士多德围绕“家庭”进行了不同视角、不同侧重的讨论。《家政学》是专门论述家务管理问题的著作，讨论了出于自然的财产、夫妻关系、主奴关系以及财产管理问题，具有注重实操性的特征。《政治学》从家庭与城邦的关系出发，在开头两卷集中探讨了与城邦相关的家庭问题。而《尼各马可伦理学》和《优台谟伦理学》对家庭的讨论较为零散，将家庭中的配偶关系和亲嗣关系作为一种特殊的“友爱”进行了讨论。

一、家庭与城邦的关系

亚里士多德对家庭的讨论，常常从家庭与城邦的关系开始。《政治学》和《家政学》是集中谈论家庭问题的著作，这两本著作的开篇都首先探讨了家庭与城邦的关系。家庭是城邦形成发展的必经阶段，也是构成城邦的重要部分，因而讨论城邦时离不开家庭的视角，谈论家庭时也离不开城邦的底色。

从《政治学》的篇名中可以看出，这是一本以城邦为着眼点的著作。而对城邦的讨论是离不开家庭的，“因为所有城邦均由家庭构成。”（《亚里士多德全集》，1253b2）家庭作为城邦整体的一部分，是讨论城邦时绕不开的话题。家庭为共同体提供了范本：一个人只有爱他的家人，才有可能爱他的城邦；一个人只有理解了自己所处的私人领域，才能去理解公共政治领域。

《政治学》第一卷对家庭与城邦的优先性进行了探讨。家庭与城邦各自具有不同的优先性：家庭具有时间上的优先性，而城邦具有本性上的优先性。家庭在时间上的优先性是指，家庭共同体在历史上先于城邦共同体形成，人类共同体曾经历由家庭到村落（家族）再到城邦的发展。城邦在本性上的优先性一方面来源于城邦的自然性，“城邦显然是自然的产物，人天生是一种政治动物。”（1253a2）亚里士多德认为本性意味着目的，目的指向自足，而个人只有在城邦中才是自足的。另一方面，城邦在本体上的优越性来自城邦之于家庭的整体性，家庭作为城邦的组成部分，而城邦作为整体。“城邦在本性上先于家庭和个人，因为整体必然优先于部分。”（1253a20）关于城邦在本性上的优先性，陈斯一认为，这种优先性的形而上学基础是亚里士多德的形式质料说：家庭提供人性的质料，而政体提供生活的形式，只有将两者相结合的城邦才是能实现美好生活的人类共同体。从这两种优先性中可以看出，家庭在亚里士多德政治学体系中的重要位置，即家庭既是城邦形成发展的必经阶段，又是城邦构成的重要部分。于是，对家庭的探讨就十分必要了。

研究家庭与城邦的学问分别是家政学和政治学。《家政学》开篇指出了家政学与政治学的关系。通过与政治学进行比较，亚里士多德阐明了家政学的研究对象与功用：家政学的研究对象是家庭，不同于政治学以城邦为对象；家政学的功用围绕着家庭展开——首先是组织一个家庭，其次是妥善处理家庭中的事务，而政治学的功用则围绕着城邦展开——首先是建立一个城邦，其次是管理好所建立的城邦。基于各自的对象与功用，亚里士多德点明了家政学与政治学的联系：“家政学先于政治学而产生，因为家政学的功用先于政治学，家庭是城邦的一部分。”（1343a15－16）

为研究一个作为整体的事物，首先要从它的组成部分入手——这是亚里士多德一贯的方法。《政治学》和《家政学》都是通过探讨家庭的组成部分来讨论家庭的。《政治学》把家庭中的关系分为三类：主奴关系、配偶关系、亲嗣关系。《家政学》指出，人和财产是家庭的组成部分。应首先关心和讨论的财产是出于自然的财富；应首先关心和讨论的人是女人；而最适合于家务劳动的财富是奴隶。于是，出于自然的财富、女人、奴隶这三个家庭的组成部分，就成为《家政学》重点讨论的对象。基于此分类，本文将依次概述亚里士多德对家庭中的配偶关系与亲嗣关系、家庭中的主奴关系以及家庭财务管理问题的讨论。

二、家庭中的配偶关系与亲嗣关系

家庭的存在和维系、家族的延续等均离不开婚姻与生育。亚里士多德通过对家庭中配偶关系与亲嗣关系的深入讨论，阐述了他对婚姻与生育的深刻理解。

（一）配偶关系与亲嗣关系存在的必要性

配偶关系与亲嗣关系的存在有赖于私人家庭的存在。在《政治学》中，亚里士多德对柏拉图的《理想国》中的“共妻共子”制度进行了批驳，捍卫了配偶关系与亲嗣关系存在的必要性。一方面，亚里士多德指出“共妻共子”所指向的目的是错误的：《理想国》中的苏格拉底主张“共妻共子”，也就是取消家庭。而亚里士多德认为，城邦的本性是多样化的，从个人到家庭再到城邦，其一致性是依次递减的。

另一方面，亚里士多德指出“共妻共子”本身是荒谬的。“共妻共子”是有违人性自然的。在“共妻共子”制度下，每一个公民都可以宣称每一个女人或孩子是“我的”妻子或子嗣，这里的“我的”指的不是“每一个人的”，而是“所有人的”，这样，个体公民对城邦中的女人与孩子的关心程度就会大打折扣。根据人性，“任何人主要考虑的是他自己，对公共利益几乎很少顾及。”因此，“一件事物为愈多的人所共有，则人民对它的关心便愈少。”（1261b34－35）而且，天生的血缘关系是无法抹杀的，“因为子女天生和父母相像，他们必然能够找到他们相互关系的迹象。”（1262a18－19）另外，“共妻共子”制度适用于农夫但不适用于武士，统治者需要用个人的妻室儿女来约束武士，并且孩子们出身的变更将引发安排的困难与混乱争端。在指出“共妻共子”的目的的错误与荒谬后，家庭中的配偶关系及亲嗣关系的必要性就得以显明了。

《家政学》第一卷第三节中正面论证了配偶关系的重要性。配偶关系亦即婚姻生活的重要性，首先来源于两性共同生活的自然本性。“对于雄性和雌性来说，共同生活乃是最为根本的事情。”（1343b7）而“共同生活的本性是由神明预先决定了的。”（1343b25）这样，配偶关系的重要性就是自然赋予的。除与其他动物无异的自然本性之外，人类男女之间的结合还具有特殊的意义，“不仅意于生存，而且意于幸福的生存。”（1343b18－19）由此，幸福被引入婚姻生活，幸福的生存是更高的目的。与婚姻生活密不可分的是生儿育女，因而生儿育女的意义也进一步说明了婚姻生活的重要性。亚里士多德指出，生儿育女对于人类而言，不仅是为了履行自然赋予的义务，而且自身也能得到好处，比如年老时有子女赡养照顾。

（二）夫妻相处与分工问题

《家政学》第一卷第四节和第三卷讲述在家庭中的男人和女人应当如何相处。亚里士多德关于夫妻相处与分工问题的主张，是基于对男女各自天性的理解。他认为男女先天不同："男女有别，因为他们各自具有的能力不适合同一种工作，而适合相反的工作，尽管相反种类的工作趋于同一目的。"（1343b26－28）男人天生是强健的，因此适合保卫工作，应在户外活动以获取生活资料；女人天生是孱弱的，因此适合看管工作，应在家中照料家务。而他所言的"同一目的"，也许指的就是上文所提及的"幸福的生存"。基于天性的差异，他主张"男主外，女主内"的夫妻分工。于是，女人应当在家中主持家政，而在其他事情是服从丈夫，不要打听公共事务。值得注意的是，子女的婚嫁并非家中事务，而属于女人不应插手的"其他事情"。这一主张似乎意味着婚嫁是某种家庭之间的外交或是结盟，因此是"主外"的男人的事务。他对两性的理解不同于现代以波伏娃为代表的平权主张，波伏娃区分了"性"（sex）与"性别"（gender），认为生理上的"性"虽然是天生的，但作为社会属性的"性别"却是可后天培养或选择的。在这一理论下，生理上的两性之别并不意味着其能力与所适合工作的差别，更不能作为男女分工的依据。

亚里士多德还指出男女在抚养义务上的差异：男人负责教育子女，女人负责哺育子女。他并未给这一分工提供明确的理由——前文所指出的男人天生强健，女人天生孱弱似乎并不能解释为何男人应负责教育，而女人应负责哺育。男人作为教育者，其教育对象不仅是子女，也包括他的妻子。《家政学》第三卷讨论了男人指导自己妻子的法则，并指出"妻子是作为他的子女和他自己的生活伴侣走进他的家。"这似乎是说，从教育与被教育，指导与被指导的角度而言，妻子相当于是丈夫的子女。按照他的论证思路，这一主张应当有一个基于自然本性的理由，然而在《家政学》中并未明说，这一未言明的理由或许是男人天生在理智与德性上优于女人。但他主张的并不是一般意义上的男尊女卑，强调"女人和奴隶在本性上是不同的。"（1252b2）《家政学》第三卷提出男人对待妻子应充满敬意、谦虚与敬畏。他还多次强调，丈夫应对妻子保持忠诚，这一方面是为了使妻子回报以忠诚，另一方面是为了避免使妻子蒙羞，避免诞下私生子招致骂名。

（三）从属关系的友爱

在《尼各马可伦理学》和《优台谟伦理学》中，他将配偶关系与亲嗣关系都归结为一种特殊的友爱类型。这里的“友爱”是极为广义的，“友爱”不仅指朋友兄弟之间的情感，还包括父子、夫妻乃至主奴之间的情感。他指出，不同于以平等为前提的友爱，夫妻之间与父子之间的友爱是基于不对等的关系，这种友爱称为“从属关系的友爱”。父亲与儿子间的友爱是统治者与被统治者间的友爱；丈夫和妻子间的友爱是施恩者与受恩者间的友爱。在从属关系中，友爱双方的地位以及所付出的爱都应是不对等的，而这种“双重的不对等”恰恰也是一种对等：“在一切按照从属关系而建立的友爱中都应该有一个比例，如较好一些的人应被爱多于爱，对更为有用的东西和其他德性也是这样。”（1158b24－26）地位较低者付出更多的爱，地位较高者付出更少的爱，这种比例关系似乎在某种意义上平衡了原来的不平等关系。不过，这仅仅是应然层面的公正，实际情况常常与之相反：“父亲更爱孩子，而不是孩子更爱父亲”“母亲又比父亲更爱孩子”。（1241b4－9）对于这一实然情况，《优台谟伦理学》做出的解释是，儿女是父母的创造物，人们总是对自己付出了努力的东西更加珍惜。“人们是按其难度来规定结果的，而在孩子的生产方面，母亲受的苦更多一些。”（1241b4－9）

三、家庭中的主奴关系

亚里士多德对主奴关系的讨论主要见于《政治学》和《家政学》。相较而言，《家政学》中对奴隶的讨论似乎是更具有实操性的行动建议，而《政治学》则从主奴的自然本性出发，讨论奴隶制的正当性问题。至于为何要在《家政学》和《政治学》中做出这样的区分，也许是因为这两本著作的主题差异：前者以家庭为主题，因此要给予家庭管理者应如何对待奴隶的实操性建议；而后者以城邦为主题，因此要在更高的理论视野下讨论整个城邦中的奴隶制度。

（一）奴役的自然性与正当性

在《政治学》的第一卷中，亚里士多德论证了主奴关系存在的正当性。与对男女分工的论证相似，将这种正当性归结为自然与天性。论证逻辑是首先说明在整个自然界中，统治与被统治的关系是普遍存在的；接着指出灵魂与肉体、理智与欲望、人类与动物、雄性与雌性的关系是统治与被统治的关系；最后提出主人与奴隶的关系正如自然界中普遍存在的统治与被统治关系一样，是自然而正当的。

在他看来，在宇宙中普遍存在着奴役与被奴役：“在一切形成组合体的事物和一切由部分构成的事物中，无论它们是连续的或分离的，其间显然都存在着统治元素和被统治元素的区别。”（1254a29－32）而奴役的正当性在于奴役者与被奴役者在天性上的差别：灵魂、理智、人类、雄性天然地比肉体、欲望、动物、雌性要更高贵、更适合统治他物。而对于低贱者而言，被高贵者统治有利于他们自身的存在与发展，正如动物在被人类驯化后能更长久地生存。亚里士多德认为，有些人天生就是主人，有些人天生就是奴隶；主人是具有理性的人，而奴隶是自己没有理性但能感知到别人的理性的人。他对主人和奴隶的理性能力的区分，很像他在《尼各马可伦理学》第一卷中对灵魂三分的描述——人的灵魂分为三个部分：植物的灵魂、动物的灵魂、理性的灵魂。动物的灵魂本身不具有理性，但它可以服从理性，正如奴隶本身没有理性，但奴隶可以感知并服从主人的理性。正是基于天性上的理性能力的差别，对于缺乏理性的奴隶而言，受到具有理性的主人的奴役“不仅有益而且是公正的”（1255a3）。

（二）如何对待奴隶

在《家政学》中，亚里士多德提出了一些具体的对待奴隶的方式，或者说是管理奴隶的方法。他将奴隶分为两类，一种是监工，一种是劳力。相应的，对待这两种奴隶的方式是有所不同的：应给予前者部分荣誉，而给予后者丰足食物。在如何对待奴隶的问题上，他展现了管理的智慧，主张恩威并济、赏罚分明的管理方法，“既不能容忍他们蛮横无理，也不能使他们感到悲苦。”（1344a29－30）应给予奴隶的东西有三样：劳作、惩罚和食物。给予奴隶食物并不是出于慈悲，而是为了更好地管理或者说控制奴隶。食物是对奴隶劳作的报酬，而“如果不把报酬施之于人，我们就无法控制他们。”（1344b4）除此之外，还提供了其他不少具有实操性的建议，比如“应当允许奴隶生男育女作为人质”，但是“不要让为数众多的同族奴隶聚居一家”（1344b19），比如要为奴隶提供更多的节日和快乐。

亚里士多德是以主人的视角来讨论对奴隶的管理问题的，其目的是使主人能更有效地控制奴隶，使奴隶能更高效地为主人服务。在这里，奴隶只是某种财产或工具，是适合于家务劳动的财富，奴隶自身的内在价值是被否定与忽视的。

四、家庭财务管理

《家政学》和《政治学》多次论及了人和财产是家庭的组成部分。他常常以依次探讨部分的方式来认识整体，因此，对家庭的讨论不仅应涉及家庭中人与人的关系，还应关照对家庭财产的管理问题。

亚里士多德认为，出于自然的财富是应首先被关心和讨论的财产。在出于自然的财富中，他将农业放在了最重要的位置上。根据自然的顺序，农业是首位的，其次是诸如采矿业等那些从大地掘取物产的技艺。对于农业首要地位，他提供了三点理由：第一，农业是公正的；第二，农业是合乎自然的；第三，农业最有益于练就阳刚之气。在今天看来，农业依旧是至关重要的，它提供的是人类赖以生存的食物，并且在人类进入农耕文明之后，农业生产是人类食物的主要来源。但他并没有将农业对于人类生存的必要性作为农业之首要地位的理由，是否公正、是否合乎自然、是否有益于培养人的气质才是更为正当的标准。

在《家政学》中，亚里士多德花费很大的篇幅来讨论对财产的管理问题。在第一卷第六节中首先指出家务管理者应具备的素质：获得财产的能力、保管财产的能力、合理安排财产的能力、正确使用财产的能力。接着，他将财产划分为两类：一是生产性的财产，二是非生产性的财产，而前者应多于后者。关于财产的保管方式，他提倡的是波斯人和斯巴达人的方式，小家业可以借鉴阿提卡人的方式。最后，他还为房舍的构造设计提供了总体性的原则（必须考虑所有物和居民本身的健康与生活舒适）以及实操性的建议（比如应坐北朝南，长宽不等）。第二卷第一节区分了财政管理的四个类型：君王式、地方政府官员式、城邦式、个人式。其中与家庭财产相关的应该是个人式的财政管理，这种财政管理类型是规模最小的，但也是最复杂的，由于不同家庭的目标可能不同，因此没有定法。而所有的财政管理类型都有这样的共同考虑："支出切不可多于收入"（1346a17）

如何使支出不多于收入？对于开源节流之方法的讨论，已不再是一般的家务管理技术，而是"致富术"。关于家务管理技术与致富术的关系，《政治学》的论述结论是：致富术是家务管理技术的一部分；致富术所提供的质料，是家务管理技术所使用的质料。在《政治学》中，亚里士多德区分了两种致富术：一种是非必要的致富术；一种是必要的致富术。前者是无止境的；后者是有限制的。正当的致富术又分为三个部分：一是最早产生的基本部分，包括了畜牧与耕作；二是由交换构成的部分，包括了商业、高利贷和雇用业务；三是中间形式，比如伐木、采矿等。

《家政学》第二卷第二节提供了三十多个关于致富术的实例。这些实例的主角不仅限于家庭财产的管理者，实际上更多的是城邦的统治者或是谋士。并且，大部分实例中的理财方法似乎不那么道德，比如有统治者加收各式各样奇怪的税款，比如有平民将富人关进监狱并勒令富人交钱赎命，比如有谋士私吞祭品、骗取集资、占用孤儿的财产等。结合《政治学》中的致富术分类来看，不仅提供了必要的致富术的实例，还展现了由无止境的欲望所驱使的非必要的致富术。

五、结语

亚里士多德对于家庭问题的讨论，主要集中于《家政学》与《政治学》这两本著作，主要论及家庭与城邦的关系、家庭中的配偶关系、亲嗣关系、主奴关系以及家庭财务管理问题。《尼各马可伦理学》和《优台谟伦理学》探讨“友爱”的部分，关于配偶关系与亲嗣关系的讨论也较为集中。本文以家庭与城邦的关系、家庭中人与人的关系、家庭中人与财产的关系为线索，对亚里士多德关于“家庭”问题的主要主张进行了大致的概述。

从亚里士多德的这些讨论中可以看出，自然本性是家庭问题的基础。无论是城邦在本性上的优先性，还是私人家庭存在的必要性、夫妻分工的合理性、主奴关系的正当性，或是农业的重要性，都是基于对人的自然本性的考量。如何理解亚里士多德的“人的自然本性”，这涉及对他的形式质料理论、灵魂三分理论等形而上学问题的理解，受文章篇幅及笔者能力所限，本文不再沿此思路展开更进一步的探讨。

参考文献

［1］亚里士多德．亚里士多德全集［M］．第八卷．北京：中国人民大学出版社，1994.

［2］亚里士多德．亚里士多德全集［M］．第九卷．北京：中国人民大学出版社，1994.

［3］柏拉图．理想国［M］．北京：商务印书馆，1986.

［4］聂敏里．西方思想的起源［M］．北京：中国人民大学出版社，2017.

［5］刘玮．亚里士多德伦理学的两个起点：Endoxa 与良好的教养［J］．世界哲学，2011（2）：

261 - 273.

[6] 陈斯一. 亚里士多德论家庭与城邦 [J]. 北京大学学报（哲学社会科学版）, 2017, 54 (03): 93 - 99.

[7] Saxonhouse, A. Family, Polity & Unity: Aristotle on Socrates' Community of Wives [J]. Polity, 1982, 15 (2), 202 - 219.

[8] Leir, E. J. The Politics of Family and Friends in Aristotle and Montaigne [M]. Interpretation: A Journal Of Political Philosophy, 2004, 31 (2), 165 - 192.

传统五行观下的家庭角色与生命角色认知

仲凤行

北京东方生命文化研究院　北京城市学院生物医药学部

一、引言

五行思维作为传统文化中看待事物的一种方法，具有悠久的应用历史。中国古人用这种方法分析天地间的万物以及人本身的物质结构、精神情感等现象。作为一种链接跨种类元素的文化符号，在分析不同类别事物间关联时具有重要的借鉴意义。同时，运用五行思维，将有关现象归类，由繁化简，为从宏观分析系统提供了方便。本文提炼了五行思维建立模型的基本规则，并同时参照传统文化中对家庭角色、生命角色的认知，探讨了五行思维在分析个人成长、家庭角色的应用。

在分析家庭以及个人问题时，要把握发展过程和当下矛盾两个维度：既要关注家庭系统结构的不同，家庭在不同阶段的特性，抓住某一时间点家庭结构、矛盾主题的横截面，又要兼顾个人在不同年龄的身心特征，以个人成长、个人调整为主线纵向时间线。在实现家庭功能的同时，促进人的全面发展。由家庭系统派生而出家庭角色；而围绕个体成长、个体发展而衍生出生命角色。传统文化中，运用五行思维对上述问题有了不少思考。若想理清前人的思想脉络，则先需提炼五行思维的特性，明确五行思维的模型建立方法。

二、五行思维之模型建立方法

五行思维是指以“木火土金水”五种特性标签对系统内的事物进行定性、归类，并分析各类事物之间以及系统间同类、异类事物间联系的一种思维方式。它从系统的视角认识系统内部结构、功能、特点、规律以及系统间关联的方法。

从图形形状上看，五行模型是一个包含五条边、五条对角线的五边形模型。在该模型内，五行指代的不是其语义本身的物质，而是同一类事物的五种特性，即是说，“木”并非指的木材，而指的是与“木性”具有相同特性或属性的一类事物，这类事物既可以是具体某一有形可知可感的事物，如声音、气味、人体器官等，也可是无形可知的情感、性格、功能、心理，乃至于生命当中的一切事物，其他属性的分析也与此类似（图 1）。

这五种特性有多种描述方式：如《洪范》中，将五行对应到了“曲直”“炎上”“稼穑”“从革”“润下”，后世的文章中，把五行对应到了一年四季“春”“夏”“长夏”“秋”“冬”分属“木、火、土、金、水”，又将其对应到了生命的全过程：“生、长、化、收、藏”，又引申到了“开拓创新”“向上成长”“繁育哺育”“提纯凝练”“存种涵养”等特性[1]。

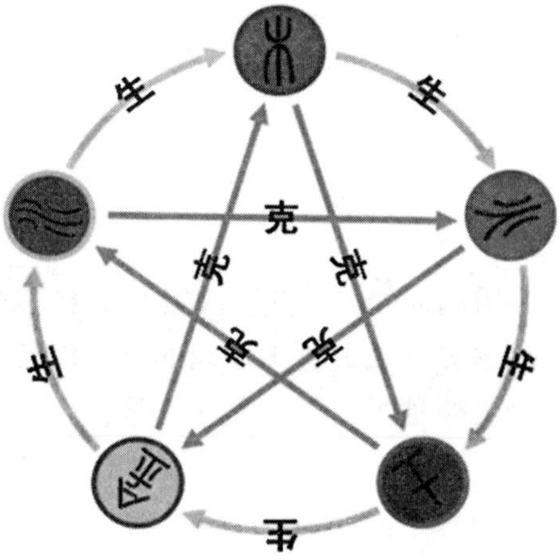

图 1　五行生克图

运用五行思维分析事物，通常需要经历如下过程：在明确了五种类别后，就可以从同类事物中抽取素材，取象比类，通过对比的方式将事物分成五类。在分类完成后，重新审视事物的内部关系，以及与其他事物之间的关系；这些关系当中，包括强链接、弱链接、共生关系，以及特色鲜明的因果相生、共生相生、制约平衡、能量传递的关系，即“生、克、乘、侮”[2]。五行作为一种理想模型，并不是完全不变或生搬硬套的，在分析具体事物时，还要根据具体情况分析，在完成推理假设后，修正了已有的五行模型，五行在纯理论模型中相生、相克、比相休囚的变化，会因具体情况而发生变化。五行本身的阴阳属性、外界环境因素的变化，都使得五行模型出现新的排列组合。

在运用五行思维进行分析时，还需要注意如下思维规律：

1. 五行思维注重变化的结果和事物间具有普遍联系，而对具体作用的机制并不追究，常用“感应”一词代替。在不同情况下，同气相求或异气相感仅是一种现象学描述，用以描述促进或抑制的作用。以后验式思维模式，在事后做解释往往会得到不合理的结论，如证明了药物有效后用红属心，白属肺解释中药药性的发挥机制；更不能将这种后验式思维作为一种普遍规律加以推广。

2. 在运用五行思维进行确定五行性时，应注意五行元素的阴阳属性等特点，还要注意五行思维本身具有思辨的性质，如明代张景岳所说的“五行互藏”“五者之中，五五二十五，而复有互藏之妙焉”，即五行作为分类方法，可无限细分，不可用机械类比的思维模式将某一事物完全定性，要看到在不同参照系下，五行的属性有不同的变化。同时事物由于其多面性，使得在不同层次的五行性会有不同。此外，在特殊情况下，同一类别的事物特征并不容易区分，此时可暂时参考与之高度相关的其他类事物的五行性为之定性。

3. 在分析具体问题时，有关五行思维中生克乘侮的假设，如果没有反面证据，这类假设可被视为一种有一定可信度且待验证的规律。在不同类事物中，相同五行性的事物在结构、功能等方面更容易具有共生关系或联系，如同属木性的肝在属于木性的春天能量最强。在同类事物中，分属不同五行性的事物之间更容易发生与模型相同的相生相克关系。当然，五行相生相克关系并不是绝对的，必然发生的，实践时最好通过如下步骤验证：类比、假设、推理、验证，不可盲目推理，刻板使用。

4. 在定性后，还需建立正常模型与异常模型，即“知常达变”。通常而言，知常达变的情况有三种：建立理想模型，觉异常之变；以一般异常规律之常（如疾病的变化规律），达不同季节、地域之变；以一般规律之常，达具体个体特异性之变。由此，通过分析常态、病态，建立理想标准，再通过调整个体以及个体之间的关系，进而达到以点带面，调整整个系统，达成系统目标，完成每个个体利益最大化的目的。作为古代一种具有哲学层次意义的理论思想，五行被运用到了社会生活的各个方面，人们不自觉地对事物进行五行性的定性、分析，就是一种假设、验证的过程，人们发展出了各类理论，至今保存体系完整、记录详尽的中医学，就是五行思维的成功运用。

从中医学的案例可以看出，以五行思维做基础，将自然界、自然界的人体、人体内部、社会心理等各方面的事物放到一个理论框架当中分析，是一种具有应用价值的建模方法。

家庭作为系统本身，有其系统组成的特有职能，如生产、生育、教育、生活、感情交往、扶养和赡养等职能，同时个体作为家庭的一员，担负家庭责任义务的同时，又是个体生命的第一责任人，需要在家庭背景下完成个体生命的成长等生命任务。那么，如何认识个体在家庭当中的角色？如何主动调适个体的心理、行为，以更好地适应个体生命以及家庭带来的角色？本文将运用这套方法构建模型，对上述问题进行分析。

三、生命角色之五行模型

人的生命角色，特指人作为生命本身的存在于消亡，在肉体生命经历“生老病死”或“生长壮老已”不同阶段所扮演的不同角色。在这个过程中，生命角色的变化并不受精神生命的支配，但能否扮演好生命角色，迎接新阶段生命角色变化带来的挑战，则需分析人的精神生命的五行性。传统五行在分析生命系统时，对人的肉体生命和精神生命做了详细的描述，把人的精神层次分为侧重于显现为语言意识，性格行为的“心”，以及侧重于动机、倾向的“心性”，那么，不同时期的生命角色归属于哪个五行性？精神生命的五行性如何划分？面对不同的生命角色，精神生命中“心”和“心性”又当如何调整？

个体在自己生命的周期中，包括肉体生命的成长与消亡过程，精神生命的成长、价值追求与实现的过程，在生命的不同年龄阶段，会有不同的表现。在每个阶段，个体都会面对身体的变化、心理的成长、心性的变化。这三者正对应了传统文化将人分成的“性、心、身”三个层次。而这三个层次当中，身体的变化，从成长到死亡的过程是不可逆转的，心理受身体变化影响的同时，也受个体心性、外界环境的影响，“心”“性”层面是人能够发挥主观能动性的部分。

就生命的肉体层面而言，个体从出生到死亡，必然会经历“生长化收藏”的过程，我们可以把这五个阶段对应到五行中的“木，生发”“火，生长，释放生命能量”“土，承载、孕育”“金，提炼，总结，升华，减轻生命的负担”“水，收藏，涵养，面对死亡”的过程。

据第六次人口普查数据，中国人均预期寿命达到 79 岁，恰可以参考近代学者的人生五行分型：将一个人的一生，按一年四季分为四个阶段：20 岁以前，为春季；21 ~ 40 岁，为夏季；41 ~ 60 岁，为秋季；之后为冬季。又按自然四季的特征，将其与五行对应：春季属木，夏季属火，秋季属金，冬季属水，每一季的最后 4 年属土[3]。当然这种分类仅是粗略的分法，具体情况还需根据个体成长、结婚组建家庭等重大事件发生的早晚来划分人生的不同阶段，如据史家论，当时结婚的适时年龄在明朝是男子 16 岁，女子 14 岁[4]。而如今婚龄的大幅延后，受教育年限的延长，人生春季的划分可适当延后，即 1～30 岁都可划分为春季。但这并不影响生命角色本身所代表的“生长壮老已”的规律，运用这种规律分析还需用辨证的眼光看待。

而就“心”的层面，个体的五行属性却出现了种种变化，五行性质并不紧随年龄变化而变化，甚至因个体某一特殊遭遇而发生很大变化。且一人同时可具有多重五行性的特点，即可能由某一行居多，其他行次之的性质规律。因此，围绕个体五行性的定性需要综合评价。但五行性的标准是相对确定的，每种五行性可发展出无数种与之相关联的心理和行为，依据是否有益于身心健康和社会和谐，可将这些行为分为正向和负向两种倾向。以木性为例，木性性格在“心性”的层次有其对应的倾向，在心理和行为层面也有其固定倾向，如图 2 所示，其他类别与此分布相同。正向情绪可与任何角色、任何阶段相适应，而负向情绪则会与自身、生命角色乃至于其他个体之间发生“克、侮”的关系[5]。

由于心理、情绪的复杂性，在判断“心”层面的五行性时，也出现了不同的变化，除了上述提及的不同“五行性”同时存在，且某一行占主导，还会出现由某一行的心理转化为其他行，例如，当木行的负面性格与水行的负面性格叠加，就会出现“少正见，无定向，烦人，多忧思，做事说话不痛快，欲做而又不做”的表现，这种性格的出现，对个体和家庭都会造成不良影响，如“克妻”“破财”等。

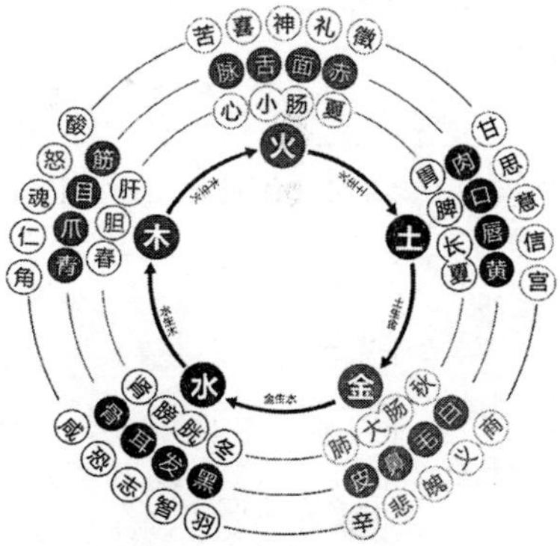

图 2　五行分类图

由此可看出，不同系统的内部和谐不但可影响到该系统的健康程度，还会危及外部系统的和谐，如心层面存在太多的负面因素，不但使个人性格失去健康，还会危及家庭角色的扮演，危及家庭系统的和谐。如果精神生命中的这种负面的心理、心性特征，没有随着年龄的增长而发生向正向方向的转变，就会与不断改变的生命角色发生冲突，这种冲突恰与五行“克”的规律相同。近代文献中对于这种规律的描述总结如下（表1～表5）：

表1　各人生阶段，木性人与其生命角色关系表[1]

四季	对应年龄	生命角色五行	五行生克	五行顺逆
春季	一岁至十六岁	属木	木遇木	性运相合为比合：冲突较少
	十七岁至二十岁	属土	木克土	我克者为休：易克制、影响他人
夏季	二十一岁至三十六岁	属火	木生火	我生者为相：相对较和谐
	三十七岁至四十岁	属土	木克土	我克者为休：易克制、影响他人
秋季	四十一岁至五十六岁	属金	金克木	克我者为囚：易被他人克制、影响
	五十七岁至六十岁	属土	木克土	我克者为休：易克制、影响他人
冬季	六十一岁至七十六岁	属水	水生木	生我者为旺：相对较和谐
	七十七岁至八十岁	属土	木克土	我克者为休：易克制、影响他人

表2　各人生阶段，火性人与其生命角色关系表

四季	对应年龄	生命角色五行	五行生克	五行顺逆
春季	一岁至十六岁	属木	木生火	生我者为旺：相对较和谐
	十七岁至二十岁	属土	火生土	我生者为相：相对较和谐
夏季	二十一岁至三十六岁	属火	火遇火	性运相合为比合：冲突较少
	三十七岁至四十岁	属土	火生土	我生者为相：相对较和谐
秋季	四十一岁至五十六岁	属金	火克金	我克者为休：易克制、影响他人
	五十七岁至六十岁	属土	火生土	我生者为相：相对较和谐
冬季	六十一岁至七十六岁	属水	水克火	克我者为囚：易被他人克制、影响
	七十七岁至八十岁	属土	火生土	我生者为相：相对较和谐

表3　各人生阶段，金性人与其生命角色关系表

四季	对应年龄	生命角色五行	五行生克	五行顺逆
春季	一岁至十六岁	属木	金克木	我克者为休：易克制、影响他人
	十七岁至二十岁	属土	土生金	生我者为旺：相对较和谐
夏季	二十一岁至三十六岁	属火	火克金	克我者为囚：易被他人克制、影响
	三十七岁至四十岁	属土	土生金	生我者为旺：相对较和谐
秋季	四十一岁至五十六岁	属金	金遇金	性运相合为比合：冲突较少
	五十七岁至六十岁	属土	土生金	生我者为旺：相对较和谐
冬季	六十一岁至七十六岁	属水	金生水	我生者为相：相对较和谐
	七十七岁至八十岁	属土	土生金	生我者为旺：相对较和谐

表4　各人生阶段，水性人与其生命角色关系表

四季	对应年龄	生命角色五行	五行生克	五行顺逆
春季	一岁至十六岁	属木	水生木	我生者为相：相对较和谐
	十七岁至二十岁	属土	土克水	克我者为囚：易被他人克制、影响
夏季	二十一岁至三十六岁	属火	水克火	我克者为休：易克制、影响他人
	三十七岁至四十岁	属土	土克水	克我者为囚：易被他人克制、影响
秋季	四十一岁至五十六岁	属金	金生水	生我者为旺：相对较和谐
	五十七岁至六十岁	属土	土克水	克我者为囚：易被他人克制、影响
冬季	六十一岁至七十六岁	属水	水遇水	性运相合为比合：冲突较少
	七十七岁至八十岁	属土	土克水	克我者为囚：易被他人克制、影响

表 5　各人生阶段，土性人与其生命角色关系表

四季	对应年龄	生命角色五行	五行生克	五行顺逆
春季	一岁至十六岁	属木	木克土	克我者为囚：易被他人克制、影响
	十七岁至二十岁	属土	土遇土	性运相合为比合：冲突较少
夏季	二十一岁至三十六岁	属火	火生土	生我者为旺：相对较和谐
	三十七岁至四十岁	属土	土遇土	性运相合为比合：冲突较少
秋季	四十一岁至五十六岁	属金	土生金	我生者为相：相对较和谐
	五十七岁至六十岁	属土	土遇土	性运相合为比合：冲突较少
冬季	六十一岁至七十六岁	属水	土克水	我克者为休：易克制、影响他人
	七十七岁至八十岁	属土	土遇土	性运相合为比合：冲突较少

传统五行思维包含了传统思维中“天人合一”、与周遭世界和谐共处的世界观、价值观，以及遇事“反求诸己”的精神追求，这种运用五行思维分析生活中的种种遭际甚至包括疾病，再从个体内心找寻根源的尝试形成了民间特有的本土心理学，在近代文献乃至于现代以及小说的原型中都对此类角色有所描述，如贾平凹的小说《古炉》中“善人”的原型。那么，五行角色与组织系统中的角色有何关系？有家庭角色作为一种特殊的组织角色，其五行属性又当如何呢？

四、家庭角色之五行模型

“五行之说，扩充起来无处不是。”在《年谱与语录》中，作者根据组织系统中成员的性格将彼此定位：“……我居木位，因我性直；杨柏性燥，他居火位；管乃堂性极纯厚，他居土位；张铭斋善说词居金位；乔永云性太柔弱无胆气，居水位。”

五行性定性后，就可以验证在这个层面是否存在五行的相生相克原理，即五种人之间的人我关系。例如，土生金是相生关系，土克水是相克关系，那么就可以假设，居土位者与居金位者相处，关系应该比居土位者与居水位者要好。管理者在做人事安排时，是不是可以参照五行，做相应的安排，将相克者互相避开，同时将相生者搭配。本人在与五行相克者相遇时，也可以择机调整处事方式，化相克为相生。

这种规律的系统定位，依据的仅是各人的性格，并没有计入各人所任的职责。而一个系统若想发挥好作用，则需要明确角色定位，所有成员努力完成角色要求，做到身心与角色相适应，完成系统功能[5]。

家庭属于一种特殊的系统，每个成员都有相对固定伦常本分，尽到各自的本分，让个体的精神生命既完成自我和谐，又与家庭职责相和谐，是一个家庭欣欣向荣的关键。因此，若将五行推广到家庭，就要先将伦常角色定性。

家庭肇始于夫妇，以夫妇感情的建立、婚约的缔结为起点，以夫妇关系的终结或夫妇双方的离世为终结。夫妇作为家庭的运作的核心，为了实现家庭的功能，承担了主要的义务。这些功能包括经济功能，即生产、消费等活动，为家庭成员的其他活动提供物质基础和资金保障。因此，夫妇两者应共同承担推动、温暖、哺育的职责，这种角色与木、火、土相适应，且以火为主，以土为辅；与此同时，夫妇二人还须有宽容力、接纳力，在出现问题时及时补漏，白脸黑脸、刚柔并济地促进事务的完成，与之相对应的则是水、金，且以水为主，以金为辅。

当家里有年长的祖父母时，祖父母恰走到了人生的冬季，已经走过了人生释放能量的年纪，如果居于火位，并不利于夫妇的成长，因此应将善于耗散的“火”性角色和承担补漏工作、幕后工作的“水”让与年轻人，而在五行之中给予者的角色只剩下了“土”和“木”，而“木”的辅助家政，担当责任与老年人并不相称，与逐渐成人的长子和人到中年的夫妻更匹配，因而在夫妻参加工作，儿女逐渐成长成人的过程中，父亲居火位，母亲居水位，长子居木位，其他成员，如其他子女、儿媳妇、重孙辈共居金位。当夫妻六十岁之后，年事已高，家庭的重担落于儿女身上，则家庭的主角也逐渐过渡于下一代身上，夫妻则改居土位（与祖父母共居土位），长子改居火位，长媳改居水位，长孙居木位，以此循环往复。

这种定位更替的规律不是一成不变的，还受家庭角色、家庭成员的不同而发生变化，在《家庭集锦》中多有描述。定位清晰、角色明确的家庭，既给孩子示范不同关系的相处之道，又有利于孩子增加处理人际关系的经验，如父子与上下级的相处模式就颇为相似，更有利于其建立完整健全独立的人格。而当某一成员未能处理好自己的身心关系，“五行性”表现出阴面的特性，乃至于有负角色责任，则会与他人发生矛盾，而当不止一人发生这种偏差时，就会形成连锁反应。例如，居水位的母亲因心中不快，向居火位的丈夫诉苦或发泄，影响了丈夫心态，丈夫本身也没有有效处理情绪的方式，进而转而向居金位的子女发泄，这就是水克火，进而火克金了。逆运步数越多，对家庭越不利[6]。反之，通过实现生命的自我价值，完成自身内心的修炼、调整，将自己的生命向“阳面”不断革新，将更有利于和谐家庭的构建。

参考文献

[1] 任秀玲．《黄帝内经》建构中医药理论的基本范畴——五行［J］．中华中医药杂志，2008（3）：241－243.

[2] 刘信芳．简帛《五行》核心内容及思想性质［J］．学术界，2014（6）：39－57.

[3] 于丛云．性理讲演录［M］．民国民间家庭教育教材

[4] 张廷玉，等．《明史》，卷五十五《礼志九》［M］．北京：中华书局点校本，1974.1403

[5] Fruehauf H. All disease comes from the heart：The pivotal role of the emotions in classical Chinese medicine［J］. American Acupuncturist，2008.

[6] 文理，刘巍，顾植山，等．近十年中医的阴阳五行研究发展概况及评论［J］．中华中医药杂志，2009，24（11）：1481－1485.

第二部分

婚恋与家庭

当今时代变迁下的婚恋观

梁艳彩[1]　田文凤[2]　管启云[1]

[1]中国医学科学院北京协和医院；[2]山东中医药大学护理学院

婚恋观是指人们对婚前恋爱、婚姻生活以及婚恋过程中价值取向的基本看法。它是人们对待婚姻和恋爱的内在标准和主观看法，不但直接影响个体对配偶的选择，还影响个体对未来婚姻、家庭的责任和义务的承担[1]。婚恋观是一个人世界观、人生观和价值观的具体反映。一个人的爱情观、婚姻观的形成，受其原生家庭、社会环境等诸多因素影响，且随时间的推移、环境的改变而不断变化。如今“80后”已步入中年，“90后”逐渐成为社会的中坚力量，第一批“00后”也已步入成年，随着社会发展进步，当今社会信息来源越来越多元化、复杂化，使得这一代年轻人对恋爱、婚姻有着多元的理解、更深的接受度以及更广的包容性。本文主要阐述当今时代变迁下的人们对于爱情、婚姻的观点。

一、时代变迁下的爱情观

爱情是指在性吸引基础上建立起来的一种相互认可、至少持续一段时间的强烈的情感联系和互动关系。爱情三角理论指出，爱情包括亲密、激情、承诺等三方面的要素[2]。亲密是指两人间心灵的相近，有互相契合、互为归属的亲密之感，属于爱情的情感成分；激情是指强烈地渴望相互结合，是与性相关的驱动力，属于动机成分；承诺包括短期和长期承诺两个部分，短期承诺是指个体决定去爱对方，这种爱是真诚的，长期承诺是指对相互亲密关系的持久性承诺，甚至延续一生，属于爱情的认知成分[3]。每个人都有自己对爱情的理解和诠释，有着各异的爱情观。本文将从恋爱动机、择偶标准、恋爱挫折、性的态度、爱情伦理等几个维度逐一进行阐述。

（一）恋爱动机、择偶标准和恋爱挫折

1. 恋爱动机　动机源于需要，而动机对结果产生决定性的影响。恋爱动机决定人们对恋爱目标及恋爱生活方式的选择。因此，恋爱动机是恋爱心理研究的重要内容[4]。如果以双方对彼此的好感为基础，以追求精神享受和高尚的爱情为动机，可以享受恋爱的醇美。如果以追求金钱、社会地位、改变目前的经济状况为动机，则不能获得真正的爱情[5]。对三百余名在校大学生婚恋观调查发现：仅有23.16%的人称恋爱动机是“寻找人生伴侣、建立美好家庭”；26.8%的同学称因为“别人都谈恋爱，自己不谈很没面子”；28.95%的学生谈恋爱是因为“空虚、寂寞时有人陪”；17.89%的学生谈恋爱则是为了“好奇、寻求刺激”。调查结果折射了当今青年人的婚恋观[6]。也有研究表明，大学生的恋爱动机存在显著的性别、独生与否、生源地与恋爱状况的差异[7]。男生谈恋爱的动机在现实表现和尝试体验这两个维度上要显著高于女生；非独生子女在慕才攀比和空虚满足方面的动机要高于独生子女[8]。

2. 择偶标准　恋爱不同于婚姻。学生时代的择偶标准更倾向于对方的外在形象、性格、学习、家庭经济条件以及对方对自己的关注度等。在恋爱过程中，感情基础和人格特质将发挥更大的作用。男女双方感情的可靠性、情绪稳定性、善解人意是重要的择偶标准[9]。大学生的择偶标准主要有人品、志同道合、兴趣爱好、身高相貌及感情基础。

3. 恋爱挫折　爱情并不会都尽如人意，热恋期会放大对方的优点，而激情过后随着时间的延长，会慢慢发现对方的缺点，如果两个人不能进行良好的沟通，负能量就会越积越多，最终导致分手、失恋；还有异地恋情，由于长时期的两地分开，两个人缺少面对面的沟通交流，各自所处的环境、接触的人群都不一样，观念容易产生分歧等，也会导致恋情的终结；家人和老师的态度，第三者的出现，社会道德的约束，恋爱影响个人的学业与发展，意外怀孕等诸多问题，都会成为恋爱过程中的挫折。

恋爱中出现的挫折会使人烦恼、忧伤、思维迟钝、精神萎靡、食欲减退，引发恋爱挫折综合征。有些人会感觉羞愧，陷入自卑与迷惘，心灰意冷，怯懦甚至绝望、

轻生殉情。有些人会陷入对逝去的爱情的美好的回忆与幻想之中而不能自拔，否认失恋存在而陷入单相思。有人会出现一种既爱又恨的特殊感情矛盾，有人会因失恋而绝望暴怒，失去理智，产生报复心理或攻击对方；也有些人会从此嫉俗厌世怀疑一切异性，或玩世不恭，得过且过，甚至用过激行为发泄心中不满。

（二）爱情伦理

伦理是指在处理人与人、人与社会相互关系时应遵循的道理和准则，是指一系列指导行为的观念，是从概念角度上对道德现象的哲学思考，是人与人之间符合某种道德标准的行为准则。爱情的伦理是一系列指导情感方面行为的观念。

1. 恋爱、性与婚姻　在传统社会中，“性”是一个禁忌。在现代社会里，仍然是一个敏感词汇。随着中西文化的碰撞和交融，人们的性观念逐渐开放，传统的恋爱－婚姻－性行为模式已经被打破，人们对婚前性行为更为宽容。情侣婚前同居已经比较常见，甚至人们对没有爱情的性行为如“一夜情”也前所未有的宽容。但很多研究发现，性观念和性道德存在性别差异，男生比女生更为倾向于接受婚前性行为，也容易发生婚前性行为，在婚前同居与性行为问题上比女生更为开放与轻率，但这并不意味着他们在婚姻中不重视女性的贞操。因为社会在性观念和性道德上对男女有不同的期待和评判，当代女性对婚前性行为态度比男性更保守。

随着社会的开放，性教育已经悄然开展。很多一线城市大学校园已经安放了避孕套自取机，中学已经开设卫生健康课程向学生传播性的知识，在学龄儿童中也已经有很多早期性知识的童话书籍。“性”这个话题，新一代年轻人大多不再是羞羞答答，而是可以正确看待，也知道自己的需求是什么，知道如何保护自己。在当今社会的婚姻观里，“性福”与否越来越受重视，它对于婚姻是否幸福也有重要影响，不可或缺。

2. 多元化的恋爱观及对家庭的影响　当今社会对于爱情伦理的观念越来越宽泛，如同性恋、三角恋、年龄差距较大的恋情等。传统和现代的爱情伦理观念并存且时而碰撞，同一个家庭中的成员可能存在不同的恋爱观，尤其是代际的恋爱观念存在着巨大的差异，父母逼婚导致了的中国式的青年人婚恋焦虑。有些子女乐意接受的恋爱模式，家长认为有悖常理，视其为病态，由此会引发家庭观冲突乃至婚姻的不幸。

姐弟婚恋因为受到社会舆论和家庭反对而困难重重，甚至酿成家庭悲剧。例如，张某为了胁迫女方的父母认同这一桩姐弟恋，便在女友家中打开煤气灶的阀门，并将假意自杀的现场拍成视频，连同遗书一起上传到朋友圈。经检测天然气泄漏达到危险级别，张某被控涉嫌以危险方法危害公共安全罪在通州法院受审，被判有期徒刑 3 年。同样，同性恋、三角恋也会扰动正常的家庭婚姻生活。再如，白女士婚后才发现丈夫有固定的年轻男性伴侣，还养着一个 20 岁的小姑娘。由于白女士婚后成了家庭主妇，迫于生存、抚养孩子的压力和保全丈夫的脸面，只好一次次地妥协，委曲求全，隐瞒丈夫双性恋的秘密，从而患上严重的抑郁症。

二、当今时代变迁下的婚姻观

恋爱与婚姻不同。婚姻泛指男女之间的结合，形成人际间亲属关系的社会结合或法律约束。婚姻观是对待婚姻问题的认识和态度。在社会快速转型时期，隐婚、闪婚、裸婚、试婚等现象严重冲击着人们传统的婚姻观[10]。笔者将从婚姻动机、婚礼期望、婚姻挫折等方面逐一阐述。

（一）婚姻类型与婚姻生活

我国法定结婚年龄是男 22 周岁，女 20 周岁，实行一夫一妻制度。事实上，社会上存在多种婚姻模式。当代一线城市晚婚晚育已成常态，甚至很多人是不婚主义的坚持者。此外，如今闪婚、离婚比例也越来越大。现代的婚姻家庭相处模式是多样的，大部分是通过恋爱或通过介绍彼此有好感后共同组建家庭、结婚生子；有在一起不要孩子的丁克家庭；有未婚先孕；有的同居过着婚姻生活，但不领证结婚；有的虽然有婚姻的名目，但实则分居或分家生活，各自有或无第三者的介入；还有年龄跨度较大的婚姻；再有我国尚未出台有关同性恋、跨性别恋等婚姻法律，很多同性恋和跨性别恋者，有些会选择不结婚。中国的婚姻模式由传统的男大女小正悄悄向姐弟恋转变。“男大女小”的婚姻从 10 年前的 68. 09% 下降到目前的 43. 13% ，而“男小女大”的婚姻从 14. 37% 上升到 40. 13% [11]。这种现象的出现与很多因素有关，其中女性的社会和经济地位的提高是主因之一。

（二）婚姻动机与择偶标准

1. 婚姻动机　结婚动机是指推动人们缔结婚姻的内在原因。心理学中的动机是指个体发动和维持其行动的思想活动。结婚动机是人们对结婚所抱的希望、设定的目标，是主观化、内在化的婚姻价值观。

结婚动机有三层维度，以“我”为主，以“我们”为主，以“共同成长”为主。

以“我”为主的婚姻动机，更多的是考虑自己在婚姻中的获益。有些人在婚姻观念上更多的是考虑对方的家庭背景，是否有权、有钱，是否有车、有房，经济条件往往重于感情；也有些人是自私自利，不为对方着想，在婚姻关系中处于强势地位，习惯以自我为中心，想不到或不愿站在对方角度考虑对方的感受。以“我”为主的婚姻动机模式，婚后幸福很难保证。

以“我们”为主的婚姻动机，更多的是考虑家庭的获益，和以“我”的婚姻动机相比，两个人会有更多的情感，这类人会把更多的精力和情感放到家庭中，关注对方的感受、子女的感受，希望“我们”更好，或许经济背景不理想，但两个人会共同努力。以“共同成长”为主的婚姻动机是最符合良好婚姻关系并可使之持续发展的一种动机模式。结婚并不仅是两个人的结合，还是两个家庭的结合。婚姻不同于爱情，要共同面对生活的琐事、矛盾，需要共同解决各种问题和突发事件。对于抱着以“共同成长”婚姻动机的人们来说，会有更有效的沟通，面对问题不是抱怨，而是尽最大努力携手解决问题，这样的婚姻家庭大都比较民主，气氛和谐，有较好的抗压能力。

2. 择偶标准　择偶是人一生最重要的选择，择偶标准受社会文化、家庭制度、风俗习惯的影响，反映出一个时代的价值观。人们的择偶标准从单一化转向了多元化，剥离了家庭出身等政治因素，弱化了家庭背景等非个人因素，心理需求和情感需求成为择偶标准的主要内容。同时，婚姻不同于恋爱，有良好的爱情基础固然是促进良好婚姻的基石，但在婚姻面前，当代年轻人更加现实，择偶标准较恋爱标准也越来越高，考虑的方面也越来越广，如对方的经济状况、家庭背景、年龄、身体状况、外在形象、性格、学识、是否会做饭、持家、是否有不良嗜好、性生活是否协调等。

（二）婚礼期望与婚姻挫折

1. 婚礼期望　结婚是人生大事，除一本红色的结婚证证明两个人的结合，各种形式的婚礼仪式也是不可或缺的一部分。对于婚礼的期望也有不同的看法，有的人是为了给自己一生只有一次的婚姻留下美好的回忆，有的人是为了家族传统的必经之仪，有的人是为了通过婚礼和亲朋好友有个相聚的名义，有的人是为了回收彩礼，当然还有一部分人并不在乎婚礼的仪式，觉得是耗费人力物力的事情。但总体来说，女性更感性，更希望有一场属于自己的婚礼。

2. 婚姻挫折　任何婚姻都不会是一帆风顺的，经营一段婚姻，组建一个家庭，从一个人到两个人，从一个家庭到两个家庭，从孩子到夫妻、再到父母的角色转换，需要不断成长、不断磨合。婚姻里面同样会遇到各种挫折，如面对各种变故，工作的变迁、更换房屋、家人的离世或很多突如其来的应激事件，都会给个人、家庭、给婚姻带来重创。还有之前提到的一些非大众化的婚姻模式，当事人要面对社会带来的多重压力，他人的不理解、家人的不支持、亲朋好友的反对，都是一段婚姻要面对的挫折。婚恋观念的转变，对婚姻质量要求的提高，导致了我国的离婚率不断增高。民政部数据显示，从 2003 年开始，我国的离婚率连续 15 年上升。越是经济发展水平高的城市离婚率越高，说明离婚率与经济发展的水平有关系。可见，随着女性经济独立、社会地位的提高，越来越能掌控婚姻的主动权。

（三）婚姻伦理

婚姻伦理是一系列指导婚姻方面行为的观念。家庭是伦理关系的实体，是人伦关系的原起点，是道德意识的诞生地。

1. 家庭成员责任与分工　随着社会的发展，女性地位不断提高，传统“男主外，女主内”的家庭分工模式不断受到质疑。有一些家庭是女主外男主内的模式，“家庭主夫”现象也开始为社会所接受；还有一些家庭和父母一起居住，没有稳定的收入，需靠啃老过活等。家庭成员的分工与责任不尽相同，但无论哪种关系，家庭成员总会有不同的职责分工，最终都会达成一种平衡，维持一个家庭、一段婚姻的发展与成长。

2. 婚后第三者插足、外遇　社会的变迁和婚恋观念的变化，弱化了传统的社会规范，当今社会对于婚外恋表现出前所未有的宽容，这种宽容本身并不意味着赞同“婚外恋”或“婚外性”，而是对个人隐私的一种尊重，意在为个人自由、自主地处理爱情、婚姻、家庭问题提供一个相对宽松的社会文化环境。在性观念日益开放、社会约束降低的情况下，很多人情愿将自己的欲望凌驾于家庭责任和名誉之上。教育水平和生活质量的提高使他们有更多的财务自由，工作的原因使人们有更多的机会在社交场合接触到异性。而社交软件的盛行进一步降低了交往的成本，为婚外情发生提供了肥沃的土壤。尽管如此，多数人还是反对婚外情现象的，对自己的婚姻状态比较满意，恪守道德，忠于婚姻，承担家庭的责任和义务依然是中华民族婚姻关系的主旋律。

3. 辅助生殖技术的福音　随着医疗技术的不断发展，辅助生殖技术（ART）已被越来越多的人所接受[8]。辅助生殖技术的进步和运用，是科学技术推动人类文明进步的表现，但同时也给现代社会和生活带来了一系列的新思路和伦理问题。无论从技术本身还是从社会效应的角度考虑，其“双刃剑”的影响都值得我们思考。比如对传统家庭模式的冲击，对家庭功能及稳定性的影响等都值得我们深思。一方面，辅助生殖技术的发展解决了不孕不育的难题，满足了夫妇生育孩子的愿望，符合儒家血缘文化的价值取向，另一方面，在技术的控制中，人的自然生命不再是自在的存在，而成为了实现目的的手段，人被置于工具化、物化的危险之中。如在商业化的运作中，“代孕妈妈”的身体成了一种获利的工具，她们生育的孩子成了一种商品。

三、讨论

以上是年轻一代人的爱情观、婚姻观，而20世纪50～60年代的老辈们的爱情观、婚姻观，受当时年代、社会背景的影响就要保守的多，上一辈谈恋爱很久才会拉手、亲热，对于婚前性行为是很难接受的。他（她）们认为一旦结婚就是一辈子的事，对于离婚、二婚都是受大家鄙夷的事情，甚至即使两个人在一起并不幸福，也要维持这段婚姻关系。他（她）们对爱情的观念比较简单，维度单一化。随着社会的发展，一些人开始慢慢接受现代的爱情观念。随着新事物、新理念的植入，很多老年人也意识到自己的幸福比一段不幸的婚姻更重要，于是很多老年人离婚的案例也不算少数了，儿女们对父母离婚、再婚等的接纳度升高。“选择”“非诚勿扰”等都是公开的择偶节目。

不可否认的是，上一代人的离婚率要比现在的离婚率明显低得多，可如今并不能单纯的以离婚率作为评判指标，还要考虑婚姻的质量，如果是不幸福的婚姻，在一起凑合过活，这种低质量的婚姻对这个家庭每个成员来说都是不幸的。当代的人们已经意识到，要把离婚率、人们的幸福指数，甚至性福指数都纳入评判标准，才能更公正地评判一段婚姻是否真的良好。我们改变不了社会、改变不了环境，就要改变自己、学会适应、试着接纳，学会如何维系自己的婚姻幸福，学会和另一半良好有效的沟通，学会如何面对、解决婚姻中的变故。人的一生只有一次，幸福与否只有自己知道，认清自己在婚恋中想要什么，心随自己的价值观，不要触犯法律，不要触及自己的道德底线，不要伤及无辜，然后就去追寻自己的幸福吧！

参考文献

[1] 段修云，黄霞妮，刘佩禹，等. 硕士研究生成就动机与婚恋观的关系中完美主义的调节作用[J]. 校园心理，2016，14（2）：97－100.

[2] James MG. Measuring love in romantic relationships：A meta-analysis，J Soc Pets Relat. 2011. 28：748－77I.

[3] 周正猷，连洁清. 爱情三元素理论的初步研究［J］. 中国性科学，2017，26（12）：124－127.

[4] 刘锦屏. 当前大学生恋爱动机的误区及引导［J］. 曲靖师范学院学报，2009，28（2）：9－11.

[5] 马天芳. 关于当代高校女大学生婚恋观的调查研究——以广州 X 高校为例［J］. 辽宁行政学院学报，2010，12（10）：170－172.

[6] 林丽霏. 当前大学生恋爱现状分析及高校教育对策［J］. 黑龙江教育学院学报，2014，33（3）：100－101.

[7] 张丽君，谢晓东. 广州大学生恋爱动机调查报告［J］. 中国健康心理学杂志，2017，25（4）：546－550.

[8] 白露. 关于择偶标准的研究综述［J］. 校园心理，2016，14（3）：169－172.

[9] 张梦初. 当代社会对婚姻观念的转变［J］. 社会视点，2015，20（502）：238.

[10] 张政. 论数字环境下医院图书馆馆藏建设与服务［J］. 医学信息，2008，21（4）：466－469.

[11] 李春玲. 社会变迁背景下中国青年问题研究［EB/OL］. 中国社会科学网，2017. http：//www. cssn. cn/shx/201705/t20170516_3519658. shtml.

新婚赋：送妞妞嫁管生

许　京[1]　许　菲[2]

[1]北京工业大学出版社；[2]北京工业大学

生命文化是一个古老而又年轻、时尚的话题。说它古老，是因为它具有传统性与继承性，是与生命同生共在，相互作用，互为依存；说它年轻、时尚，是因为它具有与时俱进、不断提炼、自我刷新的属性。生命文化就在我们身边。

俗话说："女大当嫁"。四年以前，女儿出嫁，送给孩子什么呢？送钱？俗了点；送物？也俗。钱，有花完的时候；物，有用尽的时候。唯有"德"是使之不尽、用之不竭的。"德"能流芳传世，传承千载的。于是，我就作书，写了家信。

这是一篇女儿出嫁时撰写的家书。赋，是我国古代的一种文体，介于诗和散文之间，类似于后世的散文诗。它讲求文采、韵律，兼具诗歌和散文的性质。其特点是"铺采摛文，体物写志"，侧重于写景，借景抒情。最早出现于诸子散文中，叫"短赋"。在南北朝时期，抒情小赋发展起来，赋的内容与形式都有了变化。对于现代人来说，赋远不及诗词、散文、小说那样脍炙人口，但在古代，特别在汉唐时期诗与赋往往并举连称，而著名的赋有杜牧的《阿房宫赋》、欧阳修的《秋声赋》、苏轼的《前赤壁赋》等。

《新婚赋——送妞妞嫁管生》，即是在这一背景下创作完成的。我在创作写完了初稿后，即邮发给了妹妹。妹妹也很喜欢，她提出了修改意见，并很希望将来给我的外甥也写一篇。在几经往返，修改、润色后，最终完成定稿，形成了以下的文字：

新 婚 赋

——送妞嫁管生（1）

马行甲午，双历八月（2）。七夕虽过，鹊桥犹在（3），月老临凡，牵系良缘。贤婿管生，幼安之裔（4），清华（5）之才子，勤勉忠厚；爱女妞妞，定海望族（6），工大（7）之教师，端庄均淑。今，婚庆于行宫（8），高亲咸至；礼行于殿堂，宾朋满座；盟定山海，蜜月（9）初绽。

嗟乎！丁卯之娩（10），犹如昨事；成长之途，历历在目：蒙学未读，拼音不识，入学伊始，课堂失措（11）。祖母爱孙，古稀伴读以辅导，知耻后勇，稚童步入优生列（12）；“银帆”登台，乐奏于音乐之厅（13），“金帆”赴港，衔领于贝斯首席（14）；孔德三载，千过闹市而不入（15），寒暑高中，秉烛夜读备金榜（16）。品学兼优，两任学生会之主席（17）；工保读研，芳留内蒙古之商都（18）。岁月如流，往事可歌；亭亭玉立，弹指之间。

褒扬以往，勿骄勿傲；期冀祝福，叮嘱难止（19）：成家立业，人伦之常，居家千金（20），出嫁新娘。硕有今日，皆为公婆之所育，茹苦含辛，家境不同而心同；将心比心，心结自开，宜视公婆如双亲。南甜北咸（21），习俗各异，包容一笑（22），过眼烟云。成俭败奢，莫以浮华为荣耀（23）；妻贤祸少，平安、康健乃幸福（24）。相夫教子，举案齐眉如孟、梁（25）；心领神会，相依永伴似鸳鸯（26）。诚如是此，福岂远焉？

新婚礼成，喜结朱陈（27）。堂前礼炮方宁，洞房花烛弥馥。管生飒爽，牵红线于吾手；娇女莲步，婀娜清纯无邪。

此乃佳期，尔翁澎湃，感生作赋，以伴尔嫁。

伯 都

作于甲午年八月初六

文章的前半段，是回忆了妞妞的成长历程，做出了肯定；后半段是对妞妞的祝福和提醒。由于文章是采用了文白对照的方式来写的，作为文章的一个部分，注释是不可缺少的。良好注释是整个文章的有机组成。注释及译文部分如下：

【注释】

(1) 送妞妞嫁管生：妞妞，即作者女儿的乳名；管生，名硕，是个有才华的青年；生，有学问或有专业知识的人。

(2) 马行甲午，双历八月：马，指十二生肖中的马年；这句话的意思是十二生肖中的马年来到甲午（即2014年），8月30日是农历（八月初六）和公历都是八月的日子。

(3) 七夕虽过，鹊桥犹在：七夕，即七夕节，来自于中国牛郎与织女的传说。七夕坐看牵牛织女星——是民间的习俗。相传，在每年农历七月初七的夜晚，是天上织女与牛郎在鹊桥相会之时。夜深人静时，人们还能在葡萄架或其他的瓜果架下听到牛郎织女在天上的脉脉情话。2014年的“七夕”是在阳历8月2号，距离8月30日仅28天，不到一个月，所以作者戏称：“鹊桥犹在”。

(4) 幼安之裔：管宁（158－241年），字幼安，北海郡朱虚（今山东省安丘、临朐东南）人。与华歆、邴原并称为“一龙”。东汉末年天下大乱时，与邴原及王烈等人一起到辽东避乱。管宁在当地给逃避战乱的人讲解《诗经》《书经》、谈祭礼、整治威仪、陈明礼让等教化工作，人们都很乐于接受教导，管宁于是颇受人们爱戴。后来中原渐渐安定，到辽东的人们纷纷回乡，唯独管宁仍不打算离开，曹魏几代帝王数次征召管宁，他都没有应命。后人称他为一代“高士”，管宁故乡的人们为怀念他，褒扬他的高风亮节，特建管宁祠，筑管宁冢，邻近五村无不以“管公”名村。正始二年，管宁病故，时年八十四岁。著有《氏性论》。

(5) 清华：即清华大学，是管生就读硕士的学校。

(6) 定海望族：浙江省定海市（舟山岛）有名望的姓氏大族。

(7) 工大：即北京工业大学，是妞妞就读本科、硕士以及工作的学校。

(8) 婚庆于行宫：在北京的行宫国际酒店举行婚礼。

(9) 蜜月：一般把新婚的第一个月称“蜜月”，这是从新婚夫妇充满柔情蜜意这个意义上来说的。“蜜月”已成为新婚夫妇迈向生活伴侣的前站。

(10) 丁卯之娩：丁卯是中国农历的名称，对应所指的是公历1987年；娩，生孩子；丁卯之娩，指的是作者的孩子妞妞在1987年出生的事情。

(11) 蒙学未读，拼音不识，入学伊始，课堂失措：妞妞没上过小学的学前班，拼音等学前的课程没学过，因此在入了小学后跟不上进度，在听课和理解上有些困难。

（12）祖母爱孙，古稀伴读以辅导，知耻后勇，少年荣登优生榜：奶奶很疼爱她的孙女，虽然年龄古稀，但从小学到中学，年复一年地伴妞妞读书并加以辅导。妞妞也很要强，知耻而后勇，学习成绩不断提高，到了小学三年级，已成为班里的优等生。

（13）“银帆”登台，乐奏于音乐之厅：妞妞在安慧里中心小学读四年级时，被选拔参加了学校的“银帆艺术团民族乐团”，开始师从中央交响乐团的李振源先生学习贝斯（低音大提琴）的演奏。刚开始学习时，妞妞只是服从式的练琴，并没有用心。一年之后，李先生感到绝望，认为这孩子没有乐感，不适合学琴。但学校负责乐团的另一位李老师，仍然坚持要妞妞参加乐团的排练。终于在五年级时，先生的冷漠、学姐的白眼深深地刺激了妞妞。一个周末，在和爸爸长谈后，爸爸告诉妞妞学琴是她自己的事情，不要勉强，但如果要学就要用心去学。他要妞妞记住：参加乐团的演出，可以获得掌声和鲜花，这些荣誉属于她自己，但要想获得掌声和鲜花就得有付出。他要妞妞不要急于表态，好好考虑一下再做学与不学决定。妞妞辗转反侧了一夜，夜里又悄悄起来问爸爸自己到底学不学琴。爸爸笑而不答，只叫她早点休息。第二天，妞妞告诉爸爸，她要学琴。从这天起，妞妞的练琴再也不糊弄了，只要有时间就主动地练，手肿了也含着眼泪照样练。妞妞进步显著，只用了一年时间，琴技就超越了她的两个读六年级的师姐。同年，妞妞作为正式的团员参加了“北京少儿银帆艺术团民乐四团”先后应邀到北京音乐厅、中山音乐堂、保利剧院、北京剧院等地的演出。

（14）“金帆”赴港，衔领贝斯之首席：妞妞在朝阳区的安慧里中心小学毕业，被东城区的北京市第二十七中学跨区录取，又成为了“第二十七中学金帆民族管弦乐团”的贝斯演奏手。她继续师从李振源先生学琴，并担任首席贝斯。读初二的时候，妞妞参加了由北京市教委组织的“27 中学金帆艺术团民族乐团”赴香港演出。

（15）孔德三载，千过闹市而不入：孔德，即孔德学校，北京市第二十七中学的前身，坐落在北京市中心的东华门大街，紧邻紫禁城。妞妞在二十七中就读了初中，当时由于每个周日和寒暑假期也都要到学校来参加排练，这样就在那里度过了近千日的学习生活。又由于妞妞当时住在亚运村的奶奶家，每天早上 6 点钟就要出发去上学，放学后还要参加乐团的排练，每天到家都在 20 点左右，所以尽管商业闹市王府井大街就在学校的边上，每天都要路过，但她一次也没去过。

（16）寒暑高中，夜读秉烛备金榜：初中的三年，妞妞的早出晚归，让祖母非常心疼。在考高中时，她考上了离家稍近的另一所东城区重点高中——北京市一七一中学，并被录取。该校素以“题海战术”驰名教育界，它的教学特点是以大量习题来训练学生的应试能力。妞妞在高中时代从没有在24点以前就寝过，凌晨2点入睡是常事。有一次，她做完作业已是第二天的黎明5点了，这时祖母已经起床。她对祖母说：“奶奶，我睡一会儿，到六点你叫我啊。”祖母不忍，就没按时叫醒她。这是她高中唯一的一次上学迟到。

（17）品学兼优，两任学生会之主席：妞妞高考考入北京工业大学生命学院的生物医学工程专业。她选这个专业，缘起于她目睹了父亲的脑中风，她想如果以自己的知识能为病人改善生活，提高他们的生活质量这将是一件非常有意义的事。大学入学成绩是全学院的最后一名，但到了大学二年级，升至全年级的第二名。妞妞功课之余积极参加了学校的各种活动，先后在大学的二年级和三年级两届连任了学院的学生会主席，在大学的四年级又担任了学院的团委副书记。在读大三的时候，由于学习和工作都出色，妞妞被学院确定保送读硕士研究生。

（18）工保读研，芳留内蒙古之商都：按照规定，因工作优秀而保送读研究生的学生需要在学校服务两年再开始读研。妞妞工作后的第一年，首先担任的是学院的团委书记。她用一年时间，就把生命学院的共青团工作变得面貌一新，一下子由一个名不见经传的基层团委变成了学校各学院中的“红旗团委”。第二年，妞妞报名参加了团中央组织的高校共青团干部到老、少、边、贫地区挂职锻炼的活动，被分配到位于内蒙古的国家级贫困县——商都县任团县委副书记。她在挂职的一年时间里，没有像有些人那样去“镀金”，而是积极开拓，四处联系，为商都县争取外援。仅一年，她就向上海世博会、中国大学出版工作者协会、北京大学出版社以及母校图书馆等单位征集了价值人民币60余万的电脑、电话、文体器材和图书，装备给了商都的学校。在她离开商都的两年多后，《内蒙古日报》以“牵挂坝上草原的北京女孩”为题，在2014年的5月28日刊载她的事迹。

（19）褒扬以往，勿骄勿傲；期冀祝福，嘱叮难止：肯定你的过去，不要骄傲啊；希望和祝福你，我的叮嘱会难以止住。

（20）居家千金：在家是千金小姐；千金，女儿，中国旧时对别人女儿的客气称呼，或尊称。

（21）南甜北咸：意思是中国南方人爱吃甜食，北方人爱吃咸食。也是中国餐饮行业针对不同地区的客人口味的一个笼统的评价。用在本文中意思是每家都有自己生活习惯，女儿出嫁，要能入乡随俗。

（22）包容一笑：包容，字面的意思是宽容、容纳；包容一笑就是宽宏大量，让不快随时地随风散去。在现实生活中，包容是一门学问，学会包容的人，就学会了生活；懂得包容的人，就懂得快乐。

（23）成俭败奢，莫以浮华为荣耀：成俭败奢，即成语“成由勤俭败由奢”缩写，意思是成功来自勤俭，破败由于奢侈。据《韩非子·十过》记载：秦穆公有一次问由余：“你说，古代君主使国家兴盛和覆亡的原因是什么?”由余回答说：“由于勤俭而使国家兴盛，由于奢侈而使国家覆亡。”后来，唐代诗人李商隐又取其意，写成《咏史》诗一首：“历览前贤国与家，成由勤俭破由奢。何须琥珀方为枕，岂得珍珠始是车。运去不逢青海马，力穷难拔蜀山蛇。几人曾预南薰曲，终古苍梧哭翠华。”治家犹如治国，差异只在大小而已，借这个成语来提醒女儿婚后要注意勤俭持家，不要把奢靡和浮华当成荣耀。

（24）家宁祸少，平安、康健乃幸福：中国有句古话叫“妻贤夫祸少”，意思是贤良的妻子能够使丈夫少犯或不犯错误，能够及时地发现并制止丈夫的贪欲。家庭是社会的基本细胞，家庭的安宁是夫妻双方得以全心工作并得以发展的根本保证。幸福既不是住豪宅、开名车，也不是品牌的穿戴，真正的幸福是家中个人内心的安宁、家庭内的和谐和家庭中每个成员的健康和平安。

（25）相夫教子，举案齐眉如孟、梁：相夫教子，指的是夫妻婚后生活；举案齐眉，是汉时梁鸿和妻子孟光的故事。每当丈夫梁鸿回家时，妻子孟光就托着放有饭菜的盘子，恭恭敬敬地送到丈夫面前。为了表示对丈夫的尊敬，妻子不仰视丈夫的脸，总是把盘子托得跟眉毛齐平，丈夫也总是彬彬有礼地用双手接过盘子。后形容夫妻相互尊敬，很有礼貌，很平等，是赞美夫妻美满婚姻的专用词。典故出自《后汉书·梁鸿传》：“为人赁舂，每归，妻为具食，不敢于鸿前仰视，举案齐眉。”

（26）心领神会，相依永伴似鸳鸯：心领神会是形容夫妻间的默契，一个眼神，一个手势，彼此都能明白；相依永伴如鸳鸯，意思是要向鸳鸯学习，像它们那样相伴终生不离不弃。鸳鸯经常出双入对，在人们的心目中是永恒爱情的象征，是一夫一妻、相亲相爱、白头偕老的表率。

（27）喜结朱陈：喜结朱陈，喜结两姓联姻之意；朱陈，典故出自唐代白居易《朱陈村》诗："徐州古丰县，有村曰朱陈……一村唯两姓，世世为婚姻。"宋代苏轼《陈季常所畜朱陈村嫁娶图》诗："何年顾陆丹青手，画作朱陈嫁娶图。"后用为两姓联姻的代称。

是的，妻贤夫祸少，家和万事兴。老话说得不错。我写完这些文字后，总感觉意犹未尽，还想说的是：家庭，作为社会的基层细胞，仁者见仁，智者见智。作为生命文化学者的我们，看见的是生命的文化，研究的是生命存在的文化现象。生命文化之于我们，在生活实践中体现，应该包括如下六个基本概念：生命意识、生命关怀、生命质量、生命价值、生命尊严和生命意义。在这些基本概念中，生命意义是最为重要的，她是生命文化中的太阳，普照一切的光。只有把生命意义解释清楚了，才能对生命有正确的认识和正确的态度。

生命的意义在于实践，而生命的本身就是一种实践。它存在于生活的方方面面。记录、整理发生于家庭的点滴，去粗取精，日积月累，就可形成家庭的文化。而家庭的文化反过来又能促进人类的和谐进步与发展。

既然生命文化的灵魂在于实践，既然它是存在于我们生活的每一方面，等待着我们去寻找和挖掘、整理。那么，我们每一个生命文化的工作者，都有责任去总结和提炼它。

家 管 理 浅 析

何思源

中央广播电视总台十二套法治频道

我毕业于北京电影学院管理系，参加工作后在中央电视台《半边天》栏目做编导，经常制作一些与家庭文化有关的亲情、友情、爱情节目。我的母亲在北京中医药大学管理学院任教，父亲和弟弟在一个大型集团化公司做高管。由于所学专业及家庭环境的影响，我一直对家管理特别关注，现根据我家的个案以及所收集的有关资料，做些粗浅的分析。

一、家管理是什么

家管理是文化、伦理、社会、法律学科的重要内容，是华夏民族文明传承的重要手段。社会公德、职业道德、家庭美德、个人品德，特别是家庭美德是全面提高公民道德素质的重要基础。从文化自信的角度理解，家管理也是生命文化的重要组成部分。文化可信仰、制度可依赖、管理可操作。经过深入调研得出，管理成就生活，管理创造财富，管理是人人必备的职场法则，家管理是幸福生活的管家制器。

什么是管理呢？很简单管 + 理就是管理，也就是管人、理事。管就是管好自己，理就是理通理顺关系，或者说家管理要有榜样，家庭中需要核心，家管理需要智慧选择，特别需要强调的是，家管理存在于一切家庭关系之中，也存在于连续性与大变革之间，存在于传统与创新之间，还存在于小家庭与大社会之间。家庭运行管理的理念与现实生活密切相关，是理论与践行的融合体。

用文化管理家庭，即用生命文化统领，家庭成员内心不断净化，逐渐达到价值观的提升。在这个浮躁的时代，家庭成员中，有时会处于人生迷茫期，职场瓶颈期，或是生活无感期，都需要通过家管理来寻找新的路径，让家管理赋予日常生活诗意的温润，我在中央电视台法制频道《夜线》栏目做过不少通过家管理中情感唤醒的电视节目，使家庭重新感知到拥有幸福的现在式心灵状态。

大部分家庭由女主人管理，古人常说家家有本难念的经。因此，管家需要勇气，需要解除各种压力，现代人常常陷在各种压力的泥沼中，难以享受生活的美好，管理者先把自己从压力中解放出来，是一项系统工程。

压力原本是一个物理词汇，比如气压、水压、风压。推广开来医学上有血压、脑压、颅内压等，都属于专业名词。不料当下压力成了高频词，生活有压力，经济有压力，学业有压力，人际关系有压力，情感世界有压力，婚姻有压力，家庭中上有老，下有小，管家更是有压力，人们在交流中无不涉及林林总总的管理家庭的压力，其实适当的压力是保持活性的重要条件。如果空气没有压力，我们的呼吸就会衰竭，血液没了压力，我们的四肢就会瘫痪，20 世纪的英雄王铁人也说过，井无压力不出油，人无压力不进步的豪言壮语。只是这管家的压力须适度，柴米油盐，喜怒哀乐。明白了管家过程中压力的起承转合，管理者找到了适合自己的减压方式，家一定能管好。

二、家风乃家管理的灵魂

2015 年 2 月 18 日的《人民日报》在头版头条向全国人民报道了习主席谈家风的重要内容。习主席说，中华民族自古以来就重视家庭，重视亲情，家庭是社会的基本细胞。是人生的第一所学校，不论时代发生多大变化，不论生活格局发生多大变化，我们都要重视家庭建设，注重家庭，注重家教，注重家风。紧密结合，培育和弘扬社会主义核心价值观，发扬光大中华民族传统家庭美德，促进家庭和谐，促进亲人相亲相爱，促进下一代健康成长，促进老年人老有所养，使千千万万个家庭成员为国家发展、民族进步、社会和谐的重要基点。

家风是什么？家风就是一个家庭或家族内在的一种风气时尚，抽象的家风可以是一个家族提倡的品德、品性、品行，家风则可以是一家人尤其是前辈的行为习惯、做法，所以当我们看到“家风”二字的时候，或想到自己家庭让人感动的美好情怀，或想到长辈与人为善，勤俭奋进的人品。而家风的传承渠道和途径，既可以通过言传，又可以通过身教。家风具有私密性，又有公开性，它的养成更多在家庭内部，但是它又通过和其他家庭或社会发生广泛联系而保持了自己的存在性。家风是潜移默化中形成的家庭氛围它是一种巨大的无形资产。

我们的家风与书籍有关，姥爷、爷爷、父亲，母亲都喜欢读书。书籍，有一种强大的教育力量，阅读不仅能吸引孩子，还能激发孩子对世界对自己的深思，正如莎士比亚所说，生活中没有书籍，就像没有阳光，智慧中没有书籍，就像鸟儿没有翅膀。培养孩子阅读兴趣，是家管理的重要内容，父亲母亲不仅自己读书，为了让更多人都读书，他们通过公益活动自筹资金，加上政府资助，妈妈在北京密云，大兴，顺义等地创建四个农家书屋，在海南琼山、龙华区捐书带领社区居民读书。海南日报以“与书结缘”为题专题报道了妈妈带头捐书读书的事迹。父母还对海南大学、武汉音乐学院、北京密云山区的寒门学子加以资助。对于普通人来说，读书是最低门槛的高贵，对于一个家庭来说，读书是最好的习惯。

父母共同建设的良好家风，他们创造的良好的成长环境，是我们终身的财富。家管理中的家庭教育是一个连续的过程，他的每一个细节都带着家庭风气的影响。在父母的影响下，我们姐弟两人在集团化的中瑞国际公司中创办了会计税务行业内第一个中瑞诚公益基金会，履行企业社会责任。参与关爱抗战老兵公益活动，大爱清尘公益活动，资助会计前辈口述历史的宣传活动，我们帮助了别人，收获了幸福和快乐，这就是我们理解的家风，是立身做人的宝贵财富。

家风是一个家庭几代人的文化思想的沉淀；是无形的、潜在的，但对孩子的影响是巨大的，它对孩子的成长是一种耳濡目染、潜移默化的教育，它通过日常生活影响孩子的心灵，塑造孩子的人格，是一种无形的教育，无字的典籍，无声的力量，它不仅是陶冶孩子道德情操的天然“熔炉”，更是孩子们行为规范的一面“镜子”。我的父母就是我的镜子，他们教会了我怎样做人，如何做事，岁月流金，家风依在，感念家风。它是一首歌，在我的心灵深处吟唱传承。家风，它像一叶桨，引领我在人生的河流中搏击前行。

三、家管理“和为贵”

“和”是中国传统文化的特征向量，是古代先哲的生命信仰和思维基础。和的精神在家管理中是一种承认，一种尊重，一种感恩。“和”的内涵是人心和善，家庭和睦，社会和谐。“和”的基础是和而不同，互相包容，求同存异，共生共长。“和”的佳境是各美其美，美人之美，美美与共，家庭和美。在中国文化中，和为贵，家和万事兴的思想非常重要，这一思想最早来自于饮食之道即食物的调和。虽然旋律的共鸣，也可称为和，但在家庭中，人们对烹饪的需求和饮食的研究，比对音乐的需求更为原始，和，最早的意思是调和，即吃到肠胃中感觉舒服，人们常说五味调和百味香，从小处说，这是饮食之道，往大处看，这是生活的智慧，家管理的视野。

在饮食之道中，咱们常说的是“调”“致”“和”。在家管理的过程中，坚持和为贵的理念，一定可以达到和谐至美的理想境界，这种境界持续在家管理过程中需要爱的滋润。爱是一种信仰，也是一种快乐，在家庭文化氛围中，爱更是一种修行，因为家是安乐窝，家是避风港，家是欢乐谷，家庭中对于现在拥有的要记得珍惜，而对于那些还未曾得到的，更需多一份旷达，有些家庭疏于管理，缺少爱的滋润，家变成了维持会。中央电视台十二频道的夜线栏目和北京卫视科教频道第三调解室，播放过很多因缺少爱的滋润，争夺房产财产，亲人变仇人的可悲家庭悲剧。家管理需要爱，因为家不是讲理的地方。

家管理的方法需要和为贵，家管理的过程必须要有爱的滋润。这样家庭才能走在幸福快乐的大道上，幸福是每个家庭追求的终极目标，虽然每个人对什么是幸福，如何获得幸福的看法大相径庭，但毋庸置疑，家庭中的幸福感越来越受到大家的重视，以至于国家统计局要把幸福指数引入统计指标，地方政府也为幸福指数的排名，展示了激烈的争夺。

在现代社会，物质越来越丰富，选择越来越多样化，生活与工作环境越来越舒适。人均可支配收入越来越高，但为什么患抑郁症的人却越来越多，离婚率越来越高，人们的幸福感越来越少？我认为，主要是缺少对生命文化特别是家庭文化的认知，所以我们要大声呼吁，家管理和为贵，家管理需要爱的滋养。

四、智慧家庭赢在管理

华夏文明是薪火相传的，当下举国上下齐呼创造智慧城市，建立智慧家庭，家庭文化是中国智慧的重要组成部分，我们要让古人的生命智慧跨越时空，超越国度，呈现永恒魅力，为家管理提供当代价值。实施家管理的智慧家庭，能够最鲜活生动精彩的表达生命文化，因为家庭是生命智慧中最容易被感知的载体。有人说智慧家庭赢在管理，的确，细细品读回味，古代先贤们在创造文字时就清楚、鲜活地告诉我们。

“赢”字的五个部分在家管理过程中代表着五个方面的内容。“亡”代表家庭中的危机意识，风险管理，特别是当一个家庭中遇到严重病人意外事故，家管理中的风险管理尤为重要。“口”表示管理者要善于沟通，有效沟通，家庭或家族要形成核心，然后共同管理，通过家风家教达到协同共治。“月”代表管理者要守时守约，在家管理过程中抓住机会，学会驾驭时间。俗话说一寸光阴一寸金，创建智慧家庭，时间管理很重要。“贝”代表家庭中的财务管理，这项管理至关重要，管理者一定要放大透明度，男人不能有小金库，女主人不能有私房钱。“凡”代表管理者要有平常心态，在家庭中做好情绪管理，努力创造幸福享受生活，幸福是一种能感知到自己拥有幸福的现代式心灵状态，家庭中的这种喜悦的幸福感，没有过去式的排斥，也没有一个未来式的欲求，它是一种处在当下现实的满足感。

古人云：人必有家，家必有训。中国这个具有光辉历史的文明古国礼仪之邦，一直以重视“家风”“家教”闻名于世，然而历史在前进，时代在发展，社会在进步，随着现代家庭模式的建立，家管理是一个重要的新课题。

我们要认真学习践行古代家风的传承，现代家风的培养，这对于今天树立文化自信，建设文化强国是非常重要的内容。正所谓“修身、齐家、治国、平天下”，足见家风、家教、家训、家庭氛围对一个人成长的重要意义，对提高国民素质道德修养，从而促进社会进步与和谐，有着不可低估的重要作用。在一个和睦幸福宽厚善良家庭长大的孩子，气质更有亲和力，他们会有更好的人缘，更广阔的人脉。

五、问题家庭疏于管理

2017 年 12 月 13 日，我录制了一期问题家庭的节目，播出时的名字叫《碰瓷的孩子》。片中小罗 14 岁，父亲罗某 44 岁，母亲刘某 39 岁，三人都是四川宜宾人，小罗还有个 10 岁的妹妹，2013 年夫妻俩带着孩子来台州打工生活。据刘某交代，他们逼孩子碰瓷 12 次，共骗得 13 000 多元，当第一次碰瓷骗到 1000 元赔偿以后，以后一到周末就带着孩子去碰瓷，最危险的一次是 2017 年 9 月，在浙江省宁波市一个路口处，男孩子从一辆三轮车后方摔下的这一幕，让人心惊肉跳，而他的母亲和妹妹此时也在这辆车上，就在我们责备这位家长的粗心大意时，三轮车车主却察觉到了一丝异样。

当地警方刘警官说，车夫从反光镜里面发现，坐在后面的乘客，妈妈的反应是用脚顶撞孩子，感觉是一种暗示一样，因为车那个时候行驶过程中司机描述是很平稳的，应该不会出现大的撞击，司机觉得有可能是碰瓷。这次碰瓷造成小罗颅骨骨折，身体多处擦伤。让亲生儿子用这么危险的方式去碰瓷？这在任何一个正常的家庭里，都是绝对不可能发生的事。这就叫问题家庭。这说明，所谓家管理就是家长首先要管好管住自己，其次要理通理顺关系。

小罗的父亲对家庭疏于管理，挣点钱就打牌，没钱就逼孩子碰瓷。孩子 7 岁前在老家是留守儿童，由爷爷奶奶管，接到城里学习不好，爸爸就打孩子，罚跪，还说爷爷奶奶没管好。都说父爱如山，本该处处呵护儿子，却用犯法的方式逼迫孩子。

中国文化自古认为，社会与人生由于崇“敬”崇“爱”而升华，孔子以对父母有无敬意来区分人禽，同样父母对孩子有无关爱亦可以区分人禽，人在孩提时期都有父母之爱，这是自然之情，这种自然之情的升华，使行孝与呵护由无意识进入到有意识的活动，达到道德理性的自觉。由于“敬”于“爱”的直观性，它在儒家伦理由家庭向社会拓展的过程中作用巨大，成为人人需要践行的美德。

歌中唱到，父爱如山，确实父亲决定家庭的高度，母亲决定家庭的温度，这个孩子最后由当地爱心学校收留住校，还当了语文课代表。这个个案告诉我们，孩子应当大家来呵护。留守儿童、问题家庭应当全社会来关注。著名法国作家罗兰曾说过，环境给一个人的影响，除有形的模仿外，更重要的是无形的塑造。可见，实施家管理，树立好家风，作为家庭无形环境的重要性，而父母的一言一行都会对孩子产生潜移默化的影响，融入血液，成为一家人共同的印记。总之，要想拥有快乐的心情，幸福的家庭，请实施家管理。

澳门青年的家庭观

毛爱妹

澳门镜湖护理学院

家庭是指由婚姻关系、血缘关系、领养关系或同居关系建立起来的社会基本单位，是个人最重要的社会资源来源。家庭观是指一个人对于家庭的看法，包括对婚姻意义、代际关系、家庭与社会关系等观点和态度[1]。家庭观是个人世界观在家庭关系方面的体现。世界观决定了人们以什么视角去看待周围的人和事。在微观上，青年人的家庭观面影响家庭结构和婚姻关系的稳定，在宏观上，影响种族延续和人口结构变化，从而影响养老医疗等整个社会资源分配。澳门独特的社会制度和生活形态无疑对于青年人世界观的形成有着独特的影响。笔者将基于自己对澳门大学生婚姻家庭观的学术研究，阐述澳门青年家庭观特点，探讨澳门独特的社会经济文化环境对于青年人家庭观的影响。

一、澳门青年生活的社会文化背景

澳门是一个细微城市，紧邻内地珠海市，与香港隔海相望。澳门古称濠镜澳，在春秋战国时期被正式纳入中国版图，属番禺县境内辖地。自 1553 年开始，有葡萄牙商人和传教士来到澳门定居，此后葡萄牙不断加强对澳门的控制，直至 1887 年胁迫清政府通过不平等条约，将澳门正式确定为葡萄牙殖民地。澳门回归祖国后享受澳人治澳、高度自治的特权。回归后的澳门作为一个自由开放的小微经济体，经济发展以博彩业和旅游业为主，经济富庶，人均 GDP 在过去几年一直在 63 000 美元以上[2]，稳居世界前三位。目前澳门人口 65 万多[3]，但陆地面积仅有 31 平方千米，是世界上人口密度最高地区。

澳门作为华人为主的社会，即使在殖民统治时期仍保留东方文化特色。澳葡统治阶层和华人两个族群虽有交融和渗透，但各自保留自己的文化特色，未出现华人同化西人或者西人同化华人现象，而是两种文化并存，互相包容。澳门的节假日，既有中国传统节日，如春节、端午节、中秋节等，也有西方节日，如圣诞节、复活节。在澳门遍布着佛教的庙宇，居民和店铺门口供奉着土地神位，农历初一、十五不少居民、商家焚烧纸钱，祭拜神灵。与此同时，大大小小的西式教堂也点缀在繁华商业区和偏僻巷道。每逢礼拜日，大批信徒走进教堂，接受灵魂洗礼，这些现象反映了澳门的华人相对于葡萄牙文化的独立。

二、社会文化引起的澳门家庭结构变化

家庭结构指家庭中成员的构成及其相互作用的状况，包括两个方面：①家庭人口要素，即家庭由多少人组成，家庭规模大小；②家庭模式要素，即家庭成员之间互作方式，如夫妻之间关系、同居者之间关系、父母与子女之间关系、继父/母与继子/女之间关系等[4,5]。

澳门家庭结构变化可以从笔者身边一个朋友得到反映。笔者这个女性朋友父母来自内地，祖上是当地大户，爷爷娶妻后生了九个孩子，其中两个孩子早夭，成年男孩娶妻生子后也住在大家庭里。后来为逃避战争，几个成年孩子带着家人去往香港，爷爷奶奶和她父亲并两个未出嫁的姑姑留在国内。后来父亲作为知识青年上山下乡，去往外省农村插队，在那里娶妻生子，后来父母在香港亲戚帮助下移民澳门。留在国内的两个姑姑结婚后离开父母，其中一个嫁在本市，时不时去看望父母。朋友在澳门升学、工作，如今年近 40 岁，白领，未成家，依靠自己力量买了房子和车子，她有一个弟弟，出生成长在澳门，已成家，周末会去看望父母。

自古以来，华人社会重视家庭，崇尚多子多福，家族成员聚居一处，老人们享受子孙绕膝，蔚为天伦之乐。豪门望族甚至上千人口住在一起。寻常人家不会富庶如此，但也聚族而居或者几代同堂，正如笔者朋友祖上便是三代人二十几口住在一起。掩映在澳门古老巷道曾经的殷实之户如卢家大屋、郑家大屋也述说着过去几十口人住在一起的热闹生活。随着工业化城市化发展、女性教育机会和就业机会的增

加，澳门的家庭结构逐渐趋向小型化[6-8]。据澳门地区过去10多年的数据显示，家庭规模在不断缩小（图）。另外，由于现代人对婚姻和生活品质的要求提高，传统从一而终的婚姻理念受到了冲击，导致不婚率和离婚率持续上升[3]（表）。

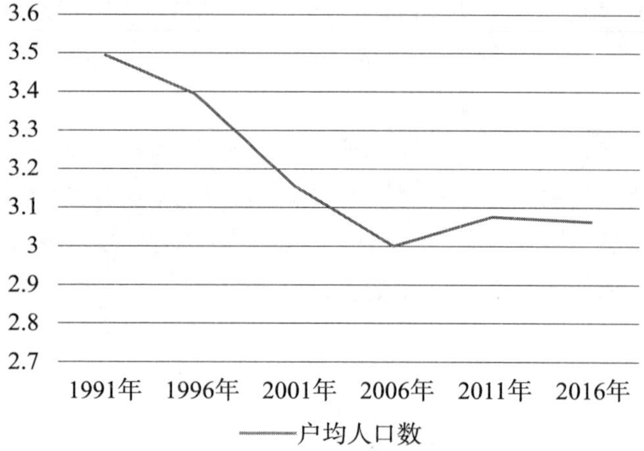

图　澳门地区家庭规模变化趋势

数据来源：澳门统计暨普查局，2007，2012，2017

由表数据可知，澳门过去近10年离婚个案数占比几乎都在20%以上，即至少每5对夫妇即有1对离婚。女性在经济上的独立以及现代青年人对于婚姻品质的追求也导致剩男剩女现象的出现。例如笔者的这位女性朋友，属于高学历白领，自身条件非常优越，但因为对婚姻品质要求高，所以40多岁仍未找到自己的白马王子。十多年澳门单身户比例占总户数在15%以上，也反映了澳门单身者人数比较庞大[6-8]。

表　10年来澳门地区人口估计、出生婴儿、结婚及离婚数量统计

年份	人口数量（千人）			新生儿数		人口出生率（‰）	结婚和离婚个案数		
	总数	男	女	男	女		结婚	离婚	离婚数占比（%）
2008	543.1	265.6	277.5	2475	2242	8.7	2778	658	19
2009	533.3	255.9	277.3	2484	2280	8.9	3035	782	20

续表

年份	人口数量（千人）			新生儿数		人口出生率（‰）	结婚和离婚个案数		
	总数	男	女	男	女		结婚	离婚	离婚数占比（%）
2010	540.6	258.5	282.1	2657	2457	9.5	3103	889	22
2011	557.4	268.0	289.3	3061	2791	10.6	3545	998	22
2012	582.0	280.3	301.7	3894	3421	12.9	3783	1147	23
2013	607.5	295.2	312.3	3508	3063	11.1	4153	1172	22
2014	636.2	314.0	322.2	3850	3510	11.8	4085	1308	24
2015	646.8	317.0	329.8	3682	3373	11.0	3719	1168	24
2016	644.9	305.5	339.4	3733	3413	11.0	3891	1245	24
2017	653.1	307.0	346.1	3382	3147	10.1	3883	1479	28

数据来源：澳门统计暨普查局，2018a

三、澳门青年的婚姻观、生育观和养育观

笔者将基于自己的一项研究阐述澳门青年人的家庭观。研究在 2015 和 2016 年间进行，以开放性问卷调查某学院本科生共 126 名，采用质性研究资料的分析方法分析资料，学生匿名回答问卷中问题，因此可获得学生较真实的想法。因采用开放性问题收集资料，获得的信息比较丰富，能够比较充分反映澳门大学生对于婚姻家庭的态度和观点。家庭观是一个多维观念体系，涉及家庭生活和家庭关系的方方面面。笔者仅仅基于既往对于澳门本地对青年婚姻观研究以及本人对于家庭观某些方面的兴趣所在，侧重于对澳门大学生婚姻观、生育观和养育观的探索。

（一）澳门青年的婚姻观

参与研究的大学生普遍认同家庭的重要性，八成以上大学生表示今后会结婚组建自己的小家庭。大学生们将婚姻意义归结为三个方面，分别为“责任”“感情的维系和升华”以及“更丰富的人生”。

大学生认同婚姻赋予双方责任，有学生写道："从拥有婚姻开始，便肩负着抚养孩子、养育老人的责任""婚姻是双方的爱到达最高峰时的终结，也是构成一个家庭的承诺，是一种责任和义务""婚姻代表了责任，代表了对另一方的承诺"。学生用"责任""承诺""义务"等词语描述婚姻在道德和法律层面对生儿育女和赡养老人的约束。同时，婚姻也是昭示双方为对方唯一配偶标签，"建立一个家庭，认定对方为自己的终身伴侣，而且此身份是有责任的。"

近一半的学生将婚姻看作是感情的维系和升华，"婚姻是爱情的结晶和升华""并不是每对情侣都能走到最后，而能走到最后的夫妻都是经历过无数考验与磨合才结为夫妇""婚姻不单是法律上的一种关系，更是伴侣间感情的证明，是两人相互依赖、彼此扶持的一种关系"。也有学生认为，婚姻是人生的重要阶段的开始，意味着人生将更加丰富，"婚姻是一个承诺，是人生的充实""婚姻是一种对爱情一生的承诺，人生的一个阶段""踏入婚姻也意味着走进了人生的另一个阶段"。

从调查看出，大学生对于婚姻持严肃的态度，认为男女双方情感发展到一定程度后才会有婚姻关系。一旦确立婚姻关系，意味着双方都要在婚姻关系内履行特定的职责，如抚养下一代、赡养老人、对对方忠诚等。中国传统文化重视家庭和睦，认为"家和万事兴"，而"家和"则建立在家庭成员互敬互重、各自履行自己角色职责的基础上才能实现，而抚养和尽孝是家庭的核心职责。

调查显示，青年人渴望结婚拥有自己的家庭，为什么现实中澳门和香港一样，有那么多剩男剩女？剩男剩女现象除与现今青年人追求婚姻品质，不肯迁就择偶标准外，还与高昂的生活成本有关。澳门是经济发达地区，也是生活成本高昂的地区。澳门的房地产在经过过去二十年快速发展后价格已经远远高于一般民众承受范围，平均每平方米10万人民币的价格傲视粤港澳大湾区一众城市。受房地产拉动，澳门的生活指数也节节攀高，高昂的生活成本压抑了年轻一代建立家庭的希望，正所谓"理想是丰满的，现实是骨感的"。

物质生活是婚姻生活中的重要元素，但在不婚率不断走高的中国内地和港台地区，物质对婚姻的影响可能有所区别。如今在内地城市，媒体经常报道未来丈母娘逼着女婿买商品房的事[9,10]，婚姻市场似乎也形成了一定程度共识，即有房有车才是谈婚论嫁的前提条件[11,12]。澳门地区经济较内地发达，且社会福利制度健全，物质虽是重要考虑因素，但不是最主要决定因素。澳门地区青年人在择偶方面最看重对方的品性和双方性格相投[13,14]。应当说，两地青年都很重视婚姻持久性，但澳门青年相对于内地青年更加看重对方的品性。

（二）澳门青年的生育观

传统家庭观重视生育问题，认为一定要“养儿防老”“多子多福”等，这些生育观与当时落后的农业经济相关[4]。旧时生育目的是提供足够的劳动力。现今全球所有发达国家和地区普遍面临低生育率困境[15]，在 2016 年全球平均生育率为 18.9‰。澳门的生育率在全球曾经倒数，近些年略微上升[3]，但也远低于世界平均水平。由于澳门地区没有受内地计划生育政策的影响，生育行为完全属于自主行为，低生育率反映传统生育观一定程度上已经被颠覆。

笔者的研究发现，澳门大学生几乎都有生育打算，且大多数打算生育两个孩子，一部分打算生育三个以上，也有个别打算只生一个。“性别平衡”以及“成长陪伴”是大学生选择生育两个或更多孩子最主要理由。他们希望将来能有一男一女两个孩子“以凑成好字”。性别上的互补对于孩子的成长以及父母的成长都有好处，“因为男女之间有区别，父母可以有不同的育儿感受，孩子间也可以相互影响，男女之间的优势互补，使他们能够更优秀地成长”“男孩可以陪爸爸做运动，女孩可以陪我逛街；另外，可以体会到两个性别的孩子相处和照顾有什么不同的地方”。

两个或以上孩子也可以使他们在成长过程中互相照顾和陪伴。一来孩子不会寂寞；二来对孩子品格培养有好处，孩子会懂得与人相处和分享，“因为一个孩子很容易把他宠坏，而且自己一个人太寂寞了”“两个孩子可以让他们学会礼让、尊重，如何与对方相处，照顾对方，而且有兄弟姐妹陪伴孩子不孤单”。此外，参加调查的大学生认为，生育两个或以上孩子能使自己将来老有所养，“若我在百年归老的时候其中一个孩子出事都能有个照应”。港澳地区经济发达，政府在养老方面投入巨大，可以说澳门的老人在经济上都有保障，因此大学生指的老有所养多指向精神上的陪伴。

尽管孩子多有好处，但参与的大学生表示两个是最合适的数量，“养育成本高”是决定生育两个孩子而不是更多孩子的最主要原因，“如果多于两个经济负担会较大”“现今社会趋向是小家庭，而且现今养育成本高昂，不宜生育太多孩子”“父母精力也是有限的”。

“养育成本高”也是一些大学生选择只生育一个孩子或者不生育最主要原因。

比如不打算生育的学生写道，“生儿育女背负的责任重大，需要悉心教导和付出大量时间，我认为自己没有这个能力当父母”“生育一个！现今社会，将孩子养育成人会花费非常多的金钱，而且因为职业的缘故可能会导致没有时间陪伴孩子”。尽管澳门经济发达，但房价高企，生活成本高昂，“高房价是最好的避孕药”也适用于澳门。

那些希望只生一个的大学生对于生男生女持无所谓态度，“因为孩子是上天赐予的礼物，不论性别，我都会十分疼爱”“因为都是我和我的终身伴侣的结晶，真正的二合一，加上现今是21世纪，主张男女平等”。

中国传统观念养儿防老，即生了儿子将来才能老有所养。实际上，在中国内地实施“一孩”政策后对传统养儿防老观念形成了很大的冲击，青年人对于男孩偏好明显淡化，但在一些偏僻农村地区，特别是长辈中仍存在重男轻女现象，导致出生的男孩数量高于女性。澳门地区近20年出生性别比例看，出生男婴数量略微高于女性，但澳门总人口中女多于男[3]（表），因为按照自然规律，女孩存活率略高于男孩，加上女性平均寿命高于男性，女性人口自然高于男性。有个别大学生表示，长辈仍有老思想，希望能生男孩，“中国传统观念为男性较有用，公婆是老一辈，多有此观念”“第一个生男后，就没有要追男的压力”，由此看出，重男轻女仍在澳门有残存思想，但年轻一代基本自主决定生育，重男轻女传统思想终将成为历史。

（三）澳门青年的养育观

养育观是指对于养育子女的看法，即代际关系看法。养育观形成既受家庭熏陶感染，也是时代背景下代际传承的产物，深受社会大环境影响。中国人期望子女能出人头地，光宗耀祖，“望子成龙，望女成凤”。在中国内地，在“不能让孩子输在起跑线上”思想影响下，家长们倾尽全力，让自己孩子参加各种兴趣爱好班以及文化补习班，期望孩子琴棋书画无所不能，十八般武艺样样精通，为的是孩子能够在激烈的竞争中成为胜者。

由于经济状况比较好，人均资源丰富，澳门年轻人升学和就业压力要比内地年轻人小得多。如澳门不到70万人口小城市却拥有10所高等院校，加上每年近1000名内地高校的推荐名额以及其他海外升学机会，可以说，澳门高中生都能升入大学。近十年一直低于3%的失业率也显示澳门年轻人就业压力较小[2]。但即使这样的情况下，一些家长仍然期望自己子女能够比同龄人优秀。和内地一样，澳门也遍布着各种类型的补习班，曾有家长向笔者透露，澳门不少中产家庭收入的1/3会花在孩子的补习班上，说明仍有相当多家长存在“望子成龙，望女成凤”的思想。但现今澳门大学生在多大程度上承袭了这种思想？

被调查研究的大学生写下了自己认为的为人父母的角色。澳门经济发达，居民生活富足，社会福利待遇优厚，因而物质条件不会成为学生对家庭代际关系关注焦点。与此同时，大学生认同父母对子女精神支持的重要性，他们认为父母和子女应该是亦师亦友的关系，这种关系对子女的影响表现在两个方面：“教育成才”和“给予爱”。学生这样说道，“我希望将来为孩子做一个榜样，以身作则，多站在他们角度思考问题，教育孩子正确的价值观和做人道理”“我希望尽量投放自己的时间陪伴孩子成长，既是他们的妈妈，也是他们最好的朋友”“希望我能成为孩子们的好朋友，开心不开心事情都共同分享，家务事也一齐做。在他们成长路上能成为他们重要的支柱和心灵导师”。

与中国传统的父母养育观相吻合的是，澳门大学生认为父母的教育对子女良好品格的培养十分重要。家庭是孩子最重要的课堂，父母是孩子最重要的老师，孩子的培养从家庭开始，从父母做起。大学生们淡化了父母的权威形象，认为父母和子女应该是亦师亦友的关系，在关爱子女的同时采用恰当的方法引导子女培养好的品格。他们提到，除陪伴子女外，更应注重父母的榜样作用，通过自己的行为影响子女的行为。学生们特别提出，不做子女惧怕的父母，做孩子的朋友，反映了澳门大学生具有的代际间的平等意识。

养育孩子需要投入大量的时间，大学生认为父母对孩子的培养表现在生活上的关爱和学业上的指导，这些都要求父母花费大量时间和精力。从另一方面讲，大学生显然不赞成对子女采用“散养”的教育方式，即不过问子女的事情，由子女自己安排自己的一切。相反的，他们希望和子女在一起，知悉他们的思想和行为，对子女有某种程度的控制，但会小心把握控制的程度。他们认同代际间顺畅沟通的重要性，但要做到顺畅沟通，就要放低父母的身姿，做子女的朋友，因为只有朋友间的平行沟通而不是具有等级特点的父子/母子的纵向沟通才更容易取得子女的信任。

澳门大学生对于父母与子女之间关系的看法与他们对子女的期望有关。与传统“望子成龙，望女成凤”的观点不同，他们希望子女做一个普通人，平安快乐就行，“我期望孩子长大后，做一个正直的人就可以了。我不期望他/她做一个很出色的人，但至少一定要正直，不会做坏事。要帮助有需要的人”“我期望孩子长大后，可以做他/她自己感兴趣的事。有很多家长都希望自己的孩子能得到幸福，不知不觉间被现实生活所影响而制订幸福的标准，认为孩子要读名校、有份高薪水的职业才是幸福，但往往忽略了孩子真正需要和他的才能，到最后反而出现反效果。所以只要孩子长大成人能够踏踏实实过日子，他做什么我作为父母都会给予支持”。

可见，澳门大学生希望将来的孩子内心平和安乐即可，并不希望孩子有出人头地的生活压力。他们非常看重孩子有良好的品格，因为具有良好品格的人才是一个对社会有用的人。罗斯福总统说过，“只培养一个人学识，而不教他道德，就等于培养一个威胁者到社会中”，这就说明一个人品格的重要性。一个有良好品格的人一定对家庭和社会是有益的，也是能给家人和周围人内心带来安宁的人。大学生已经意识到，在澳门以及其他地区，家庭以及学校教育有重学业轻品格的苗头，他们希望自己将来的家庭教育能有正确的方向。另外，可能有一些学生基于自己的成长经历，比如在父母成才期望的压力之下有不愉快经历，希望自己孩子将来能活出自己想要的快乐人生。

四、结论

本文资料主要来源于一项在澳门某学院护理系本科生中所开展的婚姻家庭观调查。受调查人群局限性影响，调查结果可能并不能全面反映澳门青年的婚姻家庭观。但参加调查的大学生也是澳门青年的一分子，也是在澳门本土文化浸染下成长起来的一代，他们的观点并不会背离其他澳门青年人的婚姻家庭观。

本次调查结果显示澳门青年婚姻家庭观有三方面特点，第一，澳门青年婚姻家庭观植根于崇尚集体主义的传统家庭观，但也受到现代个性解放观点影响。青年人珍视家庭，希望婚姻稳定，憧憬孕育后代，但不再具有男尊女卑思想，主张代际间平等对话，推崇个人自由快乐，说明现今澳门青年人的婚姻家庭观是传统家庭观念与现代自由民主平权思潮碰撞的结果。第二，澳门青年的婚姻家庭观念和婚姻生育行为存在张力。澳门青年普遍有婚姻和生育意愿，但却与澳门现今的低出生率、家庭小型化、剩男剩女等现象形成反差，这揭示青年人的婚姻家庭观是理想化的信念，但婚姻生育现实行为受到社会经济文化制约。第三，澳门青年婚姻家庭观念形成有地域性特点。澳门是一个开放的小型发达经济体，周边城市为人父母对子女成就的期望影响部分澳门人养育态度，但澳门作为休闲旅游城市以及拥有发达福利体系孕育了多数青年平淡恬静的养育观。

参考文献

[1] 张树栋，李秀领，中国婚姻家庭的嬗变［M］. 杭州：浙江人民出版社，1990.

[2] 澳门统计暨普查局．澳门经济季刊．2018.

[3] 澳门统计暨普查局．人口估计、出生及死亡统计、结婚及离婚统计．2018. 取自：https：//www. dsec. gov. mo/PredefinedReport. aspx？ReportID = 1.

[4] 周月清．家庭社会工作：理论与方法［M］. 台北：五南图书出版公司，2015.

[5] 张廓．多妻制度：中国古代社会和家庭结构［M］. 天津：天津古籍出版社，1999.

[6] 澳门统计暨普查局．2011 人口普查详细结果［M］. 2012.

[7] 澳门统计暨普查局．2016 中期人口统计［M］. 2017.

[8] 澳门统计暨普查局．2006 中期人口统计总体结果［M］. 2007.

[9] 腾讯房产．丈母娘：不买房不结婚你咋看？2017，取自：http：//news. house. qq. com/a/20170606/005568. htm.

[10] 乐居讯．买房："丈母娘"来了，你准备好了吗？2017，取自：http：//nb. leju. com/news/2017 - 09 - 18/12006315378044219746518. shtml.

[11] 肖武．中国青年婚姻观调查［J］. 中国青年研究，2016（6）：61 - 66.

[12] 马林，谢芳，尚梦佳．大学生择偶偏好调查［J］. 现代交际，2015（12）：102.

[13] 澳门青年研究协会．澳门大学生婚育观调查［M］. 2007.

[14] 澳门教育暨青年司青年厅．澳门青少年的婚姻及家庭观念调查［M］. 1999.

[15] The World Bank. Birth rate, crude（per 1，000 people）. 2018，取自：https：//data. worldbank. org/indicator/sp. dyn. cbrt. in.

家庭文化的创建与探索——从《家庭小报》说起

成　音

北京人民广播电台

文化是生活中闪烁的光辉，其鲜活性、人文目标性促进着人类精神文明与进步。一个国家要强大，需要深厚的文化积淀和底蕴；一个企业要发展，需要有自己的企业文化；一个家庭的和谐与传承，同样需要有自己的“家庭文化”。家庭文化可以和谐一个家庭，培养成就家庭成员，可以光宗耀祖，可以传承延续中华美德。

一、我们的《家庭小报》

《家庭小报》创办于1993年3月，历时十年，一共出了九十九期。《家庭小报》是我们这个大家庭的“家庭文化”。1993年，老公公七十周岁，被抗战炮火震坏的耳朵随着年龄的增长听力越来越差，与人交流也越来越费劲，最终电话也接不了，和外界的沟通交流仅限于报纸。老公公生活在自己的世界里，孤独、寂寞。我贴着老人的耳朵建议：“我们办张报纸吧？您当总编辑，我们大家都来投稿。”老公公用诧异、惊喜的目光看着我，原来老人家早有此想法，迟迟没有落实是担心自己一个人办不起来，我点头鼓励他“您能行！”

《家庭小报》就这样诞生了。老公公是总编辑，婆婆是副总编，所有的儿女晚辈都是投稿人。老人家共有五个儿女，加上我们“外来人”和第三代，再加上后来的小保姆，编辑队伍很“庞大”，共计16人。

20世纪90年代初期电脑还不普及，小报都是老公公一笔一划地抄写完成的，所以《家庭小报》采取不定期出刊，以减轻办报人的压力和紧张。《家庭小报》就一张，十六开大，发行量并不大，但面很广，开始是国内的北京、内蒙古、西安，后来随着孩子们逐渐长大，各个小家庭发展变化，小报跨出了国门，发行到美国、新西兰、加拿大。

虽是家庭小报，但内容也丰富多彩，包括新闻简讯、消息杂谈、回忆文章、趣闻轶事、书信登载、报刊文摘，甚至还有话题讨论。不仅有家事、国事，还有国际新闻，遇到特殊事情如中国香港、澳门回归，小报还有“特刊”。家长里短、柴米油盐、长辈的教会、孙辈们学习成绩、升学与求职、孩子们成长烦恼、生日祝福、健康提示等家庭信息以不拘一格的形式表达出来。《家庭小报》将家庭中老的、小的、年轻的全都调动了起来，在大家的努力和期盼中一期又一期的出刊，发行。

改革开放初期，生活节奏逐渐加快，一家人难得聚集在一块，这张小报成为了解每个小家庭、每个家庭成员的一个窗口，更成为联系家庭成员的情感纽带。儿女们回家的第一件事就是看《家庭小报》，新出的小报更是抢手，需要排队阅读。读者群也因为亲朋好友增加不断扩大推广，受欢迎的面儿越来越广。

《家庭小报》办到第八期的时候，因为一次话题讨论而暂时停刊了。讨论的话题是“家务活儿到底该由谁来做?”现在看来，当时的话题讨论表面上是生活方式之争、消费观念之争，实际反映出来的是两代人“三观”（世界观、价值观、人生观）的不同和冲突。争来争去正反两方各执一词，各有道理，言语越来越激烈，事态发展有些不尽人意，总编担心扩大事态，伤害感情伤了和气，于是小报停刊了。

复刊时在显要位置刊登了“总编辑”的“复刊的话”：“小报两个半月没出，本打算不出……望大家努力，让它对我们的工作、学习、生活各方面有点促进作用。有什么想法就说或写出来，使家庭这个社会的细胞生长得更健康更愉快！建议我们多一些通气、谅解、体贴、帮助；少一些指责、埋怨、嘟囔、发火。让我们共勉。”

全家人都竭尽全力呵护着这张复刊的小报。彼此更加尊重，努力做到互相理解、互相包容、互相谅解。小报越来越受欢迎，越来越畅销。它以独特的魅力凝聚着亲情，维护着亲情，又以浓浓的亲情吸引着每一个家庭成员。小报一直办着，一直办到总编拿不动笔，一直办到2004年总编去世。

二、“家庭文化”的多样性

家庭文化是文化的一个分支，《家庭小报》只是“家庭文化”中的一种形式。“家庭文化”简言之，用文字、影像、声音记录下来的家庭生活。它通过家庭成员之间的相互关系、情感交流、生活场景的再现、生活琐事的处理，体现了一个家庭的价值观、社会观、人生观、教育观、生活观、消费观等，是一个家庭家风、家规、家训、家教建立的体现和完善过程。对家庭成员的成长，对家庭的和谐融洽、发展繁荣起着积极的引导、促进和影响作用。

我们最熟知的“家谱”源远流长。历史上一些名人大户有建立家谱的习惯，那是让后人知道祖辈的成就与光荣，既光宗耀祖，又激励后人继续努力。“家庭档案”记录着家庭和家庭成员中每个人的成长变化，如父母为孩子写的宝宝（成长）日记、教育笔记、生活琐记、家中大事记；家庭成员之间（夫妻之间、兄妹之间、父母与孩子之间、祖辈与晚辈之间等）的书信往来，书信是持续时间最长、最普遍的；家庭成员的健康档案；老人们写的回忆录，家庭出游的游记、随笔、《家庭小报》，这些都属于文字记录；还有影集、老照片、影像视频、录音等，还包括各种实物，如奖状、证书、奖杯、奖品等。

除此之外，有些零碎散片集中的“便条”也成为“家庭文化”中的补充。20世纪80年代，家里还没有手机、电话，我们三口之家的联系方式之一就是留“便条”。一张两张，三张五张，天长日久，发现便条虽是家庭琐事，但每个便条成为趣闻、事件的载体。只是时间一久便条就扔了、丢了，记忆也随之就没了，情趣花絮也都随之丢掉忘却了。当时觉得挺遗憾，为什么不保留？于是专门订了个家庭《留言簿》，还在幼儿园的女儿兴致盎然，涂涂抹抹画了个色彩斑斓的封面，我在扉页上写上一段话：“家是生活的港湾。当我们累了的时候，可以在这里停靠歇息。”家人之间的各种温暖牵挂、叮嘱和提醒等琐事也极为生活有趣。回过头来再看这两本《留言簿》，夫妻之间、母女之间、父女之间快乐温情满满的，尤其女儿刚上小学认字不多的时候，从开始拼音图画并用，到满纸留言，眼见她一点点长大，还有我们做父母的对她的希望教育等，《留言簿》成为这个小家的家庭文化。

女儿上幼儿园时，和老师建立专门联系小本，她上学之后，我又专门建了个“家长会记录本”，初中、高中整整六年，上面记录了每次家长会情况，各科老师对孩子学习的汇报和评价，她在学校的表现，以及学校和年级每学期的安排重点和各项活动。每次家长会回来，女儿都会抢着认真细读。待到女儿高三，我用电脑记录女儿高考前后三个月的那些日子，一共写了大约四万字，定名为《最后的冲刺——与女儿一起走过的日子》，详细记录了女儿在高考前很多事情：爷爷的去世，爸爸的手术，租住的小屋，一模成绩的不理想，学不进去的焦虑，选择大学的艰难，高考前一个夜晚的失眠。当女儿高考结束的那个夜晚，女儿蜷缩床上听我一篇一篇念给她听，温暖的灯光下，母女二人都热泪盈眶。在她人生的第一个选择、第一个冲刺阶段，我们一直陪伴，并记录下当时的很多东西，这些文字成为我送给女儿的第一份礼物。

家庭文化作为一种文化现象，是人类文化的重要组成部分，有着十分丰富而广泛的内容。每个家庭都有其家庭文化，需要足够的重视、整理、归类保存。只要留心、有心，善于创新，它犹如中国文化般五彩斑斓。不要以为生活琐事没有意义和价值，家庭文化反映的不仅仅是一个家，就像一个拼图，一个个家庭拼出了世间图景。不同年代，世间图景在变化。

三、家庭文化的功能和作用

家庭文化的功能是在满足家庭成员生存和发展方面所表现出来的价值和作用，其作用不可小视。它形成于家庭，反映一个家庭的精神风貌；它会伴随一个家庭的繁荣兴衰，见证家庭的聚合离散，也会伴随一个人的成长，成就与失败，也可能会伴随一个人的生老病死。那么，家庭文化到底有什么作用呢？

（一）导向作用

家庭文化的核心是价值观，以及由此派生的行为规范、道德准则、群体意识、思维方式等。以家庭的价值观为核心的家庭文化必然影响和支配着家庭成员的价值取向[1]。家庭中年长者的价值观成为下一代孩子们价值取向主导。在《家庭小报》中可以看出，爷爷奶奶的“三观”稳定着这个大家庭。在改革开放初期，各种思想观念出现，尤其是西方的价值观、人生观涌进来，使得年轻人惊讶、惊喜、盲从、盲目，家中两代人、三代人常有争论。主张什么？倡导什么？怎样做人做事？怎样生活？人要不要有追求？有信仰？如何面对困难？是注重物质生活还是精神世界充实富有？是加强文化学习还是挣钱为第一位？父母用人生经验、经历，从自己走过的路，用自己的追求、信仰、目标不断地阐述明确，如此正面正向的导向，保证了每一个家庭成员，每一个小家庭沿着正确的方向前进。

（二）教育作用

教育属于文化行为范畴，家庭教育作为家庭文化传递和发展的一种重要方式是在家庭物质文化基础上进行的，而又深受家庭意识文化特别是价值观的影响和规定。它伴随着家庭成员的始终，尤在幼年时代和少年时代尤为重要。家庭每一个新成员的诞生，父母长辈都会责无旁贷地承担起教育引导的作用。家庭文化是最富渗透力的一种教育影响，孩子们在家庭文化潜移默化的影响和熏陶下，逐渐竖立着正确的世界观、人生观、价值观。

家庭是第一课堂，父母是第一任老师。家庭环境和教育中家长的榜样模范作用非常重要。“将教天下，必定其家，必正其身。”家是最小国，国是千万家。家庭是国家发展、民族进步、社会和谐的基点，修身齐家是干事创业的基础。

《家庭小报》见证了孩子们的成长轨迹，从懵懵懂懂到有了是非判断的能力，世界观的形成，价值观的确立等，之中看到长辈和父母的教育理念和传统文化的影响。比如：从孩子是否出国留学的争议，到后来学成回国的创业，从恋爱、结婚到成家立业；是下海还是自己创业？是承租公房还是集资买房？家庭成员之间的分歧、争论、探讨、牵挂、担心、思念、纠结等，篇篇文章期期内容反映的是小家、个人，折射的是国家大的时代背景。

（三）凝聚作用

一个家庭成员的增多，发展壮大，凝聚力很重要。亲情可将家庭成员紧紧地团结在一起。《家庭小报》登载的是信息、文章、书信，传递的却是亲情。十年中，家在浓情中繁荣、发展、壮大；孩子们在浓情中长大独立，走向社会，走向自己的新生活。

《家庭小报》创办初心极为单纯，第一：让老人家有事情做、有目标、有追求，获得精神愉悦和心理满足；第二：长辈关心惦记每个子女，以此传递各个小家的信息、新闻。但随着时间的推延慢慢发现，不经意创办的这份《家庭小报》已经远远超出了其本身的作用，它用精神文化、精神力量凝聚的我们的大家庭。

（四）影响作用

20 世纪，家庭文化中最多用的、最具代表性的是书信。比如《傅雷家书》，其中表现出的价值观、教育观、人生观、生活观、美学观等影响了整整一代人。纵观人类教育史，最早形成的便是家庭教育，人类几乎所有的文化都得益于家庭的传承。家庭教育对孩子的影响是学校教育无法替代的。

2016 年北京人民广播电台《老年之友》栏目和北京市老龄办联合主办第三届“银发达人”评选中，卢和生先生作为“传承达人”当选。老先生就是运用自己的摄影特长，退休以后精心整理、编辑了十多本《家庭档案》，档案真实地记录了父母情、手足情、爱情、友情和对祖国的热爱之情。他苦心制作的这些家庭档案不仅仅是对老人、亲人的精神鼓励和关爱，更是对中华传统美德与文化的忠实传承。作为评委之一的我，深深记得卢先生在评选现场，深情讲述他怎样用 DVD 拍摄记录父母的影像，又和父母一起观看视频一起回忆过去的点点滴滴，正是这些生活影像的记录让他的家庭更和谐，彼此的亲情更浓厚。他大声呼吁儿女们为慢慢老去的父母们尽快整理照片、文字，拍摄视频。卢先生也许没有意识到他的《家庭档案》就是家庭文化，而他的大声呼吁的就是倡导大家创建自己的家庭文化。

不管是作家傅雷、摄影家焦波，还是普通人卢和生先生，创作动机都非常单纯，但最终作品的影响力远远超出本人的初心。家庭文化的影响力不仅影响着每一个家庭，同时影响着千万个家庭，影响着社会，这也就是家庭文化的社会价值。

（五）传承作用

中国有句老话“富贵不过三”，指一个家庭富贵过不了三代，便门第没落。这是历史的总结，但唯独清朝曾国藩兄弟五人的家庭，至今 190 余年间，绵延至第八代孙，有名望的人才 240 余人，他们绝大多数留学英美的名牌大学，学贯中西，成就卓著，成为教育界、科技界、艺术界的名家大师，饮誉五洲四海，为人类的文明进步事业做出不可磨灭的贡献。如此长盛兴旺之家并不多见。曾氏家族之所以人才辈出，与曾国藩良好的家风、严谨的家教、丰富的家庭藏书，一句话与他的家庭文化密不可分，更说明了曾家文化传承的巨大成功。

央视主持人敬一丹将家中存留了几十年的 1700 多封信件整理编辑，出版了图书《那年那信》。她的父母在书“序”中写道：“讲故事的、听故事的，都是我们的至亲。四世同堂的大家庭，总有些东西要传承下来。爸妈给我们留下的是生命的痕迹，是时光的记录，是全家人的集体记忆，是最珍贵的传家之宝。”

《家庭小报》总编、副总编先后过世，婆家中第二代都已满头华发进入老年，第三代都已先后组建了自己的小家庭并成为单位的中坚力量，第四代陆续出生、长大。生命在延续，生活在继续，家族繁荣兴盛。厚厚一摞泛黄的《家庭小报》是长辈留给这个家庭一份难得的、宝贵的文化遗产；它传承着我们这个家庭浓厚文化内涵和款款亲情。

四、谁来创建家庭文化？

家庭文化来自于家庭，理应由家庭的每个成员来参与完成，或是说每个家庭成员都有责任和义务来参与实践，但实际情况是年轻人正处在创业期，家庭事业都是最艰难的阶段，建议大家庭的家庭文化最好由刚刚退休的爷爷奶奶、姥爷姥姥来做，也就是长辈们肩负起这个重任。一位八十岁的老先生是北京协和医院的医学专家，他在办公室给我讲他这一辈子所做的事情，请我看他的一本本影集，讲述每张照片背后的故事。他的母亲是一位贤德温柔、有文化的中国传统女性，他讲到母亲对他的培养和影响，讲到自己的大学生活，讲到在协和医院怎样工作，怎样将协和医院的很多学科带到国际上，创建了协和医院的哪些第一，老先生讲得兴致极高，为自己的事业成就欣慰满足。

我问他，您的这些成就儿孙们知道吗？老先生摇摇头，不好意思地说：“不值得讲，有什么好讲的？”老先生的观点、做法很有代表性。

《风——凌子风自述》是凌子风的女儿凌丽、儿子凌飞在父亲去世之后，整理了父亲留下的书稿完成的。儿子凌飞在序言中写道，父亲“在延安时期是很活跃的艺术家……然而他们这些不平凡的经历和取得的成就却极少向我们儿女提及”。这就是问题所在。如此，那些优秀品质、有价值的东西怎样传承？这是对传统美德中的谦逊、低调的误解甚至曲解。我问过很多儿女及孙辈“知道你的父母是做什么的？你的爷爷奶奶、姥姥姥爷是做什么的？有过什么成就吗？”能说出来的很少，多数都是一脸茫然。我对老先生说：您一辈子那么不容易，取得那么多的成就，为什么不告诉孩子们？为什么不讲给孙子们听？长辈的成功、成就会让晚辈们感到骄傲、自豪，对您多一份尊重和敬仰，更会激励他们向长辈学习。这不是张扬显摆，历史上的大家比如孔子、林则徐和曾国藩的后人，还有中医世家、教育世家、医学世家、外交世家、工艺美术大师等等，都很重视家庭文化的传承。

传承是一个观念的转变，一个意识的建立。爷爷奶奶、姥姥姥爷们最需要也最适合做家庭文化的传承工作，理由有三。

第一，见证了自己孩子的成长和自己父母的老去；了解这个家庭的基本来龙去脉，知道生活的昨天、今天和明天；大都肩负着第三代的代养，承上启下，传承自家文化，家风家规家训最合适，了解相对比较全面，所以整理创建家庭文化相对比较简单容易一些。

第二，退休以后有充裕的时间。长辈们都希望孩子们越来越好，希望家族越来越兴旺，那就为家庭、为后来人做一件有意义的事情吧！把散在的照片、书信、影像、文字分门别类地收集整理一下，上至父母、祖辈的，下至儿女、孙辈的。敬一丹的父母在《那年那信》书“序”中写道：“我们离休以后整理了家信，泛黄的信纸铺开，一下子想到了很多往事，一边笑，一边流泪。我们重读这些信，并写下当年背景和今日感慨”。《家庭小报》在创办过程中，主编和副主编也都获得了同样的精神愉悦和满足。对于每一位过来人，收集整理的过程既是一个回忆、欣赏的过程，也是一个总结、思考、提升的过程。老两口共同做这件事情，在回顾总结中慢慢清晰了自己的家庭文化主旨内涵，甚至还会总结出经验教训，思考品味人生，提升精神世界和追求，为自己的晚年生活提供了素材和乐趣。

第三，是一个学习的过程。这个学习过程包括的内容也很广泛，首先要学习电脑，用电脑分门别类的整理照片、文字、影像视频，学会手机多种功能的使用，还要学习图书馆系的一些学科，比如怎样建档，怎样分门别类，怎样设定主题，怎样有文字叙述，是用说明文，还是用文学语言；是浪漫调侃的语言，还是风趣幽默的语言等。收集整理中的人和事都是对自己、家人、长辈的回顾总结，到时会感慨人生，感慨社会的变化，会惊叹自己的所作所为，更会为亲情所感动。当一切都整理收集完后会精神满足、心情愉悦，会为自己为这个家庭的文化建设而感到欣慰，长辈、儿女们均会高兴。

家庭文化究竟要创建成什么样？这是个探索创新的过程，可以传统，可以现代，希望呈现出“百花竞放，百家特色”，目的只有一个——记录家庭，连接亲情，传承家风家规。

家是最小国，国是千万家。家庭是国家发展、民族进步、社会和谐的基点，修身齐家是干事创业的基础。家庭是人生的起点和归宿。什么样的家庭文化就会有什么样的家庭未来，有什么样的家庭结果；什么样的家庭经济基础和家庭成员素质，必然会有相应的家庭文化。这是一个变化的时代，这是一个发展的时代，更是一个变革的时代，创建好自己的家庭文化，探索家庭文化的新思想、新思路、新形式，让我们的家族繁荣昌盛，让孩子们健康成长；让你家、我家、他家，家家和谐稳定，家家兴旺发达。

医务人员的婚恋家庭满意状况调查结果分析

林 玲 张新庆

北京协和医学院人文和社会科学学院

工作与家庭生活密不可分，和谐有序的家庭生活为出色地完成工作提供了保障，工作与生活之间要保持动态平衡。工作－家庭关系将影响到员工的职业生涯发展和家庭幸福。医务人员在执业中存在的工作－家庭冲突若得不到有效解决，必将会对医务人员从业态度带来消极影响。Bianchi 和 Milkie 研究了性别、时间、家庭分工、有报酬的工作、母亲工作与育儿等导致家庭与工作冲突的诱因，提出了规避工作家庭冲突的策略[1]。近年来，国内学者开始关注医务人员家庭与工作之间的冲突情形，剖析了医护人员自我效能、乐观、韧性对婚姻满意度的正向或负向预测作用[2]。本文将借助一项全国性医务人员问卷调查中有关其婚姻家庭状况的数据结果，识别那些影响未婚者“找对象”以及已婚者“家庭幸福”的因素，进而考察现有工作－家庭冲突理论在医疗护理领域的应用状况。

一、调查思路和被调查者信息

（一）调查思路

2017 年 9 月，课题组采用分层整群抽样方法在 9 省份 45 家医院的医务人员中开展了问卷调查。目标省（市）包括北京、辽宁、宁夏、河南、陕西、四川、江苏、广东、广西，每一省（市）包括五家不同类型医院：省级综合医院、市（区）综合医院、县人民医院中医医院和民营医院，被调查科室涵盖了内外妇儿等主要临床科室，被调查者包括医生、护士、医技人员和管理人员。

发放医务人员问卷 14 715 份，实际回收有效问卷 11 771 份，有效回收率为 79.9%。被调查对象包括医生 5316 人（45.2%）、护理人员 4626 人（39.3%），医技/药剂人员 1089 人（9.3%），管理人员 740 人（6.3%）。被调查的医务人员中，男性占 29.9%，女性占 70.1%。在学历分布上，大专及以下的占 21.4%，大学本科的占 58.8%，研究生占 19.8%；初级职称者占 42.9%，中级职称的占 35.3%，高级职称者占 16.3%，未定级者占 5.5%。27.2% 的人来自国家卫计委直属或省属三甲综合医院，39.1% 来自市（区）属综合医院，其他的人来自县人民医院（17.0%）、中医医院（9.1%）和民营医院（7.7%）。填写问卷前，研究者采用统一指导语说明填写要求。使用 SPSS19.0 进行统计分析，统计方法主要包括统计描述、χ^2检验。

（二）被调查者婚恋情况

综合运用文献分析、专家访谈和座谈会的方法，自编医务人员从业状况调查问卷的内容包括：基本信息、工作生活与身心健康、工作满意度与职业发展、医患关系与职业操守、新医改与从业环境共五个部分，涉及婚恋和家庭的有 24 道问题，其中包括步入婚姻前的状况和婚后的家庭生活状况，由此构成了若干与医护人员寻找伴侣难易程度及影响因素、已婚医护人员的家庭幸福程度及影响因素相关的问卷问题。

调查的医务人员中，未婚者占 24.2%，已婚者占 73.5%，离异者占 1.9%，其他为 0.4%。此次调查的 8652 名已婚医务人员中，其配偶为医务人员占 34.8%，其中配偶为医生的占比 19.2%，护士为 8.1%，其他医务人员占 7.5%。65.2% 的医务人员的配偶为非医务人员。3606 名已婚医生中，其配偶为医生的比例占 29.7%，配偶是护士的占 10.2%，配偶为其他医务人员的占 6.1%，有 54% 的医生其配偶不是医学领域人士。2848 名已婚护士中，其配偶为医生的占 9.7%，6.2% 的人选择了护士，5.8% 选择了其他医务人员，但多数护士选择的配偶是非医学领域人士（78.3%）。

二、医务人员婚恋状况调查结果

（一）找对象不易及限定因素分析

从性别来看，69.0% 女性未婚者称找到伴侣不容易，比男性高出 13 个百分点。

70.5%未婚护士感到找到理想伴侣不容易，与女性医务人员更难结婚的结果相符。那些感到工作压力大的未婚医务人员中，73.0%感到结婚不容易，而那些感到工作压力小的人中，44.8%有同感，二者相差28个百分点。那些对当前工作感到不满意的人中，76.8%感到结婚不易，比那些对工作感到满意的人多了24个百分点；那些明确表示不会再次选择医务工作的人中，72.8%感到结婚不易，比明确表示会再次选择当前职业的高出了24个百分点。

人际交往圈狭窄是导致未婚医务人员找对象困难的首因，75.1%选择了这一选项。分别有63.8%和60.1%的人称“工作性质”和“工作强度”为影响其寻找伴侣的主因。医护人员需要值夜班、周末值班；为了提升诊疗水平，医务人员需要做科研、进修、参与会诊。来自欧洲的一项研究表明，工作强度、工作时间的特点、加班是引起护士工作与家庭冲突的决定性因素（表1）。

表1　影响未婚医务人员找伴侣因素的选择比例排序

影响因素	选择比例N（%）
人际交往圈	2139（75.1）
工作性质	1817（63.8）
工作强度	1710（60.1）
收入水平	1085（38.1）
兴趣爱好	809（28.4）
家庭状况	553（19.4）
受教育周期	404（14.2）

注：多选题

医务人员社会交往圈受到教育主观意愿、个性、生活方式、家庭背景、经济状况等多种因素的影响，但不可否认“工作性质”和“工作强度”也是限定医务人员交往范围和交往强度的重要因素。而医务人员的“工作性质”和“工作强度”往往与工作压力、工作满意度和日工作时间密切相关。这些因素也会影响到医务人员找伴侣的难易程度（表2）。

表 2　工作压力、工作满意度与医务人员找伴侣容易程度

分类	容易 N（%）	一般 N（%）	不容易 N（%）	X^2	p
工作压力					
小	15（22.4）	22（32.8）	30（44.8）	137.17	0.0001
一般	63（6.8）	382（41.0）	487（52.3）		
大	61（3.3）	439（23.7）	1351（73.0）		
工作满意度					
不满意	29（4.5）	121（18.7）	496（76.8）	76.25	0.0001
一般	62（3.7）	521（31.0）	1098（65.3）		
满意	48（9.2）	201（38.4）	274（52.4）		
日工作时间					
<8	22（8.1）	93（34.4）	155（57.4）	27.29	0.0001
8	61（5.2）	382（32.5）	731（62.3）		
9～10	35（4.2）	224（27.0）	571（68.8）		
>10	21（3.6）	144（25.0）	411（71.4）		

注：单选题

（二）家庭幸福程度及影响因素分析

调查显示，19.3%已婚男性医务人员对于家庭生活不满意，男性的比例高于女性。在中国传统社会性别角色“男主外、女主内”的情境下，家庭成员对于家庭生活满意度存在着性别差异。在配偶是医务人员的人中，50.1%对家庭生活感到满意；而配偶是非医务人员的人中，42.1%对家庭生活感到满意。夫妻双方都为医生的人中，仅36.4%对家庭生活满意。

对于已婚人群来说，“工作性质与强度”作为影响其婚姻家庭满意度的最关键原因，83.6%已婚医务人员选择该选项。相比而言，工作性质与强度对于已婚医务人员的影响更大，未婚医务人员选择“工作性质”作为影响其寻找伴侣的比例为

63.8%，选择“工作强度”为60.1%。老人子女问题（50.8%）、经济安排（52.1%）对于已婚医务人员家庭生活满意度的影响较大。当个体组建家庭后，收入除需要满足个人的生活外，还有承担家庭的支出，同时家庭内部对于收入的安排也是家庭生活的议题，从调查结果中可以看到，经济状况对于已婚人群的影响（52.1%）在比例上高于未婚人群（38.1%）（表3）。

表3 影响已婚医务人员婚姻家庭满意度的因素选择比例排序

影响因素	选择比例 N（%）
工作性质与强度	7233（83.6）
经济安排	4508（52.1）
老人和子女安排	4395（50.8）
夫妻交流	2898（33.5）
业余爱好	2552（29.5）
性格相容性	1955（22.6）
家庭成员间关系	1799（20.8）
性生活	346（4.0）

注：多选题

医生群体对于家庭生活感到不满意的比例最高。那些感到工作压力大的已婚医务人员中，44.0%对自己的婚姻感到满意，而那些感到工作压力小的人中，67.0%有同感，二者相差23个百分点。那些对当前工作感到满意的人中，75.5%对自己的婚姻感到满意，比那些对工作感到不满意的人多了48个百分点；那些明确表示不会再次选择医务工作的人中，41.1%对自己的婚姻感到满意，比明确表示会再次选择当前职业的低了11个百分点。工作情况会影响到医务人员婚恋情况，如工作满意度、工作强度。医务人员再次执业的选择中也可以得出相似的结论，选择会继续从事医学的医务人员，其婚恋状况更佳，寻找伴侣更加容易，家庭生活满意度更高。工作困难和压力影响到了家庭生活的满意度。工作环境会影响个体工作以外的生活，减轻工作压力会提高个体工作效率（表4）。

表 4　工作压力、工作满意度与医务人员婚姻家庭情况

分类	不满意 N（%）	一般 N（%）	满意 N（%）	X^2	p
工作压力					
小	11（11.3）	21（21.6）	65（67.0）	178.34	0.0001
一般	130（5.9）	851（38.4）	1235（55.7）		
大	1008（15.9）	2546（40.2）	2787（44.0）		
工作满意度					
不满意	669（33.6）	767（38.6）	553（27.8）	1192.73	0.0001
一般	416（8.6）	2270（46.8）	216（44.6）		
满意	64（3.5）	381（21.0）	1373（75.5）		
日工作时					
<8	22（8.1）	93（34.4）	155（57.4）	291.85	0.0001
8	61（5.2）	382（32.5）	731（62.3）		
9～10	35（4.2）	224（27.0）	571（68.8）		
>10	21（3.6）	144（25.0）	411（71.4）		

注：单选题

三、医务人员工作－家庭冲突研究

（一）工作－家庭冲突的含义及类型

Greenhaus 和 Beutell 把工作－家庭冲突界定为在工作和家庭领域承担不同角色而带来的某些方面的压力相互之间不兼容而导致的一种角色间冲突形式[3]。“角色压力”是工作－家庭冲突的重要影响因素。工作角色对个体的要求与个体的家庭角色发生了冲突，而个体不能平衡来自工作和家庭的两方面的压力，因而诱发工作－家庭冲突。角色过载冲突是指一个人的角色要求太多，工作量太大，不可能完成所有角色所要求的工作时所面临的冲突。认真履行工作角色和岗位职责乃用人单位规章制度和职业伦理规范的基本要求，而肩负家庭职责、扮演好多重的家庭角色又是一个人及其家庭幸福生活的基本面。工作和生活领域的需求和期待不总是相互兼容，由此产生生活和家庭生活的冲突。

从冲突的指向途径来分，工作－家庭冲突可以分为工作家庭冲突（WFC）和家庭工作冲突（FWC）。工作－家庭冲突具有双向性。家庭角色及其职责与工作角色及其职责相互干扰、相互影响，由此形成了两种具体的冲突情形：家庭干扰工作和工作干扰家庭。由于家庭干扰工作而引发的冲突称为家庭－工作冲突；由于工作干扰家庭而引发的冲突称为工作－家庭冲突。广义上讲，工作－家庭冲突理论的研究内容既包括工作－家庭冲突，也包括家庭－工作冲突。不过，这两种方向相反的冲突类型，其内涵、表现和后果也有较大的差异。

（二）家庭生活干扰工作的表现

医务人员婚恋与家庭生活状况受到诸多因素的影响，具体可以分为两大类：①工作方面的因素，如工作性质和工作强度、收入水平；②家庭生活方面的因素，如社交圈、业余爱好、家庭成员关系、夫妻生活等。当然，来自工作和家庭生活方面的因素之间又彼此交织，相互作用。例如，在一位总住院医师需要24小时顶班，在此期间会客观上减少社会交往、无暇照顾家中的老人和孩子；医护人员的收入状况也直接关乎到家庭的经济安排，也会对青年人谈婚论嫁产生较大的影响。

当医务人员在工作角色的需求和责任妨碍到家庭生活时，会发生工作家庭冲突。医疗工作会干扰到个人婚恋和家庭生活。与工作角色相比，家庭角色往往渗透性不强，但在某些特定的情况下，如家庭中孩子小于3岁，母亲这个家庭角色会渗透到工作中，导致家庭的边界溢出至工作，从而产生冲突。处于家庭原因（如照顾病人）而短期离职，寻找可以弹性工作的岗位，以便有时间早晚接送幼儿园或小学的孩子。

当家庭责任妨碍到个体工作时，发生家庭－工作冲突。从角色压力理论来解释，由于生活/家庭中的角色压力，对工作产生了负面的影响，导致两者之间的冲突。一名刚刚失恋的年轻医生无法全身心投入医疗工作之中，年迈的父亲突然需要接受手术治疗也会让一名中年护士长不得不向医院请假。个人婚恋和家庭生活的变故会对其医疗服务工作带来干扰，尽管多数情况下是短时间的显著影响。由于冲突的主要方面是工作对家庭的干扰或影响，学术界对家庭－工作冲突的研究相对较少。

（三）工作干扰家庭生活的表现

对护士的工作－家庭冲突进行调查可以发现，不同年龄、工作年限、职称、每月夜班数、婚姻状况及每日工作时间的护士，其家庭冲突发生的情况有所不同。手术室护士是重点关注人群，其工作－家庭冲突处于中等偏高水平，工作家庭冲突水平高于家庭工作冲突水平[4]。公立医院医生的工作－家庭冲突比家庭－工作冲突更严重。亲友支持、同事支持、领导支持和工作政策正向预测工作－家庭冲突，亲友支持、同事支持和值班安排负向预测家庭－工作冲突。

在家庭中，已婚人士需要养育幼儿、照顾病重的老人等，进而产生基于时间的冲突。住院医师、青年医生，值夜班和加班，倒班，作息时间不固定，影响了正常的社交活动。已婚医务人员家庭，孩子离不开父母。住房紧张，无人照看孩子，远方老家的父母无法照顾。基于行为的冲突，主要是因为个体在工作和家庭中，其行为有着明显差异，个体在工作中希望做到理性客观、有进取心、自主性强，而在家庭中则需要充满温暖、富有感情地抚养孩子、赡养老人。这种差异如果在工作和家庭中无法顺利切换，就会造成工作－家庭冲突。缺少互惠、领导支持会加剧工作－家庭冲突。

四、促进医务人员工作－家庭平衡的策略

从实施场所进行分类，可以分为工作领域的策略和家庭领域的策略。工作领域主要是来自于医疗机构的支持和其他医务工作者的支持。家庭领域主要是来自于配偶和家人的支持。

（一）营造人性化的医院文化，工作家庭共同提升

营造先进的医院文化，减少医护人员的工作－家庭冲突状况，促进其工作－家庭平衡。开展针对年轻医护人员的职业胜任力培训，培养工作－家庭共同发展的意识和能力。形成上级医生对下级医生关心、指导，同事之间相互帮助、共同合作的和谐氛围，构建同伴之间支持型工作网络。

（二）制订合理的工作制度，用制度提升工作满意度

工作家庭冲突是工作满意度的预测值，通过使用合理有效的措施降低工作家庭冲突水平，从而提高工作满意度[5]。制订合理的工作制度，在确保医院正常运行的

情况下，减少工作以外的时间占用，最大限度地保证医务人员的个人生活质量。采用弹性排班、移动办公等方式，增加医务人员对于工作安排的自主性，减少工作－家庭冲突。制订可行的考核指标和科学的薪酬分配制度，使用以医疗服务效率为分配核心的绩效评价方法，客观反映医院、科室及每个工作人员的服务量，充分体现多劳多得的分配原则。

（三）保障医务人员福利，开展富有多样性的活动

医院相关职能部门在充分了解医务人员需求的基础上，针对未婚医务人员人际交往圈小的问题，组织丰富多彩的文体活动，如读书会、体育运动社团、学术沙龙等。针对已婚医务人员的老人子女安排问题，医院应在能力范围内给予协助，如设置母乳喂养室。

参考文献

[1] Suzanne M Bianchi, Melissa A Milkie. Work and Family Research in the First Decade of the 21st Century [J]. Journal of Marriage and Family, 2010, 72 (3): 705 – 725.

[2] 武春霞，闫卫军．医护人员心理资本与婚姻满意度的关系 [J]．中国健康心理学杂志，2017，2：207 – 210

[3] Tayfur O, Arslan M. The role of lack of reciprocity, supervisory support, workload and work-family conflict on exhaustion: evidence from physicians [J]. Psychol Health Med, 2013, 18: 564 – 575.

[4] 黄冬梅，尹文强，张宜民，等．医生工作家庭冲突与社会支持、制度支持的关系 [J]．现代临床护理，2017，16 (3)：52 – 56

[5] 成守珍，陈维清，陈妙虹，等．护士工作家庭冲突与工作满意度相关性研究 [J]．护理学杂志：综合版，2008，9.

第三部分

家 庭 关 爱

结构功能主义视角下当代中国家庭变迁探讨

舒玢玢　金　蕾　同钰莹

香港中文大学社会学系

一、引言

家庭是社会学研究中非常重要的一个分析单位。《牛津社会学词典》把家庭定义为由血缘、婚姻伴侣、收养而产生的亲属间的共同生活组织[1]。经典的社会学理论主要从结构功能主义、冲突论和互动论对家庭在社会中所扮演的角色进行分析。简而言之，结构功能主义强调家庭在社会结构中充当的一系列功能；冲突论则重点探讨家庭内部和家庭之间的冲突及不平等关系；而互动论比较重视家庭成员之间的互动和交流。这些理论观点都在以往的实证研究中有所印证，尤其是有大量国内外社会学家从结构功能主义的视角探讨了家庭的变迁。

中国家庭社会学的研究最早可以追溯到二十世纪三四十年代[2]，当时产生了许多有关家庭研究的论著，其中包括费孝通的名篇《生育制度》和《乡土中国》。费孝通是最早采用结构功能主义的实地研究方法研究近代中国家庭的学者之一。他通过对中国传统家庭特征和现代家庭变迁的分析，对结构功能主义家庭理论进行了检验和拓展。

近三十年来，中国家庭结构发生了很大程度上的变化。与此同时，家庭变迁也发展成为社会学研究中的重要问题。基于此，本文将首先介绍结构功能主义家庭理论和费孝通对中国家庭的研究观点，然后概括当代中国家庭结构的演变趋势，进一步分析家庭功能的变迁，最后进行总结和讨论。

二、考察家庭变迁的理论依据

结构功能主义学派是对家庭应用研究影响最大的流派。作为现代结构功能主义的创始人，帕森斯对家庭在社会系统中所扮演的角色以及家庭的“核心化”演变趋势进行了深入探讨，这对当代家庭研究起到了非常重要的理论指导作用。结合结构功能主义的基本观点，费孝通研究了中国传统家庭和近代家庭的结构和功能，并估计了中国家庭变迁的发展趋势。他的家庭理论也为当代的中国家庭研究奠定了坚实的基础。下面将重点介绍这两种理论观点。

（一）帕森斯结构功能主义视角下的家庭及变迁

帕森斯的结构功能主义理论是家庭研究领域的重要理论依据。帕森斯把社会结构看作为具有不同基本功能的、多层面的次系统组合而成的“总体社会系统”[3]。他在《社会系统与行动理论的演进》一书中特别探讨了家庭与一般社会体系之间的关联[4]。首先，家庭是社会系统的基本单位，又被看作为是社会的“细胞”，是连接个体和社会的一个重要组成部分。其次，家庭扮演了一系列功能，如生产、生育、社会化、照顾、保护、情感功能等，有利于维系社会的运作。再次，家庭的功能和结构都是不断变化的，家庭功能会影响家庭结构，家庭结构的变化也会影响家庭功能。

帕森斯具体分析了第二次世界大战之后美国以一对夫妇（包括其未婚子女）组成的核心家庭为主的家庭结构[5]。在他看来，核心家庭的出现是家庭功能专业化的结果。随着工业化和现代化发展，家庭的一些功能如部分宗教、生产、生育、社会化和保护性职能逐渐过渡给社会机构。与此同时，核心家庭的扩散与个体和社会发展的需求也有关。一方面，核心家庭制度能够最大限度地满足家庭成员日益增长的个性需求和成员之间的情感需求，削减与扩大的亲属制度相关联的义务关系。另一方面，核心家庭的变化趋势有益于家庭成员的职业流动和空间流动，与社会经济的发展趋势也相吻合。

帕森斯的理论在家庭研究领域具有很强的解释力，尤其是针对家庭“核心化”“情感化”的观点符合大部分西方国家的家庭变迁趋势。有一些学者发现，该理论并不适用于一些国家或社会的情境。借鉴该理论的研究视角，他们结合具体情境进一步对结构功能注意的观点进行了延伸和发展。费孝通就是重要的代表之一。

（二）费孝通对中国家庭的研究观点

费孝通的家庭理论对考察中国家庭及近代家庭变迁也提供了重要的理论基础。基于结构功能主义的视角，他以石头投入水中引起一圈圈的波纹，来形容乡土中国以个人为中心层层外推到家庭、近邻、社区和国家的结构[6]。他认为家庭是乡土中国的基本社群，因而他重点研究了中国家庭的特点，并借此探索中国社会的特征及其可能的发展趋势[7,8]。

通过实地考察，费孝通早期的研究指出了传统中国家庭不同于西方家庭的三个方面[6]。其一，传统中国家庭承载了更多的社会功能。除基本的生育和赡养功能外，中国家庭往往还担负着政治、经济、宗教等功能。另外，传统文化对家庭及成员关系的影响根深蒂固。“养儿防老”的信念和孝道文化强化了中国家庭的养老功能。其二，传统中国家庭结构复杂，以主干家庭为主，且大多为三代同堂的家庭类型。这些大的家庭往往是沿父系差序扩大，成为“小家族”，并形成了一定的权力结构，比如“长老权力”。其三，传统中国的家庭关系以亲子为主轴，但“男女有别”的界限明显。此外，夫妇之间一般强调事务的合作，换言之，夫妻之间的情感交流比较少。

随着改革开放之后家庭特征的变化，费孝通在后期的家庭研究中重点分析了中国家庭的独特变迁趋势[9]。通过比较江村前后五十年的调查资料，他发现尽管核心家庭的数量出现小幅增长，但主干家庭不减反增，仍然是主要的家庭类型。核心家庭的小幅增长在微观上源于大家庭（多个儿子的家庭）的分家，在宏观上与国家的经济和政策相关，因为部分父代或子代因参加工厂工作或其他副业劳动而不再依赖于家庭的经济生产。费孝通还提出主干家庭增长趋势明显的两个主因。首先，中国传统文化尤其是孝道文化的影响还很深远。父代和子代仍旧把主干家庭作为第一选择。其次，乡镇工业的发展为农村年轻劳动力提供了“离土不离乡”的生产方式，不会对农村家庭的结构和成员关系产生特别大的影响。基于这些分析，费孝通认为现代化的发展并非只会导致核心家庭的增长，中国社会的主干家庭结构与现代化、工业化也是相适应的。

除发现中国家庭结构的发展趋势不同于西方国家外，费孝通提出中国家庭亲子关系中的反馈模式在这 50 年间并没有发生实质变化。受传统观念、社会舆论以及法律规定的影响，成年子女必须从经济、精神上对老年父母尽到赡养的义务。这种反馈模式在主干家庭以及核心家庭等家庭结构类型中仍得到了较好的维持。

费孝通的家庭理论尤其是对于中国家庭变迁的“传统特征”在中国家庭研究中得到了广泛的应用。然而，过往的研究对于中国家庭结构和功能的变迁趋势仍然存在歧义。有些学者提出中国家庭呈现出越来越明显的“现代特征”。这需要进一步梳理最新的数据和发现来进行总结。接下来将结合相关理论，分别从家庭结构和功能两方面来总结中国家庭变迁的特征。

三、当代中国家庭结构变迁

回顾上述两种理论针对家庭结构变迁的观点，结构功能主义家庭理论认为，在现代化发展背景下，家庭存在核心化的变迁趋势，而费孝通提出主干家庭是更适应中国国情和文化特征的家庭结构。改革开放后，尤其是新世纪以来，快速的社会经济发展和人口转变持续影响着中国家庭的变化，这为进一步检验和发展中国的家庭理论提供了新依据。

利用 1982 ~ 2010 年历次人口普查数据，可以纵向比较中国家庭结构的变化[10-14]。王跃生发现家庭结构类型在城乡之间还存在很大差异[12]。梳理这些文献的研究发现，当代中国家庭结构的变迁趋势主要表现为以下几个方面：

1. 核心家庭为主，但标准核心户家庭明显减少　不同于费孝通对江村等地区田野调研所得到的结论，全国普查数据显示，1982 年、1990 年核心家庭就已占到了全国家庭的七成左右，而且农村核心家庭的比重仅略低于城市。然而，核心家庭近些年来出现了明显下降趋势，这与结构功能主义家庭理论的预测也不完全一致。到 2010 年，核心家庭占比缩小为 60%。其中，农村核心家庭的比重降幅更大，相比 2000 年减小了约 14%。

近年来，一对夫妇与未婚子女组成的标准核心户家庭一直是中国最为主要的家庭类型。这一类家庭的降幅最为明显。2000 年及之前，近一半的家庭属于标准核心户。到 2010 年，该比例缩小到 1/3，主导地位有所削弱。相反，以一对夫妇组成的夫妇户家庭出现了大幅增长。2010 年该类家庭占到了近 20%，相比 1982 年多了 3 倍。这两组家庭在中年夫妇和老年夫妇家庭最为明显。这说明空巢状况的增加是核心家庭结构变化的主要原因。

2. 直系家庭总体变化趋于稳定　与费孝通预测一致的是，近三十年来中国直系家庭结构表现出很强的稳定性，所占比重一直维持在 21%~22%，特别是三代直系家庭一直保持在 17%。可见，中国传统的亲子关系文化仍在当代中国家庭起作用。

此外，农村的直系户家庭表现出小幅增长趋势，由 2000 年的 25% 增长到 2010 年的 29%。这种增幅主要表现在 30~35 岁年轻夫妇家庭。这可能是因为农村家庭的成年子女数减少尤其是独子现象增加，年轻夫妇和他们的父母之间建构了更加紧密的互助关系。

3. 单人户家庭持续增加　伴随着夫妇户家庭的增加，单人户家庭也呈现出持续增长的趋势。根据普查数据，2010 年我国单人户家庭比例由 1982 年的 8% 上升到 14%。这类家庭的增加主要集中在 65 岁以上人口的家庭分布上。这可能与老龄化以及年轻子女的居住偏好变化有关。

相比农村，城市单人户家庭的增长趋势更明显。2010 年城市单人户家庭的比例为 17%，超过了直系家庭的比例，即变为城市第二大类的家庭类型。除了老年单人户家庭的增长，20~50 岁的城市人口也呈现了单人户家庭的增长趋势。这类增长反映了晚婚、不婚以及婚姻解体现象的增加。可见，夫妻之间的情感需求已经成为城市人口组建和维系家庭的一个重要考量。

4. 非传统类型家庭大量涌现　中国的家庭结构还日益多元化，出现了大量非传统型家庭，如由于婚姻和家庭观念改变而增加的离异家庭、重组家庭、丁克家庭、同性恋家庭，以及由于人口流动而产生的留守家庭和隔代家庭等。

过去已经有大量研究分析了人口流动给家庭带来的巨大变化。由于大部分家庭不能实现完整流动，所以留守家庭的家庭结构往往并不等于家庭实际的居住模式。留守家庭反映的是一种居住模式。大多数留守家庭由妇女、儿童及老年人组成。随着城市就业机会的增加，也有一些女性外出务工，从而导致由（外）祖父母与未婚孙辈组成的隔代家庭有所增长。1982 年隔代家庭约占中国全部家庭类型的 1%，2010 年隔代家庭的比例增长到了 2.8%。由于城乡流动是最主要的流动模式，所以农村隔代家庭的增幅更为显著。2012 年隔代家庭占农村家庭的比重为 4%，并且在各地区的比例有很大差异。

总结上述发现，当代中国家庭结构受到传统文化和现代化变迁的双重影响。传统文化对直系家庭的比重几乎没有影响，在农村，直系家庭有小幅度增长。现代化变迁对中国家庭的影响表现在三方面。第一，由于就业机会增加，且受西方个人主义价值观和计划生育政策的影响，家庭规模不断变小。核心家庭近三十年来都是最为主要的家庭类型，并且夫妇户和单身户家庭持续增长。第二，随着老龄化的加重和人均预期寿命的延长，空巢家庭在夫妇户和单身户家庭占了很大比重。第三，人口流动特别是城乡之间的人口流动导致家庭成员的地域分割，形成大量留守家庭。其中，隔代家庭已经成为某些农村地区非常普遍的一种家庭类型。

四、当代中国家庭功能的变化

根据结构功能主义家庭理论，家庭结构与家庭功能是相互影响的。基于现代家庭核心化发展的判断，帕森斯提出家庭的事务性功能会逐渐减弱，而情感功能会扮演更为重要的角色。尽管如此，费孝通对中国家庭的研究发现，亲子关系仍然是中国家庭关系的主轴，亲子之间的“抚幼－养老”反馈模式并没有发生实质变化。换言之，除情感慰藉之外，中国老年人口仍然依赖于子女的经济支持和日常照料。

当代中国家庭结构的变化伴随着部分家庭功能的弱化、加强，或者新家庭功能的萌生。结合现有文献[13,15]，下面总结了中国家庭功能的三个变化趋势：

1. 生产、生育、社会化功能减弱　相比费孝通笔下的传统中国家庭，家庭的政治、经济、宗教等功能已经基本上由公司、社会或其他机构所接替。大部分家庭弱化或丧失了生产功能，包括农村也转移了大量剩余劳动力到城市就业，家庭收入在很大程度上依赖于劳动力市场。另外，受生育政策和西方婚育观念的影响，家庭生育功能大大减弱。在20世纪90年代，中国就已经进入低生育率国家的行列[16]。工作压力和养育成本的增加也大大降低了中国家庭的生育意愿[17]。尽管2016年来中国已全面放开了二孩政策，但仍然有大部分年轻夫妇并不选择生育二胎。丁克家庭在中国所占的比例虽然很低，却也在不断上升。除此之外，大量幼儿园、早教机构的涌现补充了家庭的社会化功能。特别是对于成年子女来说，家庭的教育和教化功能相比传统家庭大大减弱。

2. 情感功能更受重视　随着家庭规模减小和其他事务性功能的转移，家庭成员对家庭情感功能的需求日益增长，亲密关系越来越重要。一方面，亲子关系的情感交流有所增加，尤其是年轻父母为子女提供了更多的心理和情感支持。另一方面，夫妇之间的交流也不限于家庭事务，尤其是年轻夫妇之间有更多情感交流和精神支持。相反，情感交流的减少可能会增加婚姻家庭的不稳定性。

过往有不少学者讨论了人口流动对家庭情感功能可能造成的障碍。他们认为，分隔两地的居住模式会减少离家成员和留守成员所获得的情感支持。也有学者提出，现代通信技术的发展有利于维护家庭成员之间的交流，而且离家成员会加重家庭观念，甚至会增加与家庭的情感维系[18]。

3. 养老功能弱化　养老功能是中国家庭区别于西方家庭的一个方面。家庭结构的变迁对家庭的养老功能冲击可能性更大。尽管大多数年轻人仍然从经济、日常照料和情感上对父母提供支持，但这些支持与传统的养老方式相比存在很大差异。大部分家庭面临着抚幼和养老的双重负担和压力，即使是和子女一起生活的老年人所获得的供养资源也会减少，甚至部分老年人还要承担照顾孙辈的家庭责任。特别是隔代家庭的老年人付出的家庭支持可能比获得的更多，这不利于自身的身心健康。

空巢家庭尤其是单人户家庭的老年人获得的日常照料相对更少，也更容易产生孤独感，值得关注的是“失独家庭”的老年人。国家卫生部的数据显示，中国至少有100万个失独家庭，而且每年新增7.6万个[19]。失去唯一子女意味着经济、照顾、精神赡养的缺失，这可能会对老年人的精神健康状况带来巨大的打击。随着年龄增长，失独老人的养老风险和医疗风险会越来越大。

综合这三种变化趋势：首先，随着社会经济和公共服务的发展，传统中国家庭的部分功能尤其是事务性功能已经实现了向社会的转移，这部分印证了结构功能主义家庭理论关于家庭功能社会化的判断。其次，情感功能尤其是在城市地区夫妻情感需求的上升也在一定程度上支持了结构功能家庭理论的假设。尽管在一些农村家庭，家庭关系仍可能是以亲子关系为主轴。另外，家庭的养老功能仍然显著。大部分老年人还在一定程度上依赖于其他家庭成员尤其是子女的赡养，这比较符合费孝通关于中国家庭“反馈模式”的论断。

五、总结

基于结构功能主义家庭理论和费孝通家庭理论，结合近期的研究，本文对过去三十年来中国家庭的变迁进行了总结。当代中国家庭既呈现出部分现代家庭的特征，也延续了部分传统家庭的特征。

从家庭结构上来看，核心家庭是当代中国最为主要的家庭类型，并且家庭户的规模还在进一步缩小。然而，直系家庭结构保持了很强的稳定性，即三代及以上家庭户仍占了较大比重。与此同时，尽管越来越多中青年子女或夫妇选择与父母分开居住，但他们与父母之间存在频繁的交流和明显的互助关系，这实际上与西方理论定义的核心家庭结构存在一定差异。例如，在中国，不同住的父母和同住的父母一样，会帮年轻子女购买婚房、照顾孙辈或给予其他支持。中国学者用网络化来形容这种隐性的家庭结构关系[10,20]。除父母外，核心家庭还可能与其他亲属建构互惠互助的家庭网关系。

从家庭功能上来看，中国家庭尤其是城市家庭对家庭情感的诉求不断增长，家庭内部关系趋于平等。尽管如此，除情感支持之外，家庭在其他方面发挥的功能并没有被替代，尤其是在抚幼和养老两方面的作用不可或缺。子女数量的减少使得当前大部分家庭把重心转移到抚幼上。尽管有专业的社会机构能够补充家庭的社会化和教化功能，但这增加了家庭的经济成本。另外，老年人在经济、照料和情感上还很依赖于子女的赡养，但家庭结构和年轻人价值观的变化导致老年人获得的养老支持趋于弱化。

六、讨论

当代中国家庭的变迁内嵌于中国社会、经济和文化转型之中。家庭结构的小型化、核心化、多样化发展趋势是经济快速增长、城市化进程加快、计划生育及其他家庭政策推行以及西方自由主义、个人主义价值观发展等多方面综合影响的结果。与此同时，直系家庭结构之所以得以维系、核心家庭结构会呈现网络化发展都可能与相对滞后的社会保障和公共福利有关。在西方发达国家，家庭核心化的一个重要制度基础是建构了一套能够满足核心家庭需要的公共福利政策。相比，当前中国的福利政策仍主要表现在补缺阶段，即把重点放在问题家庭和失去家庭依托的弱势群体[14]。

伴随家庭结构的转变和家庭功能的弱化，社会政策和社会服务应该向小家庭有所偏倚。一方面，应该通过家庭文化教育来巩固家庭的情感功能，尤其是父代和子代之间的情感交流和面对面的沟通。另一方面，由于大部分家庭包括核心家庭同时承担着抚幼和养老的职能，抚养负担大，抗风险能力差，而且单亲家庭、丁克家庭、空巢家庭、隔代家庭可能面临着更大的责任和风险，这对社会机构服务或家政服务提出了更高的需求。各类专业机构应该针对不同家庭结构，从专业照料、医疗保健、心理咨询、社区文化甚至经济救助上提供相匹配的家庭服务。

参考文献

[1] ScottJohn, MarshallGordon. A Dictionary of Sociology [M]. New York: Oxford University Press, 2009.

[2] 谭深. 家庭社会学研究概述 [J]. 社会学研究, 1996, (2): 15-23.

[3] ParsonsTalcott. The Social System [J]. England: Routledge, 1951.

[4] ParsonsTalcott. Social Systems and The Evolution of Action Theory [M]. New York: The Free Press, 1975.

[5] ParsonsTalcott. The Kinship System of the Contemporary United States [J]. American Anthropologist, 1943, 45 (1): 22-38.

[6] 费孝通. 乡土中国·生育制度 [M]. 北京: 北京大学出版社, 1998.

[7] 李友梅. 文化主体性及其困境——费孝通文化观的社会学分析 [J]. 社会学研究, 2010, 25 (4): 2-19.

[8] 石艳, 张小山. 文化主体性与家庭的现代变迁——费孝通家庭社会学思想研究 [J]. 华中科技大学学报 (社会科学版), 2014, 28 (2): 17-23.

[9] 费孝通. 江村经济 [M]. 北京: 北京大学出版社, 2012.

[10] 马春华, 石金群, 李银河, 等. 中国城市家庭变迁的趋势和最新发现 [J]. 社会学研究, 2011, 25 (2): 182-216.

[11] 胡湛, 彭希哲. 家庭变迁背景下的中国家庭政策 [J]. 人口研究, 2012, 36 (02): 3-10.

[12] 王跃生. 中国城乡家庭结构变动分析——基于2010年人口普查数据 [J]. 中国社会科学, 2013, (12): 60-77.

[13] 杨菊华, 何炤华. 社会转型过程中家庭的变迁与延续 [J]. 人口研究, 2014, 38 (02): 36-51.

[14] 彭希哲, 胡湛. 当代中国家庭变迁与家庭政策重构 [J]. 中国社会科学, 2015, (12): 113-132.

[15] ZimmerZachary, KwongJulia. Family Size and Support of Older Adults in Urban and Rural China:

Current Effects and Future Implications [J]. Demography, 2003, 40 (1): 23 - 44.
[16] 郭志刚. 中国的低生育水平及其影响因素 [J]. 人口研究, 2008, (04): 1 - 12.
[17] 侯佳伟, 黄四林, 辛自强, 等. 中国人口生育意愿变迁: 1980 - 2011 [J]. 中国社会科学, 2014, (04): 78 - 97.
[18] 金一虹. 离散中的弥合——农村流动家庭研究 [J]. 江苏社会科学, 2009, (02): 98 - 102.
[19] 中华人民共和国卫生部. 2010 中国卫生统计年鉴 [M]. 北京: 中国协和医科大学出版社, 2010.
[20] 潘允康, 林南. 中国城市现代家庭模式 [J]. 社会学研究, 1987 (03): 54 - 67.

“第三种爱”：家庭成员之间的互爱

朱明霞

澳门镜湖护理学院

一、家庭成员之间的爱

家庭是指由两个或更多人所组成的情感上相互影响并居住在一起的社会单位[1]。通常由婚姻、血缘或认养关系组成的家庭，经过一起生活，家庭成员的关系、社会角色之互动，如夫妻依循他们各自原有的文化背景彼此碰撞、接纳、理解、包容、谦让、分享共识形成一种共通的家庭文化特征。随着人类社会的发展，家庭除婚姻外还存在其他的组成形式，如没有父亲的未婚试管婴儿母女家庭，无血缘关系仅生活在一起或有抚养关系的家庭等，家里有或没有孩子、有或没有父母，家庭照顾者承担着对家庭成员的保护、养育与社会化的责任，成员共同努力以达成生活的目标与需要[2]。

(一) 家庭功能及成员关系

家庭气氛、父母与孩子的亲密程度与彼此间的信赖，以及双方沟通互动的频率可以建立家庭成员认知爱与被爱的关系，同时形成自身的概念和价值。家庭关系的融洽与否直接影响孩子的行为[3]。家庭结构及类型对孩子的健康成长有不可忽略的影响，而社会发展带来的家庭结构改变是无法避免且必须面对的现实。家庭结构受到从内部组成、家庭起源、关系界限到外在文化及环境等因素影响而形成，家庭也经历不同的发展阶段。而家的任务和功能之一就是经历生命的从生到死，通过家庭生育繁衍后代传承生命的意义，在生死之间感受爱与被爱，寻找和享受活着的快乐和价值。同时家庭的生活支撑、陪伴生命成长和教育也是家庭的重要功能。生之偶然，我们无法选择父母和家庭；死之必然，我们无法逃避终将面对，我们需要且可以做到的是生死之间“活之坦然”。如何才能活之坦然？怎样才能活得健康而有意义？如何才能平静、有尊严地面对死亡？爱的学习与平衡及家庭成员的互爱，也就是本文的主要内容——第三种爱之爱家庭。简言之，家应该是一个讲爱且有爱的地方，如果缺乏爱就很难让人感受到家的温暖及家的意义。

（二）维持良好家庭关系的关键：健康的爱

健康的爱由心发出，从心向三个不同方向发出的爱，包括爱自己、爱父母、爱他人，形成平衡而稳定爱的架构，支撑和维护整体爱[4]。无论是什么形式的家庭，家庭成员之间由爱情、亲情、恩情及友情维系着这个家庭的存在与延续。一个人从出生到死亡，大多都是在家庭的陪伴中度过所有的岁月，包括满足对情感、社会、交流的需求，在家人相互之间的爱与被爱中得以实现。我们从开始与父母建立依恋关系，到认识他人，学习与人相处、适应学校和社会的生活，由家庭走向社会。当在外遇到种种挫折及人生的不如意时，亦希望能在家里得到关怀、鼓励及家人的照顾，由社会回归家庭。

爱是一种抽象观念，爱的神秘与博大很难用文字清楚表达，也还未有一种令所有人认同的完美定义，但所有人都在不同程度上经历过爱与被爱。Thomas Jay Oord 认为，爱可能是主动行动，以真心对待某个生命体或物体（可以是人、动物 、物品、神明），使其整体得到快乐[5]。健康的爱是一个整体，具有一定弹性，具备这种爱需要有良好的家庭教育和父母的榜样作用，这也是维持良好家庭关系的关键。家庭之爱是将从爱自己之小爱到爱他人之大爱的基础，能促使人们提升爱社会/他人的第三种爱[4]。但遗憾的是，并不是每一个家庭都能掌控好这种家庭之爱，缺失可能导致家庭关系疏离，泛滥可能导致自私。当然这也与家庭成员间的关系及对爱的理解和方式有关。例如，孩子养育成长阶段社会化适应过程的情感交流，父母在家的沟通方式，孩子通过观察、模仿、判断以及尝试等形成自己与他人沟通的基础。每个家庭的结构都是独特的，具有属于自己家庭的文化氛围、沟通模式及生活习惯。

二、在爱与被爱中学会爱他人

（一）如何爱家人

爱不是只有想法或口头说“我爱你”，而是一种基于意愿的行动付出。爱是双向的，最佳状态是爱的发出者与接受者都能真正感受到快乐，且乐意继续爱对方。关爱他人是自然的人类情感，这种人类自然情感起源于母亲对孩子的照顾关怀，也存在于日常生活中。弗洛姆在《爱的艺术》中提到，从他父母爱他的方式影响他儿童和青少年时期爱的能力而总结得出，父母给予爱的方式会促进或有损自己爱的能力[6]。然而不是每个人都懂得怎样做父母，他们从自己的父母身上获取被爱的经历，形成他们对爱的理解和观念继而去爱自己的孩子。如果孩子的父母在自己小时候没有感受被爱，或者说这种被爱的经历没有感受到快乐，或是一些负向的、失败的经历，那他们又如何去爱自己的孩子呢？

Beck 的研究指出，要培养孩子爱他人，必须先让孩子处于一个充满爱的环境中[7]。这种爱的能力不是每个人与生俱来的，会受到成长环境的限制。作为孩子，感受被爱和主动爱家人都是需要学习的过程。普通家庭会出现错位的爱，父母按照自己认为爱孩子的方式去养育和保护孩子，较少考虑孩子的需求和感受，导致爱与被爱的双方都没有感受到快乐。在华人家庭常见的情况是父母以工作忙为由，把孩子留给老人或请人带，其他情况还有把孩子寄养或被领养等，孩子认为父母不喜欢自己，和父母关系疏离，没有被爱的感受。有的父母把孩子当自己的私有财产，严格控制，过度保护、溺爱等，他们认为这就是爱。这些家庭的孩子感受最多的是约束压抑，想逃离家庭，或自我中心，依赖缺乏自理能力。无论是出生在重男轻女家庭的小女孩，还是机关大院长大的独生女，或是有保姆拎书包、有父母陪伴做功课到深夜的小男孩，他们都遇到不知如何爱家人的困扰。接下来本文将从三个不同家庭错位的爱中反思探讨怎样爱家人。

1. 被遗弃的爱　当一个孩子有被遗弃的感受或经历后，会认为父母及亲人不喜欢自己，没有被爱的感受。如果父母不懂得如何爱孩子，出现喂养、沟通交流障碍等，也会出现上述问题。例如，碧碧（化名）有多次被父母送人而又因抢弟弟玩具、喝别人牛奶等原因被退回自己家的经历。在她看来，只有小人书对她不离不弃。上小学时有次考了全班第一受到学校表扬，好多邻居在父母面前夸她，父母和爷爷的脸上满是笑容。从那以后，她知道只有读书好成绩好家人才对她好，之后便一直努力读书，直到考上大学离开家。离别之际她很想对父母和爷爷表达心里的不舍与探索外面世界的憧憬，但又不知道怎样说，只能把这份爱存放在心里。假期回家也很少与父母深入交流，大学毕业时父亲希望她在外地工作有更好的发展，而她很想回到家乡工作，更想听到父母想她回家的表达。小时候被遗弃的感觉始终横跨在她和父母之间，她对怎样向父母表达给予生命和养育的感激很困惑。现在她长大了，自己要面对婚姻和家庭的选择，她想做个好女儿，一直不停地在寻找回家的路。

2. 妈妈希望的“好女儿”　鲍宝（化名）是在机关大院长大的女生，她对父母管教的深刻印象是约束、说教、严格的规定。父母不断地强调这是对她的爱，女孩子就必须这样才是对她的好。童年岁月她完全感受不到父母的爱和家的温暖，从小就总是想反抗父母，逃离家庭。直到中学更加叛逆，结交朋友，离家出走。此时的母亲脾气暴躁且身体患病，管教女儿也更加强硬，几乎到了母女对抗的程度。她知道母亲身体不好，本想尽女儿孝心亲近母亲，但每次都因观点不同、各持己见，无法达成共识而在争吵或无声的沉默中结束沟通，难以相处。鲍宝的母亲在长期的重病缠身、精神恍惚中选择在女儿的房间结束了生命，这使她跌入对母亲无法理解的迷局和恐惧死亡的深渊。

我推测这位母亲表达爱女儿的方式可能受其原生家庭父母的影响，也可能是她遇到工作、生活、疾病等各种压力引发情绪问题所致，当然她最终为何选择轻生我们是无法知道的。但有一点可以肯定的是：她爱女儿，这位母亲希望通过严格管教塑造她所希望的“好女儿”。她选择付出生命，或许是为了从痛苦中解脱，也或许是为了借此向女儿传递某种讯息。我不清楚她是否想过她的离去会给女儿留下多大的伤害。鲍宝如今已为人母，一直惧怕死亡，但又从事一份天天都与生老病死打交道的工作，目前与父亲相处融洽。她看似开朗的外表遮盖着那充满爱、被爱与不能不爱的挣扎，害怕获得与失去的煎熬，从她的脸上也能读到寻找支持、珍惜家人、探寻自我疗愈的渴望。

这个故事的主要问题是：爱与接受爱的方式错位：父母严厉管教没有让孩子感受到爱与被爱的快乐，孩子的表现没有获得父母认可；家庭成员沟通障碍：父母不懂孩子的需要与沟通，表现在理念价值、沟通途径缺乏对孩子的尊重，而使孩子在充满对抗的家庭氛围长大，错过学习爱的机会，导致她在母亲生病过程中想做好但不懂得如何做，较难体谅、包容及谦让他人；母亲在家自杀死亡的经历影响孩子心理健康。

3. 少年的烦恼　浩浩（化名）是个爱学习、听家长话、有礼貌的中学生。最近学习成绩下降，不想上学也不想参加考试，有时为了躲避考试让父母帮忙请病假，在母亲拒绝帮忙请假后发脾气并赶到考场交白卷。在家不愿出门，也不温习，对人冷淡不多说话，也不太愿意与他人交流。父母急在心里，与学校老师沟通又四处找人帮忙，也想到看心理医生。朋友希望我可以和孩子聊聊，之后我认识了浩浩。

他从小衣食无忧，在父母提供丰富物资、有工人照顾及专车接送上学等条件下成长。在母亲眼中，他是个很孝顺的孩子，自觉温习，学习用功勤奋，上学期还鼓励班里一名落后的同学不要放弃，好好温习参加补考，最后那位同学成功升班，也很感激他的鼓励。母亲抱怨他现在是自我放弃，不温习，上课不做笔记。在家不和父母交流，也不和姐姐说话，不明白他怎么会变成这样。

我正在为中学生计划生命教育活动，也很想有机会走近澳门的青少年，于是预约了朋友全家见面，同时也邀请了这孩子以便帮助我了解中学生。第一次在饮茶时见到斯文的浩浩，戴副眼镜，招呼之后坐在我的左侧，旁边是父亲、姐姐，母亲坐在我的右侧。整个过程只见父亲不断地给他夹菜，妈妈也不停地叫他吃，看得出他有些拘谨，虽然言语很少，但很有礼貌地点头，慢慢地吃上一些。在妈妈非常热情的款待中，大家很开心地聊天。我主动给浩浩介绍我的中学生生命教育计划是想帮助青少年跨越青春期障碍，他很认真地听我说，也表示愿意和我单独交流。之后，我们开始有关青少年的谈话，我告诉他我想知道中学生有哪些困扰？需要他帮助我从他的角度和感受了解更多，他对我提出的每个问题都会思考一会儿再表达，慢慢地他对我不再陌生了，有了一些信任感，我们的交谈也变得流畅和自然了很多。当我问他，父亲给你夹的菜你都喜欢吃吗？他说不是，你为什么都吃了？他却惊讶地看着我说，可以不吃吗？从小都是这样的，他们都很爱我。此时，我在想他到底有什么烦恼？还记得分别时他问我，如果我不同意妈妈的看法，我可以说“NO”吗？我说当然可以，他脸上的表情告诉我，是吗？

由此可见，孩子在过度爱护的环境中成长容易出现：保护性失能，认为孩子需要保护，没有给孩子表达和面对困难的机会，有任何困难父母帮忙解决而导致孩子缺乏面对困难的能力；青春期困扰，不懂得怎样与父母、老师及同学沟通，以及表达自己的学习压力和情感问题；父母存在面对孩子变化的困惑不解，这可能与父母的知识背景及对爱的认知有关，他们不了解孩子成长阶段的特点，缺乏对孩子交心的沟通，对孩子的要求和期望停留在小时候。

（二）被爱中学习传递爱

从以上的故事看到，孩子原生家庭的成长经历对孩子的影响是深刻的。对于原有的家庭我们无法改变，但需要行动起来，在家庭成员中找到问题，分享讨论解决问题的途径，营造爱的家庭氛围是学习爱及传播爱的关键。爱就是给予，这种爱是一种周而复始的过程，即在帮助他人成长中实现自我更趋成熟，体现一种为他人付出的价值成就自己的生命意义。

我们知道解决这些问题没有标准的答案，也不一定有效果，但有一点我们可以坚信，那就是真心地去爱。家庭中夫妻之爱、父母与子女养育之爱及亲戚朋友之爱都是在爱与被爱中获得生命的意义，学习感恩的快乐与传递爱的幸福！如果用这样的角度来尝试将会使上述问题有哪些改变呢（表）？

表　针对常见家庭问题改善建议

家庭问题（父母）	孩子影响	改变行动	预期设想
重男轻女观念	被遗弃的经历 被忽略/不被重视 童年没有玩伴	教育生命平等 社会持续推动 关注女童健康	传统思想 （难度大） 城市好于农村
不懂得如何爱子女 －不了解孩子需要 －不懂得沟通 －缺乏尊重	没有被爱的感受 成人后对家及爱的理解困惑 不知道怎样面对父母	尊重子女－提供表达意见的机会 角色榜样－照顾陪伴自己父母 真诚沟通－避免争吵	父母尝试学习（电视节目、社会活动） 年长父母放不下面子
父母对爱认知差异 （强势管教）	不顺从/内心不服 反抗/对立 较难体谅、包容及谦让他人	学习接纳差异 尝试多样方法 父母谦让孩子	父母基本都愿意为孩子改变
没有给予孩子机会	错过了学习爱与被爱的机会	让孩子表达 鼓励为主	尝试后效果明显

续表

家庭问题（父母）	孩子影响	改变行动	预期设想
家庭成员沟通障碍 –缺乏交心沟通 –父母生病时沟通	不说话、不表达、不交流 不知道如何面对	寻找有效沟通途径–卡片、短信、身体语言 放下成见，从疾病关心健康入手	良好 可以做到
父母过度爱护	保护性失能	直接说NO	有效
父母缺乏了解孩子成长特点及面对孩子变化的困扰	烦恼、压力、应对无助感	学习了解、朋友方式与孩子沟通、寻求他人帮助	愿意寻求帮助

三、第三种爱的基础：爱家庭

在家中，无论夫妻之间还是父母与子女之间，都会遇到观念不同、意见不一的时候。我们经常不知如何去爱，特别在生命末期，父母的愿与望，子女的爱与孝，都是家庭成员对尊重生命、对爱的表达、自我的生死观以及直面死亡的决策困扰。接下来的故事带我们去经历面对死亡来临的爱与陪伴。

（一）案例介绍

王婆婆90岁，育有10个儿女（2男，8女），老人家付出的艰辛可以想象。儿女们都成家立业且儿孙满堂，她也非常自豪，称得上光荣妈妈。2016年发现胰腺癌晚期，她并不知道自己的病情，但消瘦、疼痛加重难以忍受，但她不愿意入住当地医院。丈夫因心脏病突发离世多年，大女儿因重病两年前去世，目前与小女儿同住。她只想见到长子。儿女们看在眼里痛在心里，是否送医院意见不一，特别是从事院舍服务工作多年的女儿佩佩（化名），不知如何面对和处理母亲的疼痛。

王婆婆不愿去医院，可能以前有不愉快的住院经历或是感受到生命末期的来临自己希望在家临终。子女们的意见不一也是常见的情况。但目前最为重要的是处理老人的疼痛以及子女们共识如何满足母亲的愿望。

2017年9月23日晚王婆婆因血糖低到医院急诊处理后于第二天入住私家医院，我以佩佩朋友身份前往医院探访，王婆婆卧床接待了我这位初次见面的陌生朋友。

她微笑着热情地看着我，友善地点头欢迎我。我主动地表示想坐在她身边（左），轻轻地握住她的左手，她很有力握住我的手开始了我们的聊天。她第一句话很清醒地告诉我说被子太厚，我顺手拿起被子点头认同，之后，我介绍自己是一名护士，在临床做了很多年，她很感兴趣地和我聊，我更靠近她问她现在的感受，她给我讲她的儿女们有多么优秀和她现在的病情。她很平静，也很讲究，特别在意自己的形象。我说想看看您的手，她非常乐意地伸出双手，右手背有一块输液后的瘀斑（3cm×3cm），我问她现在痛吗？她表示还能忍受，我提出想看看双脚，她很配合地让我评估。我发现右下肢皮肤温度明显高于左下肢，且水肿，立即告知佩佩，经老人家同意我尝试帮她按摩双下肢，未发现明显疼痛感受，随后与女儿分享感受及按摩技巧。

虽然每天都有儿女及孙辈在床旁陪伴，大家七嘴八舌各自聊天，老人感觉有些吵闹，常侧卧闭目不语。另外，老人反复多次自诉疼痛难忍，且每次巧遇同住的小女儿外出公干，不难想到老人感到不安全感。老人有重男轻女思想，总希望长子能在身旁陪伴，口头上不要求女儿们来探望陪伴。子女们感觉心情很复杂，心里特别想表达对母亲的爱，又不知从何入手。女儿们各自表达有一定的心理压力。此时，需要协助子女减压放松，调整好心态，怎样把握时间去爱，把精力集中到如何陪伴妈妈走好最后的里程。

几天后老人出院回家修养。之后，儿女们达成共识，尽可能满足妈妈饮食、看医生、见朋友等所有愿望，兄弟姐妹大家轮流在家陪伴母亲，积极安排她想见的人和她想做的事。大约三个月后，佩佩微信告诉我，她妈妈在康宁中心已经平静安详地走了！这段日子全家人非常乐意地顺着老人，用爱的行动陪伴母亲一起走，直到生命的终点。儿女们表示没有像父亲离开时的焦虑与恐惧，能够平静地释放心理压力坦然面对妈妈的死亡。佩佩表示，陪伴妈妈的这些日子让自己的小家庭有了更多的交流，反思生命的意义，更加懂得爱家人和珍惜当下。

（二）案例分析

从这个故事中，我们可以看到临终前家庭成员之爱是升华爱生命的重要环节。所有人放下成见，彼此包容，互相支撑陪伴亲人迈向生命的终点，同时又是一次自我成长的跨越。在家庭临终过程中的建议：召开家庭会议，让不同意见的成员有充分表达各自意见和讨论的机会；换位角色扮演，“如果我是妈妈，我的心愿是？”尊重临终者的选择，寻求各种资源，包括补充家庭护理设备及社区医院社区医疗服务等，满足临终者在家的所有愿望；利用各种节日营造在家聚会氛围，包括传统节日，生日等；尽可能让每位家庭成员单独与临终者相处，增进各自与临终者之间的情感，让彼此都能感受到在对方心里的位置，充分表达做好道谢、道爱、道歉、道别。

（三）家庭对医护人员的影响

在守护生命与末期陪伴的过程中医护人员至关重要。他们每天陪伴无数生命的生老病死，他们的行动和付出诠释他们对生命的爱。如果说只有具备爱自己、爱家庭及爱他人的人才能配称为医生和护士，而那些即使有技术但不具备平衡的健康爱的从业者只能称为“医身”和“护事”，他们的工作重点是身体问题及医疗任务，而不是聚焦在对生命的爱与关怀。由此可见医务人员对病患之爱基于他们成长和生活的家庭之爱，包括医务人员对自己家人的关爱、家庭成员对他们的关爱。有资料显示，2017 年海峡两岸四地注册的医生（不包括中医）和注册护士就有约 750 万人，其中中国大陆 7 196 000 人，香港、台湾及澳门约 295 666 人[8-11]，也就是说至少有 700 多万个家庭文化的健康与否影响着医务人员的第三种爱。

四、总结

有爱的家是孩子和父母共同成长的沃土，是人们从爱自己的爱提升到爱他人之大爱的基础。第三种爱之爱家庭是需要家庭成员之间了解彼此、尊重对方、主动付出并使双方感到快乐。每个人都有这种爱，只是这种爱的多寡反映在现实生活中有所差异，而这种爱的行动体现我们对社会和他人生命的尊重。我在医院工作多年，见过很多同事顾不了家里的父母和孩子，面对爱、被爱与不爱的自我挣扎，他们的家庭健康是值得社会的关注。如果一个人只有自己，不爱或不能健康地爱家人，很难成为具备第三种爱从事关爱生命服务他人健康的人。只有懂得善待自己、孝敬父母、尊重他人，实现这三种爱的平衡才是健康的最佳状态。

参考文献

[1] Friedman, M. M. Family Nursing: Research, Theory & Practice 5th, Prentice Hall, Inc. 2003

[2] Clemen-Stone, S., McGuire, S. L., Eigsti, D. G. Comprehensive Community Health Nursing: Family, Aggregate & Community Practice. 2002

[3] 侯崇文. 家庭结构、家庭关系与青少年偏差行为探讨 [J]. 应用心理研究，2001，11，25 -43。
[4] 朱明霞. 第三种爱，生命文化核心概念解析 [M]. 北京：中国华侨出版社，2018：351 -352.
[5] 韦佳德. 没有怕！有话直说的勇气 [M]. 台湾：计算机人文化事业股份有限公司，2016.
[6] 亦非（译）艾里希 费洛姆（著）. 爱的艺术 [M]. 北京：京华出本社，2009.
[7] 李皎正，方月燕. 关怀照护—护理教育的核心 [J]. 护理杂志，2000，47（3）：22 -27。
[8] 2017 我国卫生健康事业发展统计公报
http：//www. nhfpc. gov. cn/guihuaxxs/s10743/201806/44e3cdfe11fa4c7f928c879d435b6a18. shtml
[9] 香港特别行政区政府统计处 香港统计数字一览
https：//www. censtatd. gov. hk/hkstat/hkif/index_ tc. jsp
[10] 台湾卫生福利部统计处 https：//dep. mohw. gov. tw/DOS/cp -1735 -3245 -113. html
[11] 澳门特别行政区统计局 统计年鉴 2017 - 医疗指标 page 108
https：//www. dsec. gov. mo/Statistic. aspx？ lang = en-US&NodeGuid = d45bf8ce -2b35 -45d9 -ab3a -ed645e8af4bb

爱与陪伴的家庭文化

王佰玲　李　贞

北京东方生命文化研究院

家庭是社会的基本细胞。无论时代如何沧桑巨变，无论生活格局多么变化无常，千千万万个家庭依然是社会大旋律、民族乃至国家恢弘交响乐章的基础音符，正所谓“天下之本在家”。家庭文化是家庭的物质文化和精神文化的互动与总和。在家庭形成和发展过程中形成了较为稳定的生活方式、家风家教、传统习惯、家庭道德规范以及为人处世之道等。本文从生命文化的层次入手，在生命陪伴生命、生命呵护生命、生命影响生命的家庭关系中，通过觉察一切外在的交流与互动的表现形式，都是自身内在动机与情绪的投射。了解跨越时空的爱与陪伴的内涵，在知行合一中，用心营造和谐家庭的同时，大家共同心灵成长的“土壤”和“氛围”，即爱与陪伴的家庭文化。

一、跨越时空的爱与陪伴

爱是由心而发，真诚自然；陪伴，是身体力行，专注当下。当我们的内在爱心饱满、爱意充盈的时候，通过陪伴与家人连接在一起，达到心领神会，整个过程就是在唤醒爱、体验爱、传播爱乃至成为爱本身。

（一）时代变迁中的爱与陪伴

中华民族历来重视家庭。《易传·文言传·坤文言》道“积善之家，必有余庆；积不善之家，必有余殃。”“家和万事兴”等家庭文化可谓伏脉千里，薪火相传。

“父母在，不远游”更是体现了传统意义上的爱与陪伴；当然也有“游必有方”“岳母刺字”精忠报国的家国情怀，何尝不是升华了的“爱与陪伴”?!

中国古代，以家族集居为主。唐宋时期江西德安“江洲义门陈”聚族3900余口，同炊共食不分家，历经15代而聚族而居，孝义忠信，和谐共处，是中国古代社会中人口最多、文风最盛、团结最紧密的和谐大家庭的典范。而现代社会中的大家庭通常是逢年过节才能有机会团聚在一起，扶老携幼，几代同堂，如果孩子能够陪长辈细细回味一下曾经走过的年少岁月已是非常难得。改革开放40年来，受到经济社会发展、独生子女政策实施以及社会文化环境等因素的影响，我国的家庭结构、家庭观念、家庭环境等均发生了巨大的变化。家庭人口数量以2~3人为主。

与家庭结构变化相关的是人口结构的变化。通常是，在一家三口为主的核心家庭之外，还有上辈老人们。处于家庭主导地位的一对夫妇，起着承上启下的作用。在新时代，大多是年轻夫妇忙于工作或出外打工，以维持整个家庭物质供给，无暇照顾小孩怎么办？农村的小家庭，通常是孩子断母乳之后，就寄养在爷爷奶奶或外公外婆家里，孩子成了留守儿童，而老人们又隔辈亲，对孩子一般都很宠溺；而城市的小家庭，年轻夫妇通常是找保姆帮助或者把老家的父母接过来同住帮忙照顾小孩，后者同样也面临老人远离故土的各种水土不服，如果与年轻一代育儿观念不一致，更是面临各种家庭困惑与挑战。家里长辈年老以后，如果是在同一个城市，子女还能够在身边尽孝，但面临着照护的专业性、长久性的问题；如果是城乡分离的，一旦老人卧病在床，如何照顾失能、半失能老人或者是失智的老人，都是现代家庭面临的不可逃避的真实问题。

时代节奏的加快，互联网+的冲击，传统意义上的爱与陪伴，借助高新科技的进步和智能化发展，有了更鲜明的时代特征。义工去养老院陪伴老人时，发现一个95岁的老人，还能与子女孙辈们用微信视频聊天，不亦乐乎；孩子们给她买的“数独游戏”书，成了日日陪伴她练习思维活跃的朋友。老人说，为了让已退休的女儿更安心地去国外帮孙女儿带重孙子，她至少要在两年内保持健康状态，这是她给自己定下的基础目标。所以，她每天都合理地安排自己的锻炼时间，还经常与儿女们视频以让孩子们完全放心，这位可敬可爱的老人认为，这也是她间接陪伴重孙子长大的方式，义工们听了感动不已。新时代的陪伴，已经跨越了时空的局限，使家庭成员借助网络实现情感的沟通和交流，只要心在一起，陪伴一直都在。

家里老人离开故土来帮忙带孩子，作为子女也要用心觉察，多与老人交流，让老人们心里敞亮。毕竟乡里乡情的牵念，可以通过一定的方式表达，每隔一段时间带着孩子回老家陪伴老人们，既锻炼孩子们的适应能力，也能让老人们回归故土，感受儿孙绕膝的喜悦。

（二）层次有别的爱与陪伴

爱与陪伴也是有层次的。当有义工伙伴就爱与陪伴老人这个话题专门请教富德生命伙伴关爱基金的理事长王佰玲老师时，她一语道破天机，她说，最高境界的“爱与陪伴”，应该是爱的自然流淌。这与台湾著名作家林清玄在《你心柔软，却有力量》一书“生命的化妆”一文中提到的化妆的最高境界竟是“无妆”，竟是“自然”，有异曲同工之妙。脸上的化妆，只是化妆最后的细枝末节；深一层的化妆是改变体质，让一个人改变生活方式、睡眠充足、注意运动，这样皮肤改善，精神充足，比化妆有效得多；再深一层的化妆是改变气质，多读书，多欣赏艺术，多思考，对生活乐观，对生命有信心，心地善良，关怀别人，自爱而有尊严，这样的人不化妆也很美。三流的化妆是脸上的化妆，二流的化妆是精神的化妆，一流的化妆是生命的化妆[1]。

这一点同样适用于爱与陪伴的三个层次：最低层次的爱与陪伴，是形式上的陪伴，为了证明爱而刻意为之，或者说是活在外在的价值体系中，活在别人的眼光中，关系即是物化的；中间层次的爱与陪伴，是物质生活的扶助，精神生活的关心；那么，最高层次的爱与陪伴，则是灵魂的共鸣，生命的陪伴，是不着痕迹的爱的自然流淌，一如初见的感动。一切外在的表象，都是内在的真实投射，当您真的做到你我一体时，爱与陪伴别人，也是爱与陪伴自己，我们相信每个行为的背后都有正面动机，每个人都具备成功快乐的资源。

（三）共度佳期的爱与陪伴

爱，用英文表达是 LOVE，有一种解释为：“L”代表 Listen（倾听）、“O”代表 Obligate（感恩）、“V”代表 Valued（尊重）、“E”代表 Excuse（宽恕）。家庭文化中的爱与陪伴，是一种情感的交流，是倾听、感恩、尊重，也是宽恕。互动过程中有不理解的情景出现时，要调整自己的情绪，做到内心平静，用等待、观察、不评判梳理自己的状态。理解家人所有行为的背后，不是呼求爱，就是表达爱。生命的根本需求，是渴望被看见。

家人之间更珍贵的是“有效赞赏”与相处的“黄金时间”。设身处地换位思考，根据每位家人的兴趣爱好，高质量地运用爱的五种语言：①肯定的言辞：发掘并在言辞中肯定对方所做的事情；②好品质的时间：付出时间专注地在一起，如一起去散步或一起做一顿美食共度周末等；③接受礼物：能够表达出“他或她正在想我”的礼物；④服务的行动：为家人做一点对他（她）意义重大的事；⑤身体的接触：亲吻、拥抱、拍背、握手等都能传达爱的方式。

（四）跨越生死的爱与陪伴

跨越生死的陪伴，相信爱一直都在，这是陪伴的升华。美国著名的神经外科医生保罗·卡拉尼什，2013 年在即将抵达人生巅峰时忽然被诊断出患有第四期肺癌，自此，他开始记录余生，反思医疗与人性，2015 年 37 岁的保罗告别妻子和女儿离开了人世。他的妻子露西·卡拉尼什回忆道：确诊那天，保罗哭了。看到浴室镜子上我们画的画，写的字——我余生每一天都想和你一起待在这里，露西本以为，“保罗去世后，只会感觉空虚和心碎，却从未想过即使一个人去了，我还是能够一如既往地爱他。”露西抚养他们的女儿，与家人培养感情，去保罗的墓前看他，为他悲痛，也为他骄傲，坚强地活下去。刘易斯曾经写道，“丧亲之痛并不能阻断婚姻之爱，这只是婚姻的必经阶段——就像蜜月。这个阶段的婚姻，也要诚心诚意，好好经营”。北京生命文化研究所的创始人之一陆莉娜教授，老伴离世后，每一天依然过得特别充实，她说：“现在每天的时光，一半靠回忆充盈，一半靠生活体验，想念的时候，她会到先生的书房里，一遍又一遍地翻阅先生遗留下的书籍、日记，一幕一幕地回忆，沉浸在仿佛依然浪漫陪伴的温柔时光里”。

去年，有位年轻义工伙伴的妈妈六十甲子生日，她给她的爸爸、妈妈收集了有记录以来所有的照片，整理出了一个特别的影集，连她爸爸妈妈的结婚证都扫描打印了出来。她妈妈热泪盈眶地说，这是她收到的最珍贵的生日礼物，想念的时候，就可以翻翻影集，感受一下曾经在一起的欢乐时光，更坚定了乐观坚强生活下去的信心和力量。这样，即使有时儿女们不能陪伴在身边，也能感受到家人们在一起的温暖。她爸爸突然离开，来不及向她们告别，但她们相信爸爸内心肯定是希望家人们活得好好的，甚至比他在的时候活得更好。家人们活出他的精神，他也就永远活在了家人们心中！

义工伙伴现在看到了当初的自己一天天变得内心强大，对家人、朋友、身边的每一个生命以及自己，更加珍惜“爱与陪伴”的每一天。正如托尔斯泰在《天国在你们心中》表达的一样，“人去实施爱，不是因为他爱某一东西、某一人时得到了益处，而是因为爱是他心灵的本质，因为他不能不爱。”爱是心灵的本质需要，真诚面对并感恩生老病死这特别的人生功课！相信爱一直都在传递，佰玲老师的老父亲于2011年去世后，其家人为了纪念他，传承其对教育事业及故土的深厚情感，设立宝珠助学基金，专门为当地品学兼优的困难学子接受大学教育给予一次性资助。自2012年启动以来，已为70名孩子进行了资助，宝珠老人的子女们通过这样特别有爱实现了老父亲对新一代跨越时空的陪伴。

二、观照当下的家庭文化

亲子共读的绘本《巨大的爱》图文并茂地呈现了生命里最伟大的人类情感和最珍贵的生命体验是巨大的爱。关键是，在我们每一个生命历程中、在每一个人生阶段的关系中，我们能够切身体验这份最真诚的感动。

（一）孝老，以及人之老

生老病死是自然规律。每一位老人，都曾经是孩子；每一个孩子，也会慢慢变老。我们十方缘老人心灵呵护的义工伙伴们都崇尚这样的价值观：“我们相信，每一个生命都是需要被呵护的，所以我们不分析、不评判、不下定义，就是爱与陪伴。”当我们面对每一个生命时，通过默念“不分析、不评判、不下定义”使自己放松，全然接纳自己、老人和外在世界，喜悦祥和地陪伴老人。

爱与陪伴老人过程中，通常会用到下列陪伴技法：注视、用心聆听、同频呼吸、经典诵读、抚触沟通、音乐沟通、同频共振等。我们走进养老院、走进临终医院、走进社区，在爱与陪伴老人的过程中喜悦成长。我们走进企业、走进电台、走进学校，分享爱与陪伴的故事，我们越切身参与其中，越有机会直面生老病死、越能觉察自身心灵变化，越感叹生命的神奇与生命文化的魅力，更加懂得感恩生命、敬畏生命、善待生命、珍惜生命。

如果更深层次理解不评判背后的深意，不妨看看中国生命关怀协会的李赞老师主编的《爱与陪伴——老人心灵呵护理论与实务》[2]，推荐阅读里有一篇龙应台在

“史学——沙漠玫瑰的开放”文中提到的“沙漠玫瑰”的故事。当龙应台陪伴孩子们将朋友从以色列带回的沙漠玫瑰泡在水里，一天天细致观察，发现从枯草中心一天天地向外舒展变绿。第八天的时候，刚好有一个邻居在，当他看到作者和孩子们为完整复活了的沙漠玫瑰欢喜雀跃时，很奇怪，他认为那就是一把挺难看、气味潮湿的低等植物。定格在那一时刻，是孤立的；现象和现象背后一点一滴的线索是辗转曲折、千丝万缕的过程。

所以说，陪伴老人或家里的长辈们也一样，也许您看到的是当下这位眉眼低垂、昏昏欲睡的老人现状。可是，他的背后，到底经历了什么样的时代，遇到了什么样的际遇。如果我们能不分析、不评判、不下定义，不贴标签，突破限制性信念，就会更好地做到当下的爱与陪伴。就像了解沙漠玫瑰一路走过来的故事，了解一个现象的背后，放到了更大的时空坐标里面，横的纵的，到底是在哪一个位置，相信在陪伴老人的过程中，我们会收获更多的生命成长。

袁正光在《生命文化导论》中提倡的“自然赋予生命血肉之躯，文化铸造生命情义之魂。生命或许很短暂，只有情不变，只有爱永远[3]。”让我们不断地在陪伴老人过程中唤醒爱、传递爱、成为爱，打开善良的通道，让更多的人遇见更好的自己，传承更珍贵的生命文化！当我们作为十方缘老人心灵呵护的义工们，走到重症老人身旁陪伴时，目光祥和注视着、双手轻柔抚触着、耳朵全然聆听着、呼吸同频共振着。看到那原本已经掉光了牙齿的老人家脸上绽放的笑脸，正如尚未长出牙齿的婴儿般笑容纯真时，我们心里暖暖地，感受到了生命的滋养。

（二）携幼，以及人之幼

孩子是家庭的新生希望。爱与陪伴的家庭文化建设，可以形成代代相传的良好家风，引导孩子完成社会使命。孩子们通过内化与父母的情感关系，学习生命的成长。爱孩子，教育的本质，其实是父母的自我修行。爱，是“如他所是”，非“如我所愿”，李雪在《当我遇见一个人》[4]一书中提到，带着慈悲和爱，接纳孩子本来的样子。孩子是父母的镜子，作为父母，我们给孩子的是爱而不是思想，他们自会有自己的思想。将心比心，平等地与孩子相处，做孩子的朋友。同时，我们要对孩子的行为是出于爱而不是恐惧。因为信任产生祝福，恐惧产生诅咒。“爱与陪伴孩子，就是和小时候的自己玩耍”，让我们把陪伴孩子的时光，变成未来回味无穷的钻石，闪耀光芒。

试想一下，如果孩子正在经历人生中的一次艰难挑战或正面对挫折，我们能够心平气和地、和善而坚定地陪伴在他身边，听他诉说烦恼，充满信心地继续鼓励他吗？引导孩子自己体验到：一切智慧都从觉察开始，一切改变都在接纳中完成吗？接纳孩子的动机和情绪总不会错，只是行为没有效果吗？了解到任何问题至少有三个以上的解决方案，我们可以尝试更多的方式迎接挑战吗？如果您是一位全职或是工作忙碌的妈妈，你还会以身示范，培养自己的兴趣爱好，阅读、运动或者对工作全力以赴，给孩子树立一个积极、健康、向上的榜样吗？

试想一下，如果你正在厨房做菜，孩子特别想跟你分享读书的喜悦："妈妈，你快看！"你真的能放下手中正在做的事情，蹲下来，专注地望着孩子的眼睛，倾听他的分享吗？即使是为了美好的未来而努力拼搏，也不会错过不能重来的现在吗？

美国总统奥巴马曾表示此生自己最骄傲的事，是在他长达21个月的竞选总统时间里，他一次都没有缺失过女儿的家长会。他说即便自己再忙也会挤出时间陪伴孩子睡前阅读。正如前文提到的那些"看似不太重要"的家长会、生日会、毕业典礼，其实这些才是孩子成长过程中最不能错过的黄金时刻。美国作家Dave wills在书中提到：其实我们陪伴孩子一生，他能记住的，也就那五个时刻。我们要做的是去"陪伴"，而不是"陪着"孩子。把握住这些特别的时刻：你让孩子感到安全的时刻；你给孩子全部关注的时刻；你和另一半相处的时刻；你评价孩子的时刻；家庭固有的传统时刻。

爱与陪伴孩子，父母同时要做好未来终究离开的准备。资深心理学咨询师武志红在《为何家会伤人》中提到，童年的关系模式与长大后的事业、婚恋、家庭养育等，有着丝丝入扣的对应。健康的家庭，充盈着爱，懂得陪伴，也懂得分离[5]。对子女的爱是为了离开，越早有这样的心理准备才能越珍惜当下每一个陪伴的日子。正如龙应台在《目送》中表示：我慢慢地、慢慢地了解到，所谓父女母子一场，只不过意味着，你和他的缘分就是今生今世不断地在目送他的背影渐行渐远。你站在小路的这一端，看着他逐渐消失在小路转弯的地方，而且，他用背影告诉你：不必追。总有一天我们会老去，孩子会长大，我们不溺爱不娇惯孩子，让孩子拥有独立的精彩人生。

爱与陪伴孩子，更重要的是让孩子可以养成陪伴自身的良好习惯。譬如从小在亲子共读中，感受书香浸润的快乐。儿童绘本《逃家小兔》表达出，母爱不是束缚，而是“当你变成一只鸟，我就变成一棵树，就在这等你回来”。我们，都曾经是妈妈怀抱里的小兔子，也都终于成为“逃家小兔”，最后变成了小兔的妈妈，体会到了我们的妈妈当时抱着我们的感受。“腹有诗书气自华，最是书香能致远”。《没有人天生会做爸爸》的作者王开东老师提倡建立学习型家庭[6]，陪伴孩子一起阅读，和孩子谈谈童话，带孩子看看电影，让孩子养养小动物。这样，我们在亲子共度中内化成一种气质，这是前文中提到的最高层次的爱与陪伴。

同时，携幼，以及人之幼，将心比心，推己及人。我们通过 NLP 智慧父母导师班的学习，与智慧父母导师们共同学习成长，将自己的切身体会分享给周围更多的伙伴们。正如蒋佩蓉妈妈有中美“妈妈公主团”一样，NLP 智慧父母导师们也有社群，定期组织一起学习、分享、体悟与超越更好的自己，在陪伴孩子的过程中，也实现自身的生命成长。

（三）夫妻，关系中新生

工作也许会有退休，而我们永远都不会从家庭中“退休”。家庭关系的核心，是夫妻关系，父母的相处之道，也是一种爱的传承，影响着孩子的未来。在与家人相处的情感账户上，何妨保持“存款”多，“取款”少，给“爱情银行”[7]存款最重要的方式是花时间相处。养成天天沟通、定时约会、年年外出的好习惯。同时，孝敬父母的同时，要保持对配偶的尊重，这两边需要平衡；尤其家庭有了小孩子之后，依然要保持觉察，“伴侣才是陪伴我们一辈子的人”，孩子只是上天暂时交托给我们的宝贵“礼物”。

夫妻相处，有时候需要借助一些仪式感来梳理生命：开始或结束，来铭记情感，温暖或悲伤，来增进亲密，见证或允诺。《小王子》中狐狸这样说仪式感[8]：它就是使某一天与其他日子不同，使某一时刻与其他时刻不同。当然，重要的是在生活的点点滴滴中体验温情，仪式感还可以是每一天出门时的拥别和下班回家后的迎接，感受到彼此之间流动的爱。

让婚姻快乐并持续下去的因素，不妨遵循以下两个原则：第一，夫妻双方要从内心深处将他们的灵魂合为一体，视对方为自己最好的朋友；第二，经营健康的互动关系，有自我意识，也可以从对方的角度来觉察自己，彼此之间是一种互相照见和共同成长。我们相信，良好的夫妻关系，是孩子一生的礼物，也是让老人们安度晚年的定心丸。让我们在爱与陪伴的家庭文化中，去爱，去生活，去学习，留下传承。

让我们带着感恩与祝福，在美好的新时代大潮中，奏响自己幸福小家庭的和谐音符，实现与家人们黄金时刻心灵共鸣的爱与陪伴；同时孝老，以及人之老；携幼，以及人之幼；同心同德，相亲相爱，让这样美好的《幸福家庭祝福语》伴随着我们：相信所有家人们就是来帮助我们生命成长的源动力，一切的发生都是为了圆满与丰富我们的生命而来！常看家人的积极面，多觉察自己的不足并努力修正！愿爱在我们心里，爱在每一个家人心里，爱在家中每一个角落，爱在每一个家庭里面！爱，在我们身边撒下光明、美善与和平的种子，让我们大家沐浴在平安幸福、慈爱与感恩中！愿每一个生命的日子，都遇见新生和奇迹！

参考文献

[1] 林清玄．你心柔软却有力量［M］．武汉：长江文艺出版社，2015，10－11.

[2] 李赞．爱与陪伴——老人心灵呵护理论与实务［M］．北京：中国劳动社会保障出版社，2015，170－171.

[3] 袁正光．生命的智慧——生命文化导论［M］．北京：中医古籍出版社，2012，封底．

[4] 李雪．当我遇见一个人［M］．北京：北京联合出版公司，2017，扉页．

[5] 武志红．为何家会伤人［M］．北京：北京联合出版公司，2017，51.

[6] 王开东．没有人天生会做爸爸［M］．桂林：漓江出版社，2015，233.

[7] 蒋佩蓉．佩蓉的妈妈经［M］．北京：人民邮电出版社，2014，80.

[8]（法）圣埃克苏佩里著，尹建莉译．小王子［M］．天津：新蕾出版社，2016，94.

从佛教的节制欲望探讨良好家庭的规范

李明书

华中科技大学哲学系

一、研究背景与论述基础

（一）研究背景

在关大眠（Damien Keown）[1]、彼得·哈维（Peter Harvey）[2]、释昭慧[3]等多位学者的努力下，佛教生命伦理学在当代已受到较多的关注。有些议题像家庭、婚姻、择偶等的讨论虽然常见，但总流于散论或一般的鸡汤式言论，或是以佛教基本观念进行延伸，而缺乏直接的学理依据。鉴于此，本文试图从佛教的基本关怀入手，带入“解脱”“苦”“欲”等基本观念，进而提出在家庭规范，减少家庭问题的参考标准，最后论证佛教提出的规范原则以及学理思路。

本文试图从佛教的材料中找到一个对于所有良好家庭皆适用的伦理原则，不仅可供异性恋家庭参考，同性恋家庭乃至于其他各种形式的家庭皆可依循。以全球视野而言，近年引起较大关注的是美国在2015年6月通过同性婚姻合法一案。其中由美国大法官安东尼·肯尼迪（Anthony Kennedy）所执笔的通过同性婚姻判决书中，引用了《礼记》中记载孔子所说的话，表示婚姻是政府的基础[4]。此举引发学术与社会各界的广泛讨论[5]。在美国的婚姻或家庭制度上，出现了以中国儒家思想介入讨论的情形，那么我们也可以从其他的中国思想材料中，提炼出对于当代性别、婚姻、家庭等议题的见解。如此不仅可以活化中国思想的当代意义与价值，对于当代问题也可以提出改善的方法。将范围设定为所有家庭，则不论未来出现什么样的家庭形式，我们都可以基于中国思想关怀生命的态度，提供解决问题的观点，而不只是制度规划而已。

受到全球化思潮的影响，中国台湾地区近来讨论得沸沸扬扬的“多元成家”之争议，也与中国思想产生了紧密的互动，佛教的观点引发了学界与社会的关注。从佛教思想进路来看，人们对“多元成家”涉及的“同性婚姻”“多人家属”等制度的设计理念有待商榷，在佛教经典上始终难以找到直接支持的证据。有鉴于此，制度所要解决、改善的生命、生活等问题，始能在根源处予以解决，也需要从佛教经典中找到能够与当代议题对话的交集，而不只是从制度或法律层面表示赞成或反对的意见。从美国与中国台湾现况的观察，可以得知由婚姻所构成的家庭之重要性，提出一个可以适用于所有家庭的伦理原则。

（二）论述基础

立基于上述的背景，并且接续笔者既有的讨论佛教证成“多元成家”合理性的理由，亦即在以减轻痛苦为前提下，可以支持任何家庭形式的成立，当然这里所谓的减轻痛苦，并不表示可以伤害他人、增加别人的痛苦，而是包括遵守生命伦理四原则的“不伤害原则”[6]，才能达到不以增加痛苦的方式减轻痛苦的目的。许多家庭的成立，尤其非异性婚姻所成立的家庭，多是为减轻社会、自己与他人、同侪、生活等各方面的痛苦而缔结，缔结婚姻后再增进幸福的程度。如果溯源到异性婚姻的起源，或是考察现实上的异性婚姻，其实也是立基于形式相同，而各自遭遇不同的情形。既是如此，我们不应仅仅从表面上认识到佛教对于家庭的关怀，而应是认识到支撑这个立场背后的依据到底是什么。帮助人们减少痛苦到整个解脱，是佛教对于人生在世的目标。家庭痛苦的来源，几乎与“情欲”脱离不了关系，而如何对治欲望及其产生的行为，是佛教认为良好的家庭必须面对的问题。

笔者虽将家庭的问题归结到情欲的对治，但并不表示佛教是要求人们禁欲的。佛教对于出家众与在家众如何对治情欲，有明显不同的差异[7]。佛教要求出家众，确实是有禁止一切情欲的倾向与文献支持（《杂阿含经》）[8]，但对于在家众而言，修行的目标虽然与出家众一致，但是两者所处的生活圈不同，因此要达到的境界也不能一概而论。欲望的规范不能一并以为都是禁欲而已。佛教要求的在家生活，情欲的节制重视的是合理发用而非完全禁绝，主张的是如何避免过度的情欲。

本文将从佛教对治情欲论起，强调在家众应以节制欲望为主，而非禁止一切情欲。以此避免一般人对于佛教的误解，认为佛教要求所有人禁止情欲，位处于一个脱离人情的制高点在谈论世间的事情。掌握佛教对治情欲的态度后，进一步提出以“不邪淫”作为佛教的婚恋与成家原则，以此建立出佛教的良好成家之观点。以节制情欲为基础的“不邪淫”原则，除对于家庭有益外，也可延伸讨论各种家庭议题。

二、佛教重视节欲而非禁欲

（一）厘清佛教对于欲望的态度

将佛教视为禁欲的学说，可能是依据一些经典中特殊情况的过度延伸，认为佛教对于任何生命情境的处理，都是不生起欲望就可以解决。事实上，这都是未能充分理解欲望的分类所导致。佛教对于欲望的解释与分类非常精细，对于不同的欲望，也有不同的对治方法。释昭慧对于佛教的“性”“爱”“情”与“欲”概念，曾经做过详细的考究[9]；蔡耀明曾提出菩萨在家修行，可以适当地运用“五欲”，其中也包含情欲[10]。蔡耀明虽然认为佛教可以适当运用五欲于家庭的生活中，但能这么运用的人，必须已经是菩萨的身份，并未讨论一般人在家庭中的生活应如何运用五欲，也易于令人以为一般人在家庭中不能生起五欲，流于一般人因不能自主自在地控制，就必须将五欲断除的可能。然而，我们似乎不能任意宣称，因为菩萨可以善用五欲，而一般人不行，就要求一般人完全不能生起五欲，这不仅违背人之常情，在佛教思想中也难以有力地支持。

欲望是任何人在日常生活中皆无法回避的，而且有时是维持良好的家庭关系所不可或缺的。佛教作为解决痛苦的宗教，对于欲望的论述，其实是在人之常情的考虑下，进而提出合理的规范与节制，才能维持良好的关系。一方面，可能由于节制与禁止之间未能明确地区隔，所以将两者等同；另一方面，则可能是对于节制与禁止的对象未厘清，而将所有人等同看待。

以五欲或情欲的节制而言，如果要用来参考婚恋与家庭的规范，应该要以解脱道相关文献为依据较为适合。因为解脱道文献说法的对象，多是以未修道或正在修道的一般人而言，这些人可以大致区分为“出家众”与“在家众”两类。根据笔者先前的思想考据，解脱道文献对于出家众的要求，确实要求禁欲，而这本身就是出家众自愿出家时所订定的修行目标，不能以此严格地要求在家众。但对于在家众而言，佛教并未如此要求，而是给出明确的规范，使得一个家庭可以正常地运作与维系。

（二）“十善业道”的“不邪淫”之意义

“十善业道”中“不邪淫”原则是以节制欲望为基础而提出。“十善业道”指“身业”的“不杀生”“不偷盗”与“不邪淫”，“语业”的“不恶口”“不两舌”“不妄语”与“不绮语”，以及“意业”的“不贪”“不嗔”与“不痴”。“十善业道”分别从身体行为、语言行为与心理行为三方面，提出十项对于一般人的日常生活规范。就基本的意义而言，大多符合道德直觉，而且不需从宗教上的意义去理解，就应该接受例如“杀生”“偷盗”是违背道德的行为。

“十善业道”中与婚恋、家庭密切相关的是“不邪淫”。“不邪淫”的字面意义是指不应让情欲过度放纵，以致产生不正确、偏离善道的行为。至于究竟什么才是正确的行为，在《正法念处经》中，有进一步的解释。经文记载：

> 云何邪淫？①此邪淫人，若于自妻，非道而行；②或于他妻，道、非道行；③若于他作，心生随喜；④若设方便，强教他作。是名邪淫[11]。

从以上的经文来看，邪淫字面上的解释意指四种行为：第一，对自己的妻子，通过非性器官的其他孔道从事性行为；第二，对于他人的妻子，通过性器官或非性器官的其他孔道从事性行为；第三，随喜他人做上述第一与第二种行为，“随喜”意指欢喜、高兴，表示鼓励与支持的态度；第四，强迫他人从事上述第一与第二种行为[12]。避免这四种行为何以是家庭的原则容后再述，但从这四种行为的意义来看，规范的对象都是当事人自己，不可强迫配偶以非性器官的孔道从事性行为，也不可以与他人的配偶，或强迫他人从事这样的性行为。

“不邪淫”的行为规范并未限制以性器官所进行的性行为，也就是说对于自己的配偶以性器官所进行的性行为，不被视为所谓的“邪淫”。从佛教对于两类性行为（“道”与“非道”）的不同态度，即可得知佛教对于情欲并不只是限制而已，而是在合理的、非过度的情况下，可以接受情欲的表现。至于是否合理，以及何谓非过度，则是应以“自妻”为对象，并且仅限于以性器官所从事的性行为，对于他人的妻子，则不论是否经由性器官而从事的性行为，都属于“邪淫”的范围。如果不能满足其中一项，则是所谓的过度之情欲表现。而佛教将这过度的情欲表现，称之为“邪淫”，亦即不正确的、偏离正道（佛法）的。由此可知佛教的家庭规范之基础，是在于节制欲望的横流，只是就“不邪淫”原则而言，是从否定“邪淫”表示正确的情欲规范，而未就正面指出正确的情欲应该如何表现，但并不因此就表示不能从中看出具体的行为规范是什么。

三、以“不邪淫”作为良好家庭的原则

“不邪淫”中所提及的“妻”“自妻”与“他妻”包含了家庭的规范。基于经典的义理诠释空间，本文认为不应狭隘地将“妻”仅限于女性配偶，而是可泛指两性，甚至是任何性别的配偶，如此才有助于展开经典应用的广度。

从现今的婚外情、婚变等造成家庭变故、破坏的案例来看，不乏与他人配偶进行性行为的情节。是否与他人配偶发生性行为，也往往被视为婚姻变质的节点，或是最为配偶所不能接受的事情。有鉴于此，即可理解“不邪淫”的规范，就是对于一个家庭维持最为基本且切要的要求。如果我们承认一个家庭的配偶，只要与他人的配偶发生性行为，将会导致家庭的变质，则“不邪淫”的原则就足以作为合理规范配偶，维持良好家庭运作的伦理原则。

“不邪淫”的规范虽符合人之常情，易于被理解与接受，但第一与第二点只是基本的道德规范及一般的法律规定而已，不能显示出佛教思想的特殊之处。从佛教的思想材料中提出既符合人之常情，且不违背一般的法律规定，又带有佛教思想系统独有的特色，“不邪淫”中第三与第四点的要求，也必须考虑进去。第三点指的是，随喜他人透过性器官或非性器官的其他孔道从事性行为，他人指的可以是自己的配偶，或是任何配偶以外的人。“随喜他人”表示听闻或看到他人如此做，自己也随喜发生的性行为。据此，可以将第三点的行为分成以下的三种情形：①随喜配偶或他人，与自己通过性器官或非性器官的其他孔道从事性行为；②随喜配偶对其配偶通过非性器官的其他孔道从事性行为；③随喜他人对于他人的配偶，通过性器官或非性器官的其他孔道从事性行为。与此相同的形式，第四点的“强教他作”意指强迫他人从事邪淫的性行为，具体表现为如下的三种情形：①强迫配偶或他人通过非性器官的其他孔道从事性行为；②强迫他人对其配偶通过非性器官的其他孔道从事性行为；③强迫他人对于他人的配偶通过性器官或非性器官的其他孔道从事性

行为。就这两点而言，在规范的程度上，比第一、二点还要严格许多。

由于第四点还是符合于人之常情与一般的法律规范，故先检视第四点。第四点的严重程度显而易见，是以强迫的方式，违反他人意志而从事的性行为。在生命伦理四原则中首要的“尊重自主”原则，保障了所有生命行为的选择，不能违背个人自主的意愿。虽然在一些特殊的医疗个案可以被允许违背个人自主，但这必须建立在病人因为无法承担一些非致命性的疼痛，而不愿接受重大治疗，于是医生与病人家属可以考虑，是否在病人不知情的情况下执行医疗行为，或是违背病人意愿强制医疗，而达到医疗的效果。但是性行为并非医疗行为，无论如何不应在违背当事人自主意愿的情况下，强迫对方配合。就此而论，第四点虽然可以区分成上述的三种行为，但只要是强迫的性行为，则不论具体行为如何，都是不道德的。

接着检视第三点的内容。这一点虽然是“随喜”的行为，但佛教并非认为一切的随喜行为都是道德上可以被接受的。从上述区分的随喜他人邪淫行为可知，那些行为皆可能引发不合于人之常情的疑虑，或是违背一般法律规范，尤有甚者，更可能导致严重的后果，而这些问题，却是借由遵守此一原则，即可有效地避免悲剧的产生。随喜他人的邪淫行为，可能是听闻他人分享，或在现场观看或拍摄性行为过程与他人分享、网络上的传播，以及录制、观赏与贩卖情色影片等，造成非常恶劣的影响。香港男艺人陈冠希曾与多位女艺人发生性行为，并且将过程拍摄成影片而收藏，2008 年因修缮计算机时，技师将影片考录后在网上传播。其中包含已婚者张柏芝，导致张柏芝与丈夫谢霆锋的婚姻受到影响。陈冠希的行为相当于“不邪淫”原则的第二点，而计算机技师的散播则相当于第三点。有些人在看过影片之后，接着传播，同样是犯了第三点所谓的“随喜”。与此同时，媒体与舆论对于这件事情的报道与渲染，对于个人私德与家庭的伤害又更深一层。

综上，如果遵守“不邪淫”的原则就不至于发生这些事情，因此“不邪淫”原则的四点要求，就是可以作为良好家庭的规范。“不邪淫”原则的更为基本之处在于欲望的节制。不论是为了家庭成员的扶持或传宗接代，在性行为上有所节制，影响家庭稳定的事情也就不会发生。从第三点也可以看到，深入观察佛教，借由该原则的义理解读，其仍具有警示效果，可降低佛教的宗教性意义，而不限定于佛教徒才能遵守。

以“不邪淫”原则作为良好家庭的伦理原则带有相当程度的实践性，但是究竟如何使人实践，始终是个难以解决的问题。因为我们既不能要求每个人都应该照着佛教的规范去做，也提不出必须依此原则实践不可的理由，更不能将所有问题都理解成只要依照佛教的规范去做即可解决，但如果人人都遵守“不邪淫”原则，至少社会上因犯邪淫而导致的家庭问题，可获得有效的解决。尤其在上述的事情发生后，我们即可反思，造成家庭伤害的当事人，如能遵守了“不邪淫”原则，则后续的伤害，在发生之前即可避免。

四、结论与展望

借由以上的梳理，呈现出“不邪淫”的独特意义，也证明了其实践上的价值。透过义理的展开，将佛教经典折叠的内涵，成为可与今日社会参照、对话的家庭伦理原则。从《正法念处经》对于“不邪淫”的四点解释，可以归结出根本的要求，是在于节制家庭成员的情欲，尤其是个人与配偶的规范。有必要认清的是，佛教并不要求人应全面禁欲，禁欲是对于出家人或一定境界的修行者所需遵守的。对于一般人而言，不需要全面禁欲，而是应合理地节制欲望。如果就家庭而言，则是限定于和配偶进行性行为，并且仅限于通过双方的性器官所从事的性行为，才是合理地节制。

依据《正法念处经》的记载，合理地节制欲望展开为四种具体的行为规范，亦即不应做：第一，对自己的配偶，通过非性器官的其他孔道从事性行为；第二，对于他人的配偶，通过性器官或非性器官的其他孔道从事性行为；第三，随喜他人做上述第一与第二种行为；第四，强迫他人从事上述第一与第二种行为。第三点尤其可以和现今情欲横流的事件对应，如观看情色电影的拍摄、与他人配偶从事性行为等。佛教经典在古时候即能有这样的记载，显示出佛教所独具的慧眼。通过“不邪淫”的规范，我们即可追问，何以一个人在结婚成家后，还需要做出“邪淫”的行为？一个未婚的人，何以需要去和已婚的人寻求情欲的满足？“不邪淫”的规范从根本上是为了预防过度的欲望所产生的行为。

本文虽选取佛教的“不邪淫”为良好家庭的伦理原则，但也承认家庭伦理原则可供参考的标准相当多样。本文虽重视“不邪淫”原则的运用，却并不因此认为其具有强制性，要求所有人都应该遵守，也不草率地认为佛教所提出的原则就是最好的，且普遍适用于每一个家庭的，而是借由经典的梳理，提出一个可行的标准，指出如果一个家庭愿意遵守，则可以使得家庭运作良好，不至于产生因违反“不邪淫”原则而造成的伤害。通过原则之间的相互参照、比较，并尊重个人意愿选择，来规划、修正更完善的原则，以供人实践。

未来的展望，除持续整理佛教相关文献，解析出更具有说服力的家庭伦理原则外，也可从不同的哲学系统、中国哲学思想中，建构家庭伦理原则，进而比较不同学说之间的差异，逐步推敲出更好的伦理原则。

参考文献

[1] Damien Keown. The Nature of Buddhist Ethics [M]. New York: Palgrave, 2001.

[2] 李建欣，周广荣（译）. 佛教伦理学导论：基础、价值与问题 [M]. 上海：上海古籍出版社，2012.

[3] 释昭慧. 佛教伦理学 [M]. 台北：法界出版社，1995；释昭慧. 佛教规范伦理学 [M]. 台北：法界出版社，2003；释昭慧. 佛教后设伦理学 [M]. 台北：法界出版社，2008.

[4] Anthony Kennedy. Syllabus of SUPREME COURT OF THE UNITED STATES, No. 14 - 556, Argued April 28, 2015—Decided June 26, 2015 [Z]. 2015. https://www.supremecourt.gov/opinions/14pdf/14 - 556_ 3204. pdf.

[5] 李明书. 儒家面对性别议题多元化的时代及其回应 [C]. 第五届尼山世界文明论坛论文集 [下卷]. 济南：尼山世界文明论坛，2018：353 - 365.

[6] Beauchamp, T. L. and Childrees, J. F. Principle of Biomedical Ethics [M].]. Oxford: Oxford University Press, 1979.

[7] 李明书. 佛教在家与出家的性别教育 [C]. 2017 年哲学应用与应用哲学国际学术研讨会论文集. 台中：中山医学大学，2017：299 - 311.

[8] 刘宋·求那跋陀罗（Guṇabhadra）译. 杂阿含经（Skt.: Saṃyuktāgama; Pāḷi: Saṃyutta-nikāya）[M], CBETA, T. 2, no. 99.

[9] 释昭慧. “性”与“爱”之佛教观点 [J]. 生命教育研究，2012，4（2）：1 - 31.

[10] 蔡耀明. 以菩提道的进展驾驭“感官欲望”所营造的伦理思考：以《大般若经. 第十二会. 净戒波罗蜜多分》为依据 [J]. 台大佛学研究，2008，16：61 - 126.

[11] 元魏·瞿昙般若流支（Prajñāruci）译. 正法念处经·卷第一·十善业道品第一（Skt.: Saddharma-smṛty-upasthāna-sūtra）[M]. CBETA, T. 17, no. 721, p. 2c.

[12] 李明书. 以“十善业道”的“不邪淫”证成“多元成家”的合理性 [J]. 玄奘佛学研究，2018，29：96.

家庭支持系统对自杀病人的保护性因素探析

胡德英

华中科技大学同济医学院附属协和医院

2014年的世界卫生组织数据显示，全球每年有超过80万人死于自杀，每一个死于自杀的成年人背后可能有20多人自杀未遂。自杀不仅是个人的悲剧，还极大地影响了家庭和亲友。自杀是一个公共卫生问题，目前预防自杀的研究大都集中在个人因素上，家庭对自杀意念和自杀行为的形成及治疗的作用却相对被忽视。本文主要对自杀相关家庭理论、病人自杀的家庭因素、构建家庭支持系统进行探讨，从生命文化的角度解释病人自杀与家庭支持系统，为医务人员和病人家庭提供实践指导，加强自杀病人的家庭支持系统，减少病人自杀风险。

一、与自杀相关的家庭理论

世界卫生组织明确指出，预防自杀需要医护人员与包括家庭成员在内的有关非医务人员之间的合作。医护人员应积极鼓励家庭成员成为支持小组的组成部分，承认家庭成员是解决方案的一部分，是预防自杀的第一线，是一种非常希望参与照顾自杀者的资源。世界自杀预防日主题“用您一分钟，挽救一个生命”“预防自杀是每一个人的事情”也鼓励家庭成员积极加入到预防病人自杀的工作中。家庭是自杀病人社会支持的主要来源，同时也是其在日常生活中的应激来源，自杀现象始终受到社会学、心理学以及社会医学的关注，许多学者致力于相关家庭理论的研究与发展。主要的自杀相关家庭理论有涂尔干的自杀论、自杀人际理论以及家庭系统理论。

（一）涂尔干的自杀论

法国社会学家涂尔干在其著作《自杀论》中将自杀划分为4种类型：利己型自杀、利他型自杀、失范型自杀和宿命型自杀，同时又提到了社会整合和道德规范两个概念[1]。社会整合不足或过度会导致利己型和利他型自杀，而道德规范过宽或过严会导致失范型和宿命型自杀。家庭可以起到社会整合及道德规范的作用，为家庭成员提供归属感，并为其指明生活方向。涂尔干指出，婚姻和子女都是重要的家庭环境，对自杀病人起到社会整合的重要作用。涂尔干的自杀论首次运用社会学方法和理论对自杀现象进行分析，论证自杀现象背后真正的社会原因，为解释自杀现象提供了一种新的视角，弥补了过去只注重挖掘个人原因而忽视社会原因的缺陷。然而，由于其研究数据来自欧洲国家且缺乏效度，概念定义较为模糊，其所得结论男性自杀率要高于女性，但我国是女性自杀率显著超过男性的国家，该理论用于我国自杀社会学研究的适用性还有待验证。

（二）自杀人际理论

自杀人际理论认为，个人实施自杀行为需要具备以下三要素：归属受挫、累赘感知和习得的自杀能力，后者包括对死亡恐惧的降低和躯体痛苦忍受性的提高两个方面[2,3]。归属受挫指的是个人的人际需要未得到满足而产生的孤立感，Van Orden等人又将归属受挫进一步分为"孤独"和"相互照应关系缺失"两个概念[4]。家庭成员的关怀缺失和病人内心的孤独感会让病人有挫败感。累赘感知是社会胜任力没得到满足而产生的一种感觉，同时受到人际和个体内部因素的影响，病人认为自己的存在是家人、朋友和社会的负担，尤其是家庭经济困难时，病人会容易形成自杀意念[5]。自杀人际理论从人际角度解释了自杀的原因和过程，强调了为什么大多数拥有自杀意念的人没有选择自杀，认为自杀意念和自杀行为有着不同的发展途径，同时为自杀风险评估发展了新的工具，为预防病人自杀提供新的应对策略。然而，在中国的社会文化背景下，自杀人际理论需要更多的实证研究来支撑，目前仍需要进一步验证。

（三）家庭系统理论

家庭系统理论源于一般系统论，主张将家庭看作一个情感单位，家庭是家庭成员相互联系、相互依赖的一个系统。理解个体不能将其与其他家庭成员隔离开，而是应该将其看作是家庭的一部分。如果脱离了家庭中的其他成员，就不可能对某个成员进行充分了解[3]。家庭系统理论的支持者认为，病人形成自杀意念和行为的主要原因在于家庭之间不良的人际关系，如沟通不畅通、凝聚力低和依恋差等。预防病人自杀必须理解病人所生活的家庭系统是如何运作的，研究家庭成员与病人之间是如何影响的，才能找到有效地解决问题的方法。该理论强调作为多代关系网络的家庭对个体和亲情的相互影响及塑造，从家庭互动关系的角度分析家庭对个体健康的影响，比其他家庭理论提供了更为宽泛的视角，是其他家庭疗法的基础。我国历来重视家族观念，因而家庭系统理论有着更为强大的解释力。

以上三种理论相辅相成，强调家庭对个人自杀成因和预防的重要性，不同之处在于涂尔干的自杀论从社会宏观的角度出发，自杀人际理论从个体微观的角度出发，而家庭系统理论则是把家庭作为中介单位来分析家庭对个体自杀的影响。我们在分析病人的自杀问题时，不应该单单考虑个人因素，也应该反思其所处的外在家庭社会环境。目前，我国正处于社会转型期，人们越来越追求个性和自我，对家族和土地的依恋感降低，人际情感交流减少，家庭婚姻纽带的约束力减弱，社会生活的情感纽带整体削弱，亟待巩固家庭支持系统来加强自杀病人的自我价值感和归属感，获得生活的勇气并肩负起家庭的社会责任。

二、病人自杀的家庭因素

自杀相关家庭理论总结了病人自杀成因和家庭因素的影响，为探讨家庭因素提供了理论依据。笔者结合我国家庭生命文化特点，探讨病人自杀的家庭因素。

（一）婚姻状况

婚姻是男女双方以共同生活为目的缔结的，以夫妻的权利义务为内容，具有公示的夫妻身份形成人际间亲属关系的社会结合或法律约束，是家庭成立的基础和标志。国外研究表明，正常的婚姻状况对病人自杀起到保护性因素的作用[6]。婚姻通常意味着病人配偶可以促进病人健康行为，抑制其饮酒和吸毒等危险行为，能在需要时提供社会支持，并提供社会融合感[7]。婚姻对有自杀意念的病人的保护作用因病人性别而异，传统社会对女性赋予重要的家庭照料义务，女性可能花更多的时间来照顾其他家庭成员，这可能增加她们的压力，同时也减轻她们丈夫和子女的压力，因此婚姻赋予了男性更多的益处[8]。然而，世界卫生组织调查数据显示，比起欧洲和美国，在亚洲发展中国家，婚姻对自杀的保护作用相对较小，中国和印度的研究发现，单身者并没有比已婚者更容易自杀。例如，42 岁的王先生是一位糖尿病病人，需要长期服用降糖药维持治疗，家庭经济困难，与妻子育有一个孩子，一个月前他与妻子离婚，抑郁失眠，服用安眠药自杀未遂。国外研究表明，离婚使得男性自杀的危险性要比女性高[9]，因女性比男性更善于社交，更容易在社交关系中倾诉。离婚使男性在寻求社会支持方面遇到更多困难，因此离婚后自杀风险更高。

（二）家庭结构类型

家庭结构是家庭中成员的构成及其相互作用、相互影响的状态，以及由于家庭成员的不同配合和组织的关系而形成的联系模式，常用同住的家庭成员的属性（代际层次、亲属关系）来决定家庭结构。大家庭也可以降低自杀风险，每增加一名家庭成员，自杀死亡风险会降低 15%[8]。大家庭通常以儿童和其他成年亲属的存在为标志，如果他们可以跨代融合并提供病人更多与外界联系的机会，也可能降低自杀死亡风险。相对于核心家庭，在大家庭能够可以依靠更多的家庭成员，有助于建立支持系统，从而使家庭关系更加紧密。为人父母可以降低一个人自杀的风险，儿童有助于加强病人生活的目的和方向以及病人对他人的责任感，从而增强家庭内的社会融合。空巢老年家庭中，许多老年人没有得到社会支持和子女的帮助。老年病人多为利他型自杀，部分老人不想因自己患病成为子女的负担而选择自杀。青少年自杀未遂与单亲家庭有密切关系，其缺少父爱或母爱，内心孤独且缺乏归属感和安全感，这将造成青少年身心的不良发展，导致自杀风险增加，童年丧失父母与成年后自杀企图之间也有重要的联系[10]。

（三）家庭关系

家庭关系是指家庭成员之间的人际关系，包括姻亲、血亲与收养关系，表现为不同家庭成员之间的不同联系方式和互助方式，是联结家庭成员之间的纽带。国内在对 2015～2017 年湖北省 45 所综合性医院非精神科住院病人自杀行为的大规模流行病学调查研究中发现，家庭关系为住院病人自杀行为发生的前三位原因之一。相比低凝聚力的家庭，在高凝聚力的家庭环境中，家庭成员出现心理疾病的概率会显著降低。农村自杀死亡者的家庭亲密度和适应性存在缺陷，极端型家庭更易发生自杀行为[11]。有自杀未遂史的青少年对母亲和父亲的依恋程度明显较低，其家庭适应性和凝聚力低于没有自杀未遂史的病人[12]。青少年自杀有关的家庭冲突的特点往往是长期的和高危险性的，涉及家庭暴力、依恋和凝聚力差、父母无效教育、父母支持程度低。成年人自杀有关的家庭冲突是长期的和未解决的，包括存在负面的生活事件、婚姻不和谐，与配偶分离和配偶背叛。

（四）家庭经济

家庭经济是指以家庭为单元，以血缘、亲缘关系为纽带，实现家庭幸福最大化为最终目标，自主地从事生产经营和劳动服务的一种经济形式。国内对综合医院住院自杀病人研究发现，家庭经济困难是病人自杀的危险因素[13]。对于重症疾病病人，自杀可能并不是因为对疾病本身的恐惧与绝望，而是其背后的经济负担。2017年全国居民人均可支配收入25 974元，一旦患了重症疾病或慢性病，病人可能需要停止工作，其家庭成员也可能要辞去工作专心照顾，往往导致家庭经济状况不佳。同时，高额的医疗费用会给一个普通家庭带来灾难性的压力。现有医保制度仍存在许多问题，大部分医疗费用需要自行承担，还存在着明显的“碎片化”和“地方特色”，保障水平较低。目前，中国剩余贫困人口中，一场大病使小康家庭沦为贫困家庭的现象普遍。因此，在家庭经济负担较重的情况下，有些病人往往怕拖累家庭而选择利他型自杀。

（五）家族成员自杀史

自杀未遂或自杀死亡的家庭成员的存在，无论对青少年还是成人，都会增加其自杀的风险。导致自杀者的家庭成员自杀的原因可能在于可遗传的精神疾病倾向和冲动暴力倾向，以及身处与自杀者相同的生活环境。根据国外研究，遗传基因对于自杀意念和自杀行为会产生45%左右的影响，另外55%是由于环境的作用[14]。目前，很少有学者研究家庭成员自杀史致使病人自杀风险增加的原因及阻止自杀风险传播的方法。

三、建立良好的家庭支持系统

（一）医务人员方面

1. 加强专人延续性护理　国外对第一次自杀未遂后住院病人13年后死亡率的

研究发现，自杀未遂病人的自杀死亡率是普通人群的25倍[15]。美国医院评审联合委员会（the Joint Commission，TJC）发布的《2018年病人安全目标》，要求当有自杀危险的病人离开医院时，医务人员应向病人及其家庭成员提供自杀预防相关信息(如危机热线)。国外随机对照研究发现，为出院病人定期发送短信、邮件及拨打简短电话，效果显著且经济实惠，可作为随访的一部分。医务人员可组建由护理部、精神科、心理科、药剂科等组成的跨学科团队，建立病人健康档案，通过发放健康教育手册、电话随访、微信及QQ网络交流以及家庭访视等多种形式，为出院病人及家庭成员提供专业信息及指导，将医疗护理工作延伸至社区和家庭，实现对病人“身、心、灵”的全人照护。对于临终病人可采取缓和医疗，在最小伤害和最大尊重的前提下让他们的最后时日尽量舒适、宁静和有尊严，以有效降低临终病人自杀倾向。延续性护理还将有助于减轻家庭成员的孤立感，并为他们提供急需的心理支持。

2. 对家庭成员开展自杀守门人培训　研究与实践证明，自杀者在自杀前会向朋友和家人表露出一些言语或者行为上的自杀征兆，遗憾的是，即使是最亲近的人也往往忽略这些信息。Barnes等人[16]认为家人和朋友最适合担任“守门人”这一角色，因为他们与潜在的自杀高危个体连接最紧密，更容易发现其在自杀前所表露出来的言语或非言语的自杀线索。家庭成员在预防病人自杀扮演着关键角色，医务人员须加强对家庭成员的教育，协助其了解精神健康的重要性及为其提供自杀守门人培训，邀请其参加有关精神健康和预防自杀的课程，培训内容包括传授基础知识、识别自杀征兆、初步评估自杀风险和转介自杀高危个体四个方面[17]。自杀守门人培训可提高家庭成员对自杀的认识，增强家庭成员和病人的沟通能力，促进及时的心理危机干预。家庭成员也可接受家庭危机管理课程培训，学习帮助病人或自己的方法。

3. 对家庭成员提供心理支持　自杀死亡或自杀未遂者家庭成员一般会经历否认期、自怜期、羔羊期、求助期及创伤期五个阶段反应期，常常因病人不理解为何自杀和不知如何与病人相处而感到困惑，此时家庭成员应正确归因与做好生活调适[18]。医务人员应帮助家庭成员认识到自杀是可以预防的，积极鼓励家庭成员参与，认可和表扬他们的行为，赋予他们的照顾行为以价值感，进一步激励他们的照料动机和信念。教会家庭成员自我减压和情绪管理，减少移情与反移情，引导家庭成员自我觉察、自我分析和自我管理，重新梳理与病人的关系。家庭照顾者可以使用应对策略，如神经肌肉放松、学习问题解决技巧、追求兴趣爱好、寻求他人和组织机构的帮助。大量证据表明，护士在指导家庭成员应对策略以促进和维持健康方面起着关键作用。同时，帮助自杀病人家庭成员之间建立联系，鼓励其加入到照护者互助小组，相互之间的经验分享和互助对于提高照料能力和缓解心理压力是十分有效的。医务人员可组织开展一些照料者的社交娱乐活动，帮助照料者缓解压力并调节生活。

（二）家庭成员方面

1. 提供病人的相关信息　病人住院期间或因自杀而急诊入院时，其家庭成员应向医务人员提供病人尽可能多的相关信息，可以将病人的目前精神心理状况、相关治疗经历、有无自杀未遂史、当前压力源、近来在情绪言语行为上的改变、预先指示、遗书等有关信息提供给医务人员作为自杀风险评估的重要依据，协助医务人员进行全面评估来做出临床决策。家庭成员发现病人在家中自杀，应立即拨打120并采取简单的急救措施。若病人服用了致命剂量的药物，在急诊入院时，家庭成员还须带上病人服用的药物，并告知医务人员大致的剂量和时间，以便实施及时有效的抢救。

2. 营造安全环境　限制接触致命自杀手段能够降低死亡率，移除随手可及的自杀手段将成为自杀预防的关键策略。对比管理严格的医院环境，家庭环境会相对比较危险，中国病人的自杀方式多为跳楼、自缢、服药以及割腕等，而家住高楼、未经限制的窗户、未经管理的刀具药物等都可能会给病人带来危险。为降低病人在家自杀的危险，家庭成员可以为住宅窗户安装防盗窗或设置限位器，并确保病人不会被单独留在阳台上。妥善保管阿司匹林、阿德维尔和泰诺等镇痛药及安眠药，将药品放在上锁的柜子里，并监督病人服药到口。对于绳索及玻璃制品的管理，应小心谨慎。全社会共同努力为病人营造一个安全环境。

3. 建立健康的家庭关系　对于有自杀倾向和自杀未遂的病人，家庭成员应信任、接纳并尊重病人，认真对待自杀问题，主动与其沟通交流。处于自杀矛盾心理的病人与家人或朋友公开谈论自杀想法，其自杀风险程度会降低。家庭成员相互之间进行积极的沟通交流，能增加病人的归属感且降低其负担感，增加病人寻求治疗的可能性，创造一个能引导病人坦诚暴露心理问题包括自杀想法的家庭环境[19]。积极的家庭关系会增加病人暴露自杀信息的可能性，导致积极的家庭反应，反过来促进家庭支持，这是一个良性循环的过程。了解并满足病人的需求，妥善解决家庭矛盾，增加家庭休闲活动，让病人主动参与家庭生活，调动主观能动性和参与意识。

4. 促进健康的生活方式 病人定期进行运动和拥有足够睡眠能降低病人自杀风险。因此，家庭成员可以鼓励病人健身锻炼和培养良好的睡眠习惯，搭配营养均衡的健康饮食，并且陪同病人尽可能多地尝试不同的事情，如写作、唱歌、绘画、骑行、拳击等来舒缓负面情绪，记录让人轻松愉快的事情，并从中获得良性的情感体验。酒精会令人更加冲动，对于酒精成瘾的病人应劝其戒酒，以此减少冲动性自杀。建议病人设定每日、每周、每月目标，提高其自我时间管理能力和自我控制能力。家庭成员可鼓励病人进行人际交往，多与朋友聚会和参加感兴趣的社交活动，帮助病人建立健康的人际关系以及有效的支持系统。

四、小结

本文为首次探讨中国病人自杀与家庭支持系统的相互关系，为病人自杀加强家庭支持系统提供了一个有价值的起点。首先，研究人员应探讨提高家庭成员对自杀的认识及消除家庭内自杀污名化对自杀病人求助行为的影响，求助无门已经是我国自杀危机干预的一个严峻的现实问题。其次，研究人员应注重在病人治疗期间或自杀未遂后对其家庭环境进行研究，了解家庭成员的应对方式、照顾负担及相关需求。再次，医务人员应为病人家庭成员开展自杀守门人培训、提供延续性护理服务、给予心理支持，探讨加强家庭支持系统的方法，为制订家庭成员参与的自杀预防方案提供科学依据。最后，为了解如何帮助自杀病人，研究人员和医务人员不仅必须了解个人因素，而且还要了解其家庭背景。鼓励指导家庭成员积极参与，加强自杀病人的家庭支持系统，将是未来预防病人自杀的研究重点。

参考文献

[1] 埃米尔·迪尔凯姆. 自杀论 [M]. 冯韵文，译. 北京：商务印书馆，1996.

[2] 张志学．家庭系统理论的发展与现状［J］．心理学探新，1990（01）：31－34.

[3] Frey, L. M., Hans, J. D., Sanford, R. L. Where Is Family Science in Suicide Prevention and Intervention? Theoretical Applications for a Systemic Perspective [J]. J Fam Theory Rev, 2016, 8: 446－462.

[4] Van Orden, Kimberly A, Witte, et al. The interpersonal theory of suicide [J]. Psychological Review, 2010, 117 (2): 575－600.

[5] 李建良，俞国良．自杀的人际关系理论：研究与临床应用［J］．中国临床心理学杂志，2014，22（01）：126－131.

[6] Smith JC, Mercy JA, Conn JM. Marital status and the risk of suicide [J]. Am J Public Health, 1988, 78 (1): 78－80.

[7] Denney, J. T., Families, Resources, and Suicide: Combined Effects on Mortality [J]. Fam Relat, 2014, 76: 218－231.

[8] Denney, J. T., Rogers, R. G., Krueger, P. M., et al. Adult Suicide Mortality in the United States: Marital Status, Family Size, Socioeconomic Status, and Differences by Sex [J]. Social Science Quarterly, 2009, 90: 1167－1185.

[9] Yip P S F, Yousuf S, Chan C H, et al. The roles of culture and gender in the relationship between divorce and suicide risk: A meta-analysis [J]. Social Science & Medicine, 2015, 128: 87－94.

[10] 梁素改，闫敬，符雪根，等．自杀未遂中学生家庭功能特征分析［J］．中国学校卫生，2013，34（01）：49－51.

[11] 王欣欣，贾存显，张吉玉，等．家庭亲密度和适应性与农村居民自杀关系［J］．中国公共卫生，2012，28（02）：172－174.

[12] Arielle H, Sheftall, Charles W, et al. Adolescent attachment security, family functioning, and suicide attempts [J]. Attachment & human development, 2013, 15 (4): 368－383.

[13] 胡德英，刘义兰，邓先锋，等．大型综合医院住院病人自杀引发的思考［J］．护理学杂志，2014，29（07）：61－63.

[14] Statham D, Heath A C, A. F. Madden P, et al. Suicidal behaviour: An epidemiological and genetic study [J]. Psychological Medicine, 1998, 28 (4): 839－855.

[15] Goldacre M, Seagroatt V, Hawton K. Suicide after discharge from psychiatric inpatient care [J]. Lancet, 1993, 342 (8866): 283－286.

[16] Barnes, L. S., Ikeda, R. M., Kresnow, M. J. Help-seeking behavior prior to nearly lethal suicide attempts [J]. Suicide and Life-Threatening Behavior, 2002, 32: 68－75.

[17] 梁挺，张小远，徐雪花．大学生自杀“守门人”培训效果评价［J］．中国学校卫生，2016

(04): 532 - 534.

[18] 林昆辉. 天使之翼（自杀未遂者及其家属资源手册）[M]. 台湾: 台湾自杀防治协会, 2006.

[19] Frey, L. M., Hans, J. D. and Cerel, J. Suicide Disclosure in Suicide Attempt Survivors: Does Family Reaction Moderate or Mediate Disclosure's Effect on Depression? [J]. Suicide Life Threat Behav, 2016, 46: 96 - 105.

第四部分

家庭孝文化

跨文化的孝道和代间照顾

许树珍

台湾阳明大学社区健康照护研究所

一、前言

传统华人社会的家庭模式往往是以三代共居，甚至包含旁系同姓亲戚的大家族为主，此种家庭结构自然而然地将年老父母的奉养与照顾责任交由同堂共居的成年子女们合力承担。孝道驱使下之代间照顾在传统农业社会中自然运行得相当顺利，也是社会安定的重要力量。随着社会时代的变迁，社会经济限制以及价值观念的改变等，现代人晚婚的比例增加、少子化、高离婚率、因学业或工作环境使得须与年老父母分隔两地、家庭渐趋向核心化的社会现象，华人社会的家人关系面临前所未有的冲击与转变。尤其当父母年事渐高，医疗水平大幅进步下，许多长者得以在长期病痛中延长寿命。由于自然老化与疾病的双重影响，导致其经常需要仰赖他人在日常活动中协助和照料，因应父母迈入晚年衍生出对年长父母身心状况转变的考虑，促成子女考虑是否与父母同住，或以不同的方式对其照顾需求进行调整。

家庭是个人经济来源与情感依附的最基本单位，过去大多数的家庭会因华人传统的孝道和家庭价值文化的重视而选择家庭化的代间照顾。近半个世纪来，华人社会在快速工业化、都市化及政治化的影响下，传统中国孝道观念与家庭价值和结构的变迁，家庭亲子或学校社会教育的重视和影响均有所变动，孝道的传承消失了吗？能将对老人的持续照顾视为成年子女应尽家庭义务吗？究竟老年人的照顾模式与责任仍应保有以家庭为运作模式，还是应交由政府医疗体制管理，成为国家的照顾责任？

本人曾在1990年公费赴美学习，完成老人护理博士和精神心理健康护理硕士学位。当时在异地强烈地感受到照护的形貌和体制会深受个体和社会文化价值所影响，因此博士论文以《旧金山湾区的中国移民家庭之孝道观与成年子女照顾年长父母之经验》为题，借着质性研究方法扎根理论的特性，以自身的参与来探索了解跨文化的代间照顾经验。研究深入访谈美国加州旧金山湾区20个华人移民家庭的15位父母及16位成年子女，和形成一个与9位年长父母组成的焦点团体会谈，试图从成年子女与年长父母实际日常照顾的经验，探讨其中所隐含的孝道及代间照顾的意义。对这群华人移民家庭分析结果发现，即便实际生活于外在文化及社会结构不同的美国，经过西方不同文化的洗礼，孝的一般信念系统仍存在，并继续影响两代间对照顾年长父母亲的行为与期望。“孝”的概念是一种个人主要的中心信念和文化蓝图引导子女对父母的态度与行为，并确保父母的健康安好；然而，华人移民者亦强烈地感受到不同社会文化价值的刺激，以及父母身体疾病对子女的冲击，个体可能因为经历不同，层次与程度的现代化，原有孝的概念与实践正接受相当严峻的挑战[1]。

当时完成论文，初回台湾时仍觉得两边文化和医疗照护体制上有着重大的差异，20多年后却惊然发现孝的传统文化价值已随着现代、民主化的时代演进，在不自觉中被渐次掠夺剥削而转变，甚或有消逝之可能，许多社会现况已强力追随西方人的脚步而演变。而今回首，再重新检视和整理分析这一篇研究论文的田野讯息，或许可以更鲜明地反映和焦点捕捉过去和现时，当东西方孝道文化价值观在瞬时转换间巨大的差异和调适所在，借以比较和突显华人孝道在不同时空下之家庭代间照顾心态的顺境与困境，能提醒当代的华人社会极力思考和衍生出更符合人性、人伦的长期照护策略和提升个人和代间生命、生活质量之可能。

二、东西方代间关照的文化核心与价值争辩

文化决定了哪些价值和行为被认为是可以接受的，并且可以作为老年人满足其需求的指南[2,3]。孝顺的态度被认为是一个人生活的社会和结构世界的文化产物。在华人文化中，孝是一种传统的美德，主张子女们在生活中和长辈生命临终阶段都

对父母有很大的服从和奉献[4]。当今社会的孝道观念不像农业时代那样彰显，且其落实度变得较低。现代社会的家庭模式多以小家庭、双薪家庭为主，不宜再将年老父母的长期照顾责任完全交由女性或单一照顾者来承担。个体感知到的孝道义务会影响成年子女照顾年迈父母的决定，这些态度的强弱也会影响照顾者的压力和角色冲突程度[5-7]。现代化和技术，包括工业和医疗技术的演进带来了家庭照顾模式和传统文化的变化。许多参与许树珍研究的老年人说，自己现在生活在一个与他们长大的社会截然不同的社会中，确认了“孝”的个人需求与现代社会的趋势之间的冲突[1]。虽然孝持续作为成年子女思想中的一个重要考虑因素，但现代社会的工作和成就要求其在家庭和工作中的多重责任，给成年子女提供孝顺长者带来了困境，这种困境会因年长父母的权威感和对传统期望接受子女照顾的权力或情境而更加复杂。

Selig Tomlinson 和 Hickey[8]回顾了代间伦理文献，试图找出关于孝道义务基础的三种主要的哲学观点：①传统伦理指引对父母崇敬；②子女对父母负债；③照顾父母是友谊和爱的表达。作者接着论述孝道责任不应是出于对父母崇敬而压倒性地服从其一切的道德要求，成年子女的孝顺义务是友谊的结果，而不是亏欠父母的牺牲而提供的服务，而友谊型亲子互动应该以相互关系而非互惠关系为特征。从西方的视野角度审视亲子关系的特征[9,10]，排拒东方社会文化习俗和道德教育的力量。大多华人学者多表示，道德源于人的本能，源于社会或文化习俗，可以在个人反思中繁荣[11]。亲子关系在一般华人的文化理解中被认为是一种至高无上的关系，与同辈人之间平等的友谊或爱情不同，在父母和子女之间的关系中，父母对子女表示爱护怜惜，子女们将其视为一种巨大的亲情恩惠，它不仅仅是一种债务回报或友谊互惠的关系。

三、孝与世代在不同种族、历史文化下之生成、存有与断裂

东西方之间存在明显的历史文化差异，但由于共同的都市化和经济压力等之提升，中西方在代间孝道决策和后果方面虽有差异，但也存在更多的相似之处。华人现在所经历的工业化和现代化进程，以不同程度地在发达国家或其他发展中的国家展开。几千年来，对父母的孝敬和关怀一直是华人文化的中流砥柱。与美国人相比，华人确实具有更强力的文化价值和社会策略。过去，放弃父母的华人子女会受到严

重影响，如在唐代和清代，如果成年子女侮辱或虐待父母，他们就会被依法行死刑。社会对孝道的看法和施作在中国历史上经历了不稳定和变化的时期，中国人孝道在过去的历史发生了戏剧性的变化，这种现象主要来自西方的影响力增强，帝国时代结束了。从“五四运动”开始，传统文化逐渐走向摆脱封建孝道和官僚忠诚，寻求自由思想和科学生活的意义，国家的崛起是为了民主现代化演进，应自由选择婚姻伴侣和成立核心家庭。胡适亦曾指出孝道的规范使妇女处于低地位，并限制了她们的自由，华人现代化者和传统主义者之间的冲突已经减缓了中国现代化进程[12]。然而，现代化亦正在严重地影响华人的孝道价值观、态度和实践，特别是华人子女照顾年迈父母的实作方面的考验；从这个意义上讲，孝或许正处于重要的转型期，却不该轻易地抛弃。

陈奕杰与许树珍[13]在“孝与代间关照关系转化的现象学”一文中以海德格和黑尔德相关的哲学思想进行分析和补助诠释，比较彼此在人与代间存有思想观点上的差异。该文提出，海德格集中于人的此在分析，当应用在代间关系场域时或许有解释和知识不足之所在，黑尔德则提出“世代生成性时间经验”来观看代间关系，以现象学的方式唤起人们一种原初的经验，为后代对上代人的依赖关系经验解套，也强调男女婚姻生育对身体生成与日常的劳动应带出一种平等性，女性的生育和劳动不应是受男性使役为目的。作者试图分离度日劳动分配和权力位阶的关系，指向一种原初的、植根于肉身的经验形态和自由平等的政治意识。该文指出黑尔德企图对家庭内角色权力不平等的现象提出矫正有其重要的贡献，也点出其能以西方的重要文化价值对家庭关系提出判断，然而对现代东方代间关照复杂的关系恐怕较难以强调单一劳动之自由平等及均分的概念来对其作有效的处理。Selig Tomlinson 和 Hickey[8]质疑孝道义务在某些文化中的绝对观点，断言对传统所要求的牺牲必须有一些限制。事实上，孝道义务在前几代人中不太可能与子女的自身利益或其他职责发生强烈的冲突，而现代人的照顾负担可能比传统孝道言论产生时更大。在农业时代，成年子女未能承担孝道责任的后果是父母生死攸关的深刻问题，但这些后果在现今福利国家中的基本生活中或许可以得到缓和，或也可能禁不起时代的挑战而逐渐衰退。

华人的文化遗产和社会政治意识形态与大多数西方观念截然不同[14]。Luborsky 和 Rubinstein[15]指出，民族认同是个人自我概念和自我认同的一部分，通过个人和群体身份的相互作用，种族成为历史和文化群体身份的产物。当考虑美国和华人文化之间的差异时，孝道义务的概念可能在描述老年人在这两个不同社会中的待遇方面发挥着非常重要的作用，美国白人社会的文化特点是主张强大的绩效导向，生产力、有效性和独立性是高尚的话语，社会蔑视没有生产力、无效率和依赖性的人，对老年人轻视的观点或许被转化为居高临下的怜悯，而不是对长辈积极发展新的观点和智慧[16]，社会对促进自主独立和保护诚信的个人主义道德观念是与慢性病和老年人护理相关重要的社会问题[17]。

Pratt[14]指出，美国强调自立、自我实现和发现自我的文化倾向常常鼓励美国人培养一种自给自足和个人自主的感觉，这种感觉会产生意想不到的影响，使他们远离原来的家庭关系。人处于这个概念系统中，反过来会导致个体寻找其他形式的亲密关系和情感依恋作为家庭的替代品，如此，与家庭成员的关系受制于移动社会和政策的变迁，个体经常依赖于政府和机构在晚年生活中提供医疗福利和临终的照顾。传统华人寻求家人和亲属的支持，并强调相互依存的关系。自我建构和个人身份定位的重点是追求家庭的连续性，维持社会阶层和角色关系的稳定性。个人只是家庭血统维持发展的一个部分，中国人对家庭和孝道的强烈依恋可归因于儒家的伦理和传统，儒家的自我是种族连续性中的一部分，理解和接受理性和道德责任感之间的对应关系对于个人来说至关重要。Sheu[1]的研究也点出代间关照现象中因为华人孝道传承的概念会超越西方性别与照顾的概念，照顾者不尽然都直属于女性而言。

四、中国移民代间的孝与照顾之范例

Barresi 和 Gelfand[18]指出，民族认同的动态是应对移民等生活变化事件适应性的结果。文化习俗可能在个人思维和实践技能模式中发挥不可或缺的作用，但会不断地适应移动社会的需求[14]。大多数华人作者在讨论孝道时，强调其植根于传统形式，主要集中在华人思想、道德教育和文学讨论上，较少描述现在的孝道状态或它对代间关照的影响，文化信仰不是良性的，非政治性的巧合，其亦是社会发展中微妙和有效的一部分，使人类社区得以保持运作和生存。华人孝道的价值不应仅仅作为一种独立于父母结构的抽象价值存在的亲子关系；相反地，其深深地融入了父母和子女之间交换和互动的关照模式，并会受到外部环境的影响。

Sheu[1]的研究中，一位年迈的父亲朱先生强调，“孝这个词很大，但年轻人的能力和心态是有限的。人们仍然有农业社会的思想，但他们实际上是在工业社会工作。”另一位年迈的母亲吴女士提到，“老人也应该学习并取得进步，坚持旧时尚并要求每个人都遵守它是不行的，世界正在改变”。吴女士进一步描述：“对于年轻人来说，他们还需要了解老人在不同的时间长大，并且很难在新的时代赶上，可能存在相同的变化趋势，但存在差异。”陶先生和朱先生等几位与会者提到与美国的一些人相比，表示“华人甚至可能需在新的现代化世界中寻求更多的变化，我们可能正在目睹成年子女对孝顺的传统道德责任逐渐崩溃。因此，有必要将孝的意义重新诠释为社会变迁的背景。一些传统观念，如服从和权威，需要认真重新思考和重新定义。”一位世界第二次大战后即从大陆到美国居住的张老先生说：“我看到大多数华人家庭分开居住，这个比率几乎超过九成，例外情况是你的老父亲不能独自生活，因为他不会说英语，没有驾驶执照，需要子女的帮助。在大多数情况下，人们更喜欢与子女分开居住。这里有很多老人公寓出租，它们专为低收入老年夫妻设计。”

陈先生从台湾移民到美国已十年，与父母同住，父亲患有忧郁症。他说：“我父亲在他来到美国后有计划创业，但这是不可能的。我认为他年轻时没有计划未来，他唯一的计划是和他的子女们一起生活。他在台湾时，对做生意很感兴趣。然而，来到这里后，他无法做任何事情！他只想和他的子女在一起。”孙女士也从台湾过来，在教会中服侍，她观察其他家长的心态发展而描述如下，她说，“后来，她看到其他老人独自生活，她羡慕他们。”然而，她还没做好独自生活的心理准备。她觉得做家务很累。她的儿媳也感到非常疲惫，我觉得她的媳妇做得很好了，但如果婆婆做了什么，她也不会说什么。儿子也很孝顺，他们都非常听话和小心。她提到她不能忍受这项工作，并想搬出去，我告诉她听从和发现自己的声音。她申请注册并获得了老人公寓的许可。但是，她无法下定决心。说实话，我从未与她的儿媳谈过。我不知道确切的故事，当她提到她应该搬出去时，我只是鼓励她，年轻人与父母的想法不同。

孙先生从香港申请去美国念书，现已成家立业，并育有二子，与母亲同住。他说：“对，美国人没有这样的负担。他们也没有这样的传统。我在香港长大并了解传统，这很好。然而，并不是美国人不关心，他们有自己的方式。他们不想和子女一起生活，因为他们认为子女应该独立，不想打扰他们，子女长大后应该自己照顾好自己。当二三十年后变老时，他们子女也会对他们说，你可以照顾好自己，我不想帮你。子女忙着自己的子女，父母都在工作。”

在 Sheu[1]研究中，老年参与者确实表达了他们对美国社会文化价值观的失望，这些价值观使他们被孩子抛弃或忽视，寂寞成为美国老人家主要的特征。一些成年子女确实提到了孝的家庭义务与个人目标之间的冲突，但这群成年子女仍愿意并且实际上为老年父母提供比西方成年子女更多的孝道关怀和照顾。同时，有些成年子女甚至提到生活在美国环境中实际上帮助他们履行孝顺角色而没有太多的挫败感。孝的道德感可能源于文化所赋予的意义，为成年子女的孝道行为和老年父母的照顾目标指明方向，因此提供了一个让华人成年子女承担孝顺关照责任的答案，学习孝成为人们对自己的理解以及如何对待父母的一部分，它也为子女和长者社会化提供了一套文化设计工具和产品。

五、孝的社会体制和政策建议

从历史上看，华人家庭是一个重要的社会制度，个人将家庭利益置于其自身愿望之上[14]。孝的思想强调了子女关心和尊重父母的道德责任，传统的孝可能会对家庭子女施加一套关怀的规则或孝顺态度和行为准则，较少考虑个人自身投入的能力和现代人高质量的照顾内涵和关怀感受。华人传统文化为老年人制订了态度和特定行为，包括人文关怀和家庭成员作为照顾者的身份。然而，西方保护人类尊严和促进人类潜能的传统作为文化的本质，从各个方面考虑人类健康的本质，它认识到促进个人和家庭福祉的多种外在和内在因素，以及如何提高他们的生活质量与社会产能[17]。

Holroyd 和 Mackenzie[19]质疑，亚洲政府仍然利用传统儒家的家庭价值观来将照护责任仅归于家庭领域，亚洲和其他地区似乎越来越需要正规护理服务来认识到照顾对整个家庭的影响，并为照顾者的贡献提供一些公共价值和支持。健康和经济脆弱性主要与家庭需求和资源缺乏有关，政府应提供更完善的老年家庭健康或福利政策。作者认为，亚洲地区的华人社区有意义的社会政策制定之最佳途径是政府维持公共正义，努力提供援助而不是假设家庭会关心。然而，美国最近也发现家庭可以提供更优质的护理，而有趋势将过去所谓的非正式照护转回家庭中，而付费给家庭照顾者。或许尚须强调回到原初的关系和新道德角色发展源头，家庭或通过教育系统对于实现子女关照父母是重要的，道德和亲情的教育强调可能具有其揭示家庭关怀的优势，也应该促进整体与历史、心理、法治政策之联系，代间关照的具体思想和实践是值得不断重新诠释和适当地教导传承给下一代华人。国家和人民均应重视关怀心思和照顾活动本身的价值和实践，而不只是扮演公正裁决、公共供给或补充鼓励家庭照顾者的支持角色，除推广和订定公共正义的社会福利制度、法律和政策，还应进一步推动不分性别、健全积极地落实关怀照顾全民化，让关照责任集体分担，互相支持[20]。

六、结论

本文意图强调出孝的传统观与家庭关系下照顾父母是一个重要的和复杂的议题，其关系远超过单一的文化信念体系或一套预设的照顾行为和政策。孝道文化与家庭的代间关照，或对陌生的他人施予关照的心思和活动均是社会国家应强调和重视的概念和体现功夫。在现代化和科技进展神速的脚步中，应更谨慎地从事这方面儒学和关照现象的实务观察和解析应用。孝可能呈现出多重的观点及意义，中国人孝的概念在移民或现今华人家庭和社会国家中弹性阐释和修正补充，以便能应用到其目前及未来实际关照的生活经验和政策规划中。东西方所主张的政治封建或自由平等的家庭世代伦理在关照活动下各有其萎缩或昌盛之处，个体主观意识和实践的生活世界应受重视。代间关照的关系本质、互动意义和出路应谨慎处理，不应受到单纯以客观实证性或普遍照护技术性或政治框架所限，应回归取代以更加和谐兼容、尊重关爱的模式。本文通过跨文化之华人孝道观和代间关照现象的探索，比较成年子女日常照护老年父母的心绪与互动情形，启示在不同家庭照顾的动机和角色情境的结构脉络，反思华人家庭照顾可能隐藏和显现的关照意识形态或现象意义，并企求从个体孝道和关照伦理的实践与投入中，启发未来有更深入的人文关怀观点和实践智慧之所在，藉以期盼对华人代间关系的本质和关照的技艺美感有更佳的展现。

参考文献

[1] SheuS. J. Filial piety (Hsiao) and filial caregiving experiences of Chinese families in the San Francisco Bay Area [C]. Unpublished doctoral dissertation, University of California, San Francisco, 1997.

[2] Mckenna M. Twice in need of care: A transcultural nursing analysis of elderly Mexican Americans [J]. Journal of Transcultural Nursing, 1989, 1 (1), 46 - 52.

[3] HeikkilaK., Sarvimaki A., Ekman S. L. Culturally congruent care for older people: Finnish care in Sweden [J]. Scandinavian Journal of Caring Sciences, 2007, 21 (3), 354 - 361.

[4] Traylor K. L. Chinese filial piety [M]. Bloomington, IN: Eastern Press, 1988.

[5] Pan, Y., Jones, P. S., Winslow, B. W. The relationship between mutuality, filial piety, and depression in family caregivers in China. [J]. Journal of Transcultural Nursing, 2017, 28 (5), 455 - 463.

[6] Finley N. J., RobertsM. D., Banahan B. F. Motivators and inhibitors of attitudes of filial obligation toward aging parents [J]. The Gerontologist, 1988, 28: 73 - 78.

[7] Corcoran M. A. Caregiving style: A cognitive and behavioral typology associated with dementia family caregiving [J]. The Gerontologist, 2011: 51 (4), 463 - 472.

[8] SeligS., Tomlinson T., Hickey T. Ethical dimensions of intergenerational reciprocity: Implications for practice [J]. The Gerontologist, 1991, 31 (5), 624 - 630.

[9] English I. What do grown children owe their parents? [C]. InO. O'Neill & W. Ruddick (Eds.). Having children: Philosophical and legal reflections on parenthood. New York: Oxford University Press, 1979.

[10] Daniels N., PortenyT., Urritia J. Expanded HTA: Enhancing fairness and legitimacy [J]. International journal of health policy and management, 2016, 5 (1), 1 - 3.

[11] TsaoJ. H. XiaolShiao Shin Lun (The new commentary on the theory of filial piety) [M]. Taipei: Shang-Wuh, 1970.

[12] TsaiW. H. Religious, belief and modernization: Dr. Hu Shih and his ideological research on Chinese modernization [J]. National Taiwan University. Journal of Sociology, 1974, 10 (7), 64 - 80.

[13] 陈奕杰，许树珍. 孝与代间关照关系转换的现象学 [J]. 应用伦理评论，2016: 61: 21 - 35.

[14] Pratt D. Conceptions of self within China and the United States: Contrasting foundations for adult education [J]. International Journal of Intercultural Relations, 1991, 15 (3), 285 - 310.

[15] LuborskyM., Rubinstein R. L. Ethnicity and lifetimes: Self concepts and situational contexts of ethnic identity in late life [C]. In: Gelfand D, Barresi C, editors. Ethnic Dimensions of Aging, New York: Springer, 1987.

[16] TornstamL. The quo vadis of gerontology: On the scientific paradigm of gerontology [J]. The Gerontologist, 1992, 32 (3), 318 - 326.

[17] RothP. A., Harrison J. K. Orchestrating social change: An imperative in care of the chronically ill [J]. The Journal of medicine and philosophy, 1991, 16 (3), 343 - 359.

[18] BarresiC. M. , Gelfand D. E. Ethnic dimensions of aging [M]. Springer Publishing Company, 1987.
[19] HolroydE. A. , Mackenzie A. E. A review of the historical and social processes contributing to care and caregiving in Chinese families [J]. Journal of Advanced Nursing, 1995, 22 (3): 473 -479.
[20] 许树珍. 关怀伦理与护理照护. 收录于张新庆、蔡笃坚主编，生命文化核心概念解析 [M]. 北京：中国华侨出版社，2018.

《孝经》的本体性之孝与医疗决策

杨国利[1]　杨国志[2]

[1]航天中心医院医患关系促进部；[2]首都师范大学初等教育学院

子游问孝。子曰："今之孝者，是谓能养。至于犬马皆能有养；不敬，何以别乎？"子夏问孝。子曰："色难。有事，弟子服其劳；有酒食，先生馔，曾是以为孝乎[1]？"《论语·为政》

"能养"之孝可谓是世俗生活中基本的道德伦理准则，它是指在特定的特殊伦理关系中以对象为中心的一种利他性行为。很显然，孔子对世俗中这样的对象性孝持质疑的态度。为此，在《孝经》中孔子提出了本体性的孝对世俗之孝文化进行了革命性的重建。本文主要以《孝经》文本文献为中心论述孔子本体性孝的本质、对家庭文化的影响，以及其在临床医疗决策中的价值。

一、《孝经》中的本体性之孝

"仲尼居，曾子侍。子曰：'先王有至德要道，以顺天下，民用和睦，上下无怨。汝知之乎？'曾子避席曰：'参不敏，何足以知之？'子曰：'夫孝，德之本也，教之所由生也。复坐，吾语汝。身体发肤，受之父母，不敢毁伤，孝之始也。立身行道，扬名于后世，以显父母，孝之终也。夫孝，

始于事亲，中于事君，终于立身[2]。'"《孝经·开宗明义章第一》

作为德之本的孝，可以称之为德孝或本体性之孝。德孝是人的一般的、普遍性的思想行为原则准则。德孝是基于行为者本人、并围绕行为者本人而建构的一种行为思想原则与准则，而不是基于外在的对象、基于关系而建构的原则与准则。德孝的原则分为三个层次：安身，“身体发肤，受之父母，不敢毁伤，孝之始也；”立身，“立身行道；”扬名，“扬名于后世，以显父母。”

（一）安身之孝

作为孝之始的安身之孝，是以身体为中心、以身体为本体；其行为思想的准则就是不敢毁伤，而不是不可、不能毁伤身体发肤。不敢毁伤中的“敢”字是带有情感趋向，带有主动性、故意性的名与字。

“毁伤”又有主动与被动，外在与内在之不同。自杀与自残行为属于主动性毁伤；疾病导致的身体毁伤属于被动性毁伤、自然毁伤。细菌感染、环境污染、外伤等因素所导致的身体毁伤属于外在性的被动毁伤；高血压、糖尿病等疾病导致的毁伤则属于内在性的被动毁伤。

“不敢毁伤”有两个层面的含义：其一是意味着要保护身体免受各种毁伤，确保其完整性；其二是要保证身体健康。

（二）立身之孝

不毁伤并维护身体健康的价值、目的或道德伦理价值意义何在？在“行道”，也就是立身要行道，行道为立身。何为道？依据《孝经》文本内在的逻辑解释，“行道”就是要做事、就是要事亲、事君：“始于事亲，中于事君。”

“行道”要做事以立身；做事行道为立身，由此引出的问题就是为谁做事、服务于谁的问题，亦即对象性问题、关系问题。《孝经》文本提供了两个行道立身的对象，其一是亲人，即事亲；其二是国君，即事君。因此，为亲人、为国君做事，或曰利他皆属于立身的手段、路径，而不是立身的目的。

何谓“立身”？就是要赢得独立自主性。“身体发肤受之父母”，这意味着个体天然缺乏独立性、自主性，与父母存在着永远不可割裂隔断的联系与相互支持。因此，立身的目的之一是减少，甚至是不再依靠父母的支持而能够独立自主的生存生活，并向父母尽天赋义务和责任：维护身体发肤的完整性，避免其受到毁伤。

“身体发肤受之父母，”这就是说个体之身体天生即有关系性与社会性，故个人的身体并不是完全由某个体独自拥有，也不是个体的私产，而是由父母与个体共有的一种开放性的公共存在，故：此身立则意味着父母亦立；此身达则父母亦达。因此，对本体论的孝而言，维护健康、身体的完整性和延续生命，这不仅是孝的基本要求、基本前提，更是一种与生俱来的、不可推卸与不能推卸的天赋社会责任与社会义务。

（三）扬名之孝

“扬名于后世，以显父母。”“扬名”与“显”这两个字词所指向的是超越。何以“扬名?”“扬名”在有比较优势。何以有比较优势？在超越、在比较中呈现。如何才能“扬名?”在于为世界、为他人做出贡献，在于为他人、为事业带来利益。“扬名”在于超越自我的局限性，并通过事亲、事君得以实现。

扬名于后世意味着所做的贡献能够经受住时间的考验，也就是这是真贡献、真利他。能“扬名于后世”者必是能“己欲立而立人，己欲达而达人”者：“子贡曰：‘如有博施于民而能济众，何如？可谓仁乎？’子曰：‘何事于仁，必也圣乎！尧舜其犹病诸！夫仁者，己欲立而立人，己欲达而达人。能近取譬，可谓仁之方也已《论语·雍也》。’”“博施于民而能济众”这属于事君之行，而“能近取譬”这属于事亲之事。

二、孔子的本体性之孝与独立自主、尊严、自由

（一）尊严与本体性之孝

尊严是重要的生命伦理学概念，也是现代社会常用的日常概念。“尊严一词来自拉丁语 dignus 和 dignitas，在希腊和古罗马文献中指的是某种‘值得赞誉和崇敬的东西’，或者说是某种杰出和非凡的特性。我们对运动场上的胜利者、战场上的英雄、杰出的音乐家、有胆识的政治家、无私帮助他人的人等的赞誉，就是这种尊严观念的表现。尊严是所有人拥有而其他存在不拥有的内在价值，但康德更进一步地认为，人之所以都拥有尊严是因为他们都拥有理性的自觉性。人的尊严与人本身固有的价值相联系，所有的人都具有尊严，并且每个人都有保有自身尊严和维护人的

尊严的义务。‘一个有价值的东西能被其他东西所替代，这是等价；与此相反，超越于一切价值之上，没有等价物可替代，才是尊严。[3]’”

就个体而言，尊严意味着独特性，而任何一种独特性都意味着比较，并因比较而形成差别与比较优势。“值得赞誉与崇敬的”比较优势意味着为他人创造或增加生存与发展空间、福利、幸福感等积极的生命价值，这样的利他性比较优势才能助人“扬名于天下，以显父母”。尊严即是孝行的必然结果。

（二）仁爱、自由与本体性之孝

人与动物间重大差别何在？在于自我毁灭能力，在于人比动物更能自我毁灭、更能大规模地自我毁灭，而越原始的其自我毁灭能力越弱。人的这种自我毁灭能力的另一种表现是超越自身限制，事亲、事君的利他能力，也就是创造力。面对人性中所拥有的自我毁灭能力与创造力双重性困境，孔子提出了仁爱的生命道德伦理原则与规范：

> “子曰：克己复礼，为仁。一日克己复礼，天下归仁焉。为仁由己，而由人乎哉？颜渊曰：请问其目。子曰：非礼勿视，非礼勿听，非礼勿言，非礼勿动。”《论语·颜渊》

为仁由己，非由人，这是一种本体论的仁爱观。仁爱中有创造力、也有毁灭力。

仁爱的第一个条件是克己、自我限制。克己、自我限制意味着对自我毁灭能力的限制。而限制是自由的第一个条件：“普遍自由的第一个条件是一定程度的普遍限制。没有这种限制，有些人可能自由，另一些人却不自由。[4]”创造力即自由力，而创造力的负面外部效应是自我毁灭力，因此推崇创造力的同时也要对创造力进行限制。限制是确保创造力积极性、避免自我毁灭的消极外部效应的必要条件。故：西方文化中的自由与孔子的仁爱具有某种程度上的、内在一致性；克己复礼意味着积极的自由。积极的自由是一种选择、取舍行为，一种趋利避害的行为。

没有限制就没有自由，而挣脱、打破限制就是赢得自由。“自由主义最初是作为一种批判出现的。它的任务似乎是破坏而不是建设，是去除阻碍人类前进的障碍而不是指出积极的努力方向或制造文明的框架。[4]”自由是一个持续的动态的过程，这个过程就是不断地挣脱既有的限制、枷锁，获得独立与自主性，同时又再次陷入新的限制与枷锁之中，因为：“人是生而自由的，却无处不在枷锁之中[5]。”自由即超越、自由即仁爱、自由即克己、自由即独立自主。积极自由即克己复礼，即是孝：扬名于天下。

（三）独立自主与本体论的孝

人何以才能立身？在于能够获得独立性、自主性。没有独立性、自主性的人也就意味着无以立身，不能立身也就是没有尊严可言。“身体发肤，受之父母，不敢毁伤，孝之始也。”孝之始在身体健康，而身体健康是立身、是个体独立与自主性的客观基础、前提条件与基本保证。因此，孝之始是尊严之始、自由之始；要有尊严的生存、有尊严的生活就要以本体性的孝做基础和前提。

“扬名于天下”意味着个体必须要拥有某种“值得赞誉和崇敬的东西”，也就是“博施于民而能济众”（《论语·雍也》）的仁爱之心，而且只有这种仁爱之心还远远不够，还要有能够把这种仁爱之心转化为仁爱能力。这种能力就是“事亲”与“事君”的利他能力，事亲事君意味着尊严、尊重与尊敬。

要赢得尊严、尊重与尊敬就需要“超越于一切价值之上，没有等价物可替代”的独特性与独立性，而超越即自由。赢得自由、尊严、尊重与尊敬意味着超越束缚、限制、障碍，争取独立性、自主性，这就是本体性的孝。

孔子的本体论之孝为个体行为指明了“努力方向或制造文明的框架”，其目标是个体要有尊严、自由地生存和生活，要积极地为他人、为社会、为国家做出积极贡献。

三、不同的孝，不同的家庭文化，不同的道德伦理原则

（一）以孝为标准、为初始原则的两类道德伦理规范、两种家庭文化

1. 对象性的道德伦理与家庭文化　世俗之对象性孝是以年龄为唯一标准的一种特定的行为规范。在这样的行为规范中，年长者拥有不可置疑的某种“特权”，被照顾、被顺从的特权。特权导致专制，如父母对孩子的专制；特权造成了礼崩乐坏。在习俗性的对象性之孝中，年龄规定了年长者与年少者之间处于不平等的关系，年长者拥有被尊重、被尊敬、被遵从与顺从的特权，年少者只有服从、顺从、跟从的责任与义务。年长者可以任性妄为，而年少者只能委曲求全。年幼者、年少者丧失了独立自主性，丧失了尊严与自由。

对象性的孝对双方都构成了某种程度的道德绑架，伦理专制与伦理压迫，泯灭了年轻者个体的独立性、自主性，压抑了年轻者的尊严感与自由度。双方皆因对象性的孝而在一定程度上丧失了各自的独立自主，尊严与自由。对象性的孝导致的行为模式就是：只要低头拉车、不要看路的愚孝。对象性孝文化之中的家庭常常会充满了一厢情愿的善意而缺乏权衡比较性思维模式，以致思维方式简单、偏执，行为模式简单、粗暴和极端。这样的文化背景下，不知道拒绝也常常意味着善。

2. 本体性的道德伦理与家庭文化　孔子提出的本体性孝是对世俗的对象性孝的革命、破坏与超越。本体性孝意味着不能一味地盲目迎合长者或父母，儿女和年轻人有责任和义务促使父母继续保持、维护自己的独立性、自主性、尊严与自由。此外，年轻人、子女也不能纵容年长者或父母的恣意妄为，必须要“谏”，但不能抱怨年长者或父母的无礼行为：“事父母几谏。见志不从，又敬不违，劳而不怨（《论语·里仁》）。”本体性孝中的平等性确保了年幼者与年长者皆有各自的独立性、自主性，皆有尊严与自由。

本体性孝中“克己复礼”的仁爱原则是要教育、培养家庭成员有组织性、纪律性与原则性。这样的孝文化所培养与造就的家庭文化与家风是一种基于公平、公正、平等的、讲信与修睦的文化。家庭是构成社会组织的基本细胞，家中的每一个体也都是组成家庭这一基本社会单位、基础结构的组成要素。良好的家庭文化会为社会源源不断地输送良好的原子，并成为社会稳定、和谐、发展与繁荣的坚定柱石、缓震器与根基。孔子的本体性孝可以成为良好家庭文化的最佳文化选择，以及哺育每个人内心世界的营养均衡且丰富的精神食粮。

（二）以孝为标准、为初始原则的两类医疗决策

1. 对象性的医疗决策　基于世俗的、对象性孝的对象性医疗决策属于代理决策。基于某种初始的原则、心态，而不是根据具体的情况进行决策。这样的临床医疗决策常常变成一厢情愿、放弃多视角、多维度地依据具体情况进行具体分析与权衡的专断与专制决策，而且这样的决策常常忽略了作为医疗中心的病人的存在、需求与感受。例如，只要有百分之一的机会，就要尽百分之百之努力的救死扶伤原则，就属于对象性孝之道德伦理原则、医疗决策准则。这种对象性的初始的原则或心态构成了某种程度的道德伦理绑架，常常令决策者陷入进退失据、左右为难的两难之道德伦理困境之中。

2. 本体性的医疗决策　本体性决策是以病人、患方的独立自主、尊严和自由之得与失、增与减作为决策的初始原则、依据和权衡标准。“身体发肤受之父母”决定了有关身体的决策不是绝对的个人私事，而是公事，亦即我的身体不完全是我的，也不能完全由我做主。故而孔学的孝之下的本体性医疗决策是一种开放性的公共医疗决策。

身体的开放性决定了个体之本体性尊严与自由不完全是个体的私事，而是家庭的公事，因此孔子本体性孝基础之上的本体性医疗决策带有某种程度的公共性。影响个体自由与尊严及其家庭的公共尊严、自由的因素包括：身体的健康、完整性、独立性、自主性；心理的健康、独立性、自主性；社会性的外在因素，如经济因素、照看能力等等。医疗决策必须根据在这三个维度的影响与效果综合做出。

凡是能够增加尊严和自由的医疗决策都是符合孝要求的决策，因此是正确的、合理的，并具有真善美的价值。凡是不减损、不破坏个人及其家庭的尊严和自由的医疗决策也是可以接受的。例如，向一个农民推荐器官移植治疗，尽管可以保证其身体的完整性、独立性和自主性以及延续生命，但在经济上将造成农民本人及其家庭丧失独立性、自主性，因而丧失尊严与自由，因此这样的决策就属于不孝，属于道德绑架。

四、本体性孝与医疗决策

（一）医疗决策事件

1. 具体的医疗决策事件　80多岁的李奶奶已有30年的哮喘史，10年前病情恶化为慢性肺源性心脏病，并患有糖尿病，因病情加重住进了兰州一家三级医院的呼吸科。住院第三天，老人家突然呼吸衰竭、昏迷不醒，随即被推进ICU病房抢救。苏醒后的李奶奶发现自己已用上了多功能呼吸机，上腭、牙床被呼吸管硌得生疼。她想拔掉口中管子，无奈手脚都被捆绑在病床上。不仅如此，她身上还插着输液管、导尿管、鼻饲管、血滤管。在ICU熬了10天，李奶奶终于转入了普通病房。李奶奶恳求儿子道：“答应我，以后再有事，别再抢救我，别再让我进ICU！”可儿子对她说：“您活着，我们就有妈妈可喊。再说了，治病活命，有痛苦咱忍受一点不行吗?”李奶奶叹息道：“你哪里体会到我的感受呀。”一周之后，李奶奶的病情再次恶化，痰栓堵塞气道，支气管痉挛引发致死性哮喘。经家属同意，她再次被送进ICU。数日之后，李奶奶苏醒过来，眼角溢出浑浊的老泪，坚决不要再来这样的抢救，“那活罪实在让人受不了，况且受那么多罪，抢救过来又能多活几天？这一回，儿子含着眼泪应允了母亲的请求[6]。

2. 病人的独立性、自主性、尊严与自由　人的独立性、自主性、尊严与自由首先且最重要的是一个人的精神感受与精神状态，而不是如身体发肤等肉体的存在状态。精神健康就能享有独立自主、尊严与自由，但是身体健康就未必能享受到独立自主、尊严与自由。80 多岁的老人，无论从身体到精神，其自由尊严、独立自主都处在严重地自然损耗、自然毁伤之中。没有了尊严自由，丧失了独立自主，即使有所养，这样的人已经几近于犬马之养："今之孝者，是谓能养。至于犬马，皆能有养；不敬，何以别乎（《论语·为政》）。"一旦人如犬马般生活，则人亦非人，尽管人形尚在；一旦人亦非人，则人亦已死矣，而这种冰冷的事实，不管承认与不承认、接受与不接受，都是不可改变的客观事实。

尊重自然法则，接受自然法则所决定的命运，这也是一种尊严，更是一种天赋的自由选择权。80 岁老人提出了一旦再发病，自己已经自主地选择并决定要接受自然法则的安排、不再人为地要与自然法则抗争，要有尊严地离开这个世界，以摆脱犬马般的非人生存方式，这也是一种应该被尊重，而且必须要被尊重的人之独立自主、自由尊严的权力，因为这种权利源自于自然法则。

3. 家属情感情绪性的、对象性的非理性孝　家属从个人自我情感的非理性角度，而非是从病人独立自主、尊严与自由的角度考虑医疗应该怎样理性地进行医疗决策，因此这样的决策很显然并没有照顾到其母的独立性、自主性、尊严与自由。以病人的独立性、自主性、尊严与自由等要素作为医疗决策时的依据，这样的决策是真正以病人为中心的理性决策，这是符合孔子本体性孝的决策，而以一厢情愿的情感为基础的关系性、对象性孝之医疗决策是非理性的，常常也是偏执、极端与不公平的。病人儿子的这种偏执与极端的、关系性、对象性的情感情绪活动，是对病人独立自主、尊严与自由的不尊重，也造成了对病人的道德绑架与伤害。

（二）医疗决策中的孝与不孝

1. 对象性的孝文化与医疗决策　"您活着，我们就有妈妈可喊。再说了，治病活命，有痛苦咱忍受一点不行吗？"这种初始心态，也常常是习俗中孝敬的初衷，带有多元和多重的孝意，只是这种孝属于一厢情愿的对象性之情感情绪性的孝，而非孔子的本体性之孝。基于这样的孝之医疗干预，对病人人身独立与自主性毫无益处，也无助于维护病人的尊严与自由；相应的医疗的经济成本对家庭的经济独立性造成了毁伤。这样的孝之医疗干预决策违反了孔子本体性孝的原则。

2. 本体性的孝文化与医疗决策　根据本体性孝的医疗决策，要根据医疗决策能否对病人的独立自主、自由和尊严的影响进行决策。既然李奶奶提出了“以后再有事，别再抢救我”，这要求之中已经体现了病人对医疗干预对其影响判断，医疗并不能增加其独立性、自主性，也不能助其有尊严和自由生活。此时，家庭就应该尊重老人的意愿，这才是孝，才符合本体性之孝的要求。

五、建议

作为中国家庭文化最重要的道德伦理原则或准则之一的孝文化，孔子本体性孝的上位原则是公平、平等与正义，因为公平是儒家生命伦理原则中的最初始的原则[7]。天下为公的公平原则决定了孔子的本体性孝的实现需要权衡、比较与择优而动，这与世俗对象性孝的一厢情愿的情感情绪之善所形成的专制、特权与道德绑架形成鲜明的对比，也完全不同。

以“不敢毁伤”为核心的、孔子本体性孝作为医疗决策的初始原则，这样的医疗决策是否为孝不仅仅取决于医疗的结果，还取决于病人及其家庭的社会经济状况，因为独立自主、尊严和自由不仅仅由身体发肤的完整、健康决定，也由人的精神心理需求、社会经济状况决定。

积极宣传、广泛讨论孔子本体性之孝，这不仅对于解决临床决策中的道德伦理困境具有积极的价值和意义，而且更对重建家庭文化具有重要而积极的价值和意义。

参考文献

[1]（宋）朱熹集注．四书集注［M］．长沙：岳麓书社，1988：78－79.
[2] 王磊，张淳注释．孝经·弟子规·增广贤文［M］．南京：东南大学出版社，2013：5－7.
[3] 李建会．人的尊严与生命伦理［J］．医学与哲学（人文社会医学版），2008，29（11）：34－36.
[4]（英）霍布豪斯著．自由主义［M］．朱曾汶译．北京：商务印书馆，1996：9.
[5]（法）卢梭．社会契约论［M］．何兆武译．北京：商务印书馆，1980：8.
[6] 张新庆．当活着成为受罪，抢救还有无必要［N］．健康报，2018，8月3日/文化频道．
[7] 杨国利．简论儒家生命伦理“四原则”［J］．中国医学伦理学，2017，30（2）：178－183.

华人代际间对死亡及善终概念的认知

陆嘉燕

澳门镜湖护理学院

如果说死亡的意象在华人传统文化中是负面地存在，那善终便是对于死亡的一种理想幸福状态的追求。“五福临门”是华人传统的幸福观。其中，第五福“善终”意为临命终时，没有横祸病痛、无挂碍烦恼，安详且自在地离开人世。唯死亡，在华人文化背景下，依然是令人讳莫如深的话题。善终，似乎只是遥不可及的盼望。无论是自然衰老、罹病而引起的自然死亡，还是因自然灾害、人祸等引发的非自然死亡，既然是客观存在，如若避讳不谈，如何能提前预备死亡、提升人们临终时的生活质量，达至善终？了解现今不同代际间华人对于善终的概念认知之异同，对临床医疗照护以至推动社会认识死亡准备，具有重要的现实意义。

一、华人传统文化中的死亡观与善终概念

社会发展和文化背景的差异会影响人们对善终的理解和实践。儒、道、佛（释）三家是影响华人至深的传统文化派系，三家虽教义不一，但却不约而同地重生轻死，认为生比死重要，应认真思考在生的事宜而避免、甚至拒绝谈论死亡。

儒家认为死亡不为己所控、不以死为意，因此，面对死亡，一直被人予以否定、避讳及不接纳的负面态度。孔子曰“未知生、焉知死”，又曰“未能事人、焉能事鬼”，故乐生讳死。“善终”在《尚书》中被列为第五福，本意为“考终命”，即尽享天年，长寿而亡，寿终正寝也。换作通俗说法，即好死、优逝。善终的传统意涵，

是归结前四福（长寿、富贵、康宁及好德）之正果，是个体于其生命历程中最终享有之“福分”，并需靠累积第四福“好德”，随时行善布施，方能于福有攸归。当中明白地反映到，虽死于天命不能控，但通过营造生命意义，对死亡的过程亦有所期盼的独特观念。

道家的死亡观有异于儒家，庄子云“死生，命也，其有夜旦之常，天也”，死亡是顺应自然，主张出生入死、无为而治。所谓无为，意即对死亡不需要回避或执着于死亡相关的事宜，人无力抗拒死亡，便努力于在生时，活好当下，临终前亦不必要抵抗死亡而用尽一切办法，徒增困扰。尽管不畏惧死亡，但道家亦追求养生、长寿安康、无疾而终，认为自然死亡是生命善终的飘逸境界。

相对于儒、道两家因应对死亡于在生时的积极性，佛家则让人感到消极及令人望而生畏。佛曰“天下之苦，莫过于身”，主张生死轮回，人生在世的痛苦在于人的肉体，而肉体最大的痛苦则是死亡。肉体可灭，唯灵魂可以转生或转型，因此，有可能不断轮回于痛苦之中。从而令人把死亡与痛苦、因果报应连为一体，死亡过程的苦难，是生命的一种转换历程，并不是终结，而是迈向另一个崭新的开始。因此，人须努力战胜自身欲望，在临终之时，不贪恋尘世，蒙佛接引，舍报往生，方能得善终，甚至超越对死亡的恐惧。

综上所述，在华人传统文化中，儒家观死，死中见礼；道家观死，死得自然；佛家观死，死生轮回。善终的概念在华人传统文化中，并没有正面铺开叙述，而是透过对死亡的敬畏，叹生命之有限，重生轻死。华人对死亡的认知虽然能理解止于自然的宿命，令人感到恐惧和威胁，善终是人们不断努力追求的终极理想。

二、影响现代华人代际间对善终及维生治疗决策的因素

善终的意涵并非恒久不变的，对于身处地点不同的医学水平、社经环境、生命观与死亡观、宗教、不同人群的生活习惯等，有着不一样的认知与需要。时而世易，医疗技术发展、疾病谱变化，罹病至死亡的过程延长，加上人口老化，使“五福”的观点现被视为：生得好、富而贵、老得安、病得晚、死得快，方能构成幸福美满的人生，缺一不可。在当下，善终已经成为一种被维护的权利。

善终服务始于20世纪初欧美对临终病人提供的医疗照顾。虽然这方面的发展多年，并相继在全球40多个国家和地区开展，但迄今为止世界各地仍未能对善终服务

有一致的定义与服务内容界定。在华人地区，开宗明义提供善终医疗服务的地方包括：中国香港的九龙圣母医院、中国台湾的康泰医疗教育基金家居疗护服务、中国大陆的天津医学院临终关怀病房，以及中国澳门的镜湖医院康宁中心等。这些服务由最开始只为晚期癌症病人处理疼痛为主、常见身体症状为辅的姑息治疗的宁养院模式，发展到现在居家、社区临终医疗护理的普及，兼具关注身、心、社、灵的全人关怀，以及关顾其照顾者之丧亲哀伤辅导，反映着跨世代对善终的理解、决策与实践正在随时代而变化。

善终的实践最直接的表现于社会对预立医疗照护计划（ACP）的立法保障，以及个人对其临终维生治疗决策的选择（生前预嘱，AD）。台湾能早于2000年立法保障20岁以上具有完全行为能力的终末期病人签署生前预嘱，成为亚洲第一个正式立法“允许”自然死亡的地区；并将于2019年推行“病人自主权利法”，保障五种包含广泛之临床末期状况病人（包括：末期病人、处于不可逆转之昏迷状况、永久植物人状态、重度失智者等），能按其最终意愿接受或拒绝维生治疗或人工营养及流体喂养的权利，以保障病人尊严，可谓华人地区善终服务的先驱。然而，在临床实践上，要做到体现病人自主的临终医疗照顾并不简单，不能单靠法理维护病人应有的权利。不同年龄层华人的教育、经历、社会价值观不同、文化背景以及对死亡及临终事宜采取秘而不宣的社会风气，对于是否接受“自然死亡”、为自己或家人决策“接受或拒绝维生治疗”等议题的认知一致性，都显得格外困难。

（一）老年人——善终，家庭决策较个人自主重要

在老龄化社会的今天，华人老年人口比例不断提高，随着疾病谱改变，当代老年人寿命延长，这不仅代表他们的照顾需求增加，也同时反映他们在面对死亡的过程亦会相对延长。老年人，特别是高龄老人普遍较年轻人有多重疾病及较差的身体功能，这较差的功能状态亦表现于其认知功能逐渐缺失。当代华人社会仍然以家庭为主要运作单位，一般老年人较看重家庭观念，认为劳碌大半生，晚年应享清福，颐享天年。过了知天命、耳顺之年，加上认知功能障碍，应逆转决策者角色，下放决策权力予子女、晚辈，做到老来从子的状态。晚辈则被教导“孝亲文化”，以“百善孝为先，百德孝为首，百教孝为始”为家庭伦理道德之本与行为规范，为求家庭的和谐运作，形成及延续了家长制共同决策模式[1]。加上传统文化强调“重生避死”，晚辈需望长辈延年益寿，对长辈提及其死亡、临终事宜，是为大不敬也。

是故，对于长辈临终，子女在未能问及其维生意愿的前提下，纵使只有一线生机，往往会选择倾其所有，用尽手段“挽救生命”，难以做到“见死不救”[2]。家庭决策权凌驾于老人的个人意愿，难以做到“老有所终”。

在过去十多年间，为应对人口老龄化的问题，进行了不同的调查研究，探讨华人老年人对于善终、生前预嘱等的认知、态度与需求。2001 年，孙敏等人[3]率先于成都市内针对高龄（年龄大于 80 岁）老年人进行临终关怀需求调查，发现超过五成受访长者对于生命末期的治疗方式，倾向选择对症治疗或不治疗，两成选择不治疗，不足一成希望继续采用高技术治疗。可见高龄老年人对临终关怀的态度是支持的。香港早年的研究[4]也发现，对于在生命末期仍选择侵入性治疗的老年人，无论其是否认知功能有缺损，均认为选择安宁疗护的治疗方式，会感到无助及无望。社经地位越低、身体状况越失能的老年人，越倾向选择不治疗。这可能提示老年人在选择治疗与否的抉择前，会考虑是否会为家庭带来经济负担，而非实际地了解善终服务及希望改善临终之生活质量。相对善终服务推广较前驱的台湾，曾韵如等人[5]在 2005 年曾对台湾罹癌老年人进行调查，结果显示，相对年轻的癌症末期病人，大于 65 岁的老年人在其临终前，有较高比例并未意识到自己的死亡将至。而且，其对于自身自主能力及参与被照顾的意愿之评价亦相对较低，这可能与华人家庭文化中避讳死亡议题，为人子女者不愿意或不懂得向老年人如实告知病情，而老年人亦惯于把终末医疗决策权交于子女有关。2008 年，张鹄及施永兴[6]于北京、天津及上海三地对大于 60 岁的社区老年人进行健康状况及临终关怀服务需求调查，发现不足三成半的受访者了解临终关怀服务；对于假设不幸罹癌，近四成会选择于综合医院进行积极治疗，选择接受安宁疗护的不足三成。在 2013 及 2017 年于上海的类似研究也发现，大部分老年人对于生前预嘱及安宁疗护相关事宜并没有认识，近一半希望子女代为行使其临终医疗决定权[7]。老年人的文化程度直接或部分影响了老年人对临终关怀服务的了解和需求选择。文化水平越低者，其对安宁疗护服务的了解越低，选择善终治疗的倾向性也越低。

尽管已有不少回顾性研究表明，老年人如已在决策能力丧失前签署了生前预嘱，其临终前一个月内能按其意愿拒绝无效维生治疗的比例较未有签署的老人高约 3.2 倍[8]。换言之，预立医疗照护计划能为临终老年人维护其医疗自主权直至死亡。但是，近年针对老年人口进行的预立医疗照护计划调研却发现，城市社区居住、相对健康的老年人了解安宁疗护及预立医疗照护计划等相关概念后，即便希望能为临终治疗作决定，但并没有订立生前预嘱的意愿。并年龄越大且自觉健康状况不好的老年人，越不愿意签订生前预嘱，而是偏向转移其治疗决策权予子女或家人[9]。这现象即便是居住在世界各地的华人老年人，也有类似的倾向。在他们的观念中，他们相信自己逐渐失能，基于“孝”的传统文化，即使不言明自身的治疗喜好，其子女与家人也能为他们做最佳的治疗决定。台大医院家庭医学部庄佩倪等人[10]及北京老年科胡晥平[11]分别在对死亡前曾使用维生治疗的老年病例进行回顾及病历分析，发现高龄老年人在死亡前是否撤除维生治疗措施，其抉择权在家属手中；影响家属做出善终决策的常见因素包括：病情告知的困难、多重器官衰竭及多重用药、撤除或终止维生治疗措施后的症状控制等。

可见，华人老年人对善终虽持正面态度，但由于文化水平及社经地位较低、接触安宁疗护的机会不多、且偏重于家庭文化等因素，加上华人家庭普遍不主张把愈后不良的结局告知老人，老人纵使对自身健康状况及治疗等感到焦虑，故仍会仰赖家中晚辈代其行使临终维生治疗措施的抉择权的情况明显存在。

（二）中年人——对死亡焦虑

根据生理学、心理学及社会学不同的发展理论，成年期可分为成年早期（从18～40岁）与中年期（从40～65岁）。中年人在社会人口结构中被认为是身壮体健、最具生产力并收获由成年早期所建立的各种资源的一群；同时，华人文化普遍对于中年人充满期望并赋予不同的责任。他们因应自己的生活经验，努力平衡个人需求与现实生活中的外在责任，华人的中年期可谓是心智成熟并充满各式各样生活压力。此外，在传统避讳死亡的文化及疾病谱变化下，人们不认为中年人与死亡有任何直面的交集，有关华人中年人对于死亡、善终以至临终维生治疗的研究等较少。

中年人的生活经验丰富，对于生及死的看法各有不同，他们也会因为周遭的生活事件渐渐对有关死亡的事件表现关心，但对于讨论死亡事宜，相对于其他亚洲种族人群，仍显得忌讳[12]。随着生活经验渐丰，中年人越可能经历周遭人群的死亡事件，其中，父母及长辈的死亡是他们最常见的丧亲经验。诚如上文所提及，基于华人传统的“孝”义文化，华人男性为了让后辈学习“孝”及“珍惜”生命，往往自动承担着照顾临终长辈的重要角色与责任，并认为凭借倾尽全力让濒死长辈多活一天，方能彰显孝义[13]。随着死亡事件终结，中年人由于失去曾经的至亲，并可能顿时成为家庭中的决策人，意识到自己的责任重大，同时也可能感到自己的时间和能力有限。这种个人对死亡意识的觉醒，可能会促使他们变动人生事件的优先等级及尝试进行新的生涯规划。如若死亡事件发生在配偶、兄弟姐妹、同事或朋友身上，在参与处理别人死亡事件中，他们会因为直面死亡引发自身认同危机，甚至认为死亡是非自然的事、是恶运、是生命的对立，觉得生命难以掌握，从而对于死亡予以逃避、贴上负面标签[14]。

尽管在华人家庭脉络下，中年人群对于死亡感到焦虑，但同样也是对于处理死亡有较高迫切需求的人。健康中年人对于善终的理解偏向身体舒适的方面，特别是曾为家人进行过临终医疗决策及经验亲友急救与死亡的人[15]。临终关怀研究学者发现，中年人死亡焦虑的认知状况，使他们在罹癌末期时，表现得较老年人群在自觉身体上的症状、情绪上的困扰以及有未完成的心愿等方面更为痛苦[16]。研究亦发现，社区推广善终的活动，能让中年人有反思与分享感受的机会，当他们能平静地了解自身对死亡的恐惧与焦虑，以及认识预立医疗照护计划后，年龄越小及自觉身体健康状况较他人好的中年人，愿意签署预立医疗照护计划之比例也越高[7,15]。重新思考生与死的意义后，他们能对自身生命晚期的医疗自主性与家庭文化之冲突产生新观点，会采取立即或延迟的行动，与家人表明其预立医疗照护计划的意向，并因而会比较积极地做好死亡准备。

(三) 青年人——死亡当下之身心平安

在华人家庭中，死亡是禁忌，小孩不能说也不能提任何与死亡相关的事，否则会招来厄运。甚至连日常生活中可能会遇上死亡的情境，如医院探病、清明扫墓、出席丧礼，即使是至亲，小孩也都被禁止参与。加上正规学校教育亦只会偏重生命教育而刻意忽视死亡教育，久而久之，现代青年人的成长过程中，对于死亡概念的认识，可谓只靠道听途说得来，因而对死亡产生恐惧和焦虑。

香港的跨代死亡态度调查发现，青年人比中年人和老年人更害怕死亡，害怕失去实践目标，认为死亡是诡秘和不合常理的事情，因而普遍没有为自己做死亡准备，甚至对于长辈的死亡也避而不谈。事实上，青年人的成长过程已不乏接触死亡的经验，当中以亲友死亡的事件居多，其次为生活中的意外和灾难事件。台湾的研究结果显示，青年人的死亡概念虽已渐趋成熟，能理解死亡及其必然性。但在接触这些死亡事件后，特别是与濒死者的互动，使青年人更能深刻体会生命的有限与死亡的不可逆性，并开始思考包括缓和医疗等临终相关议题[17]，是启发思考善终意义的开端。

善终对于青年人而言，有异于中年人和老年人。台湾学者发现，首先，青年人着重临终时的身体外观，关注面容外貌、身体整洁、外观是否完整，甚至能否穿自己喜欢的衣服或感觉漂亮等。其次，为个人情绪状态平稳、没有遗憾、恐慌或害怕，灵性上能做到自我肯定、人生价值等。对于死亡方式方面，自然死亡、寿终正寝的概念依然存在。同时，青年人亦同意为减少临终时的痛苦，拒绝不必要的、额外的医疗措施，是能被接受的[18]。中国内地的青年人则较重视临终时能否独立自理、是否获得个人尊重、是否有良好的家庭关系、不成为负担及能维持希望和快乐等因素[19]。

在有机会参与别人死亡经历的医护学生中，对于善终的认知与其他青年人稍有不同。内地的医护学生较倾向有家人的支持与陪伴下死亡、生活独立自理、能保持心境积极和快乐、在喜欢的地方渡过余生等，对于没有身体的疼痛和接受治疗则显得最不重要[20]。在台湾，尽管医护大学生有思考过自身死亡状况，但大部分人却不了解临终缓和医疗的处理程序与方法[21]。

对于缓和大学生的死亡恐惧与焦虑、推广生命最后规划及做好死亡准备等实务议题，学者们曾设计和进行过不同形式的死亡教育。结果显示，系统的死亡教育设计能有助大学生提升对死亡的认识，并能启发他们深刻思考生命与死亡的意义，从而做好人生及死亡规划[22,23]。青年人对于临终医疗处置并没有具体的认识，只能简单地表述希望自然地死亡，却难以描述期望的措施与效果。死亡对青年人而言，仍是遥远和难以接受的事。

三、华人代际间善终观念异同对临床医疗照护的启示

（一）家庭文化对不同世代华人之死亡观及善终认知的影响力不一

尽管教育、经济、医疗、社会文化等不断发展变迁，加上家庭结构及功能的改变，传统文化对生活在不同国家/地区的华人，在死亡观、善终以至临终的医疗决策模式，仍对不同时代的华人有影响力。作为华人社会中的基本单位的家庭，老年人习惯性地下放自身决策权（包括医疗决策权）予子女等晚辈，中年人亦乐于接受老年人的委托，适时承担代理人（包括医疗代理人）的身份。唯年轻一代虽认为临终

时能有家人陪伴是善终的表现，但却较自我地认为，能依个人意志死亡，是具价值的死亡，期待能对自己的生命与死亡有所掌控。

寿终正寝对于当代华人来说仍是善终的标志。唯在具体的含意中，对不同时代的华人，有着不一样的意涵。老年人和中年人对于寿终正寝的解说虽较相近，但老年人侧重维护家庭和谐的氛围，不惜放弃自身临终生活质量以维护之；中年人则由于参与决策长辈的临终医疗处置，加深其死亡焦虑，倾向选择能减少自身痛苦的临终治疗。青年人由于传统家庭文化剥削了其预备死亡认知的机会，其善终认知虽已成熟，但侧重于自我形象的概念。他们对于善终的观念不局限于没有身体上的痛苦，更多地着重生命的意义及价值是否已能实践和体现。

（二）推广死亡教育需注重华人家庭共同决策文化的特质

现代医学科技发展虽然迅速，大量精准医疗的研究正推陈出新地针对人类治疗各样致命性疾病而努力。但是，现代医学仍有很多未能攻克的疾病、对衰老不可抗力，生命有限仍是不可回避的事实。善终是牵涉人群最广、最多的福祉。但华人地区习惯偏重生命教育，传统孝道文化及对死亡讳莫如深使华人重生轻死，重治疗、轻缓和，对于无效治疗为临终病人带来不良的生活质量，大都要到病人叫苦连天的时候才能得以正视。有异于已立法保障个人预立医疗照顾计划及生前预嘱的西方国家，在华人家庭文化下，善终往往不是个人决定的行为，中年人和老年人更倾向以家庭共同决策模式进行。在华人地区以家庭共同决策模式强调，推行死亡教育及预立医疗照顾计划，提升不同世代人群的死亡预备及参与度，是迫不及待的社会行动。

（三）改善临床伦理环境及医患关系，推动预立医疗照顾计划

在基于传统对死亡忌讳的文化下，华人地区重症医学的回顾性研究表明，为数不少的病人在接受重症监护治疗后最终仍难逃死亡大限。在为这些病人提供治疗的医疗团队中，只有不足三成的医生会选择向病人及其家属详细交待病情发展[24]。在对病人病情发展和治疗效果不清的情况下，病人或其家属尽管感到预后不良，仍会基于重视生命的原则，设法采取一切维生治疗措施，至死方休。为减少无效医疗，积极推动缓和医疗的发展，改善医患关系及临床伦理环境，主动向病人告知病情及分析最佳治疗方案，推动医病共享决策[25]，是符合华人文化及生物医学伦理，维护临终病人善终权利的可行策略。

四、结语

了解不同代际间华人对死亡观及善终的认知状况，有助于临床同业对不同的人群适时及恰当地提供缓和治疗措施。同时，亦有助社会各界更好地针对不同人群设计死亡教育，缓冲由于传统华人文化带来的死亡焦虑，推广死亡认知及死亡准备。社会以及立法者亦能参照代际间对预立医疗照顾计划的认知与态度，制定符合华人家庭文化的临终共同决策规范。减少社会上对缓和治疗的误解，与临床因末期病人无效治疗而引发的纠纷，共同营造死亡友善的社会氛围，让濒死者能得到善终照顾、家人能学会善别、善待生命及正面地做好死亡预备。

针对华人群体，相对于老年人群在善终与预立医疗照顾计划的研究，有关中年人群与青年人群的研究明显较少；针对鳏寡或未有家庭或近亲者之研究更为罕有。为更好地向华人推广善终、落实预立医疗照顾计划、生前预嘱、缓和医疗等实务，不同领域之学者应更积极地就相关议题，及构建适合华人文化特色的临终关怀模式进行更多的研究，让华人能实现享有善终的福祉。

参考文献

[1] 李欣慈，陈庆余，胡文郁．华人孝道与家庭主义文化脉络下谈长照机构住民执行预立医疗照护计划与老人自主权［J］．安宁疗护杂志，2012.17（2）：187－199.

[2] 余文诗，高云，朱国清，等．“尊严死”还是“赖活着”？——我国生前预嘱的伦理困境分析及对策研究［J］．中国医学伦理学，2018.31（6）：700－703.

[3] 孙敏，龙德蓉，谭明英，等．高龄老人临终关怀需求意愿调查分析［J］．现代预防医学，2002.29（2）：274－275.

[4] Lee, J., Lam, L., Tang, C. Attitudes of Demented and Non-demented Chinese Elderly Subjects Towards End-of-lie decision making［J］. Hong Kong Journal of Psychiatry, 2006, 16（2）：45－49.

[5] 曾韵如，邱泰源，胡文郁，等．老年癌末病人善终之评估［J］．安宁疗护杂志，2005.10（1）：13－23.

[6] 张鹊，施永兴．京、津、沪三地社区老年人健康状况及临终关怀服务需求的调查［J］．中国全科医学，2010，13（3A）：719－721.

[7] 张蓉蓉，姜叙诚．社区老年人生前预嘱认知和态度的调查研究［J］．护理管理杂志，2017.17（3）：192－194.

[8] Yen, Y. F., Huang, L. Y., Hu, H. Y., et al. Association of Advance Directives Completion With the Utilization of Life-Sustaining Treatments During the End-of-Life Care in Older Patients [J]. Journal of Pain and Symptom Management, 2018, 55 (2): 265 – 271.

[9] Zhang, N., Ning, X. H., Zhu, M. L., et al. Attitudes towards Advance Care Planning and Healthcare Autonomy among Community-Dwelling Older Adults in Beijing, China [J]. BioMed Research International, 2015.

[10] 庄佩倪，蔡兆勋，黄献梁．高龄长者撤除维生医疗后之照护困境初探 [J]. 台湾老年医学暨老年学杂志，2018，13 (1)：28 – 44.

[11] 胡皖平．阿尔茨海默病病人放弃维持生命治疗病例分析 [J]. 中国全科医学，2007. 10 (17)：1443 – 1444.

[12] Wee, H. L., Li, S. C., Xie, F., et al. Are Asians comfortable with discussing death in health valuation studies? A study in multi-ethnic Singapore [J]. Health and Quality of Life Outcomes, 2006, 4: 93 – 104.

[13] 左冬梅，郭晓颖．农村成年子女对老年父母的临终照料研究 [J]. 西安交通大学学报（社会科学版），2014，34 (4)：54 – 60.

[14] 何孝恩，陈篪云，袁汶茵，等．全港首项跨代死亡态度调查 [OL]. 2008：摘自：http：//202. 171. 253. 66/enable. hku. hk/tch/pdf/survey2. pdf.

[15] 罗耀明．探讨中老年人于非正规教育机构参与善终课程后之 DNR 观点转化 [J]. 生命教育研究，2014. 6 (1)：87 – 117.

[16] Yang, C. H., Chiu, Y. W., Huang, C. T., et al. A comprehensive approach in hospice shared care in Taiwan: nonelderly patients have more physical, psychosocial and spiritual suffering [J]. Kaohsiung Journal of Medical Science, 2013, 29 (8): 444 – 450.

[17] 林昱秀，陈锡琦．接触死亡经验对大学生死亡态度及生命意义的影响 [J]. 健康促进暨卫生教育杂志，2015，39：39 – 62.

[18] 柯熏贵．某大学三年级生善终概念之分析 [J]. 安宁疗护杂志，2009. 14 (1)：27 – 34.

[19] 张梦露，杨梦，崔文香．民族地区大学生对优逝期望的认知调查 [J]. 现代养生，2016 (20)：45 – 46.

[20] 肖媛媛，徐雅利，梁晓燕，等．某高校护理及医学专业学生善终期望认知水平调查 [J]. 护理研究．30 (9)：3320 – 3324.

[21] Chang, C. M., Lin, H. F. The Effectiveness of Flipped Teaching for the Ethical Dilemma in Withdrawal Life-Sustaining Treatment [J]. Journal of Medical Education, 2015, 22: 64 – 74.

[22] Wong, W. Y. The Concept of Death and the Growth of Death Awareness Among University Students

in Hong Kong: A Study of the Efficacy of Death Education Programmes in Hong Kong Universities [J]. OMEGA-Journal of Death and Dying, 2017, 74 (3): 304 – 328.

[23] 钟春樱. 死亡教育对护专学生死亡态度之影响 [J]. 护理研究, 1994, 2 (3): 227 – 238.

[24] Weng, L., Joynt, G. M., Lee, A., et al. Attitudes towards ethical problems in critical care medicine: the Chinese persective [J]. Intensive Care Medicine, 2011, 37: 655 – 664.

[25] 陈如意. 从共享决策 SDM 谈落实癌症病人的善终 [J]. 肿瘤护理杂志, 2017, 17 (增订刊): 27 – 38.

尽孝与生命末期决策

伍慧儿

澳门镜湖护理学院

孝文化是中国传统文化的核心，华人生活上的各种习俗、人伦规范及互动行为都很大程度受其约束。由于尽孝的主体一般是子女，而父母是被孝顺者，所以本文将分三个部分围绕子女如何为生命末期父母做出决策进行讨论，而孝文化是如何影响着这决策过程及决策结果。第一部分讨论孝文化的起源与发展，孝文化对善终的定义及如何看死亡；第二部分探讨子女在父母生命末期的尽孝表现；第三部分讨论尽孝与善终是否存在矛盾，子女尽孝是否等于父母得以善终；最后带出临终关怀可以作为向生命末期父母示孝做出总结。

一、孝文化视野下善终的定义

生、老、病、死是人生必经的四个阶段。虽然人都难免一死，但死亡也不是说发生就即刻会发生的，现实上只有极少数人是在毫无预兆下突然死亡的。而当一个人走到生命末期，也可能因为冀望有奇迹、不舍得或尽责任等原因而让人没有那么洒脱面对死亡这一必经阶段，尤其临终者家属面对应否继续无效治疗常常表现无助、不安，或者处于决策困境。生命末期一般是指生命已处于目前治疗水平无法有效治疗、治愈的健康状态，这个阶段通常很短，距离死亡不远，有时采取一些很积极、高价的治疗方法或仪器应用有机会可以将生命延长，亦即这死亡过程也会延长，那么，这样符合传统孝道理想的善终吗？

（一）传统定义

孝文化是孝的观念、规范以及孝的行为方式的总称，产生于西周时间，在春秋战国时间将其理论化为“孝道”，随后由汉代起先后历代将其系统化、绝对化及神圣化，直到近现代重新思考其本质价值。西周时期的孝道观念分别是对死去的先祖行孝及在世父母行孝，形成“孝道”及“孝生”两重内涵。在春秋战国时间，“孝”的意义得以扩大，在广度上，“孝”被推广为社会道德伦理。在深度上，强调“孝”不只是感情牵系，还应见之于行动[1]。由此可见，孝文化源远流长，其不但影响着中华儿女的思想，也规范着其行为，“孝”基本成为华人家庭的互动法则，而从历史发展这种互动只集中于对在生及死后的父母尽孝，而父母在临终时应如何尽孝则未有明确表述。反观现今一些保留着的传统文化及价值观念，例如，华人观念中的福气，是指五福，根据汉语大字典，五福包含五种幸福，《书经·洪范》：“五福：一曰寿，二曰富，三曰康宁，四曰攸好德，五曰考终命”，即长寿（命不夭折而且福寿绵长）、富贵（钱财富足且地位尊贵）、康宁（身体健康且心灵安宁）、好德（生性仁善且宽厚宁静）、终命（能预先知道自己的死期，临命终时，没有遭到横祸，身体没有病痛，心里没有挂碍和烦恼，安详而且自在地离开人间），在现代社会人们常以五福临门来祝福别人。其中长寿、康宁和终命均与生死相关，反映由古到今华人所追求的幸福包括能预先知道自己的死期，纵使没有说明要主导临终安排，也希望死亡是自然安详的，不受横祸病痛影响，这才算是“善终”或“好死”。看来，华人重视生存质量的同时，也重视死亡质量。

（二）现代定义

在现今社会，人们对死亡质量方面的表述更加丰富。中国内地癌症临终病人认为，善终包括生理方面为躯体没有疼痛、避免过度医疗、保持身体完整；心理方面为保持尊严、拥有自主、心愿达成、后事交代、精神慰藉等；社会方面为经济状况、医疗资源、医疗照护[2]。另外，一项上海的研究结果显示，死亡应是尊重个人选择并有尊严的死亡[3]，而香港善宁会则反映香港市民的“好死”包括四个因素：传统观念、肉体无痛、去者善终、留者善别。传统观念包括身体完整、一生无遗憾等；肉体无痛包括身体的痛楚尽量减少等；去者善终包括一生有意义、家人陪伴、完成心事等。其中，最重要的是肉体无痛，最不重要的是传统观念[4]。赵可式利用诠释法对20位癌症末期病人进行质性研究，得出此类病人认为好死是身体平安、心理平安、思想平安[5]。另一研究显示，台湾成人认为善终包含内在期待、身心自在、寿终正寝、免除痛苦4个因素[6]。台湾大学生认为好死包括7个层面：死亡时身心自在、死亡时能实现终极真实、死亡时身心完整平安、依个人意志死亡、死亡时没有痛苦、寿终正寝、无病而终[7]。上述不同地区华人现况研究结果所反映的共通现象是人们面对死亡时对自主、身心平安及没有痛苦的渴求。再比较国外相关现况，不同文献都同样归纳出好死应包括减轻痛楚、自主决策等，不同的是他们也强调信仰/宗教、为他人做贡献及得到别人肯定[8,9]。反观周玲君等人对264名护士调查结果显示，护士作为医疗服务提供者认为善终除包括尊严死及没有疼痛外，也提出应包括不会成为亲人负担[10]，这方面不易从子女角度提出。

二、尽孝在生命终末期的表达形式

《经济学人》2015年底公布的死亡质量指数调查（the Economist Intelligence Unit，2015）显示，中国的死亡质量位列全球倒数第十[11]，以此看来，这个排名与传统价值所追求的善终存在差距，原因是死亡质量没被重视，还是善终未能成功实践？孝文化又是如何在此发挥作用？

（一）谈死是孝道禁忌

虽然善终是传统追求的幸福，但是绝大部分的相关文献都指出，华人社会普遍认为死亡是不吉利的，是禁忌，避讳谈及，当接触死亡话题甚至采取否认态度[12-19]。这种现象一般被归咎于儒家孝道思想之影响，认为在孝道观念上，应避免言谈中提及死亡的字眼，认为死是最大的“恶”，是不幸和恐惧的象征，形成“重生忌死”的传统观念。故此与年老父母谈论死亡是不敬及不适合，若为死亡做任何准备安排更是被认为是向父母下死亡诅咒。因此，有研究结果显示尽管子女希望能了解父母知道父母的临终意愿，也不敢展开这话题或感到很难找到合适的时机；而或许老年人也希望将心愿告知子女，但亦会担心子女会感到内疚或不孝而回避展开讨论，所以忌讳谈论死亡不单影响着华人的主观家庭价值观，也客观存在于华人社会层面的[19]。在孝文化中，孝道原则就是把孝作为一系列子女都要遵守的伦理道德规范，表现为“必养且敬”，侍奉父母常保持深厚的爱心和愉悦的表情等，若不遵照孝道原则行事，会受社会舆论的谴责，同时也可能会受到良心的谴责，造成心理不安[17]。例如，子女把年长父母送进临床关怀医院（即善终医院），会面临着来自社会舆论的巨大压力，惧怕不孝的罪名，在主观上难接受[18]，这些现象会继续以家庭及社会层面进行分析。

（二）家庭的表达形式

在家庭层面，“尊亲、孝亲”已内化到人们的价值观、日常生活行为之中，竭尽全力为父母送终是作为儿女应尽的义务，这是华人社会普遍认为的“孝”。若父母走到生命末期，面对濒死父母，尽管积极治疗和抢救已无多大效益和意义，但为了体现孝道，子女仍然会倾向竭尽全力、倾家荡产地抢救，认为这样是“尽孝”；一旦父母去世，家庭成员也就不会有所遗憾，认为自己尽力了，会心安理得，尽力救治满足了这种受孝文化影响而形成的强烈心理需求[13]。就上述传统价值“五福”的实践而论，“长寿”本来排列五福之首，自古渴求“长生不老”“长命百岁”，在生日喜庆时子女也特别祝贺父母“福如东海、寿比南山”。人们重视“生”的程度远远比重视“善终”的高。人们长期在这强调“生”的生活文化下，容易过度重视生命延续，忽视年老濒死父母对死亡的感受，不惜耗费巨大人力、物力、财力试图采取任何可用的医疗手段使父母延续生命，较少静下心来考虑到父母作为第一身在生命末期的真正需求，缺少关心父母“需要什么、想干什么”[20]。子女实践这生死观念下，积极的无效治疗不但没有让病人达至自然、安详的善终目标。这种单一方面的重视“生”的家庭文化，使得临终父母的死亡质量被冷落，对于子女或医护人员维护临终者尊严是没有益处的，与真正落实善终造成一定差距。

（三）社会的表达形式

在社会层面，有部分学者认为“孝道”本身不只是一种主观理解，更是一种社会建构，当人们按照社会建构出来的孝道准则去实践时，他会被周围的人认为是孝顺的，博得社会的认同和赞赏。此时，由于社会避讳谈死，人们长期在这重视“生”的观念作用下而使忽略“死亡”成为必然[15,20]。社会也以有否尽力延续父母的“生”作为衡量子女行“孝道”的标准，若子女的行为是符合社会所奉行的“孝道”准则就被认为是“孝”的；反之，就是“不孝”。临终者家属很可能会受到此舆论风气的驱使，认为自己尽心尽力救治就是尽孝了。于是，他们会在临终者的生命末期阶段尽量提供丰裕的物质，甚至由于忌讳最大的“恶”而阻止和拒绝临终关怀或与临终议题相关活动之介入，认为这是对临终者最“孝顺”的保护。如此的遮蔽下，临终者自身的感受及遗愿也被回避了。也有学者认为中国传统社会是“家国一体”的社会结构，“国”与“家”之间缺少中间环节——社会，这一环节深刻影响着中国社会文化。人，要么是“国家的公民”，要么是“家庭的成员”，“社会”则并未赋予称谓；从“家”里走出来，直接面对的是“国”，两者间缺乏“社会”的过渡和缓冲[17]。这可能是中国家庭出现问题时缺乏社会层面应有的支持。当临终者家属无法应对父母生命末期所衍生的治疗决策或终止生命决策问题时，部分地方可能缺乏由社会结构层面提供的临床关怀服务，或者临终者及其家庭没有接纳这种临终关怀服务介入的概念或心理准备。

三、尽孝等于善终吗?

（一）传统孝道的善终与临终关怀

从上述讨论可见，传统孝文化在家庭及社会实践层面均未表现出有助达至善终的效果，有些看法认为这是“孝道”异化的现象[16,20]，有些学者认为是人们对死亡缺乏科学、客观及理性的理解，缺乏对孝道内涵的正确诠释所致[14,18,21]。尽管如此，大家都相信孝道的真正意义本应是与善终相吻合的，也应以“善终”为终极目标行孝道，这更符合临终者的意愿，借着发展临终关怀服务作为达标手段，因其以科学和专业的方法让人有尊严地逝去，应是有质量的死亡方式。

由于忌讳谈论死亡，纵使临终关怀符合孝道的死亡观及可以成为达至善终的手段，临终关怀在中国发展仍然缓慢。李琛等人的一项针对 103 名病人及家属的研究结果显示，约有八成受访老年病人很少及从未听说临终关怀这个概念，超过六成受访病人不知道临终关怀的对象、内容、机构等，知晓此概念的途径主要是来自报纸杂志和电视广播，来自医护人员的只占 13.95%[14]，有学者认为这可能是中国还未建立一个积极的医疗伦理环境所致[16]。当受访病人被问及是否愿意接受临终关怀服务时，只有三成表示接受，需要考虑及拒绝回答的占五成多；而受访病人家属在这被问到是否愿意在其亲人处于临终阶段而又没有意识行为能力时，为其放弃治疗选择缓解性的安宁疗护时，只有二成多人表示愿意、有七成半人表示不愿意及拒绝回答，病人及家属的表现反映其面对死亡相关议题临终关怀时采取回避态度是仍是占大多数，而这种情况同样出现于久居海外的华人家庭[19]。至于临终关怀的目的，调查显示，受访病人及家属主要认为是减轻痛苦、促进舒适（81.55%），其次是减轻经济负担（61.17%），维护生命尊严只得50.49%。被问及对临终关怀的担忧方面，约有五成半老年病人及其家属表示为传统孝道和死亡观念，接近五成担心从业人员的能力和素质，而三成多担心家属朋友的认同[14]。充分反映了病人及家属对临终关怀的一知半解，一知是知道其目的是减轻痛苦、促进舒适和维护生命尊严；半解是把临终关怀的副产物，把减轻经济负担当作为其主要目的。值得注意的是，大部分受访者都对临终关怀抵触传统孝道及社会认同表示担忧，为了减轻经济负担而选择临终关怀而没有尽力抢救，根据传统社会的孝道必定是社会所不容，负上这“不孝”之名，大家都难以接受临终关怀，甚至回避、不回答。

（二）从尽孝角度实践临终关怀

临终关怀在中国是一种新兴服务，它的实践方式与传统意义上的家庭照护有一些分别[13]。临终关怀的实施的前提是放弃治疗和撤出治疗的抉择，存在着应否开始或者继续治疗的问题，而该治疗通常是无效治疗或疗效不确定，正式实施时主要采取舒缓治疗，亦即是放弃“生”的追求，转向追求优死，正符合科学的死亡观念：不以延长生命为目的，而以减轻身心痛苦为宗旨[15]，也贴切传统“五福”之善终的内涵能预先知道自己的死期，临命终时，没有遭到横祸，身体没有病痛，心里没有挂碍和烦恼，安详而且自在地离开人间。然而，要开展临终关怀服务是需要观念革命，必须突破传统的思维定式。

第一，传统孝文化的内涵和道德要求应加以拓展。孔子曾道“今之孝者谓能养。至于犬马皆能有养，不敬何以别乎？”。这说明孝道要求不仅仅是能给亲人吃好穿好就是行孝，而是一种由心出发的对亲人挂念和尊重，使领受者感到幸福和尊严[12]。有学者提倡心孝，用心与亲人沟通，特别在生命末期阶段能尊重临终亲人的各种需求和想法，与其悉心交流，聆听其倾诉，这可能有助转移临终亲人面临死亡的恐惧和孤独感[21]。第二，人的死亡只能是自己的死亡，别人无法替代。所以面临死亡时，让临终者做自主决定才能够把临终者的价值充分发挥出来，这亦是对临终者人格和权利的一种尊重[15]。如果能做到这样的尊重，方可让病人及家属有更舒适的心理感受，减少家属承受因担心未尽力救治而负上不孝罪名的内心与社会谴责。心灵的慰藉本身就是一种高级的关怀形式，需要家庭成员了解并给予支持。第三，从临终关怀的道德目标来看，临终关怀既没有违背孝道，也没有背叛医道。因为它是对临终者短暂的最后时光进行身体及心灵的关爱[12,16]，这应该是子女“行孝”及医护人员“行医”的重要道德价值。

四、临终关怀——为临终者尽孝的出路

人活在世上终有一天会成为老年人，然后再走到生命尽头，因此，关注每一个生命的成长、临终以及生命安详、有尊严地结束，这不仅关系到重视优生、优育、优活，而且重视优逝，理应符合每一个人对完整生命历程的需求[21]。由于传统观念的束缚，有些临终者即使是处在极度痛苦也无从选择或不被选择无痛苦死亡的方式，有些人因身心承受着巨大的折磨，可能选择自杀等极端的方式结束生命，然而这仍是达不到优死的目的[13]。社会要宽容对待医护人员、处生命末期的人及其家属[16]，给予他们面对死亡时寻求心理适应的空间及支持，如对选择临终关怀的病人或家属都给予更多的认同和接纳；也有认为应提升全社会的老龄意识，使社会上的老年群体的生活质量得以优化，最终得以优逝[21]。尊老爱幼属于传统道德规范，它的强制力在现今社会已较之前封建社会时发生很大的变化，随着人们对于自身生存权利、自主权利的维护意识上升，传统孝道的内涵也会深化更新。年轻华人对死亡话题或计划死亡安排较年老的持更开放态度，原因可能是年轻的华人面对传统文化有较少顾虑[18]。临终关怀已是客观存在的服务，目前在于人们如何科学认识死亡，如何本着心孝而认同及接纳临终关怀，最终达至生者善别，死者善终。

参考文献

[1] 孔润年．关于中国传统孝道的源与流．宝鸡文理学院学报（社会科学版）［J］，2012，32（1）：14－17.

[2] 刘小红，吴梅利洋，邱林凤，等．恶性肿瘤临终病人善终认知的质性研究［J］．护理学杂志［J］，2016，33（3）：44－47.

[3] 何萍，徐建萍．上海市青浦区居民对死亡的态度调查．职业与健康［J］，2016，32（8）：1119－1121.

[4] 香港善宁会．什么叫“好死”？．2004：取自 https：//www. hospicecare. org. hk/news-and-media/researches-and-surveys/

[5] 赵可式．台湾癌症末期病患对善终意义的体认［J］．护理杂志，1997，（1）：48－55.

[6] 陈锡琦，叶俞仟．成人善终概念研究：以台北县某小学学生家长为例．生命教育与健康促进学术论文研讨会论文集．2010.

[7] 陈锡琦，江彦锜．大学生善终概念之调查研究：以某大学学生为例［J］．健康促进暨卫生教

育杂志，2012，33：23－48.

[8] Meier E A, Gallegos J V, Thomas L M, et al. Defining a Good Death (Successful Dying): Literature Review and a Call for Research and Public Dialogue [J]. The American Journal of Geriatric Psychiatry: Official Journal of the American Association for Geriatric Psychiatry, 2016, 24 (4): 261－271.

[9] Steinhauser K E, Clipp E C, McNeilly M, et al. In search of a good death: observations of patients, families, and providers [J]. Annals of Internal Medicine, 2000, 132 (10): 825－832.

[10] 周玲君，郭向丽，赵继军．临床护士对善终观念认识的调查分析［J］．解放军护理杂志，2008，25（12B），25－27.

[11] The Economist Intelligence Unit. The 2015 quality of death ind10ex: Ranking palliative care across the world, 2015, Retrieved from https://www.eiuperspectives.economist.com/sites/default/files/2015% 20EIU% 20Quality% 20of% 20Death% 20Index% 20Oct% 2029% 20FINAL.pdf

[12] 尤吾兵，陈保同．传统伦理思想的突破：破解临终关怀开展困境的路径［J］．卫生软科学，2010，24（5）：426－428.

[13] 李芳，赵丽莉，李义庭．中国临终关怀死亡选择的伦理争论［J］．中国医学伦理学，2009，22（2）：48－49，53.

[14] 李琛，赵玲莉，王志琴，等．住院老年病人及家属临终关怀认知现状及需求意愿调查［J］．齐鲁护理杂志，2013，19（18）：64－66.

[15] 定光莉．案主自决原则在临终关怀中的应用及伦理冲突［J］．中国医学伦理学，2011，24（2）：231－236.

[16] 杜防．我国临终关怀事业发展的伦理困境及其路径探析［J］．邢台学院学报，2015，30（1）：58－60.

[17] 张鹏．中国伦理文化与临终关怀［J］．临床伦理，2016，37（12A）：27－31.

[18] 谢莹，朱海林．临床关怀本土化发展的困境与出路［J］．中国医学伦理学，2014，27（3）：367－368.

[19] Lee M C, Byon H D, Hinerer K A et al. Beliefs in Advance Care Planning among Chinese Americans: Similarities and Differences between the younger and older generations [J]. Asian/Pacific Island Nursing Journal, 2017, 3 (2): 83－90.

[20] 张鹏．传统生死孝道观与老年临终关怀［J］．临床伦理，2014，35（6A）：34－36.

[21] 马晓．从中国传统道德的视角看临终关怀本土化［J］．中国医学伦理学，2009，22（6）：73－74.

论传统孝道与公民遗体器官捐献意愿的关系

杨同卫

山东大学齐鲁医学院

一、问题引入

当前，我国公民遗体器官捐献率过低是不争的事实。可到底是哪些原因导致捐献率过低呢？学者们纷纷通过自己的研究给出答案。有研究者认为：中国传统孝道影响了遗体器官捐献。现将这类观点列举如下：

（一）孝道中“身体发肤，不敢毁伤”的生命惜爱意识妨碍了遗体捐献意愿

有学者认为，孝道中“身体发肤，不敢毁伤”的生命惜爱意识妨碍了遗体捐献意愿。例如，尤吾兵论述道：《孝经》曰：“身体发肤，受之父母，不敢毁伤，孝之始也。”“身体发肤”“不敢毁伤”等，把保护身体与“孝”联系起来，认为保全自身身体不仅是对自己生命的看重，更是对父母“尽孝”的表现。这对当前我国的遗体器官捐献带来极大的消极影响。人们不愿直面自愿捐献器官的思考，认为这是伤害自己身体的行为，是“不孝”的行为[1]。

柏宁、任华玉、王萍搜集并分析了我国近几年发表在核心期刊的关于“我国器官捐献的影响因素”的学术论文，以及2012～2015年的相关新闻采访报道后发现：无论是从事此领域研究的众多专家、学者，还是长期工作在器官捐献一线的工作人员、红十字会相关的负责人员、临床移植医生，几乎都认为：“身体发肤，受之父母，不敢毁伤”和“死后留全尸”等传统死亡观念是导致我国器官捐献率过低的主

要社会心理因素[2]。

（二）如果子女把过世长辈的遗体器官捐献出来，会被认为违背孝道

这里分为三种情况：第一，反对父母捐献遗体器官的决定。即使有些思想开明的人士，自愿捐献遗体，多半也得不到亲属的认可，甚至会遭到强烈的反对[3]。第二，不愿意捐献逝去亲人的遗体器官。为人子女的，多不愿父母百年后遗体被人破坏，更担心来自亲朋好友、周边人士的不解以及舆论带来的压力。钟静、李诗宇、朱曙光等人的调查结果显示，怕被指责为不守孝道是不敢捐献长辈遗体的重要原因[4]。第三，即便逝者生前有明确的捐献表示，也不愿遵从。即使死者意愿捐献器官，也会遭到家属的强烈反对，认为这是对死者的不尊重或不孝顺[5]。即便老人有捐献意愿，但作为执行人的子女却认为这是“不孝之举，大逆不道”，从而拒绝捐献[6]。

基于上述认识，学者们给出的对策建议是：“对传统孝道进行重新解读”“消除因无知、误解而产生的文化和心理差异”等。但是，笔者认为上述研究流于表象，缺乏深入、细致、透彻的分析，对于相关问题尚需深究，譬如：“身体发肤，不敢毁伤”这一孝道规范提出的根据是什么？“身体发肤，不敢毁伤”的规范今天是否过时？“身体发肤，不敢毁伤”的孝道规范是否真的在妨碍遗体器官捐献意愿？不愿意捐献逝去亲人的遗体器官是否真的因为孝的观念？反对父母生前做出捐献遗体器官的决定，甚至不遵从逝者生前明确的捐献表示是否真是孝观念使然？

二、对“身体发肤，不敢毁伤”观念的考量

（一）“身体发肤，不敢毁伤”的伦理根据

孝道是中国文化的核心，表现了中国人最基本的社会和宗教观念，至今仍是中国家庭生活的主要价值观念和行为准则。然而，何为孝？孝的内涵和结构怎样？不论是普通老百姓还是研究者，其认识和观点并不完全一致，但至少有以下几个方面的共识：

第一，“孝”是“善事父母”，即子女对父母的奉养、孝养。这是“孝”核心、稳定的内涵与结构。正如《说文解字·老部》所言：“孝，善事父母者。从老省，从子。子承老也。”至于何为“善事”，一般认为包括养、顺、敬三个层次。奉养父

母是为人子的基本义务，孔子说："事父母，能竭其力。"（《论语·学而》）随顺父母心意，依顺父母安排，也是孝子诚心所愿。孟子说："不顺乎亲，不可以为子"（《孟子·离娄上》）。孝养、孝顺进一步上升为孝敬。孝敬超乎物资供养、心意顺服，而关乎诚挚之情、庄重之礼，表现为端正、恳笃。

第二，"孝"是祭祀祖先、慎终追远、报本返始，即对先祖先公的追孝祭祀。据学者考证，西周孝的对象为神祖，不包括生人，逮至春秋，沿事生如事死的途径，孝对象除神祖外，开始下移到健在的君宗[7]。对先祖先公的追孝祭祀，原本是孝的最根本含义，但是随着时代和文化的变迁，退居其次。

第三，"孝"是继承先祖德业、建功立业，以显扬父母、光耀门楣。"夫孝者，善继人之志，善述人之事者也"（《中庸》），"立身行道，扬名于后世，以显父母，孝之终也"（《孝经》）。发扬光大祖先父母的事业，修行自己的崇高道德，建立起有利于社会的功业，所谓"利泽施于人，名声昭于时"（韩愈《送李愿归盘谷序》）是孝的最高要求、最高境界。

现在的问题是"身体发肤，不敢毁伤"怎么就是"孝"的要求和体现呢？这可以从经验与学理两方面来解释：

就经验层面的情感体验而言，父母是最疼爱自己的人，子女是父母的心头肉、心肝宝贝。父母最担忧的是子女遭受病灾、伤害和刑罚。子女一生平安，是父母最大的心愿。子女尽孝道，从保护自己的身体，爱惜自己的生命开始。所以说"身体发肤，受之父母，不敢毁伤，孝之始也。"

就学理层面而言，有两条路径可以推出对"敬重生命、惜爱身体"的路径。其一，《周易》被尊为"六经"之首，在我国古代思想文化史上具有无可取代的重要地位。《周易·系辞传》中说"天地之大德曰生"，明确地将"生"作为主旨彰显了出来，将生命作为天地间最为可贵的本体来加以赞颂。"身者，亲之遗体也。行亲之遗体，敢不敬乎？"（《大戴礼记·曾子大孝》）身体不仅是自己的生命的承载体，同时也是父母生命遗留下的身体，是父母生命在我们身体中的延续。善待自我、重视自我就是对父母乃至祖先生命的保全。惜爱自体生命，以一己融入累世传承之纵贯，汇入并世协作之横展，成就生生不息的生命之流就成为"孝"的要求，并进而具有神圣性。其二，孝道是对"人从哪里来、到哪里去"这终极问题的中国式解答。天地是世间万物生命的本源，先祖则是人这一族类的本源。人的生命来自先祖，这是对“人从哪里来”的回答；只要家族香火不断，子子孙孙无穷尽，则生命在家族血脉传承链条中永续，有限的生命得以永恒，“到哪里去”的问题因此迎刃而解[8]。自身作为过去与未来的链接，就有着承上启下的历史使命，敬重自身生命，惜爱自身身体也成为孝的当然要求。

（二）“身体发肤，不敢毁伤”的规范并不过时

今天看来“身体发肤，受之父母，不敢毁伤，孝之始也”的思想并不过时。一方面，无论是在过去还是现在，抑或是未来，子女一生平安，都是父母最大的心愿。子女尽孝道，让父母心安少牵挂，理应从保护自己的身体、爱惜自己的生命开始。另一方面，生生乃宇宙之大德，生生不息就是永恒。古人对个体生命的永恒追求是建立在继先传后、生生不息的基础之上的。“孝”不但关涉血缘关系，还关涉个体生命的存在。“身体发肤，受之父母，不敢毁伤”是对个体生命价值的肯定，是对人性和人格完美的追求。“不敢毁伤”的训诫为个体生命现世存在的合理性奠定了基础，并衍生出生命意义及人生在世的使命与追求。

惜爱生命不仅是传统孝道的基本要求，也是中国传统文化的基本命题。孔子在恪守礼的规定、严格按等级制原则行事的同时，又对生命充满关爱，珍视生命价值。为赢得更多的行仁时间，他把敬身安体看得比礼仪的规定更加重要。孔子的养生理论是：“将身有节，动静以义，喜怒以时，无害其性。”（《孔子家语·五仪解第七》）身体不仅是自己的生命的承载体，也是父母生命在我们身体中的延续。为了自身安全，不登高，不临深，不处险地。老子生命哲学的重要思想是贵己重身。老子说，“贵以身为天下，若可寄天下；爱以身为天下，若可托天下”。老子还说，“名与身孰亲？身与货孰多？”名利、财货失去了可以重新获取，但生命只有一次，失去了将再也无法求得。在人所追求的一切价值中，生命价值是第一位的，对生命价值的维护是生命活动的基本原则。

三、孝道与公民自身遗体器官捐献意愿的关系

对于孝道与公民自身遗体器官捐献意愿的关系，笔者的观点是：“身体发肤，不敢毁伤”的观念并未妨碍公民自身的遗体器官捐献意愿。

基于“身体发肤，不敢毁伤”的观念会妨碍遗体器官捐献意愿这一认识，有学

者认为，要对此观念进行重新解读。例如，王明旭、张文等认为，“身体发肤，受之父母，不敢损害，孝之始也”实际上是教育人们要爱护自己的身体，防止身体无端受到伤害。但它并不是至高无上、绝对不可以变通的原则。当为了道义，在大是大非面前，必须用部分身体甚至生命做出牺牲时，儒家又有舍生取义、杀身成仁的至高追求。更何况是生命将逝，不用就白白浪费的器官[9]。尤吾兵认为：应该破除人体器官捐献“坚冰”，传统文化中的“孝”要求人们认识到“身体发肤，受之父母，不敢毁也”，这在人类医学还没有发展到能够对人体器官充分利用的时候有积极意义，强调对身体、遗体的完整保护，旨在教导人们要爱惜自己的身体，防止自杀及其他行为对身体的损害。但在医学和治疗技术发达的今天，固守传统视域下的“孝”已经远远落后于时代发展了，各种外科手术就无法实施，器官移植也无法进行，很多疾病也将无法治愈。

笔者认为，以上都是对“身体发肤，不敢毁伤”的误读。第一种误读是把“不得毁伤”错误地延伸到死亡之后的遗体。其实，对身体的珍视、珍爱，不论是基于孝道还是出于哲学信仰抑或养生观念，都是将对生命的珍视界定在死亡之前。死亡是生命的终结，生命终结意味着人生使命的完成。当然，中国有全尸而终的观念，并将这一观念延伸为全尸入土为安。这一观念确实会妨碍遗体器官捐献，但这是对传统殡葬观的妨碍，并非传统孝道的妨碍，不可把殡葬观等同于孝道。如何对传统殡葬观进行适应性改造，将另文专门研究。第二种误读是把捐出遗体器官界定为对身体的伤害。之所以保全身体、爱惜生命，无外乎免除父母的担心和延续家族繁衍及完成人生使命，以实现人生圆满，而捐献遗体器官已经不对生命造成伤害，不妨碍人生在世责任与使命的达成，相反更有助于他人生命的延续，有助于修行崇高道德，建立起有利于社会的功业。

所以说，传统的孝道不仅不会妨碍遗体器官捐献，相反，最高层次的孝道——立身行道，扬名于后世，以显父母反而有助于遗体器官捐献。孝的根本在于对生命的敬重和对生命的延续，当民众自愿、无偿把器官在去世后捐献出来时，这不是对生命的不尊重，不是对生命的伤害，而是通过“延续性”来体现对生命的尊重，同时也是捐献者生命意义的进一步放大。因此，笔者的观点是：真正孝道不仅不会妨碍遗体器官捐献，而且还会肯定和支持遗体器官捐献这一延续生命、追求卓越和永恒的高尚行为。认为捐献器官，毁伤身体，违反传统孝道，是对传统孝道的曲解[10]。

四、孝道与父母遗体器官捐献的关系

如上所述，有研究者认为孝道会使子女不愿意捐献逝去亲人的遗体器官，即便逝者生前有明确的捐献表示，也不愿遵从；孝道还会妨碍子女捐献过世长辈的遗体。其实，这些认识似是而非，并非尽然。

孝道的核心、基本内涵之一是"随顺父母心意，依顺父母安排"，如果父母做出捐献遗体器官的决定，作为子女的应该理解、支持，并怀抱崇敬之情。这是因为，人去世后把自己有用的器官捐献给需要的人，不仅挽救了一条生命，也使自己得到了新生，实现了生命的不朽，是功德无量的事情。按照孝道的要求，子女应敬重父母的决定，并在父母百年之后，应成全父母的心愿。相反，极力反对父母做出遗体器官捐献的决定，或者是不执行父母生前捐献遗体器官的决定，才是不孝的行为。

中国新闻网曾以"耄耋夫妇志愿捐献遗体，子女称为长辈感到骄傲"为题刊发了这样一则消息：86 岁的胡传骅、82 岁的章毓庆夫妇双双在《遗体捐献志愿书》上签下自己的名字。女儿胡兰听到父母的决定，一点也不觉得突然，在她眼中，父母总是在努力做对社会有用的人：宽厚、仁慈、博爱。父母的选择符合他俩做人的逻辑。外孙女杨洁在参加外公、外婆遗体捐献登记签字仪式时说，自己为有这样的长辈感到骄傲[11]。读完这则新闻，相信读者会判定女儿胡兰、外孙女杨洁具有孝的美德。假如女儿胡兰、外孙女杨洁极力反对老人的决定，拒不配合，反倒会被读者指责为"不孝"。

另外，如果父母生前表示不同意捐献自己的遗体器官，或者是没有明确表示捐献与否，做子女的遵循孝道会如何决策？我国《人体器官移植条例》规定：公民生前表示不同意捐献其人体器官的，任何组织或个人不得捐献、摘取该公民的人体器官。这一规定和孝道的基本精神、基本要求是一致的。《人体器官移植条例》还规定：公民生前未表示不同意捐献其人体器官的，该公民死亡后，其配偶、成年子女、父母可以以书面形式共同表示同意捐献该公民人体器官的意愿。笔者认为，按照孝道精神和要求，如果父母生前没有做出捐献遗体器官的明确表示，作为子女的一般不应该做出捐献遗体器官的决定，除非确切知道父母生前有捐献遗体器官的明确愿望，只是由于客观原因没有能够在法定遗体器官捐献机构登记。

五、总结

切实提高我国公民遗体器官捐献率是亟待研究解决的理论和现实问题。为此，就要找到影响因素并据此给出解决与应对措施。笔者首先分析了孝的内涵与结构分析，论述了“身体发肤，受之父母，不敢毁伤”的伦理根据与理由，进而认为传统孝道不仅不会妨碍遗体器官捐献，相反，最高层次的孝道——“立身行道，扬名于后世，以显父母”反而有助于遗体器官捐献。按照孝的要求，如果父母做出捐献遗体器官的决定，作为子女的应该理解、支持，并怀抱崇敬之情。

当然，中国有全尸而终的观念，并将这一观念延伸为全尸入土为安——这是中国传统殡葬观的体现。显然，传统的殡葬观会妨碍公民逝世后遗体器官捐献。这是另外一个论题，笔者将另文研讨。

参考文献

[1] 尤吾兵．伦理视域下破除人体器官捐献“坚冰”的新策略［J］．昆明理工大学学报（社会科学版），2014，14（2）：1－4.

[2] 柏宁，任华玉，王萍．中国人不愿身后捐献器官的原因分析［J］．医学与法学，2015，7（5）：19－21.

[3] 余浩杰．提高我国公民器官捐献率的理性思考［J］．医学与哲学，2012，33（6）：26－27，70.

[4] 钟静，李诗宇，朱曙光，等．对器官捐献态度的调查［J］．包头医学院学报，2016，（2）：8－10.

[5] 张文馨，楼树慧，刘红霞．大学生器官捐献知识和态度的研究进展［J］．医学与社会，2013，26（1）：52－54.

[6] 银勇．浅谈遗体、器官捐献理论的建立［J］．中国医学伦理学，2011，24（2）：229－230.

[7] 查昌国．论春秋之“孝”非尊亲．安庆师范学院学报［J］．1993．（4）：42－48，108.

[8] 朱岚．传统孝道的宗教意蕴及现代孝道的重建［J］．西北师大学报（社会科学版），2014，51（3）：5－10.

[9] 王明旭，张文，王学良．器官捐献的家庭同意原则：儒家伦理的现代应用［J］. 中外医学哲学，2008，6（1）：63－65.
[10] 周德霞，刘剑．器官捐献推定同意原则的文化适应性研究［J］. 中国医学伦理学，2017，30（6）：782－786.
[11] 耄耋夫妇志愿捐献遗体，子女称为长辈感到骄傲．http：//www. chinanews. com/sh/2013/07－01/4990049. shtml，2018－08－09.

孝文化视野下的家庭照料与养老

王江娜

中国人民解放军总医院

孝文化是一个复杂的文化现象，从不同的视角来审视可以得出不尽相同的结论。俗话说："百善孝为先""夫孝，德之本也"。黑格尔曾说过"中国纯粹建筑在这一种道德的结合上，国家的特性便是客观的家庭孝敬[1]。"《文化学辞典》写道：关于"孝的文化"是指"中国古代文化的一种范式"，它是关于孝的观念，规范以及孝的行为方式的总称。是指中国文化与中国人的孝意识、孝行为的内容与方式及其历史性过程，在政治性归结和广泛性的社会性衍生方面的总和[2]。是中华民族传统的和谐文化，是构建中华社会人伦和谐产物，是一种最基本的社会文化，有助于社会主义现代化建设；"民用和睦，上下无怨"，是中国特色文化。孝文化包含孝敬与供养父母，养亲、敬亲与送亲是作为子女对父母尽孝的基本要求。孝文化对家庭养老模式及家庭照料的支持有着强劲而有效的作用。

一、中国传统孝文化起源及表现

（一）中国传统孝文化的解析

1. 中国传统孝文化的起源　中国传统孝文化历经了古时期的萌芽、西周的兴盛、春秋战国的转化、汉代的政治化、魏晋南北朝的深化、宋明时期的极端化直至近代的变革，是在中国长期的历史发展中积淀而成的。殷商、西周是传统文化的开端和创造时期，也是孝观念的初步形成和确立时期。"孝"的本意是"善事父母"，"孝"作为一种文化体系、一种社会意识形态，是随着社会的发展而发展的。汉魏隋唐以“孝治天下”去治理国家。

2. 中国传统孝文化的表现

第一，敬爱。从中华民族作为礼仪之邦，孝敬父母被历朝历代当作道德评价的一项重要标准。为了报答父母的养育之恩，孝敬父母是天经地义的。尊敬长辈，让父母保持精神愉悦的良好心态。孝敬父母要发自内心的尊敬和爱戴父母，是一种心甘情愿的尊敬、孝敬。

第二，奉养。奉养父母是每一个做儿女的义务，不能只养不尊敬，也不能只尊敬而不养，“养”就是物质生存条件上满足父母的需求，使他们不会饥寒交迫，即要“侍疾”；当父母风烛残年时，我们要多陪伴父母，当父母生病时，作为儿女的要照顾父母，在临终时要在父母身边，因为死亡对于人来说都是精神上的痛苦。

第三，敬爱承志。要子承父志是中华民族的传统美德，父亲有爱国、爱家的志向，作为儿女也要继承和发扬；即要“立身”，望子成龙，望女成凤，是每一个做父母所想看到的，子女能够功名成就，也是对父母的孝敬。

第四，谏诤。父有争子，则身不陷于不义，“故当不义，则争之，从父之命，焉得为孝乎?”父母有不对之处或错误之处，儿女也要提出来。无论是做父母还是做儿女的，都要遵守法纪和道德规范。

第五，安葬和追念。人死后也要有一个固定的安葬方式，不同的地方，有着不同的安葬方式，现在文明的安葬方式是将亲人的遗体火化后存入塔陵或埋入公墓，用现在最文明的安葬方式安葬父母是必要的。中国传统孝文化另外表现为追念，父母去世，作为子女追念父母也是必要的。

3. 东西方孝文化的对比　西方孝文化讲求的是亲子之间要平等，不要求孩子绝对服从父母的意愿，而且鼓励孩子不要随波逐流，要有自己的见解和主见。而中国孝文化讲求无违与父母的意志，无违于事生、事死以及事祭之礼。中国孝文化的内容里包含赡养，而西方孝文化基本上不包含赡养的义务。中国人认为，赡养父母的义务如同自然界中的羊羔跪乳、乌鸦反哺，对于儿女而言是最基本的责任。而西方人赡养的义务主要来自于社会保障制度。在中华传统道德观念中儒学中的孝是古人修身齐家治国平天下最根本的原则，向上延伸为大臣对君主的忠，横向延伸成朋友的义。

(二) 儒家孝文化的形成、传承与发展

“孝”字是寓意小子搀扶着长着长长胡须的老人。孝，狭义说就是善事父母；广义说，就是孔子说的“始于事亲，中于世君，终于立身”。孝是最基本的伦理道德，是人自幼就有的淳朴的感情。“孝”观念起源于殷商时期，而形成于周代。殷商时期的“孝”强调的是“事鬼神”而非“事人”，“孝”活动虽已出现，但这种活动是自发而非自觉的，而周代的“孝”不仅回到了“事人”本身，而且成为自觉的活动，标示着“孝”观念的形成。《孝经》影响着中国历代人们的思想，作为评判德行的重要标准。不论时代如何进步和改变，作为根源于人类血缘关系的“孝”，都在不同程度的发挥着作用。

儒家发展出战国时代的基础理论与思想，适应了皇朝君主的一套制度，都是其理论创新的深刻而又丰富的体现[3]。汉代的儒家代表人物董仲舒提出了“罢黜百家，表章六经”，孝文化与政治相结合，成为中央集权的理论基础。宋朝的程朱理学儒学流派，在继承传统儒家思想的前提下，参考并接纳了佛教与道教的一些理论。可见，就儒家孝文化内容而言，它始终脱离不了治国安民的政治思想。儒家文化是在西周王朝由盛入衰时孕育而生的，孔子在其思想理论中丰富和发展了孝文化的内涵，提出了“孝悌也者，其为仁之本与!”的观点。孔子把孝放在教学的第一位，作为道德的根本，并强调“君子务本，本立而道生，孝悌也者，其为人之本与”，孝成为支配人们行动的准则和评判人们德行的标准。以“仁”为核心的儒家伦理道德体系将“孝”纳入其中，并对“孝”做了规定。“老吾老，以及人之老，幼吾幼，以及人之幼，天下可运于掌”，体现出孟子对“孝”的论述打破了血缘关系的制约。朱熹提出了孝、悌、忠、信、礼、义、廉、耻，并提出五教之目，内容有“父子有亲，君臣有义，夫妇有别，长幼有序，朋友有信”。可见，“孝”不只是孝亲，也包括对非血缘关系的长辈的孝顺，为后世的孝文化的发展奠定了基础。

(三) 中国孝文化的特点

中国传统孝文化有五个特点：①自然性：《孝经·三才章第七》中写道“夫孝，天之经也，地之义也，民之行也。”这里的“天地”乃自然之谓也，血缘关系的自然“差序”决定着人之为人的不同义务，所以孝文化具有自然性。②推及性：孝文化从传统的敬亲、爱亲、感恩、报恩等推及到社会以及国家的伦理文化层面，如孟

子道："老吾老，以及人之老；幼吾幼，以及人之幼；天下可运于掌。"③无我性：《孝经·开宗明义第一》中写道："身体发肤，受之父母，不敢毁伤。"子女听从父母，为父母所用，则体现出无我性。无我性在传统孝文化中体现得尤为明显，子女必须履行孝道，自觉地把自己当成一种工具服务于父母或长辈，个体的社会存在价值不在于自己，而在于他人。④义务性：《朱子语类·卷七十九》写道："父母有过，子不可以不孝；君有不明，臣不可以不忠。"孝敬父母是做子女应尽的义务，无论是官员还是平民，不同的等级具有不同的行孝义务。⑤实践性：如果没有远古人类的传承发扬和实践，就没有现在摒除糟粕之后的新型孝文化。将孝文化传承下去，让更多的人学习孝文化，创造一个和谐美好的家庭和社会。

儒家孝文化的特点突出表现在两方面：其一，儒家孝文化中有先秦诸子所提出的敬老、养老之孝，理智之孝，它体现的是人类社会一种美好的道德情操；其二，儒家孝文化中有被统治阶级改造为忠君尊王的御用之孝，这种孝则是一种政治化了的孝。

二、孝道

（一）中国不同时期的孝道文化

孝道是社会历史的产物，经过社会的不断演变所积累和传承下来的产物。孝道是一套子女以父母为对象的社会态度和社会行为的组合，包括认知（孝知）、情感（孝感）、意志（孝意）和行为（孝行）四个方面。孝道内涵主要包括敬爱双亲、顺从双亲、谏亲以理、事亲以礼等15项内容。孝道是儒家伦理思想的重要内容，孔子曰："孝悌也者，其为人之本与""君子务本，本立而道生"。孝悌做好了，人的本性就能得到改善，人就可以按照原则做事，社会也会变得更加美好。孝是道德的根本，是把对父母的孝心转化为对国家的忠心，把对国家的责任感转移对国的责任感，孟子提出了"老吾老，以及人之老"的观点同时，指出"天下之本在国，国之本在家，家之本在本身""人人亲其亲、长其长，而其天下太平"。并强调"事亲，事之本也"，认为尊亲、事亲是人生最大的事情。孝道随着儒家思想体系独尊地位的形成对于维护郡主权威、稳定社会等级秩序的价值更加凸显，"以孝治天下"的孝治思想也逐渐走向理论化、系统化。

在战国时期，曾子传承并延伸了孔子的孝道，提高孝行的修养，注重孝行与自身修养的结合。将孝敬父母的孝道与忠君结合为一体，将孝行扩展与外延并将孝道超越于“仁”的本体。战国时期的孟子坚持以孝为本，并将孝行由孝敬和尊敬父母延伸到孝敬和尊重其他长辈或其他人，将父子之亲放在人伦之首。战国末期的荀子对孝道进一步补充和完善，主张孝道不是盲目地听从或服从父母或长辈的言行，而是接受积极有益的建议，对于父母或长辈建议有弊端时，作为子女的也要大胆提出，而不主张愚忠愚孝。

汉代是孝道发展历程中极为重要阶段，把孝作为自己治疗国家安民的主要精神基础。魏晋至隋唐五代七百余年期间孝道向法律领域的全面渗透，凭借法律力量推行孝道，进而实现对整个社会的控制。宋元明清时期，程朱理学成为社会正统思想，认为孝道是与生俱来的、先天的伦理属性，儿子孝顺父母是天经地义、不可违抗的，因此孝道的专一性、绝对性、约束性进一步增强。“父母有不慈儿子不可不孝”成为基本信念，孝道进一步沦为父权专制的工具，在实践上走向极端愚昧化。因此，只有汲取孝道的精华，剔除糟粕，对个人、集体甚至国家的发展可能产生强劲而有效的影响。

（二）尽孝的功能

“中国梦”的提出及民族复兴的实现需要每个人的努力，孝道作为连接亲情的枢纽或汇聚社会力量的链条，对于形成文化的软实力，提升国家综合国力，并最终实现中国梦和民族的伟大复兴有重要意义。近代社会，随着西方文化的渐渐浸入，民主、自由的思想开始深入人心，人民的自觉性和主体意识不断增强，从而揭露出了封建孝文化的专制性、绝对性。“五四”新文化运动时期，由封建专制的孝文化转而向新型孝文化发展。站在时代先列，冲破家庭牢笼和羁绊，以天下和社会为己任，为民族尽其大孝。尽孝是一种责任，也是一种义务。我们年幼时父母无私地为我们付出，不求回报，辛勤养育，当父母老了，我们应该多抽时间陪陪他们，不要让老人孤独老去。父母含辛茹苦地将一个婴儿养大，付出多少汗水，只有做父母的可以知道。

尽孝会带来医疗功效。在我身边有这样一家四口，儿女都在医院工作，五年前就得知母亲得了不治之症，随时都有可能病故。他们为了更好地照顾生病的母亲私下商量，隐瞒病情，谁也不婚嫁，饱受精神煎熬。当母亲转院到北京某医院治疗后，姐弟两个瞒着对方及所有人，把自己的车和房低价转卖，就为了能够尽可能延续母亲的生命。在一次病危昏迷中，儿子为了看液体，观察生命体征，让母亲醒来第一眼看到自己，硬是在床边站了14天，终因长期站立导致下肢水肿，专家曾断言最多生存1年，在他们不离不弃悉心照料下，创造出了5年的医学奇迹。为了照顾生病的母亲，子女虽然延迟结婚生子，承担除外工作的挫折，以及身体煎熬的折磨，用自己的青春和努力换取母亲的寿命，尽孝会延长亲情，尽孝会创造奇迹，尽孝会增强人的责任感。

（三）孝道与孝文化的区别与联系

中国传统文化是一种伦理型文化，而孝文化是以孝道为核心的伦理文化。孝文化虽然所涉甚广，但其基本的内容均由孝道与孝行引申而来，是孝道与孝行的理论概括与升华。中国古代以孝治天下，此孝也即是孝道[4]。孝文化是孝道的开端，孝道是孝文化的继承与发扬。

孝文化的内容包括："敬、诚、善、恭、礼、谦、宽等美德范畴[5]。"孝文化是中国传统文化的基础，是中华民族传统的和谐文化，是构建中华社会人伦和谐产物，是一种最基本的社会文化，有助于社会主义现代化建设。"孝道"文化是中国特有的，有着悠久的历史，是中华民族传统文化之精髓，是中国古代社会的一种基本道德规范，对维系家庭和谐、政治稳定、经济发展起到了积极的作用，是中国古代社会的基本道德规范。一般指社会要求子女对父母应尽的义务，包括尊敬、关爱、赡养老人，为父母长辈养老送终等。我国孝道文化包括敬养父母、生育后代、推恩及人、忠孝两全、缅怀先祖等，是一个由个体到整体，修身、齐家、治国、平天下的延展攀高的多元文化体系。孝文化及孝道也在不断发展和创新，之前带有封建色彩的孝道文化经过时间的变迁也发生变化，新型的孝道文化摒弃了传统孝文化中的糟粕，吸收了新的观念。

（四）孝道与家庭文化的关系

孝道是维系家庭关系的一条重要纽带。孔子提出：君君臣臣父父子子，本是一种和谐秩序的体现。人们用孝道来调节家庭关系，使之扎根于家庭、风行于社会，成为人们遵守的道德准则和行为规范。家庭文化是指"家庭价值观念及行为形态的总和"[6]。从家庭来说，实行孝道可以促进家庭团结和睦、长幼有序，孝道作为家庭伦理规范，有维持家庭稳定的功能和作用。鼓励家庭成员继承和发扬孝道文化，使家庭和睦，家庭稳定，家庭稳定社会才会稳定，提倡家庭文化传承和发扬孝道，发挥孝道文化的家庭及社会价值。无论社会发展多么迅速，文明发展如何变化，发扬孝道文化是必不可少的一部分。

三、孝文化与家庭养老

家庭养老是指由家庭承担养老责任的文化模式和运动方式的总称。包括两个层次：家庭养老模式和家庭养老方式。家庭养老模式是以血缘关系为基础由家庭成员承担养老责任的一种模式，家庭养老方式是家庭成员履行养老责任时的运动方式，家庭养老模式与家庭养老方式是一个问题的两个方面。孝文化中的尊亲、敬亲、孝亲、养亲的孝文化使晚辈心系父母长辈，为父母长辈做自己力所能及的事情，养成良好的行为品质，传承有利于解决养老问题。

（一）家庭养老模式

家庭养老模式体现出对养老问题的基本理论认识，家庭养老方式是解决养老问题的具体实施过程。家庭养老模式规定了养老的章程和范畴，家庭养老方式则是这些原则外在的体现，家庭养老方式在家庭养老模式规定的界限内变动。家庭养老促进代际交流，给予老年人精神归属感，另一方面家庭养老降低社会成本，同时家庭养老在传统道德中生根发芽，是道德强大内在力的必然结果。

我国一直以儒家思想为主导，长期以来形成了“家庭养老”的传统模式，赡养老人已成为国人责无旁贷的责任，两千多年来一直由家庭直接承担的孝文化已根深蒂固于中国人的思维中。在受儒家文化影响较深的东亚地区，特别是韩国、日本、新加坡等国家已经制定一系列较为成熟的家庭养老支持政策。最后英美等西方国家通过专向立法、舆论引导、服务提供等多方面加强对家庭养老的支持力度。政府支持家庭养老已经成为世界各国应对人口老龄化的共识。从世界各国人口老龄化历史发展看，从家庭养老过渡到社会养老。

（二）孝文化与家庭养老的关系

孝文化与家庭养老有着内在的关系。孝文化在家庭中的传承有利于社会和谐建设，在孝文化中将尊重和推及他人，让青少年学会为人处事的基本准则，尊重每一个人，解决复杂社会的社会人际关系，建设和谐社会关系，使生活充满爱。孝文化在家庭教育中的传承中丰富家庭成员的精神世界，传播文明的精神世界[7]。孝文化在家庭教育传承中有利于责任感的培养，形成有责任的意识，孝与责任相辅相成，理解感恩、学会感恩、真诚地感恩他人。孝文化中的贵生博爱思想要求对自己的身体负责，守护品质和节操；对父母和家庭负责，承担起对家庭和子女的责任；对社会、国家负责，以责任感不断激励前进。

孝文化和家庭养老起源于国家形成之前。孝文化规定家庭养老行为使得家庭养老方式至今仍为老年人首选的养老方式，家庭养老的认可使得孝文化仍然有着强大的生命力。孝文化是一种思想观念，是调整家庭关系尤其是父母与子女、长辈与晚辈关系的思想工具。家庭养老方式是孝文化调治、规定子女、晚辈具体行为的实践表现，二者涉及的都是以血缘亲情为基本的亲属关系。随着老龄化社会的不断发展，家庭养老问题是一个不可忽视的话题，孝文化与家庭养老均受到国际社会的关注。对于社会养老替代家庭养老的过渡，社会养老对于发达福利国家也难以维持日益沉重的经济负担。孝文化即作用于家庭养老的外部，同时也直接进入“内脏”，将孝文化与家庭养老有机地结合起来，孝文化不仅仅是脱离家庭养老的文化，而是养老实践活动中的“内生变量”。

（三）孝文化与家庭照料

家庭照料是指某个或多个家庭成员对另一些家庭成员所提供的超出常规范围的帮助和支持。家庭照料特指在接受帮助者自己独立生活困难的情况下由配偶、子女或其他人在家庭环境中提供的帮助或支持[7]。随着中国老龄化社会的出现，空巢老人逐渐增多，子女为了供养父母和家人，不得不出去挣钱养家，但与父母的团聚减少，所需社会的帮助不断增多。因此通过弘扬传统的孝文化，实现尊老、敬老的孝文化。

中国目前正面临快速发展的人口老龄化，加强对家庭照料的支持力度，不仅可以缓解政府和社会养老机构的压力，而且更能发挥家庭养老的传统，缓解家庭照料的负担和压力，提高老年人的生活质量。韩国坚持“家庭照顾第一，公共照顾第二”的养老政策，制订了一些税收优惠的政策鼓励和支持家庭养老。日本强调国民的自立政府对同居型家庭养老方式采取支持和鼓励的态度。新加坡将“忠孝仁爱礼义廉耻”作为“治国之纲”，以“孝道”作为伦理道德的起点，可以稳定家庭、巩固国家，同时政府还推出了一系列津贴计划。英国政府对家庭照料者给予政策上的支持，以完备制度支持家庭照料老人。美国成立了保障家庭照料者权益的社会组织，如美国家庭照料协会，提高照料者自我照料和提升健康意识、解决照料者实际困难。

家庭照料对照料者有积极的和消极的作用。与非照料者相比，照料者通常承受更大的心理压力，更有可能出现抑郁、焦虑等不良情绪反应。同时照料行为也会加重照料者已有的一些生理病症或者增加其发生的可能性，包括失眠、消化不良、高血压、心脏病等[8,9]。从另一个角度来看，照料者对面的压力并不总是一种消极的适应，也具有一定的积极作用，能增强照料者面对挫折的承受能力，使之体会到情感满足、自我价值的实现等[10]。

四、结论

在中国的老龄化社会下，老人需要赡养，年轻人需要创新和传承中国的孝文化。有一个稳定的家才会有一个稳定的社会，家庭和谐可以促进社会的融合。中国古老传统孝文化的不断发展和创新，之前带有封建性状的孝文化渐渐地摒弃，带有积极意义的孝文化经过历史的迁移仍然被中华人民所继承和发扬。做一个懂得感恩的人，让爱充满世界，让孝道更加完美和保存下去。

参考文献

[1] 黑格尔．历史哲学［M］．上海：上海人民出版社，1990，232.

[2] 肖群忠．孝与中国文化［M］．北京：人民出版社，2001，3.

[3] 肖波．中国孝文化概论［M］．北京：人民出版社，2012：41.

[4] 王勇．孝文化研究［M］．湖北社会科学出版社，2006，129－131.

[5] 潘剑锋．弘扬孝文化是农村养老的现实选择［J］．改革热点，2015，（1）.

[6] 顾明远．教育大辞典［M］．上海：上海教育出版社，1998.

[7] Walker A J，Pratt C C，Eddy L. Informal caregiving to aging family members：a critical review，Family Relations，1995，44（4）：402－411.

[8] Zarit S H，Whitlatch C J. Institutional placement：phases of the transition［J］. The Gerontologist，1992，32（5）：665－672.

[9] Conway-Giustra F，Crowley A，Gorin S H. Crisis in caregiving：a call to action［J］. Health & Social Work，2002，27（4）：307－311.

[10] Tarlow B J. Positive aspects of caregiving［J］. Research on Aging，2004，26（4）：429－453.

第五部分

家 庭 健 康

婚姻与家庭健康的互动关系探讨

刘清波　蒲福临

北京协和医学院护理学院

随着社会的发展，人们的恋爱观、生育观、幸福观都在改变。传统的家庭职责分工是所谓的“男主外，女主内”，如今越来越多的女性进入职场。如今“传宗接代”不再是婚姻的主要目的，如何衡量家庭幸福也有了新的标准。这些变化导致婚姻状况悄然发生变化，进而影响着每一个家庭及其家庭成员的身心健康。

一、婚姻状况的改变对健康的影响

（一）婚姻状况的改变

婚姻是一男一女的结合，男女双方赋予彼此永恒且专一的承诺，此承诺天然地通过共同生育和抚养孩子来实现[1]。

婚姻状况可以分为未婚、已婚（有配偶）、丧偶、离婚四类。未婚是指达到法定结婚年龄的人尚未结过婚的状况。某一类婚姻状况转变为另外一类，即为婚姻状况的改变。近年来，来自欧洲、北美的多项大规模社会调查都发现，婚姻状态会影响个体幸福感：其中已婚状态的个体的幸福感最高，而单身、同居、离异、丧偶等状态的个体则幸福感则较低[2]。

丧偶是指配偶去世。丧偶者不仅要经受亲人去世的伤痛与孤独，还要承受婚姻变故所带来的压力。而中国持续下降的生育率以及老年人寿命的延长，使得中国快速进入老龄化社会，丧偶已经成为老年生活中的重大压力事件和必然事件，影响老年人的主观幸福感，丧偶老年人已成为中国社会中的弱势群体[3]。

离婚是指：夫妻双方通过协议或诉讼的方式解除婚姻关系，终止夫妻间权利和义务的法律行为。我国民政部门统计数据显示，2017 年上半年结婚登记的比 2016 年同期下降 7. 5%，而离婚登记则比 2016 年同期上升 10. 3%[4]。离婚率的升高，给社会、家庭造成许多负面影响，尤其是给离异双方带来精神上的伤痛和物质上的损失；加大了赡养老人的难度；给子女造成心理障碍，甚至是轻视婚姻等错误的价值取向。因此，婚姻状况是否和谐稳定，关系到家庭发展、子女健康。

（二）婚姻状况对成人健康的影响

婚姻状况是否良好自己影响着家庭中的每一位成员生理和心理健康。

1. 生理方面　和睦的夫妻关系有助于家庭成员避免疾病，促进家庭成员养成健康的生活习惯。众所周知，生活不规律、冷热不适、烟酒过度等原因是导致急性胃炎、慢性浅表性胃炎、胃溃疡、十二指肠溃疡、胃下垂等消化道疾病的主要原因。在结婚之前，很多男性的饮食习惯并不规律，抽烟喝酒不加控制，在结婚之后，有了家庭的集体观念，一日三餐变得规律，晚起而忽视早餐的情况开始减少，室内抽烟和烟酒过度的情况会因为规劝或者自身顾虑家人感受而有所节制，从而得到改善，患有急性胃炎、胃溃疡、十二指肠溃疡、胃下垂等消化道疾病的概率也会降低。

日本有调查统计，离婚者或丧偶者同家庭生活美满的夫妻相比，男性平均寿命缩短 12 年，女性缩短 5 年，这可能与离婚或丧偶者经济状况下降，没有能力保持良好的、有规律的生活方式有关[5]。良好的婚姻状态使夫妻双方形成整体，共同面对、抵御挫折，分担生活压力。面对压力，虽然男性和女性都会选择向别人倾诉和请求帮助，但未婚或独身男性往往羞于向别人说出自己的窘境，而选择独自承受。已婚男性可以选择向妻子倾诉，并获得安慰，而单身、离异、丧偶的男性则更多地选择通过其他方式，如抽烟、喝酒来减轻自身压力。

反之，如果夫妻之间的关系陷入困境，往往会产生压力，削弱免疫力。假若夫妻不和，家庭气氛难以融洽。一些“面和心不和”的夫妇，虽然能够维持表面的和谐，却也难以向对方做出丰富的情感表达。更不要说那些“心不和面也不和”的夫妇，他们轻则争吵，重则摔砸东西，甚至撕扯扭打[6]。此时，家庭不再是温馨的港湾，而是带来压力的战场，夫妻双方所面对的也不仅是来自于社会的压力，更有对方给予的压力。许多疾病的发生与压力密切相关，如常见的神经病如阿尔茨海默病，常见的心身疾病如高血压、糖尿病、胃溃疡等。以高血压为例，长期的精神紧张、焦虑，会导致大脑皮层功能失调，皮质下血管舒缩中枢产生以收缩为主的冲动，去甲肾上腺素分泌增多，引起细小动脉收缩增加外周血管阻力导致血压升高。

对许多人来说，离婚意味着家庭收入发生巨大动荡，父母关系需要重新协调，离异双方将面对共同抚养孩子的冲突，个人的社交网络也将发生改变，这些变化对于身心健康有一定的影响。一家意大利周刊对10万名居民在两年内的死因进行的调查发现，独身者、离婚者的死亡率比有健康夫妻生活者的死亡率高得多。有人对7000名美国加利福尼亚州的居民进行了长达9年的随访研究结果发现，独身者因心脏病引发的死亡要比有配偶的人多2～3倍[7]。

2. 心理方面　稳定的婚姻会给人们带来安全感和幸福感，减少焦虑、抑郁等不良情绪的发生概率。美满的婚姻不仅意味着夫妻双方可以获得更多的社会支持，更会给家庭其他成员带来积极的影响。

家庭暴力属于婚姻状况不良的一种。这种社会现象不仅会关系到家庭成员的身心健康和生命安全，也会导致婚姻家庭关系的破裂，进而导致社会的不稳定。家庭暴力是指发生在家庭成员之间的，以殴打、捆绑、禁闭、残害或者其他手段对家庭成员从身体、精神、性等方面进行伤害和摧残的行为[8]。家庭暴力带来的最直接影响，是受害者身体的疼痛、重伤，甚至导致死亡，受害者的精神同样也会经受折磨。长期承受家庭暴力的人群，不论是家庭暴力直接受害者，还是处于家庭暴力环境中的旁观者，抗挫折能力通常较弱，往往无法正确表达内心的情感，容易在受到侵害后封闭内心，选择不断隐忍或破罐子破摔，也有人采取“以暴制暴”的手段来解决问题。

如果一名女孩的成长与长期存在家庭暴力环境，如其父亲经常殴打其母亲，母亲面对家庭暴力的态度恰巧是隐忍，那么由于对母亲的遭遇耳濡目染，她很可能会认为忍受家暴是理所当然的事情。如果一名男孩长期目睹其父亲打骂其母亲，那么当他组建自己的小家庭时，有可能会认为以打骂的方式与妻子沟通是无关紧要，甚至正常的行为，而将家庭暴力延续到自己的小家庭中。

受暴女性会极度缺乏安全感，即便家暴问题会愈演愈烈，她们也通常会选择隐忍，而不是寻求外界援助，就好像被威胁不准告诉家长的小学生一样。她们会因为施暴者的一举一动而担惊受怕，会因为施暴者的心情不好而噤若寒蝉，这类女性长期处于压抑、焦虑状态，逐渐变得畏缩、懦弱、缺乏自信。

（三）婚姻状况对儿童健康的影响

布朗芬布伦纳有一套生态系统理论[9]，家庭属于与孩子关系最为密切的微系统，对孩子的作用自然也就毋庸置疑。对于孩子来说，一个完整的家庭必定有父母的存在。而父母婚姻状况稳定是避免儿童期虐待的保护因素，这里所提到的儿童期虐待主要是指情感虐待、情感忽视[10]。调查显示，家庭对孩子的作用主要体现在身体和心理两个方面。父母婚姻关系破裂等不稳定因素会导致他们对孩子的关爱减少，从而使孩子受到身体和心理上的虐待及忽视。

父母婚姻状况不稳定时，父母无暇顾及孩子的身体健康，不能满足孩子适当的物质需求，正常的吃穿都有可能成为问题，孩子的身体状况必然受到影响。

父母婚姻状况直接决定着一个家庭的精神氛围，婚姻状况改变对儿童心理健康也有着一定的影响。那么究竟什么是父母婚姻状况的改变呢？父母婚姻状况的改变包括父母婚姻的冲突、分居甚至离异等。父母婚姻冲突的发生其实是极其常见的，毕竟过着柴米油盐酱醋茶的生活，也就免不了要体会酸甜苦辣的滋味。所以说，婚姻冲突在某种程度上来讲，不仅普遍存在，且为正常现象，但若超出了一定限度，比如其发生频率、强度等特性大大增加[11]，就会变成危害儿童心理健康的利器。

对儿童的家庭抚养环境和心理健康研究，先通过家庭环境量表和心理压力量表对筛选出的研究对象进行评价，再采用相关模型分析它们之间的关联性。结果不出所料，家庭矛盾性越高，家庭成员间亲密性越低，对儿童的心理健康状况的影响就越大[12]。在父母的争吵声中长大的孩子往往和父母也存在着紧张、敌对的关系[13]，有可能具有焦虑、易怒的性格特征，也更容易产生攻击、激进等不良行为。父母的分居甚至离异对孩子心理健康的影响更严重。单亲家庭的孩子患抑郁症的可能性要比一般家庭的孩子高两倍以上。不难想象，不完整的生活以及不完整的爱对于孩子的伤害和打击是极大的，他们从内心深处感到难过和自卑，精神压抑的可能性大大增长。

英国精神病学家 John Bowlby 提出了“依恋理论”[14]，依恋是指婴儿和照顾者（主要是母亲）之间存在的特殊情感关系，这种关系产生于婴儿与照顾者之间的相互作用，是一种感情上的联结和纽带。儿童通过经历的事件形成个体的情感体验和自我认知，同时建立稳定的依恋关系，并作用于自己与他人的关系中。一个良好的婚姻状况会帮助儿童建立健康的心理状态，反过来，儿童的心理健康也可以对婚姻状况起到促进作用。

与“依恋理论”相关的词称为“社会退缩”。“社会退缩”由不稳定的依恋导致，因为父母的婚姻状况不佳，一种可能是他们将更多的时间和精力都集中在他们婚姻的矛盾上，无法与儿童形成安全亲密的亲子关系，以至于儿童会对父母产生怀疑和疏离；另一种可能是他们因婚姻失败，而将时间和精力全都转移到儿童身上，错误地采取了过度保护或干涉的专制方式[15]，这样的儿童难免会对外界环境感到害怕和恐惧，感到无法预测和掌控身边的人和事，于是独自一人，不敢融入社会，最终变得孤僻和封闭。

二、疾病对家庭成员生活、思想和健康的影响

（一）男性疾病对家庭生活的影响

在日常生活中，有许多影响性功能的疾病困扰着男性，产生生理改变，带来心理压力，还会对其伴侣造成负面影响。

前列腺癌是全球常见的男性恶性肿瘤之一。2009 年我国前列腺癌发病率为 9.92/10 万。一线城市前列腺癌发病率更高，北京、上海、广州的前列腺癌发病率分别为 19.30/10 万、32.23/10 万和 17.57/10 万。2015 年中国肿瘤年报数据显示，前列腺癌是我国男性癌症发病率升高的 6 种癌症之一，位居人类十大恶性肿瘤的第 9 位和男性恶性肿瘤的第 6 位[16]。

勃起功能障碍是前列腺癌治疗常见的并发症之一，发生率为 20%～88%。前列腺癌根治术是早期前列腺癌治疗的有效手段，但病人会因术中损伤位于前列腺旁的勃起神经，而导致勃起功能障碍。勃起功能对于维持伴侣之间的亲密关系十分重要。当男性病人出现勃起功能障碍时，男性病人担心在性接触过程中产生尴尬的表现，可能会使其消除与伴侣在感情上和身体上的亲密接触。因此，勃起功能障碍的男性病人因疾病较为敏感，而产生羞耻感、失落感、自卑感，会影响病人的家庭生活。

治疗癌症所引起的经济负担，也会给家庭生活带来一定的影响，如生活水平下降。而且经济状况的改变，有可能会导致癌症病人产生自责、担忧、内疚等情绪。前列腺癌疾病还会给家庭生活带来较大的压力。在癌症的诊断阶段，病人的思想负担沉重，容易产生绝望、紧张、恐惧、焦虑等负面情绪，甚至怨天尤人，向身边的

亲友发泄负面情绪。病人还要面对放疗、化疗所产生的副作用，如食欲缺乏、恶心呕吐、腹痛、腹泻、皮疹、色素沉着、毛发脱落、肝肾功能损伤、骨髓抑制等。其家庭成员不仅会揪心于亲人所经历的痛苦，也会担心病人可能出现的不良预后。在病人接受治疗期间，家属的作用举足轻重，他们是癌症病人治疗效果和生活质量的重要依靠和保障。但也承受着各方面巨大的压力，也需要在心理和生理等方面得到关照。

（二）女性疾病对家庭生活的影响

作为“女性健康杀手”的妇科疾病确实对得起它这个称号，因为它不仅能危害女性的身体健康，对女性的心理健康也常常有很大的负面作用，如此，必定会给家庭生活带来影响。

以发病率高居女性恶性肿瘤榜首的乳腺癌为例来说明女性疾病对家庭生活的影响当是再合适不过了。事实上，在乳腺癌患病人群中，青年病人占了不小的比重，据统计，我国青年乳腺癌比例竟高达10%～15%[17]。而青年人作为家庭的中坚力量，一旦患病，角色发生改变，从家庭的中流砥柱变为需要照顾的弱者，着实给家庭带来极大的打击。曾经有人采用质性研究的方法，对15例“上有父母、下有子女”的青年乳腺癌病人进行了个体化的深度访谈[18]，结果不容乐观。

被确诊为乳腺癌后的手术或放化疗后，这些被访谈者原有的生活秩序被打破，再没有完整的时间去赡养父母，也没有足够的精力去抚养子女。这样一来，就会产生连带效应。作为女儿，本欲养亲，却迫于疾病，无法孝敬父母，甚至让父母替她们担心忧虑，或是不得已让父母重新开始为她们操劳的日子；作为母亲，本应养子，却苦于疾病，无法陪伴她们的孩子，尤其是那些孩子年纪尚轻的母亲，更是明显缺席了孩子的部分人生。除外，不仅疾病的治疗本身需要一笔较大的花销，它还会影响到病人乃至其家人的正常工作，从而造成家庭的经济负担。

女性疾病如乳腺癌有其特殊之处，特别是心理健康问题突出。“身体心像”是个体对躯体外形的一种主观感觉和感受[19]。乳腺癌的病发部位乳房作为女性重要的第二性征器官，它的异常和缺失不单是代表女性的身体损伤，还象征着女性特有的魅力降低，让女性病人变得羞耻和自卑。采用奥尔森婚姻质量问卷可以定量考察乳腺癌病人术后的婚姻状况：婚姻满意度、夫妻交流、性生活等。乳房本身参与到性活动之中，可乳腺癌的发生让女性病人认为自己的性吸引力远不如前。这种不健康的心理状态，在面对自己的配偶时，女性病人在性方面就会表现为性兴趣降低、性生活减少，抑或直接导致性生活障碍[20]，大大干扰到夫妻性生活的和谐，进而影响到夫妻感情，对夫妻生活造成威胁。

三、小结

本文探讨了婚姻状况的改变对成年人和儿童身心和社会适应的影响，又以前列腺癌和乳腺癌为切入点，思考了疾病对配偶生活、思想和健康的影响。随着社会的发展，人们传统思想的转变，婚姻状况对家庭生活所带来的影响，将逐渐引起广泛关注。如何结合现实情况，重视并改善婚姻状况，将是促进家庭健康的关键。

参考文献

[1] 谢里夫·吉尔吉斯，罗伯特·P. 乔治，赖安·T. 安德森，肖潇. 什么是婚姻？[J]. 法哲学与法社会学论丛，2016，21（00）：207－249.

[2] 池丽萍. 中国人婚姻与幸福感的关系：事实描述与理论检验 [J]. 首都师范大学学报（社会科学版），2016，1：145－156.

[3] 程新峰，姜全保. 丧偶与老年人主观幸福感研究：性别差异与城乡差异分析 [J]. 人口与发展，2017，4.

[4] 孙少敏. 我国离婚率上升的影响因素及法律应对 [J]. 中共山西省委党政学报，2017，40（6）：107－109

[5] 唐庆蓉. 家庭婚姻与健康 [J]. 四川生理科学杂志，2002，24（2）：87－88

[6] 曾文雄. 青少年攻击行为的产生与干预 [J]. 中小学心理健康教育，2008（19）：4－6

[7] 刘元山. 夫妻恩爱益处多，和睦相伴皆长寿 [J]. 保健医苑，2010（9）：31－32.

[8] 王立. 成效视角下反家暴法分析 [N]. 青年时代，2018. 03

[9] 李晶，陈圆圆，刘国艳，等. 儿童社会退缩行为与父母婚姻质量的关系 [J]. 中国健康心理学杂志，2016，24（8）：1261－1264

[10] 牛怡，薛云珍，李文涛，等. 大学生儿童期虐待经历及其与家庭因素的关系 [J]. 中国健康心理学杂志，2014，22（12）：1900－1902

[11] 池丽萍，辛自强. 儿童对婚姻冲突的感知量表修订 [J]. 中国心理卫生杂志，2003，17（8）：554－556

[12] 刘亚宁，甘凤夏，余灿清，等. 儿童青少年期家庭抚养环境对成年期心理健康影响的分析

［J］. 中华流行病学杂志，2018，39（5）：600－603

［13］Gerard J M.，Krishnakumar A，Buehler C. Marital conflict，par—ent—child relations，and youth maladjustment：A longitudinal investigation of spillover effect［J］. Journal of Family Issues，2006，27（7）：951－975.

［14］Bowlby J. Attachment and loss［M］. London：The Hogarth Press，1982，15－37.

［15］赵利云，程灶火，刘新民．儿童行为问题与父母教养方式的关系［J］. 中国健康心理学杂志，2011，19（4）：502－505.

［16］王跃，戴波．中国抗癌协会2017版《前列腺癌筛查专家共识》解读［J］. 临床外科杂志，2018，26（1）：15－18.

［17］Siegel T，Moul JW，Spevak M，et a1. The development of erectile dysfunction in men treated for prostate cancer［J］. J Urol，2001，165（2）：430－435.

［18］占冀春．前列腺疾病与勃起功能障碍关系的研究进展［J］. 中华男科学杂志，2005，11（6）：462－465.

［19］Fan L，Strasser-Weippl K，Li JJ，et al. Breast cancer in China. Lancet Oncol，2014，15（7）：279289.

［20］薛翠翠，刘均娥．乳腺癌患者体像及心理干预的研究进展［J］. 中华护理杂志，2015，50（6）：728－732

疾病叙事中家庭观的多元化反思

贺　苗　张云龙　吴师菲

哈尔滨医科大学人文学院

家庭是社会最基本的细胞，是人类最核心的一种制度和群体形式。随着经济社会发展，家庭的模式也在发生变化。每个时代的社会变迁、文化演进、生活变更都可以从家庭的变化差异中找到依据。在这个意义上，家庭是社会文化变迁的缩影。病痛汇聚了当事人的注意力，强化了生活的意义，也塑造了不同家庭观念、家庭模式。家庭在面临重大疾病时会暴露出脆弱性、困惑和无助的一面，但也会表现出坚韧、团结和共济的一面。本文主要是基于哈尔滨市某社区卫生务中心临终关怀病房所收集的田野个案，从叙事医学的视角呈现了四位晚期癌症病人的疾病叙事，并试图分析不同家庭中晚期癌症病人与家庭成员之间在情感、婚姻、家庭关系、家庭结构与功能等方面的复杂性与多元性。

一、叙事医学的兴起

从20世纪80年代开始，医疗从业者逐渐认识到叙事在临床治疗中的重要意义。最初在心理治疗中，心理治疗师鼓励病人讲故事，即让病人在叙述自己故事过程中将问题外化，从而达到治疗的目的。与此同时，越来越多的学者意识到日益发达的医学技术、证据制度剥夺了医生理解病人病痛的机会，无法抚慰其苦痛体验。美国哥伦比亚大学医学院的内科医生丽塔·卡蓉（Riga Charon）呼吁医生与病人共同开创一种新的医学形态——叙事医学，开辟一条通过叙事抵达医学认知的新路径。

2001年，卡蓉在《内科学年报》上发表“叙事医学：形式、功能和伦理”一文，首次提出“叙事医学”概念[1]，在《美国医学杂志》（*JAMA*）上发表“叙事医学：共情、反思、职业和信任的模型”一文对叙事医学做出了初步界定[2]。她强调叙事医学是用叙事能力来实践的医学，对病人的故事进行认知、吸收、阐释，并为之感动的能力，这有助于医生在医疗活动中提升对病人的共情能力、职业精神、信任关系和自我行为的反思。

在叙事医学的发展过程中，美国精神病学专家、医学人类学家阿瑟·克莱曼（Arthur Kleinman）发挥重要影响力。他知名的著作《疾痛的故事》《道德的重量》《苦痛和基本的社会根源》等，从文化人类学、精神医学、社会学、伦理学的全观视野，去理解人生中无所不在的病痛与苦难[3]。他通过对病痛的文化阐释，强调病痛与疾病的区别。病痛是有意义的，没有任何东西像病痛那样，能使人专注自己的感受，认清生活的真实境况。目前，叙事医学已在美国、加拿大、欧洲、拉丁美洲、中东和澳大利亚等国家和地区进行推广并风靡一时。通过对叙事医学理论的概念化以及将理论付诸实践的探索，叙事医学的内涵日趋丰满，原则逐渐清晰，实践的形式更多样化，应用范围也更加广泛。

任何生命都具有自己的生命叙事，这些故事一旦被阐释、被创造就会渗入到人的生命意识中，形成新的意义与价值，从而影响到不同个体的心理、信念以及未来生活。基于此理念，我们从2006年开始深入到临床实践当中，并尝试运用叙事医学的方法记录不同肿瘤病人的疾病叙事，发掘这一特殊群体在家庭、社会、文化等层面所蕴含的深层意义，尤其是家庭在面对突发事件的应对力，以及投射到个体情感、心理、婚姻、人际关系等方面错综复杂的变化。

二、家庭的脆弱与困顿

（一）叙事案例一

1. 借酒浇愁的孤独者　刘先生患有咽喉癌，离异多年，独自一人住在市内一个破旧的社区里。社区楼道灰尘很大，堆了很多杂物。我们走进门，映入眼帘的是靠在墙边四排整齐的啤酒瓶子，靠窗的桌子上横七竖八地摆着水杯、药盒子、打火机、烟等。闲置的床、椅子都用洗得发白的床单罩着，整个环境让人感到压抑，缺少生机。他解开脖子上的绷带，让我们查看患处，真是不忍目睹。他左侧颈部有一个拳头大的包，质地很硬，呈青紫色，颜色很深，上面已经破溃，不时渗出液体。我们问道："家里就你一个人，没人照顾怎么行啊？每天咋吃饭呢？""我两个姐姐周末过来照顾我，现在吃饭也没食欲，也不能吃饭，咽不下去，只能喝点粥，吃点鸡蛋膏，吃橘子也只能榨汁喝，没什么想吃的。就是疼啊，晚上都睡不了觉，还不如快点死了算了。"

见他情绪低落，我们就开玩笑地说："平时你挺能喝啊，门口那么多酒瓶子。""嗯，我爱喝酒，年轻的时候能喝一大筐 24 瓶没问题，还喜欢抽烟。"提到喝酒、抽烟，他的眼睛里似乎泛起一丝光亮。"这么多年你没见过孩子吗？""没有，人家不让，他们娘俩好像去南方了……""那你一个人住，不想孩子吗？"他闷闷地回答，"不想，想也没有用。"眼中那丝光亮瞬间黯下来，喃喃自语，"我也快了，死了就好了，一了百了。"

2. 分析与思考　案例一的刘先生来自一个离异的家庭，平时独自一人生活，亲友少有往来。婚姻、家庭对他而言早已解体，形同虚设，只剩下一个空壳。中国传统的婚姻家庭观始终倡导夫妻相敬如宾、白头偕老的美好理想。如果丈夫重病，妻子理应全力照顾，不离不弃。不过，这种美好的婚姻期待并没有体现在刘先生的妻子身上，她选择了带着孩子远走他乡，不理不问。可见，婚姻关系、亲子关系的断裂以及病痛的折磨，严重影响了刘先生的生活质量，让他没有了家庭的温暖、丧失了抵御重大疾病最坚固的防线。他抽烟、嗜酒如命，进一步加速了病情的恶化。他最初并没留意到自己脖子上的包块，他回忆道，"发现的时候就已经有鸡蛋那么大了，没啥感觉也就没管，直到疼得受不了才去肿瘤医院看病。当时去看的时候，医生说这块血管很多，没法再动手术，但可以化疗，我听说化疗遭罪又费钱就拒绝了。"现在他只是依靠宁养院送的药缓解疼痛，但不按照要求定时定量服用，用他的话讲就是"疼的时候吃三片，不疼就不吃"。他整天用酒精麻痹自己，不想妻子和孩子，对生活已经没有任何期待，希望早点解脱。家庭中的个体一旦患病尤其是恶性肿瘤，特别需要家庭的照顾与情感支持，一旦失去家庭维系，往往会给患病个体带来致命打击。

（二）叙事案例二

1. 患尿毒症而无钱救治的农民大叔　第一次见到 64 岁的李大叔，尿毒症已经很重了，而且状态特别差。他的医生说现在比较有效的治疗就是换肾或者透析。然而，对于李大叔来说，不仅肾源难觅就连基本的透析费用都支付不起。他家里有两个儿子，大儿子在帮别人干活，小儿子在街上摆个小摊。听小儿子说："我爸常年在外地干活，不在家，新农合的费用好几年都没交了，家境很不好，好几天没吃进一口饭"。

李大叔非常清楚自己的病情和处境，一直也不说话，眼神很忧郁、迷离。一天早上查房时，医生详细地向病人和家属交代了病情，当时病人的姐姐、弟弟、妻子以及两个儿子都在。姐姐说，"大夫，得给用药啊！"医生说，"可以啊，交费，马上就用。"姐姐有些气愤地吼道："多少钱啊？还不给用药了？"医生的情绪当时也有些失控了回应道："你交啊！现在去交，交完我马上就用。"空气仿佛凝固了。此时，李大叔的表情很复杂，难过、悔恨或是自责。他躺在病床上，一切都看得明明白白，始终沉默，浑浊的眸子没有怨恨，一直在病床上喘着粗气。

2. 分析与思考　案例二中的李大叔来自于一个流动的农民家庭，他离开农村多年，常年在外地打工，与家人分离。他没有及时交纳医保，家里也无力承担进一步治疗的费用。"尿毒症"这三个字，对于他的家庭来说无疑是一场巨大的灾难。相关研究数据表明，疾病冲击不仅会显著增加家庭的医疗负担，同时也显著降低家庭的消费水平。对于中国的城镇居民而言，疾病冲击是仅次于失业最可能致贫的事件[4]。对于从农村到城镇打工又无医疗保险的家庭而言，一旦遭遇重大疾病根本无力承担严重疾病所带来的经济重荷。案例中的李大叔非常了解自己的病情，更清楚家庭的经济状况，也能理解家属最终放弃治疗的无奈选择，但那种黯然无语的神情总是让人感到他对生命有太多的眷恋与不舍。他靠打工维持生计，无医保、经济收入低、家庭关系相对离散，一旦面临重大疾病的冲击，个体生命将会遭遇极大的挫败，甚至陷入困顿与绝望当中。

三、家庭的坚韧与生命力

（一）叙事案例三

1. 与胃癌抗争的酒店经理　61 岁的吕经理患病之前在哈尔滨一家星级酒店工作了 27 年。据病人的女儿说，父亲一直爱干净、要强，在业界有很高的威望。最初，吕经理时常出现腹胀，原以为是饮食不规律而没太注意。后来去医院检查后确诊为胃角腺癌。对于病人的病情，家里人并没有瞒着他，而是每一阶段的治疗都征得他的意见，最后住进这家社区医院的临终关怀病房，也是病人本人的主张。自从吕经理住进临终关怀病房，原本了无生息的病区，不时回荡着或悠扬或豪迈的音乐。有时他听着听着眼泪就流下来了。“我们所有的人都会死，早早晚晚的事。害怕啦？”他妻子问。病人摇摇头，说道，“岁数太小……”之后就有些情绪激动无法言语，只是眼睛盯着前方一动不动，似乎是在思考什么重大的问题。

吕经理之前是很体面的人，现在风光不再，肿瘤细胞肆意侵入使他连续多日无法进食，人已经瘦得皮包骨了。有一天我们去看他，见他平躺在床上，双手紧抓着病床一侧的扶栏想要坐起来，尝试着一次、两次、三次……嘴里费力地说着：“我…一定要…站…起来！”每一次陪在身边的女儿想要去扶他，都被他固执地拒绝了。女儿实在无法控制自己的情感，眼泪夺眶而出。

吕经理在弥留之际，时而清醒，时而糊涂。有时，他突然意识到女儿不见了，会有些失落地问道：“（闺女）走了啊？怎么不见了？”妻子皱了皱眉头应道：“孩子的包还在那呢！走啥呀？！”没一会儿女儿回来了，他的眼睛会突然一亮，女儿也会冲着父亲笑一笑。尽管没有任何言语，但一个眼神、一个微笑包含所有。在进入临终关怀病房第12天的早上，熟悉的旋律仍然回响在病房里，在女儿和妻子的陪伴下，吕经理安然睡去，那一刻似乎没有了疾病和疼痛，只有歌声中所有的美好。

2. 分析与思考　吕经理有一个三口之家，家庭关系和谐，女儿很孝顺。尽管身体每况愈下，但是病人在妻子尤其是女儿的陪伴下，一直没有放弃对生命的渴望，仍以其力所能及的方式去寻求生命的价值与意义。他喜欢听优美的音乐，或许是在音乐中品味与回忆曾经的沧海桑田，或许是依靠音乐缓解身心的伤痛与生活的苦闷。他在生病前一直是家中的顶梁柱，即使在患病之后，他仍渴望像男子汉一样重新站起来，屡败屡战，决不言败，他勇敢地与疾病博弈，彰显了生命自身的顽强和人格尊严。女儿妻子读懂了他最后的决绝的眼神，泪流满面却仍默默支持。在疾病的重压下，亲情的力量给癌症病人带来莫大的精神抚慰，家庭成员间的相互支持让他们在最后的苦难之中找到生的力量和心的安宁。

（二）叙事案例四

1. 一肝癌晚期病人最后岁月　73岁的周大爷是一位肝癌晚期病人，既往有喉癌全喉切除史、家族乙型肝炎病史，后转化为肝硬化，进而发展为肝癌。他脖子上戴一个电子喉，依靠震动发声，说起话来很像科幻电影里外星人的声音。病人入院后就重度昏迷了，家属们几乎要放弃治疗，抱着试试看的态度经医生用药治疗后日渐好转，食欲也渐增，这使得他内心重新燃起了对生命的渴望。家属出于种种考虑，并没有将病情真相告诉病人本人。

第一次见到周大爷时，两眼炯炯有神，人很瘦，但精神状态特好。他靠着被摇起来的床坐着，打着点滴，由于肝癌产生了大量的腹水，肚子鼓鼓的，需要定时放腹水缓解不适。他不止一次地问医生“按道理十多天了，应该差不多好了，为什么现在还没有好？”说完就嘟囔着撅起嘴巴。医生回答道，“依我们看，你比刚来的时候好多了。”家属连忙点头表示赞同，不过病人似乎并不领情，用左手示指指着鼓鼓的肚子说：“精神状态挺好，但肚子没好！”甚至埋怨说，“医院是挺好，但是不治病啊！”双手往外一摊，一脸无奈。

一段时间后，病人对自己的病情似乎有所察觉，他会问，“鼓鼓的肚子为什么治了那么久还是没有好？”“为什么自己的感觉一天不如一天？”“为什么自己老在睡觉？”“为什么家人对他的病绝口不提？”而家属则认为，病人本人并不是强烈地想知情，否则他会一直追问，既然不问，也就没有必要去挑明。直到有一天，病人突然自言自语地说道：“把药停了，我要回家！”

果然，好景不长，病人开始黑白颠倒，白天大部分时间都在昏睡，夜里失眠。嘴巴张着，一动不动，能听见断断续续的呼吸声。在老人最后的日子里，家属一直非常配合，整个家庭都动员起来了，没有请护工，而是24小时无间断地陪护，陪伴病人度过最后的时光。病人最终平静离世，家属情绪比较平稳，能坦然面对死亡。

2. 分析与思考　周大爷生活在一个三世同堂的大家庭里，亲人对他关怀备至。病人从刚入院的生命垂危到身体状况略有好转，直到最后平静地离世，一路走来从未离开过家人的陪伴与照护。在医院的日子里，医生、家属会尽量满足他的要求，为他买喜欢吃的蛋糕、酥饼、小混沌……即使是当时并不应季的西瓜，只要病人需要，家属每天都会给他买。家人很清楚老人的病情，纷纷从外地跑回来，并且借小孙子生日之机，打算在病房里陪老人度过人生最后一次家庭聚会。医务人员非常配合家属的想法，用粉色的气球、鲜花、彩带布置了房间。我们用相机捕捉到了这一感人的画面，画面中的老人尽管很虚弱，但脸上洋溢着笑容，那一刻你会发现似乎死亡也不那么让人恐惧，因为爱已经超越生死。每个家庭都可能会经历长期患病与照护这样相伴生的状态，尤其是当下中国人口老龄化日趋严重，很多个体都会因家庭成员的重大疾病而陷入被剥夺的状态，这时更需要家庭成员之间的共同努力与合作，有效提升家庭再生能力，抵御重大疾病或消极事件，维系家庭的成长与再发展。

四、家庭观的多元性

幸福的家庭都是相似的；不幸的家庭各有各的不幸。实际调研中发现，不同类型的家庭在应对重大疾病或死亡时，具有很大的差异性与复杂性。

首先，家庭观在重大疾病冲击下表现出高度的多样性与可变性。从社会大背景来看，中国的社会转型、文化转型直接引发了传统家庭结构、家庭观念的变迁。中国几千年来以血缘关系为纽带，世世相传下来的传统家族观念、孝道文化。随着我国经济体制改革的深入，市场、竞争、利益、自由、平等、个人主义等林林总总的现代、后现代的观念或思潮涌动，二者之间有矛盾也有融合，形成了不同家庭模式与价值观念。这些家庭在应对突发事件时，家庭成员在人力、物力、财力、时间、情感支持、心灵维系等方面已表现出差异性，从而反映出家庭观的多样性和可变性。

从上文案例的前后比较中看出，离异家庭和农民式家庭在家庭结构上呈现出离散化、碎片化趋势，重大疾病或死亡的威胁给家庭成员之间的情感、婚姻、经济及日常生活带来毁灭性打击，使病人本人身心遭受重创，生命个体陷入无限困顿之中。多数临终病人的身体状态极差，生命质量极低，经历过极端疼痛、意识不清、无人陪伴、经济压力大、长期卧床丧失自理能力，甚至是生不如死等一系列生存困境。无论是前文案例 3 中的吕经理，还是案例 4 中的周大爷，他们从入院到离世始终没有摆脱死亡的威胁，一直忍受着常人很难想象的痛苦与折磨，但在这过程中，家属不离不弃的陪伴始终是他们生存不竭的动力之源。尽管家庭类型不同，家庭决策也不同，但家庭整体关系和谐，成员之间相互扶持，使家庭成为生命个体寻求安全感、身心信托的堡垒，从而有效地抵御重大疾病或缓解死亡所带来的负面冲击，彰显出家庭的坚韧性和生命力。

其次，家庭决策的差异性和知情同意的流动性。晚期癌症病人的知情同意一直是临床实践与决策的难题之一。在中国语境中，家庭的经济状况、社会文化背景及家庭结构与规模对病人知情同意权均会产生影响，从而使家庭决策和病人的知情同意权呈现出很大的差异性和流动性。吕经理始终清楚自己的病情，而且根据自己的判断力对每一步治疗做出决策。尽管他有遗憾和不舍，但最终接受事实，坦然面对死亡。他最终按照自己的意愿选择社区医院的临终关怀病房，选择对症姑息治疗，既不延迟死亡，也不加速死亡。这非常符合知情同意原则的内在的核心价值，即最大限度地尊重病人本人的自主权。即便是面临死亡，也是“我的死亡我做主”，死得有尊严，这是每个病人内心的真正诉求，也体现出病人的最佳利益。周大爷的际遇完全不同，知情同意权并不掌握在病人手中，而是由家庭集体协商决定。尽管病人日益清楚自己享有知情同意权，但由家属代为签字和决策的做法在不同地方仍广泛存在，周大爷的情况便是如此。他开始并不清楚自己的病情，寄希望于治疗，多次询问医生自己腹部鼓胀的原因，期待医生和家人能给予明确的回答。家人经过商量后决定对病人保密，并希望医生配合。于是在面对病人询问时，医生只能转移话题或避而不答。很多人质疑这种家属代理知情同意的做法，尤其是一些国外学者更是很难理解中国这种家庭集体协商处理问题的方式。

周大爷本人并非完全没有察觉，他反复住院，又从大医院转到社区医院，身体越来越虚弱，到最后也不再询问病情，而是要求回家。正像病人妹妹所说的那样，“虽然我们没有告诉哥哥实情，但他自己肯定也知道。”仔细品味这种家人间彼此心照不宣的默契，就会发现知情同意在这里呈现出由家属决策病人不知情 - 病人知情却保持沉默 - 家属与病人最终达成默契的流动过程。在这种过程中，实际上有一种文化的控制力在发生作用。家庭结构、社会背景、中国人内敛含蓄的性格及行为方式、传统的血缘亲情孝道观念等会自然而然地引起知情同意在具体的文化语境中产生变化与影响。

总而言之，在像晚期癌症这类的重大疾病面前，绝大多数家庭都会承载较大的压力、困难甚至危机，影响到家庭的正常功能及发展进程。家庭在应对癌症和死亡这类悲剧性事件上具有多元性。一方面，家庭在不同程度上呈现出离散化、碎片化趋势，家庭中人力、物力、财力、家庭成员之间的情感、婚姻、身心状况等各方面均出现不同程度的断裂；另一方面，家庭在突发事件或脆弱条件下也不是无能为力的，仍具有顽强的韧性与生命力。家庭成员之间的良好沟通、情感支持、良序的家庭结构、亲情最后的陪伴与照护等，无论是对于濒死者还是幸存者都是莫大的安慰与存在的勇气。同时，在家庭决策中要充分考虑到知情同意内在的复杂性、多样性和流动性，因时、因地、因人而宜。

参考文献

[1] Charon R. Narrative Medicine：A Model for Empathy，Reflection，Profession，and Trust [J]. JAMA，2001，286（15）：1897.

[2] Charon R. Narrative medicine：form，function，and ethics. [J]. Annals of Internal Medicine，2001，134（1）：83－7.

[3] 阿瑟·克莱曼．疾痛的故事［M］．上海：上海译文出版社，2010.

[4] 赵绍阳．疾病冲击与城镇家庭消费保险能力研究——基于对城镇家庭追踪调查数据的实证分析［J］．中国人口科学，2010，2010（5）：66－74.

（论文系 2017 年黑龙江省哲学社会科学研究规划项目“身体、病痛和日常生活的文化研究”阶段性成果，项目编号：17SHD205。）

改善阿尔茨海默病患者生命质量的家庭支持探究

王佰玲　陆　岩

北京东方生命文化研究院

一、阿尔茨海默病患者的生命质量及对家庭的影响

（一）生命质量

世界卫生组织（WHO）将生命质量定义为：不同的文化和价值体系中的个体对生活目标、期望和标准，以及所关心事情有关的生活状态的体验。这一概念包含了个体的生理健康、心理状态、独立能力、社会关系、个人信仰以及与周围环境的关系。

生命本身可从质和量两方面来衡量，体现了质和量的统一。“质”用于区分生命与非生命，而“量”指生命在数量上的规定性或差异性。生老病死是一个自然过程，每一个阶段的生命质量均不同。衡量躯体和心理是否正常的生理和心理指标发生变化，生命质量也随之发生改变。人的生命质量是人的自然生命和社会生命的质与量在状态、判定标准与操控方面的理性和实践的统一[1]。

（二）阿尔茨海默病患者的生命质量

在医学领域中，生命质量主要是指对个体生理、心理、社会功能方面状态的评估，即健康相关生活质量。目前，由美国华盛顿大学于1999年研制的阿尔茨海默病生命质量测量表评定方法以较好信度、效度和反应度的量表对被测试者的生命质量进行多维度的综合评定最为常见[2]。它从生理、心理、社会全面地评估患者情况，

反映的是患者与健康有关的主观感受和体验。据了解，自人类发现阿尔茨海默病一百多年以来，医学界并未真正找到解决阿尔茨海默病的良策。目前保持和提高患者的生命质量就成了最基本的治疗目标，因此评定患者的生命质量和探讨影响其生命质量的因素就显得十分必要了。

（三）影响阿尔茨海默病患者生命质量的因素

影响阿尔茨海默病患者生命质量的因素有很多，大多数研究结果显示，生命质量与个体因素、疾病因素、社会因素有关。

1. 个体因素　随着年龄的增长，人体各系统器官功能逐渐减退，新陈代谢能力不断降低，日常生活能力、社会适应能力、心理承受能力下降，同时认知障碍及精神神经症状也逐渐加重，导致患者生活质量下降，这与国内关于阿尔茨海默患者年龄对生活质量影响的研究一致[3]。

2. 疾病因素　阿尔茨海默病是一种神经退行性疾病，可引起认知能力和日常生活能力的下降，伴有精神行为异常。患者从轻度记忆与认知障碍到最后的植物状态，要经历几年甚至几十年。早期最显著的症状是记忆力减退，随着病情的加重，患者会逐渐失去语言、空间辨别、认知能力，瘫痪在床，最后死于感染等并发症。在疾病的不同阶段，病人会表现出抑郁、欣快、淡漠、狂躁等异常的精神状态，并且产生幻觉、妄想及攻击性行为，动作行为刻板、单调、笨拙，非常难以相处，甚至无法沟通。

3. 社会支持　是一定社会网络运用一定的物质和精神手段对社会弱者进行无偿帮助的一种选择性社会行为[4]。社会支持可以显著影响健康情况和疾病进程。对于正在进行积极治疗和护理的阿尔茨海默病患者来说，社会支持尤其重要。以患者良好的主观感受和体验为主的社会支持系统与改善自我健康管理行为、延缓疾病进程和降低死亡率风险密切相关。

其中社会支持中的家庭行为对阿尔茨海默病患者的帮助最为重要，即家人和患者持续、主动的自我健康管理。日常生活方式影响慢性病管理，如饮食、运动和定期健康检测（血糖、血压或呼吸峰值流量）的变化。日常生活方式的持续性和频繁性需要家庭全力配合，患者能够成功地保持下去，往往极大地得益于有效的家庭照护和鼓励。此外，家庭成员经常帮助和监督患者完成复杂的自我健康管理，并且在做出与疾病相关的决策和应对与疾病相关压力的时候起到积极作用。逐渐使患者形成良好的健康生活习惯，有效地延长患者的生命长度，更好地改善生命质量。

二、阿尔茨海默病对家庭和照护者带来的挑战

（一）照护者资源稀缺

《2015年世界阿尔茨海默病报告》指出，全球约有4680万患者，预计2030年将达到7470万人，2050年将突破1亿。我国阿尔茨海默病患者人数已居世界第一，但只有约21%的患者得到了规范诊断。根据国际老年痴呆协会2011年年报统计，全球失智病人正以每4秒新增1例的速度递增[5]。

阿尔茨海默病不仅降低患者的生命质量，也给社会、家庭带来严重危害和沉重负担。失智症的照护人员存在巨大缺口，具备专业的医学、心理学、社会学等知识的专业人才更是奇缺。全国有近千万的失智症老人，而专门的养老护理人员仅有60万左右。照护者平均每天照护患者10余个小时，有些的照护者是每天24小时照护。照护者多为患者的配偶、子女或保姆。然而，城市化进程使得流动人口大幅增长，以至于很多子女无法在家全身心照护患者。国务院公布的《“十三五”国家老龄事业发展和养老体系建设规划》提出，预计到2020年，全国60岁以上老年人口将增加到2.55亿人左右，占总人口比重提升到17.8%左右；高龄老年人将增加到2900万人左右，独居和空巢老年人将增加到1.18亿人左右，老年抚养比将提高到28%左右。

显然，我国严重缺乏照护阿尔茨海默病患者的专业人员，家属在照护中发挥了重要作用，但是照护难度巨大：患者配偶面临年老多病的困扰，常感力不从心，患者子女兼顾多个社会角色，精力和时间有限，进一步影响照护质量。

（二）医疗照护费用高昂

轻度和中度的患者，需要照护者24小时监护，稍有不慎，就容易发生走失和意外。重度时，患者卧床后，生活完全不能自理，专业护理人员缺乏且非常昂贵。在我国，不是所有的治疗药物都能报销，有些便宜的国产药并不在医保中，如石杉碱甲。常开的医保药物都是进口药，价格高昂，这种药的花费就基本花掉了患者一半以上的年度医保额度。许多家庭面对这样昂贵的治疗费用，无奈地选择放弃治疗。一位接受访谈的阿尔茨海默病患者家属称：“每月看病买药和保健品最少4000元，请一位普通保姆帮忙照护就需要每月支付4000～5000元，再加上日常开销，一年支

出要10多万元。”面对严峻的现实，有的家庭选择放弃药物治疗，只是雇用护理员来照看患者生活，而自己去工作挣钱。以一般的存活期计算，一位阿尔茨海默病患者10年的非医疗性花费不少于50万，这还没有考虑家庭自身的起居、饮食等的日常生活开销及通货膨胀等因素。

（三）家庭成员的生理和心理负担沉重

阿尔茨海默病患者家庭的沉重压力是正常家庭很难体会的。由于需要常年持续不间断的照顾患者，照护者和家属需要时刻保持警觉，随着病情的发展，大脑功能渐渐全面衰退，患者丧失生活自理的能力，会越来越依赖家人的照顾。照护者不仅要付出精力和体力，甚至要辞去工作，牺牲所有社交娱乐的时间。付出很大，却很难得到患者的正向反馈，影响照护者的身心健康和照护效率。患者所出现的异常精神状态和攻击性症状，会使家庭关系面临巨大考验，患者家属在生理和心理上都将付出巨大的代价。有研究认为，家庭照护者常存在不同程度的抑郁情绪及照护负担。

一位国企软件工程师，其父亲1995年患上巨球蛋白血症。他白天陪爸爸去医院治疗，晚上在计算机上编程，常常工作到次日凌晨，第二天还要上班或再去医院。其母亲很早就出现了认知功能问题，只是由于当时医生对疾病不够了解，直到2002年才确诊阿尔茨海默病。爸爸的性格变得异常怪异，妈妈变得焦虑、抑郁，家里争吵不断。超负荷的工作压力和巨大的心理压力严重影响了他的健康。他也曾吃过氟西汀和抗抑郁的中药，也找过心理咨询师。专业的咨询与帮助对照护者来说是很有必要的，因为当他们看到所爱的人逐渐失去心理和生理能力时，需要克服无能为力和无助的感觉，要相信自己已经尽最大努力把照护做到了最好。

三、阿尔茨海默病患者家庭的真实生活

（一）我只记得你的名字

我也曾想，当我们老了，眉眼低垂，夕阳西下，回忆往事，悉数年轮，笑容里满是热忱。而如今，你站在我的眼前，我却不知道你是谁。医生告诉我：我得了阿尔茨海默病。

如果可以，我想重新认识你，从你的名字开始。事实上，“我是谁？我在哪？我要到哪里去？”这些问题，最近在我脑海里出现得也越来越频

繁。各种稀奇古怪的人物、声音、画面像电影一样不间断地涌现。女儿拿起她自己上中学时候的照片给我看，试图唤醒我的记忆："爸爸，这是谁?"我很认真地看了一下，肯定地说"我老伴儿!"

东北的冬天，零下二三十度，雪大路滑，很冷，然而能有老伴儿陪在身边，我的心就特别踏实温暖。有一天傍晚，我迷失在人群里，"您好，请问你认识我的老伴儿么?"一瞬间，我感觉四周不仅黑暗而且异常寒冷，惊慌失措的我急切地呼喊着老伴儿的名字，一遍又一遍。在那一刻，我只记得你的名字，宛若我第一次见你时，你略带羞涩、轻轻地告诉我的那个名字，从此这个名字就一直深印在我的脑海。谢天谢地我是幸运的，正因为我记得的这个名字，一位善良的陌生人带着我循迹一路辗转，终于找到了正在四处焦急寻找我的老伴儿。从那一次以后，我的衣服上都印上了自己的名字与老伴儿的姓名和电话号码。

孝顺的儿子把我和你接到一起同住，本应安享天伦之乐，然而脑细胞却被病魔一点点摧毁蚕食。我害怕将这一切都忘记，甚至连你们的模样都不再记起。面对混沌的世界，我的内心狂躁焦虑，恐惧不安像乌云一样把我彻底包围，我甚至会神智错乱，大声一遍遍地呼喊着你的名字想要"回家"。那天下午，我的情绪异常激动，把你和儿子的胳膊都抓伤了，鲜血一滴一滴地往下流。来看望我们的女儿十分心疼地问："妈，您总近距离接触照顾我爸，要不我给我爸买个手套，让他戴上吧。"我听到你轻柔地说："没事，你爸这是生病了，他每天就活在他自己的小天地里，我们进不去，他也出不来。不怪他，现在天气热，给他戴上手套，他多受罪啊。"儿子一边搀扶着我一边默默地说："给他戴手套还不如我们自己戴套袖，爸现在活着的每一刻都是他生命中最好的状态了。"身为一家之主的我，保护照顾妻儿，本应该是我的责任啊！可是现在，因为照顾我，却给你们带去那么多的烦恼，让你们身心疲惫，我真的心如刀割。

（二）照顾患病母亲的二十三年

由于"文革"，我初中毕业就当了工人，后来自学补上了高中课程，又靠业余学习读完了大学，毕业后进入研发部门。历任软件设计工程师、研发室主任、产品部经理、副总工程师。共主持或参与了十余中型号计算机控制系统的设计开发。

为了父母，我放弃了一些不得不放弃的东西，比如，年轻时设想的读研、考博、出国留学。但我没有放弃自己的职责，发表过多篇学术论文，取得过一些技术成果，多次被评为先进工作者，2003 年曾受到总工会的表彰。

家庭负担使我在事业和生活，乃至健康方面付出了巨大代价。十余年，从不出差，更能不出国，也丧失了获得更高职务、职称、学位的机遇。我没能把生活的各个方面兼顾好。但我就是我，我尽力了！不管怎样，有一条，我始终坚定不移。我是父母唯一的子女，照顾父母是我义不容辞的责任。无论从道德还是情感的角度讲，我做了我应该做的事，对此我无怨无悔。

2010 年，命运再次给了我沉重的一击，我被确诊患上了帕金森病。母亲已过九十高龄，照顾难度越来越大，自己的身体状态也越来越差，今后也许要面对更艰难的生活，但我会继续照顾好母亲，做好自己应该做的一切。在积极治疗自身疾病和照顾母亲的同时，我致力于利用网络帮助帕金森病和阿尔茨海默病患者和家属。我深深地体会到，帮助他人，能使自己快乐起来，尽管我退休了，我依然是一个对社会有用的人，找到了活下去的社会意义。

2014 年我荣获北京市人民政府颁发的“孝星”奖章。在我的职业生涯中，曾多次获奖，可是这是我最看重的一枚奖章。因为，它属于我，也属于我们——全体阿尔茨海默病患者的照护者[6]。

四、让“海默”的日子像玫瑰花一样芬芳

为阿尔茨海默病患者构建社会支持系统，让“海默”的日子像玫瑰花一样芬芳。

（一）家庭照护是最佳选择

家庭照护中阿尔茨海默病患者的社会支持者包括配偶、子女、朋友、同事、邻

居、医务工作者等。配偶和子女是患者接触最多的人，即主要照护者。阿尔茨海默病目前仍无法逆转，但家庭照护是否得当，会显著影响病情的发展。虽然，阿尔茨海默病的家庭照护很少如田园生活一般诗情画意，但结果往往对患者和照护者最为理想。

如果照护者带着真挚的爱无怨无悔地付出，会极大地提高照护者的护理效果，同时因为生活在熟悉的环境里，照护者能够随着病情的发展，适时改变调整护理方式。因此，家庭照护是患者和照护者的首选，也是最好的选择。

家庭照护的各个方面均需要耐心总结，细心呵护。越是在艰难时刻，越需要调整好心态，关照好患者也要关照好自己。试着了解病程建立长期的照护计划，做好持久战的身心准备，尤其是面对中重度患者，事先做好预防和备用计划，有助于家人和患者长期和谐共处。

1. 心理照护　照护者可以慢慢了解、积累与疾病知识，学习更有效的照护方式，有意识寻找并加入相关组织，多与其他照护者或家庭成员沟通交流，必要时可以咨询心理医生或者以静心冥想来放松。照护者要尽量合理作息，释放心理压力和负担，保持充沛的精力和正面乐观的情绪。

2. 安全照护　可以给患者随身携带名牌，写上患者名字和家属联系方式，防止患者意外走失；或让老人佩戴具有 GPS 定位功能的手环或手表，走失后可缩小搜索范围；最好保存患者一张高清近照，丢失后可用于发布寻人信息，迅速求助邻居和社区志愿者帮忙协助寻找；若有丢失经历，不要将患者单独留在家里，更不要让她/他一个人出门。理想的家居环境便于患者行走和活动。对于夜间游走患者应合理摆设家具，增设夜间照明及反锁门窗，尽量避免频繁搬家或者改变家中布置。

3. 生活照护　首先，不强迫，沟通有时候需要点智慧和幽默。疾病后期，有的患者会有小便失禁的情况，他们可能会因为自尊心而拒绝换掉湿漉漉的衣裤，可以换种沟通方式，如："要出门散步了，我们来换衣服吧！"留心观察他们在排泄前有无坐立不安、东张西望等异常行为，诱导其及时去洗手间。现在也有一些便于脱穿的衣裤，可以根据实际情况买来给患者使用。其次，患者排便排尿要及时清理，保持皮肤干燥，不用酒精等消毒剂清洗皮肤，防止压疮，平卧时可用软垫垫于臀部等部位；进食后不要立即平卧，可以适当活动或者坐一会儿，防止胃内容物反流，患者多存在隐匿呛咳，所以要注意体温变化，轻度体温升高，合并咳嗽极有可能已合并肺炎，需要重视。

实践出真知。每一位用心的照护者都是最值得尊敬的“专家”，在照护的岁月中，积累的所有经验都弥足珍贵。当身边的亲人有一天表现得陌生，不记得你是谁，承认并接纳这一切，不论遗忘来得早或者来得措手不及，都请多爱对方一点。希波克拉底说过：“有两样东西能治病，一是语音，二是药物。”语言在先，药物其次。灵魂葆有香气，有爱就有家，“海默”的日子也会像玫瑰花一样芬芳。

（二）居家为主的养老模式需要社会网络的支持

以居家为主的养老模式在一定程度上掩盖了我国阿尔茨海默病的严重性。张曼秀等专家认为，现阶段家庭照护者作为主要的非正式照护群体，缺少相应的照护技能培训支持，无法对患者做出及时的预测，使大多数患者很难得到有效的诊治、康复、护理，不仅影响患者的生命质量，也加重了家庭及社会的负担。这就迫切需要建立起新的社会关系、拓展支持网络[7]。“社区”源于拉丁语，意思是共同的东西和亲密的伙伴关系。它是现代社会有机体最基本的内容，是宏观社会的缩影，社区在融合邻里关系中扮演着“黏合剂”的重要角色。如果可以实现家庭、社区、社会联动，大力推广以社区为核心的分级诊疗机制，加快构建社区关爱康护互助模式，加强对患者全方位的社会支持，相信能够有效地缓解这一问题，应呼吁民众广泛参与。可从几个方面实践开展：

1. 加快推进长期照护政策的支持　20 世纪 80 年代，日本政府提倡强化社会福利设施主导的阿尔茨海默病患者对策，加强对社会福利设施员工的专业培训，完备必要的设施机构，增加机构的服务人员，配备精神科医生，帮助重度患者能够进入专门机构进行治疗，提高对痴呆患者的护理服务质量。随着老龄化问题的日益加剧，中国将成为阿尔茨海默病蔓延的重灾区，制订适合我国现状的长期照护政策，有助于为患者家庭及照护者提供政策支持。

2. 注重社会宣传，提高大众对阿尔茨海默病的认知度　2012 年以来，我国相继出台多部阿尔茨海默病预防书籍，《预防阿尔茨海默病——你知道哪些?》《老年痴呆：预防及早期干预》《老年痴呆能被预防吗?》等。在影视剧和微博、微信等新媒体平台也逐渐开始出现相关题材的传播。要促使这些宣传发挥更加有效的影响和作用，应进一步简化完善预防方法和丰富传播渠道。

3. 汇聚社会力量，切实为照护者排忧解惑　2017 年 5 月第 70 届世界卫生大会上审议并正式通过《公共卫生领域应对痴呆的全球行动计划》，把改善患者、照护者及家人的生活，减轻痴呆对患者、照护者、家人以及社会和国家的影响作为目标。到2025年，75%的国家为患者的照护者和家庭提供支持和培训规划。努力建设一个可预防痴呆的世界，痴呆患者及其照护者都能过上好日子，并得到必要的关爱和支持以便有尊严、受尊重、自主和平等地发挥其潜能。近日出台的《养老喘息服务和老年人购买紧急呼叫服务补贴办法》（试行），作为南京市委市政府2018年度为民办实事内容，政府购买全市300多家3A级以上养老服务组织的方式，向居家重度失能老人免费提供一定时间照护服务，此举也称“喘息服务”。期待此类服务的良好效果和推进覆盖的力度。

参考文献

[1] 张新庆，蔡笃坚．生命文化核心概念解析［M］．北京：中国华侨出版社，2018，64－66.

[2] 方积乾．生存治疗测定方法及应用［M］．北京：北京医科大学出版社，2000：24－27.

[3] 高菲菲，尚少梅．老年痴呆患者一年中生活质量的变化及影响因素分析研究［J］．护理管理杂志，2012，12（3）：153－155.

[4] 陈成文，潘泽泉．论社会支持的社会学意义［J］．湖南师范大学社会科学学报，2000，6：48.

[5] 卓安·科埃尼格·考斯特．老年痴呆症的人性化康护理念和实践——老年痴呆症的希望之光［M］．杭州：浙江大学出版社，2015，3.

[6] 魏和．照顾患病母亲的二十三年，首届北京失智老人照护服务与管理论文大赛论文集，阿尔茨海默病防治协会项目部，2017，376－377.

[7] 张曼秀．社区失能老人照护者老年照护知识掌握情况调查［J］．中华现代护理杂志，2016，22（10）：1341－1343.

“虚不受补”：医护实践中的认识误区

许　京[1]　许　菲[2]

[1]北京工业大学出版社；[2]北京工业大学

妹妹走了，永远地走了，离开了我们。今天写此文，以表达我对她的怀念，也希望通过这个故事给大家一个提醒，防止类似的悲剧重演。

一、横祸飞来

记得是2018年1月1日深夜，我去机场把妹妹接回。当时的她，已行走艰难。妹妹得的是膀胱癌。三年多来她一直在治，在顽强地与病魔做着斗争。我们已知的各种方法都试了：西医几次的手术切除，各种各样的化疗，再后来是民间的热疗。很遗憾，效果甚微。日本的大夫告诉她，如果在日本进行保守治疗，她的生命还有两个月；如果是回中国去，则不敢保证。妹妹在跟我们商量了以后，咬了咬牙，毅然回国了。因为这样的警告在过去的两年里，妹妹已经听了不止一次了。

在回家的路上，妹妹告诉我，由于癌痛引起的“胃痛”，是她在日本刚出院时出现的。日本的医院也很有意思，妹妹的“腹痛”他们不给治，痛极了，他们就给她吃一点镇痛药。这种保守治疗，基本是无治疗，全凭个人的运气。

第二天，由于北京接诊的某中医医院大夫刚下夜班，接诊只能顺延到3日。中午，我利用午休的时间去看了一趟妹妹，问她想吃什么。她告诉我：“想吃饺子，茴香馅的。”我也没有多想，立刻去买了4斤5种馅的饺子，好让她吃个够。我知道，思乡的人，饺子最能解馋。但我却忘了，患有肠梗阻的病人，只能用流食，是不能吃饺子的。

吃过了午饭，我看见妹妹和她闺蜜静静地躺着玩微信，就赶忙告辞上班去了。下午的时候，看见妹妹在群里发微信，一切都平安，放心了。

下午五点钟，我刚下班，就听手机狂响，急忙接听，是妹妹打来的。妹妹高一声、低一声地哀嚎着，痛苦不堪。我急忙大声地问："怎么啦?"妹妹在电话里回答："你快来，可能是饺子吃坏了，唉呦，闺蜜去取东西去了。"我一听，赶忙往妹妹家跑去。

我跑到妹妹家，连忙敲门。门是妹妹开的，她开完门就倒在了我的怀里。我连忙扶着她，走到沙发上坐下。她断断续续地告诉我，她闺蜜正在往回赶，也已经叫急救车了。我急得手忙脚乱，满头是汗。忽然想起"合谷"穴能缓解疼痛，就死命地掐着不放。不一会儿，就听妹妹说："哥哥，你松开吧，掐得我太疼了。"我连忙松开。随后，我开始给她要好的朋友们打电话。其中一个是东方医院的大夫，她指点我怎么做。

这时，急救车来了，妹妹的闺蜜也赶回来了。大家把妹妹抬上了急救车，送往医院。在这家医院急诊室里医生在忙碌着，输液治疗已经开始，一切似乎平稳而又序。

第三天一早，妹妹闺蜜打来电话，告诉我妹妹的情况不好，CT 发现小肠有多处穿孔，需要转院治疗，现正准备转往另一家医院。我闻讯大惊，连忙打车去往另一家医院。到了急诊室，妹妹正躺在等待看病的椅子上，她的面色憔悴。这家医院也没病床，大家都在焦急等待中。快到中午的时候，大夫说不能再等了，病人拖不起，得马上手术。就这样，妹妹被送进了手术室。手术成功，妹妹被安排进了重症监护室。但是，术后的第二天妹妹又出现了大面积的心肌梗死，随后就又采取了消栓输液。一晃，十七天过去了。妹妹终于脱离了重症监护，转到了普通病房。

二、群里的争论

妹妹住院以后，我们快速地建立一个"妹友群"，以便及时沟通，快速联系。群里的全部成员都是妹妹最信赖的人。

2018 年的 1 月 25 日下午，我开完会时，已经快六点了。我赶紧往家跑，想了解妹妹今天的治疗情况。到家一看电脑，嗬，好热闹啊，大伙正七嘴八舌的议论呢。

"通报大家好消息，今天她说话已经有些力气，基本能听清表述的内容，进食量有明显的增加，吃了蛋羹、粥，喝了半杯闺蜜煎的中药，还有普洱茶和水，体力有所增加，而且思维非常清晰，对战胜病魔很有信心。但是她总体上还是非常虚弱，吃的量还不够。相信她会一天天好起来！她对大家的关心和帮助非常感谢，问大家好！”

“我在炖鸡呢，香味已经出来了。但只有她能喝，我不能尝，太补了。我就是多放了黄芪。她今天吃了一个土鸡蛋和一小碗鸡肉泥，还有几口鸡汤。”

“已经会主动要求吃水果，还馋嘴要求喝隔壁床的鸡汤，连说好鲜！晚上的鸡汤到了她应该能喝的更多一些。”

……

……

我匆匆看完记录，不由地吓得冷汗直流。为什么呢？原来，补药吃错了也会出人命的。“虚者不受药补”，这是定论。

我连忙连续在微信上发言说：“虚者不受药补。有关她的进补，最好要在临床中医的指导之下，一定要慎之又慎，万不能好心办坏事，这一点要特别注意。”“黄芪含皂苷、蔗糖、多糖、多种氨基酸、叶酸及硒、锌、铜等多种微量元素。有增强机体免疫功能、保肝、利尿、抗衰老、抗应激、降压和较广泛的抗菌作用。但表实邪盛，气滞湿阻，食积停滞，痈疽初起或溃后热毒尚盛等实证，以及阴虚阳亢者，均须禁服。”“需要判定，她是否有阴虚阳亢？如有则是在帮倒忙，如无则可以继续服用。而这一点，必须是要由中医中的临床大夫来把握，万不能凭主观臆想。”

“吃错饭比吃错药更要命。”

因为就在几个月以前，那是2017年的10月10日，我和妹妹还专门就此问题展开过讨论，起因是董草原先生的一篇文章“吃错饭比吃错药更要命”。我就立刻转发了这条微信：

“董先生说：母亲病后，体质恢复很慢，只能勉强做饭自理。当时考虑是营养不足，买回一条三两重的斑鱼，煮汤分两次吃。当时人们都认为这鱼营养价值最高。吃第一次有好转，又吃第二次，第二次后不同了，母亲起不了床，也不思饮食了。母亲自认为无药可救，但我不甘心，又给她按之前的方，连吃了6天药，又好转了，能起来做饭了。来年正月初九是大姐的年例，她给母亲买了一个鹅肝，吸收斑鱼的教训，我只给母亲吃一半，而且是吃一口，停一会再吃，结果半夜开始气短，身骨痛，第二天又吃药解，但是母亲体质过度衰弱，药已无效了。元宵节那天，含辛茹苦，千难万难养大我的娘，归天去了。

母亲的死，使我深深地体会了中医的一句话，也是生命真理：虚不受补。世人只知虚者不受药补，谁知吃错一口鱼、肉、蛋类，也是致命毒药。娘死了才明白，高营养食物之补，比中药的补更可怕。体质虚弱的人，身体功能无法化生高营养的物质，滞在体内，就像塞进齿轮的垃圾破布，身体功能正常的运行机制被延迟甚至卡住，小则致病，大病致死。在此特别告诫后人，病后老人、儿童，千万不要贪补，实在要补鱼肉蛋，必需加配腌洋桃或芒果生，用生物的酸性，把鱼肉分解。[1]”

果然，我的微信发出后，微信群里一片寂静。过了一会，只有那软弱无力地分辨。

“按某大夫的要求办，某大夫今天看了她。”

看了发言，我正要发作，就看是一位大夫的闺蜜说：“现在谈不上阳亢了，阳气极度虚弱，如果再不采取措施，吃饭的力气都没有，什么都谈不上，吃点药补上气血，能自主进食就会好很多。你说的很对，我确实不是临床大夫，我的药不能多吃，建议请中医科临床大夫会诊开方更稳妥。我的药是在自己身上和很多人身上试过的，量也不大，比我自己吃的量小多了。”

问题就在这里。这个闺蜜虽在医院工作，但她不是临床大夫，是个药理研究人员，没有临床经验，这是问题之一。问题之二，“我的药是在自己身上和很多人身上试过的，量也不大，比我自己吃的量小多了。”这里忽略了一个细节。妹妹的问题是她术后连发热的本钱都没有。对普通人微弱的补，对她就是大补，她是否能够承受？

事关妹妹的安危与生死，我耐着性子说："别忘了，她体内还有肿瘤存在，这一点也必须注意。譬如'人染沉疴，当先用糜粥以饮之，和药以服之；待其腑脏调和，形体渐安，然后用肉食以补之，猛药以治之；则病根尽去，人得全生也。若不待气脉和缓，便以猛药厚味，欲求安保，诚为难矣。'这段话是有道理的。是的，就是进补，也得循序渐渐，否则她的肠胃受不了。我知道大家都是好心，都是为她好，但现在不是爱心大比拼。"

果然，从第二天起妹妹一反常态，不吃不喝；第三天，吃什么都反胃，只靠输营养液；接下来是吃什么吐什么；随后就开始搜肠刮肚地呕吐，直吐得胆汁都要吐出来。直到半个月后，她的生命彻底终止。

三、反思和启发

妹妹的离去对我的刺激很大。直到今天我仍然难以接受。怎么好端端的，人就这么没了？她得的是癌症，但是癌症也不是这么一个走法呀。她才55岁，在家里最需要她的时候。客观地说，妹妹治疗失败的原因不一定完全来自手术本身。如果没有以下这些失误，也许她至今仍然活着。

都说如果不做手术，她的生命还会延长。某医院的大夫在2017年9月份曾经看过她，说她的状态坚持到今年的"五一"节是没问题的。其实，这次肠梗阻的手术也是成功的，但手术的成功，只是一半。俗话说："三分治而七分养"，术后的护理至关重要。术后的任何一个细节的失误，都有可能夺去病人的生命。在妹妹身上，我们只关注手术成功，却忽视了手术后的护理，犯了自以为是的经验主义错误。我认为，这也是许多医院与家属对待病人的一个通病。

快速建立专题的"微信群"；有事大家及时商量；排班护理；遇事不慌等；这是这次危机应对的特色，也是行之有效和及时的。借用"科技巨星英年陨落，他的手术失败留给我们一连串的教训"（搜狐新闻）、"黄大年的英年早逝给我们留下的教训"（博客）上的一些观点，提醒活着的人今后要防止类似的悲剧重演。

（一）治疗需要修身与养性

现在看来，妹妹从重症监护室转到普通病房以后其实是个转折。在美国，22%的死亡发生在重症监护室或从重症监护室转出之后[2]。妹妹的人缘非常好，自从转到普通病房，那里就几乎成了客厅。她的三人间病房里总是充满了人，每天都有不少的人去病房看她，有闺蜜，有发小。但是，大家知道吗？这时的妹妹尽管已经出了重症监护室，但病情仍然危重，哪经得起这么人来人往、乱乱哄哄地探望。她在养病，需要安静。妹妹的脏器被切除，刚从重症监护室出来，身上插满了管子。大家像"车轮战"一样轮番探望，其实是在熬一个病人。来人了，出于礼节，她必然要给大家打招呼，听大家眉飞色舞地谈，忍受喧哗。中医书上说：说话会消耗人的肺气，"日出千言，不损也伤"。听话时间长会消耗人的肾气。我们都有体会，过年过节来一大帮客人，陪着说话时间长了比做家务还累。也许正是这种人之常情，成为她的催命符。因此，以后我们最好是等病人康复时再去探望，万不得已，也要快去快走，让病人多休息。也更希望医院对病房严格管理，把这些探望的人群拒之门外。

病房是养病的地方。一个人得了重病，住进医院，做了手术，就该暂时忘掉一切，就该一切听医生、护士的。"既来之，则安之"，才能让身体慢慢恢复抵抗力，最终战胜疾病。

妹妹是教徒，几个闺蜜在妹妹病重后期还请了牧师代表"神"来与她对话，而且还来了两次。妹妹还没有脱离危险期，最需要的是安静与休息。她在病房，心神不定，这病怎么养？身体又如何能康复？其结果只能是两次的探视，病情一次比一次加重。

（二）病房配置全科医生，加强饮食指导

我们知道"药食同源"，许多食物即药物，具有药性。它们之间并无绝对的分界线。古代医学家将中药的"四性""五味"理论运用到食物之中，认为每种食物也具有"四性""五味"。因此，可以说中药与食物是同时起源的。《淮南子·修务训》称："神农尝百草之滋味，水泉之甘苦，令民知所避就。当此之时，一日而遇七十毒。[3]"可见，早在神农时代药与食不分，"无毒者可就，有毒者当避"。

人吃百物都和中药一样，中药有五色五味之分，温凉寒热之性，升降浮沉之别。中医书上讲，一些重病号，最好喝陈小米熬的米油。刚收下的小米有风吹日晒雨淋之毒性。放置三个月的陈小米，性情平和，取之熬稀饭，用上面那层米油给病人吃，几乎适合所有年龄所有病情的病人，又好消化又有营养。遗憾的是，许多医院只安排最好的医生给病人做手术，只关注手术是否成功，却没有把病人饮食当回事，很少有人去做细致指导。而病人的家属更是错把外科医生当成全科医生，反正穿白大褂的都是医生。例如，问：“她有什么需要忌口”；答：“没什么忌口，想吃什么，就吃什么”。而妹妹还患有恶性肿瘤，手术之后恰恰需要的就是忌口，怎么能“想吃什么，就吃什么”呢？更何况还“吃了一个土鸡蛋和一小碗鸡肉泥，还喝几口鸡汤呢。”

人的身体是一个整体。手术后的病人常出现许多复杂的问题。有很多问题，外科医生是解决不了的。做了手术的病人往往出现一些意想不到的情况，甚至不少病人因病住院、手术，却在手术后因其他疾病突然死亡。妹妹本来是做的是小肠手术，却因各脏器的衰竭告别人间。对于可能出现的这些复杂状况，单凭外科的医生是无能为力的。如果在外科病房备配一个全科医生，尤其是夜间，对住院病人全过程监护，随时观察病人病情，及时排除潜在危险，并对病人的饮食、护理全面细致地指导，该多好呢？那样就可以防患于未然，就补上了医院的短板，就给手术后的病人加了一道保险，可能就会避免妹妹这样的悲剧，挽救很多人的生命。

（三）行事多问，莫忘心理疏导

“误补”成了压垮妹妹最后的一根稻草。妹妹在没有生病时神态优雅，反应敏捷而迅速；就是在病中，她也没忘“虚不受补”。就在2017年的10月8日和10日，她还和笔者商讨过此事。正是她提出了“虚不受补”的问题，这才引起了笔者的注意。

在普通的外科病房，“进补”是件寻常的事。人做了手术，进补是天经地义的。外科的病房，跌打损伤居多，适时地进补，能加速伤口的痊愈。但是，妹妹的病不同于跌打损伤，也不同于“坐月子”，因为她还患有其他疾病，如晚期肿瘤。其他的人在术后一般经过几天的休养，就能开始恢复体力，有了进补的需求。而她身上还有两个未能愈合的创口。因此，能否进补，何时进补，全是未知数。这时候进补，风险本身就很大，“就像塞进齿轮的垃圾破布，身体功能正常的运行机制被延迟甚至卡住，小则致病，大病致死”。

闺蜜们是“好心”，但问题是这种仅凭直觉的“好心”未必见得就有好的效果。如果在进补之前再审慎一些，多打听打听，多问一些，不那么主观，就可以避免悲剧。这是一个以生命为代价的教训。

随着生活环境和方式的改变，疾病谱发生了变化，肿瘤和心脑血管疾病等不可治愈的慢性非传染性疾病成为威胁生命的主要疾病。心理疾病也在其中。妹妹很坚强，也很乐观，尽管疼痛一直在折磨着她。她说过："痛苦，其实也是人生的一道大餐。"是的，忍受疼痛也是一种人生磨炼。

听看护的护工和同病房的病友们说，妹妹常在夜间长时间痛哭。我想，这痛哭，既是因为病痛的折磨，也是对自我生与死的忧虑。这时候太需要心理干预与疏导。如果医院加强心理干预与疏导，给病人做心理治疗或临终关怀，疏导情绪，缓解紧张，情况也许就大不一样。虽然，这不可能解决所有的问题，但起码可以缓解痛苦。

生命的意义就在生命的过程中，享受与奉献，在于对社会有益[4]。妹妹一辈子总在利他，身为肿瘤病人，别的器官不能捐，她遗愿是捐献眼角膜，为他人的重见光明做贡献。人的生命尊严突出体现在：每个生物学意义上存在的个体都有体面的生存、发展的内在价值和外展权力，在人身、人格方面受到其他社会成员平等的尊重和平等对待。一个人有内在的不容许剥夺的权利得到他人尊重、被赋予价值、受到同等合乎人性的对待[4]，是我们的努力方向。

总之，治疗的成功与失败，并不仅仅取决于手术本身。术后的护理同样重要。因为细节决定成败，其中任何一个环节的疏忽和一个细节的失误，都可能导致前功尽弃，甚至夺走病人的生命。

仅以此文敬献给我的妹妹，愿天堂里没有疾病，只有喜乐！

参考文献

[1] 董草原的养生经．微信公众号 2017－10－08 节录．

[2] Radwany S, Albanese T, Clough L, et al. End-of-life decision making and emotional burden: placing family meetings in context [J]. American Journal of Hospice & Palliative Care, 2009, 26 (5): 376.

[3] 淮南子·修务训．《淮南子》卷十九 修务训节录。

[4] Shuitziner. Doron. Human Dignity-Functions and Meanings. Ghobal jurist. 2013, 3 (3): 1－21

失独对家庭的影响

池睿欣[1] 张新庆[2]

[1]北京协和医学院护理学院；[2]北京协和医学院人文和社会科学学院

“行年三十已衰翁，满眼忧伤只自攻。今夜扁舟来决汝，死生从此各西东。”女儿不到两岁不幸夭折，王安石悲痛欲绝作此诗，用写实的手法描述白发人送黑发人悲哀痛苦的心境。丧亲，尤其是丧子，作为重大的创伤事件作用于个体与家庭。大量研究指出，来自社会爱心群体与专业人士有效的社会支持有利于减少丧亲之痛。在国外，如孕产妇及婴儿死亡防范联盟等组织机构出现，致力于帮助丧亲人群走出伤痛。在国内，因为计划生育政策的实施，失独父母成为一个庞大的群体，本文试图探讨失独对家庭的影响，探寻帮助提高该群体生活质量的有效方法。

一、失独家庭形成的原因与消极后果

“失独”一词最早源自于网络，何丽等将“失独父母”界定为：独生子女因疾病、意外、自然灾害等原因死亡的父母[1]。这些失独父母往往是由于年龄或其他等原因，不能再生育或不愿意再收养或领养孩子。例如：25 岁的小明因为车祸意外去世，其父母不想也没有足够能力、精力去养育一个新生命，小明的父母就成为“失独”父母。

（一）失独家庭所处的社会大背景

20 世纪 70 年代后期以来，伴随着中国社会经济结构的快速转型、计划生育政策贯彻实施，以及年轻人思想观念的转变，“4（祖父母、外祖父母）－2（父母）－1

（孩子）”的家庭模式普遍存在。家庭的变迁使得其职责、支持系统、功能等方面发生了显著变化[2]。而后二孩政策的放开，人均寿命的增长，新的“4－2－1－2”（最后一个“2”代表独生子有两个孩子）的家庭模式亦开始盛行。新婚夫妇不得不面临着来自就要的赡养老人的压力，这样的压力会影响到是否、何时要孩子的决策，如果在面临繁重的养老负担的同时再增添一到两位孩子的照顾负担，会对刚刚踏入社会的年轻人造成极大的压力。计划生育政策的实施使我国在很长一段时间内，一对夫妻只能生育一个子女。在这样的家庭模式下，孩子的不幸离世会让这个家庭一夜间就成为“失独家庭”。2014 年，原卫生部发布的《中国家庭发展报告》指出，我国计划生育家庭约有 3 亿户，约占全国家庭户总数的 70%。根据卫生部发布的《2010 中国卫生统计年鉴》各年龄段人口死亡率推算，目前我国每年 15～30 岁独生子女死亡人数至少 7.6 万人，这意味着了我国每年约产生 7.6 万个失独家庭[3]。因此，失独家庭并非个案，而是一个不容忽视的庞大的社会群体。无论是国家还是社会，都有义务去理解这个特殊群体的需求，努力改善该群体的生活质量。

（二）失独的原因

主要有以下几种：第一是意外死亡，常见的包括交通事故、电击、溺水、中毒等。死者与家属不会经历漫长的与疾病抗争的过程，部分甚至未经过诊治便宣布抢救无效，对父母产生深刻而严重的影响。部分死因，如溺水等，发生率会与季节等有关联。第二是急性疾病，强调因为疾病作用而突然病故，如急性白血病等。部分急性疾病常发于青壮年，因为青壮年营养条件好，给予肿瘤等良好的条件生长，因此青壮年部分急性疾病发展迅猛，从确诊到去世甚至一个月不到。第三是慢性疾病，慢性疾病又可分为先天与后天两类。这种情况下，父母与孩子往往对于死亡做了一定的思想准备，与前两种相比，减少了对于突如其来重大创伤事件的心理压力，但长期慢性疾病带来巨大的经济压力，这从另外一方面加重了失独父母的负担。此外，部分慢性疾病具备家族遗传的特点，父母或家庭内的其他成员可能也患有此类疾病，这对于失独父母会带来其他的影响。孩子因自杀与他杀死亡会给父母带来更为深刻而持久的影响。

（三）失独家庭生活质量的急剧下降

与正常家庭相比，在春节等家庭团聚的时刻、已去世子女的生日和祭日、家庭出现危机时，失独家庭情感、信息与经济支持的缺失的影响更为显著。这些消极的变化可以通过家庭生活质量的高低来衡量[4]。

家庭生活质量（family quality of life，FQOL）最早用在残疾儿童家庭生活质量的评价上。FQOL 结构概念化的理论基础是家庭构成了社会运作和持续稳定的主要结构。一个家庭是那些密切参与家庭日常事务并支持每个家庭的人的集合。家庭是目标导向的、自我纠正的、动态的、互联的系统，影响并反过来受其环境及其内在品质的影响。FQOL 量表包括 10 个领域（家庭互动，育儿，日常生活，财务健康，情绪健康，社会福祉，健康，物质环境，倡导和生产力）和 112 项。后被简化为三个部分：关于家庭和残疾家庭成员的人口统计问题，25 个项目的重要性和满意度评级分为五个 FQOL 域（家庭互动、育儿、情感健康、物质和材料、福利、与残疾有关的支持）。

在描述家庭生活质量时，家庭互动、公共服务、身体健康与物质福利等是受到普遍认可的评价维度。其中家庭成员之间互动的频率与内容，家庭是否得到社会公共服务的支持，家庭成员的健康状况等作为评价标准的认可度最高。

失去独生子女后，失独家庭的生活质量急剧下降。主要表现为如下几点：一是家庭互动重要环节的缺失，原先三口/多口之家原有的家庭模式发生变化，原有的互动模式，如以孩子为中心进行的沟通交流被打破，此外与孩子死亡相关话题的回避也一定程度上影响了家庭互动。二是体现在日常生活方面，家庭形成的固有的饮食、作息、休闲模式发生改变。三是在情绪情感上对失独父母造成直接强烈的打击。

二、失独对父母的生活和身心的影响

（一）失独父母的生活状况

白发人送黑发人的经历成为失独父母生命中的巨大创伤。膝下无子，使这些失独父母失去了来自子女的情感支持，无法享有天伦之乐。随着年龄的增加，失独父母渐渐变老，生活起居完全靠老两口相互照顾。一旦夫妇中有一位重病在身、丧失生活自理能力和经济能力，会给这个家庭带来较大的消极影响。假如配偶病故，这个失独家庭便只空留一位孤家寡人。

我们以王军（化名）夫妇为例，来考察一下失独父母的生活状况。王军和妻子来自大兴安岭，下岗后夫妻俩来到衡水的建筑工地打零工。他们的孩子在考上大学的同年查出罹患白血病。为了给孩子治病，王军和妻子辗转北京、天津、石家庄等多地，卖掉了辛辛苦苦攒钱给孩子买的房，还欠了一身的债，最后也没能留住儿子。现在，王军和妻子仍然在工地上终日劳碌，他们想持续打工，直到还清外债。因为在失去了唯一孩子的同时也失去了家庭的全部积蓄，他们的老年生活将不再有任何依靠，因此他们不得不继续打工，才可以交够养老保险金，勉强度日。王军夫妇努力工作。原本最大的心愿是在保证温饱的前提下让孩子健康成长，不多的积蓄都留给孩子日后买房用。可见，孩子是王军夫妇的心理寄托，那么孩子没有了，这个寄托也就不复存在，来自孩子的情感支持也就不复存在。从过去“母亲”“父亲”的角色中走出来，找到人生的意义成为重大难题。孩子病故，从就诊、确诊、诊治、不治、离世，每一个阶段都给父母带来沉重的打击。孩子去世后，失独老人常常需要面对经济上的打击。巨额债务如何偿还，如何养老成为他们不得不面对的难题。

（二）失独父母面临常人无法想象的身心压力

谢红（化名）来自安徽芜湖，自女儿上初中后便辞职在家，全心全意照顾女儿，对女儿严格要求，寄予厚望。高考前夕，女儿在巨大的精神压力下不堪重负，选择跳楼自尽。谢红难以接受这一现实，在孩子去世后，依然每天晚自习结束后等在校门口，打算接女儿放学。半个月后，选择同样以跳楼的方式，结束生命。

亲人死亡后，丧亲者通常出现一系列心理、生理与社会方面的症状。失独属于丧亲的一种特殊类型，属于高强度的破坏事件，对个体心理、生理、社会方面的影响更大。相比一般的丧亲类型，丧子人群往往会表现出更加严重的哀伤反应和抑郁症状，还可能出现难以合理分配注意力出现闯入性思维，出现自杀意念以及强烈的无助感。

在生理方面，失独人群表现为更低的生活质量、更短的预期寿命和更高的患病风险（如罹患高血压和心脏病的风险）以及更高的死亡率等。丧子会引发父母意义危机，失去了父母这一重要的人生角色使得他们失去了生活下去的勇气。家庭关系受损、社会退缩这必将导致更严重的实际生存问题，如失业、经济问题等。

在心理方面，失独父母面临着严重的心理压力，具有强烈的无助感，缺乏控制力。内疚、沮丧、愤怒、忧虑、挫折、尴尬、绝望、失落、释放等情绪以不同的方式影响着失独父母，通常与孩子的去世年龄、患病严重程度和确诊后经过的时间有关。有这样的案例，独生子女因为精神压力大而选择自杀，其母亲万分自责，悲痛难忍，精神崩溃。面对崩溃的妻子，丈夫则要成为精神支柱，也要支撑残缺的家庭继续运行。也有这样的案例，在孩子去世后母亲选择自杀，丈夫单独留在世间，孤独生活，一个家庭彻底瓦解。

三、失独对祖辈生活和身心的影响

（一）生活方面的影响

在祖孙关系中，祖父母与他们的孙辈一起享受、玩耍和沉溺，而不需承担养育和管教的责任。孙辈们视祖父母为他们的榜样、教师和灵感来源，喜欢祖父母的个性和与他们一起分享的活动。这使祖父母产生了自己被重视且有价值的感觉，也许给他们的生活增加了新的追求目标。当父母因年轻、情绪问题、毒品和酒精问题、精神疾病、忽视/虐待而不能照顾子女时，祖父母就会承担起抚养孙子的责任[5]。部分不可遗传的精神疾病病人依然具备生育的权利，但这些病人往往不具备独自养育孩子的能力，此外年轻的母亲长期外地打工，养育孩子的重担也往往落在老一辈的身上。在中国，有大量退休的老人以孙辈的生活为中心，接送上下学，为孩子准备饭食等。失去孙辈，使老人生活重心转移，生活规律改变等。当养育孙辈成为习惯，失去孙辈会使老人的生活产生巨大的空白，失去精神寄托。

（二）身心方面的影响

通常，孙辈的不幸离世会让祖父母悲痛欲绝，由此带来的心灵创伤久久无法愈合。各种负面情绪反应，包括痛苦、疲惫、因失去未来与孙辈的关系而产生的悲伤[6,7]。如果无法确定孙辈死亡原因，因为感到难以置信，祖父母会产生抑郁、无助和悲伤的情绪[8]。祖母比祖父更有可能产生震惊、麻木和难以置信的情绪和一些身体症状。祖父母可能不会用言语表达情感，因为想通过表现得坚强来从情感上支持自己的成年子女，或者说他们的沉默可能反映了一种文化规范。当祖父母们产生出悲伤的行为时，他们可能会从悲伤心理咨询的建议中受益[9]。失独对祖辈的影响包括失独本身以及祖辈与父辈关系两方面，在对该群体做支持干预时，应当将这两部分纳入考虑。

四、失独家庭的社会支持

了解失独家庭生活质量的影响因素有利于更有效地为失独群体提供帮助。失独家庭作为一种特殊家庭，除家庭成员的依恋类型外，孩子生前的家庭关系、孩子去世后新家庭结构与家庭关系的建立、家庭成员之间的情感、物质与信息支持、失独家庭的身体与心理健康、政府与社会组织对于失独群体的帮扶政策都应该纳入失独家庭生活质量的考量范围内。

（一）同命人抱团取暖

类似的经历使同命人相互理解。很多质性研究指出，抱团取暖常常被评价为最有效果的帮扶。在中国涌现出如“北京尚善公益基金会”为代表的公益组织，通过失独群体（同命人）聚集起来抱团取暖参与活动，如年夜饭、艺术节、户外行等的方式帮助失独群体走出哀伤，重振生活信念，得享阳光晚年。失独群体相互扶持对于提高失独家庭生活质量也起到了不可磨灭的作用。不仅如此，越来越多的社会组织开始开展针对失独群体的帮助活动，国家及各级政府制定相应的帮扶政策，心理学、社会学、医学等专业人士的介入让失独群体感觉到“有人在支持我们，国家、社会很重视我们这个群体”。这些对于提高失独家庭生活质量都起到了很大的作用。

（二）调整国家政策

《人口与计划生育法修正案》（2016 年）明确了在全国统一实施全面两孩政策，提倡一对夫妻生育两个子女。那么，这样的利好政策会对失独家庭的生活产生哪些变化呢？一部分失独家庭可能会选择要二胎或者以收养的方式再次养育一个新的孩子成人。但基于失独家庭常常由于年龄或其他等原因，不能或不愿再生育、收养子女，少有失独者会因为这个政策而改变生活。但伴随这个新政策的出台，我国二孩家庭数量将会增加，独生子女家庭比例会减少，从而失独家庭的比例会减少。

（三）建立健全帮扶体系

政府要建立健全失独家庭的帮扶体系，如经济补助、社工服务等。关于针对失独家庭的社会支持往往来自非专业工作人员、专业人士两个群体。非专业人士包括家人、朋友、葬礼安排方、心理疏导工作人员等，专业人士包括心理咨询师、医生护士、专业培训的社工等[10]。失独父母较少主动寻求帮助，较为熟悉的慰问者的慰问效果最好。伴随失独人群年龄的增长，自理能力、经济能力等应该成为需要重点关注的养老问题[11]。此外，对失独家庭进行以家庭为单位的家庭治疗，建立健全失独人群领养与代孕制度对于帮助失独群体走出哀伤也可以起到积极的作用。

（四）临终关怀、姑息治疗与医疗决策

患有疾病的独生子女生命末期的生活质量、与家属的互动内容可影响其父母的

心理建设。进行以家庭为中心的姑息治疗，让病人逝去的方式尽可能舒适，满足其临终的愿望与要求，安静地走完生命全程，也可以让失独家属调整心态，逐渐接受孩子的逝去，更积极地面对生活。临终关怀团帮助病人管理疼痛感以及其他症状，并提供药物、仪器、和医疗支持，对父母进行心理治疗和哀伤辅导，减轻失独父母的焦虑与内疚。完善临终关怀、姑息治疗与医疗决策，有利于提高失独家庭的生活质量，减少自责与愧疚，有利于他们更快从阴影中走出，调整心态，重新开始新的生活。

参考文献

[1] 何丽，唐信峰，朱志勇，等．殇痛：失独父母哀伤反应的质性研究［J］．中国临床心理学杂志，2014，22（05）：792－798.

[2] 彭希哲，胡湛．当代中国家庭变迁与家庭政策重构［J］．当代中国史研究，2016（2）：120－121.

[3] 柳志艳．勇敢地生活下去——呼唤社会关注失独者群体［J］．学理论，2012（20）：57－58.

[4] Samuel P S，Rillotta F，Brown I. Review：the development of family quality of life concepts and measures［J］. Journal of Intellectual Disability Research Jidr，2012，56（1）：1.

[5] Blustein J，Chan S，Guanais FC. Elevated depressive symptoms among caregiving grandparents. Health Services Research. 2004；39：1671－1689.

[6] JoAnne M. Youngblut，Dorothy Brooten，Kathleen Blais，Jean Hannan. Grandparent Health & Functioning after a Grandchild's Death，J Pediatr Nurs，2010，25（5）：352－359.

[7] Drew LM，Smith PK. Implications for grandparents when they lose contact with their grandchildren：Divorce，family feud，and geographical separation. Journal of Mental Health and Aging，2002，8：95－119.

[8] Fletcher PN. Experiences in family bereavement. Family & Community Health，2002，25：57－70.

[9] Oikonen J，Brownlee K. Family therapy following perinatal bereavement［J］. Family Therapy，2002；29：125－140.

[10] Aoun S M. Who Needs Bereavement Support? A Population Based Survey of Bereavement Risk and Support Need［J］. Plos One，2015，10（3）：e0121101.

[11] 荣超，沈淑华，曹维明，等．基于社会支持与多中心治理理论的失独家庭父母医养结合型养老模式构建研究［J］．中国全科医学，2018，21（16）：1954－1958＋1964.

第六部分

家庭参与医疗决策

重塑家庭文化的临床伦理决策

蔡笃坚

台湾屏东基督教医院 台湾阳明大学卫福所

一、前言

家庭是每个人成长之所，可是东西方对于家庭的解读和态度却差异较大。东方讲究家国互寓，诚如费孝通所言亲疏远近的同心圆关系，延续“修身、齐家、治国、平天下”的箴言，将家庭视为个人连结社会必然的中介；西方虽重视家庭的价值，却如哈伯马斯学说所展现的，用二元对立的观点来看待家庭所属私密领域和公共领域切割开来，成熟的公民必须直接在社会层次上来思考，而不能够有家庭的因素来干扰[1,2]。可是在独立公民身份所代表的发展愿望成为世界趋势时，理性公民和社会契约的概念成为至高无上的准则，于是伴随如“清官难断家务事”“家家有本难念的经”等俗语，东方社会也开始降低家庭的角色扮演与重要性。这也是从古到今基督教精神的核心，也是个人需要优良的品德来对群体负责，追求社会普通现代性的氛围，让具有独特性的家成为私密领域的代名词，规范和法律不轻易介入的领地，如此家庭文化连成为一个值得研究的领域都困难，直到性别研究的兴起开始打破这样的现象[3]。由社会契约所衍生更进一步的医疗社会契约，是在身体遭逢病痛的例外状态之下，病人和治疗者之间虽属公共领域，却是非常着重私密性质的特殊个体关系。这样的现代医疗专业主义导引下的医患关系，也是以具有公民身份的病人为核心，虽然站在医者的立场来说有点利他性质的交易关系，如此由社会契约延伸出来的医疗契约，也从来没有家庭关系介入或是存在的必要与机会[4]。

后现代多元文化的兴起，尤其是以建筑发展为范例，将历史的元素带入现代性的反思之中，传统上具有无可置疑正当性的工具理性饱受质疑，新感性的提出可说是晚起现代主义批判理论的重要思考，也铺陈了打破理性与感性二元对立，和雅俗文化之间的对立，导引了多元文化发展的空间[5]。重新重视文化遗产到非物质文明积累的民族复兴动力，同情共感成为文明与专业再造的基石，唯有共情，才能不忘初心，创造和谐，成为医疗专业的新使命[6]。对于理性局限的反思，创造新的导引来观看当医疗出现局限的时刻，这时情感的元素为理性医疗的不足寻找出路，为重新塑造生命带来了希望。本文将进一步探索家庭文化的内涵，尤其是从现代医学效益最受挑战的生死存亡场景中，对临床伦理决策提供指引。

二、临床伦理和家庭文化的理论基础

今日恢复家庭文化意义重大。从西方引领当代思想史的意义，从后结构/现代/殖民的角度反思现代主义文化，这些词就英文原文来说是有一个连结符号的，意思是后加上一杠的意义，即有延续和超越双重性，我们要延续现代的理性，同时导入历史的情感来超越它[7]。在中国迈向富强的时刻，将线装书拿出来融入西学，好好珍惜并发扬光大，这其中并无独厚中或是西，而是通过正反的辩证追寻更高层次融合。于是，我们必须用同感来融入临床伦理思维，思考如何塑造合适的家庭文化。

由临床伦理反思来追寻家庭文化的内涵，首先必须反省的是专业精神的本质，不能够再局限于理性和工具理性，或是单纯市场经济的思维，我们必须弘扬儒家文化同情共感的精神[8]。以此为基础，临床伦理思维提醒我们如何循序渐进做恰如其分的临床判断，首先是从有益于病人并且不能伤害他的伦理原则导引下的医疗适应性，医者要将心比心地为病人思考，同时合适地告知病人，着重与病人沟通并尝试建立互信。其次，是由自主性原则所导引的病人偏好，就是在医者导引说明之下，病人能够做出合适的知情同意范畴。医患互信后，病人才有能力清楚表达治疗的选项和意愿，确认有足够的信任来支持或是接受医患的关系，医疗契约由此奠定。于是，有了充分的告知和同意之后，医患之间必须在有利、不伤害和自主等三个伦理原则导引下，为病人的生活质量共同奋斗。不过，这都是医患双方的关系，并没有家庭植入的空间或是必要性[9]。可是，医患之间同情共感的同理心运作，成为维护病人生活质量的重要前提。于是，家属的参与属于公义原则所导引的情境特征，除非是身为法定代理人的家属，在病人无法清楚表达自身意愿的时候，才有可能提升到自主的层次来做合适角色扮演。如何让家属在符合正义的情境特征中扮演适切的角色？原则一是对所有人要公平，原则二是针对特别弱势的人要有特别优先照护的考量，而机制是依据关怀伦理为基础的临床伦理决策所勾勒出来的循序渐进思维程序[10]。通过对专业主义的反思和临床伦理的导引，本文以同情共感来探索家庭文化合适的内涵。引导个人面对无法独自承担临床困境，对如何营造相互支持能力和期待的家庭文化提出合适的指引与建议。

三、共情的叙事方法

关怀伦理的落实在于施与受之间同情共感关系的建立，而在人际关系互动中达成这样关系的是叙事医学，乃至于疾病叙事重要的贡献[11,12]。威廉斯认为，类似社会契约或是医疗契约的知识，是在文化历史的演变过程中，由大众对于现象的感受，也就是所形成的集体情感，而后通过了解的过程逐渐形成的[13]。因此，演变中的情感结构是我们形塑系统性知识的来源。沿用叙事认同导向的口述历史方法学来作为探索合适家庭文化的媒介，利用倾听来达到感同身受，以信任引领同情共感的理解方式，让访谈者发挥支持性的力量，见证病人力量的同时，理解他们的局限，以及他们自觉的范畴。更重要的是有能力见证受访者情感为基础的叙事发展。这样的方法学导引我们能够依同情共感的方式体会。

对任何人来说，生活都是一个整体，可是因为人的情感层次不同，话语中会呈现不同层次情感组成的个人、家庭、社区、社会，乃至于特殊历史时空脉络的多层次微观到宏观论述形成的历程。回到家庭的层次，每个个别的情感体现在个人的访谈话语中，可呈现集体共享的情感与价值，而其中口述历史访谈者的角色，非常适合需要在不同家庭成员之间穿针引线的角色扮演，来凝聚家庭共识，这也是家庭会议召开最重要的目的。于是，探索不同医疗情境中家庭文化形塑，我们用叙事认同导向的方法学，由同情共感来创造在见证家庭危机时刻的合适家庭文化形塑指引。以下，本文描绘三个临床上个人难以抉择而家庭面对危机的场景，借助同情共感来导引所召开家庭会议，提出合适专业角色扮演以及家庭文化形塑的指引。

四、缓和安宁疗护

现代的医者需要对病人独立负责，也要着重病人隐私，这也让多数的临床场域或多或少自觉性地尽可能排除家属介入的机会，除非是在清楚的相互支持或是依存关系存在时，医疗专业人员会对这样独特的私密关系表示尊重。可是，当面对生命最后时光而医疗的选择几乎不存在的时刻，合适的医疗选择应该回到医疗的本质和专业使命的初衷来思考。首先医疗的本质是少数疾病有能力治愈，然常常只能让病人舒适一些，更多的时候只是安慰病人。

由此，医疗专业的使命在于救人，当然不能害人，而具体的生命伦理原则，就在于有益于病人而千万不能伤害他。医者是为了增加病人生命质量，使其能赋予生命意义、维护生命尊严、创造生命价值而存在。这样的医患关系丰富了生命文化[14]。因此，肩负治疗重任的医者，应该有深度的自省自觉能力，当无效医疗情况出现时，知道缓和安宁疗护是必要的选择，肩负协助这个合适选择能够落实的教育与沟通责任。当无法由专业的角度为病人进行积极的治疗，我们需要共同为病人寻找有限生命中生命文化内涵无需减损的理由[15,16]。

家庭会议的召开延续我国传统美德，更是对西方文明重返亲密关系的根本价值反思，矫正受过度工具理性局限，再度承认个人的自主和自由必需在团体中实现，而家庭的共识和支持是个人尝试在团体中追寻自由不可或缺的基本元素。我国医师采纳西方反思和本国文化精髓召开家庭会议，是一项主动追求进步和负责的体现。尽管初步的努力或尝试必然有许多不完美，但是追求真理卓知的勇气和义行，值得大大地赞扬与肯定。

家庭会议争取个人自由、自主、无憾，进而创造意义、捍卫尊严，由此丰富个人、家庭、医疗场域，乃至于社会整体等等的生命文化内涵。家庭会议将丰富我们的民主素养、内涵和在团体自由中落实个人自由的能力，家国互寓、泽及天下。困难点在于，家庭会议成员意见分歧是必然的，因为每个人生命经历、思维方式、价值选取、表达方式不同，与当事人的关系/所愿意负责和承担的责任不同，能扮演给予病人支持的角色也自然不同。所以，家庭会议最重要的价值不在于表达不同的意见而是在于能够倾听，理解不同价值，异中求同；通过以病人为中心的努力，尝试由不同的角度扮演支持病人，乃至于群体相互支持的角色。而家庭会议的远期目标在于磨炼彼此，依据每个家庭成员不同的生命故事，共同创造足以相互支持的崭新家庭文化，新的家庭故事共同书写的动力，从病人能积极参与到无法再参与的时刻，永远活在每个家庭成员心底，持续给予每个活着的家庭成员力量，成为家庭生命文化生生不息的动力。

家庭会议的召开需要医生和所有相关医疗人员的参与，当然最重要的还是病人的参与。专业人员导引大家扮演好倾听者的角色，并在必要的时候协助解释医疗的适应性和针对病人生活质量的治疗目标。第一阶段要完整呈现病人的叙事，内含病人的生命意义和价值，维护个人尊严和家庭文化的期待。第二阶段要导引参与者大致依亲疏远近说出个别意见和病人的情感关系，以及与病人如何相互支持的期望和理由，专业人员协助导引每个人都能发言、倾听，并适当地和病人对话，促进相互理解和支持。专业人员只在必要时做医疗适应性和维护病人生活质量目标的帮助，这阶段的重点在于促成以病人为中心的互为主体对话、理解、同理以及相互支持。第三阶段要在于形塑以病人为中心的共识，在既有意见中寻找良方，或依据新理解、体谅，相互尊重与关怀能力，共同促成个体价值的升华，带动新家庭认同与文化形塑。这样达成的家庭共识才能以病人为中心，创造家庭文化质量提升的契机。

五、撤除维生系统

在无效医疗的前提之下，知名临床伦理咨询师威尔氏 2003 年来台从事临床伦理咨询发展时，就提醒医疗从业人员，在移除病人呼吸机的考量在于："只要是你放上去的，你就可以拿下，因为这样的治疗已经完全失去医疗的目的。"可是知易行难，尽管缓和安宁疗护条例召集完成立法，台湾地区花了十年左右才立法正式允许撤除呼吸机[17]。可是，依然有医师不愿意亲手拔管，而将责任推卸给护理人员或是实习医师的乱象，乃至于顶尖机构和大学的临床伦理委员会明文决议：为无效医疗移除管线的措施是主治医师的职责，也是对病人和家属信任关系负责任的表现，所以除非有特别明确的信仰或是宗教的理由，不允许由他人代劳。

这是一个家庭生命文化需要严肃面对的课题，因为这是在医者无能为力的情况下，决定结束医疗契约的表现；甚至医疗契约虽然应病患或是家属的要求存在，但医疗人员对于病人的状况大致上已经无能为力，能够做的跟公众乃至于家属并没有差别，甚至对亲属来说可能是更为无能的状态，却仍然要扮演医师的角色，加深了医者和医疗团队更深的挫折与自责[18]。简言之，这是个大家都充满挫折，也难以接受的结局与场景，但也是提供了一个探讨生命文化重要挑战。

家庭会议的召开可能更为迫切和需要，因为这是个宣告病人没有希望的时刻。医疗团队要对原本被积极救治的病人宣告无能为力，而且要撤除所有的急救或是生命维护设施，这是个令人尴尬的情境。这对于家属而言意味着宣告病人死亡，可是医疗团队并不是上帝，并没有权力做这样的宣判，只能告知目前的医疗措施对于病人毫无效益，因此需要移除。即便是西方的临床伦理决策经典，也要求不要采取绝对的作风，需要多几天的时间给予家属适应和情感支持的机会。同情共感和家庭生命文化必须纳入医疗契约之中，挽救的是体系失能以及专业无能。感性和家庭的角色反而在这儿帮助了体系和专业恢复了能力，以感性支撑的同理心为根基，营造足以相互支持乃至于包括支持医疗团队的家庭生命文化。

当病人面临这样情境时，家属都会有相当的准备，这是人类本能，回到一般的人性与公民的关系，要先信任人有能力处理至亲至爱遭遇的生离死别。因此，召开家庭会议时，应该倾听大家的感受和陪伴的经历；在适时回应支持的前提下，让所有的参与者表达能够为病人做什么。交流的过程中，大家自然而然会提到如何或是何时撤除维生装置。医者可扮演投桃报李的感恩心情，抓住会议中支持自己，让医者以依据所体会到病人和家属能力的感受，扮演支援甚至赋权病人和家属的角色。同情共感元素在于，尽管病人绝大多数无法参加这样的会议，可是从亲属的叙事中可以感受到共享家庭文化的成分以及病人同叙说者共享的情感，叙说者与病人之间形构的情感结构，及整体呈现出家庭的情感结构，这些包容亲人过世的生命价值意义再现，而医疗团队可以和家属形成伙伴关系的方式，扮演参与共同决策的支持性角色。在进行缓和安宁疗护之时，医护人员仍然扮演着医者的角色，可是到了需撤除维生系统的时候（在病人和家属同意的前提下），就不再享有也不应该拥有任何医者角色和特权，家属应该负起主要决策角色，而医护人员应扮演可以形成共识不可或缺的催化剂。

六、危在旦夕的急救时刻

医疗需要对家庭更为突兀的冲击，可能是在医疗最被人期待但也是最不确定的生死攸关的急救时刻，手术室、急诊室，乃至于加护病房，都是现代医学最为人所期待之处，也是医者最挫折的地方，因为行医时刻高度的紧张性和不确定性交织导致生存可能稍纵即逝[19]。这是个受法律算是充分保障的行医时刻，医者基于良心和技术科技局限的反思，病人多半已经无法清楚表达意愿的危急时刻，这是召开家庭会议的主要理由。良好的沟通在这样的时刻非常不容易。如何导引病人，让不可分割的家庭扮演支持性的角色都能够避免家庭的失落和伤害，是思考如何丰富并强化家庭生命文化的关键时刻。

因此，召开家庭会议的任务与之前的情境截然不同，所保持的任务也是完全不同的[20]。回到学理，一般大众在危急的时刻，赋予医者急救的任务，甚至有法律的保障，最重要就是基于普遍公民权的原则，医疗团队被国家和社会契约赋予，要给每一位公民公平的生存机会乃至于维系生活质量的机会，即便在病人无法清楚表达意思的时刻，侵入性治疗都受到充分法律保障。可是这样准公权力的赋予，对于医疗界的同仁可说是不可承受之重，尤其要依据有益于病人和确保不伤害原则，从可能的治疗结果来判断预后，医疗团队也没有把握，何况即便有把握的事项也可能存在高风险。可是不予急救，病人几乎没有生命机会，也没有生活质量可言。但是缺乏成功信心的医护人员更希望得到家属和亲友的支持，这是天下医者都可能在这样的时间点召开家庭会议的理由。

从家庭会议切入，我们期待导引的家庭文化是通过医者乃至于医疗团队心无旁骛、尽心尽力地来救治并支持病人，借此保障并维持生命危亡关键之病人最大的利益。这样也是大部分家庭成员的期待，也因此家庭会议沟通的模式在急诊室的时候，是在家庭会议中清楚而快速地让家属呈现出支持急救措施的共识，而后医疗的适应性以及不确定性，尤其是医疗团队面对的困境也需要适度的分享，来达成家属与医疗团队共同支持病人伙伴关系的建立。最重要的是争取家属对于医疗团队的信赖，有信赖才有支持，满足医疗团队在危急时刻奋斗时最需要的情感支援元素，也唯有医疗团队心甘情愿无怨无悔地尽心付出，才有可能真正提高病人的生存机会，乃至于保留最大未来生活的质量。家庭信任文化的孕育和培养是非常重要的，也在面对生死攸关的不确定性时给予医疗团队心里支援，使他们有足够的勇气义无反顾地接受挑战。

七、结论：再现家庭风华

本文从现代医学效益最受挑战的生死存亡场景中，借由恢复情感驾驭理性的理论导引和叙事认同取向的口述历史方法学，提出一个和临床伦理决策能够紧密扣连的指引，通过家庭会议的召开，探索与医疗场景中，足以持续涵养并提升家庭文化的努力方向。从缓和安宁疗护、撤除维生系统，乃至于生死关头全然不知未来的急救状态，三个病人难以或是完全无法独立负担，家庭亲友必然扮演关键角色的临床场景中，分别提出医者主动提供相互支援家庭文化孕育的导引；医者反省自身为被过度期待的失能者而通过倾听、支持与分享，将治疗的主动权回归家庭；以及医者积极争取家庭共同心愿后群体的支持，通过无私的信赖所集结的集体情感，来成为鼓舞医疗团队用于接受与死神拔河的不确定性和巨大心理压力的挑战。通过这些导引和过往的经验回顾，本文据以推论家庭文化与现代生活不可或缺的重要性。

本文的探讨主要聚焦于与现代医疗科技息息相关的家庭生命文化的范畴，由此发展家庭文化具有成员之间相互期待的力量与作用。在安宁疗护的范畴，这样的力量延续了家庭叙事的动力，贯穿成员的生前死后而获得与生之年永在的感觉，而如此家庭信赖和相互支持的力量延续，成为医者能够化主动为被动，让撤除维生系统成为家庭的共识，将心比心和记忆的饱足促成了家庭成员有能力勇敢面对生离死别，而发展成为更高层次的家庭生命文化涵养的动力。而在面对急救等不预期但是突然遭逢的生命巨大意外，挑战家庭文化的厚实程度与应变能力，此时唯有信任有能力面对的他者，同时赋予这抢救病人的他者足够的支持，让救人者能够心无旁骛地和死神拔河，是一个具有内聚能力，而又及时发挥对外支持力量的优质家庭生命文化形塑，医疗团队可以细腻分工的方式来争取支持。

本文所呈现这些恢复家庭生命文化的努力，是在家庭文化在现代西方的主流论述中被排除，而东方感性为基础的家庭为连结个人与社会之间的媒介角色又被压抑之后，家庭文化似乎成为不可知的化外之地。而在本文发觉内在凝聚、超越死生、外在支持等家庭生命文化发展的可能之后，所丰富的不只是对生命文化的理解，更重要的是为家庭文化更为深入而全面的研究，也开启了一扇窗，期待生命家庭文化研究领域的开展，不只是可贵的跨领域交集，也是家庭文化和生命文化研究发展重要的里程碑。

参考文献

[1] 费孝通. 差序格局：乡土中国·乡土重建［M］. 台北：唐山出版社，1980，29.

[2] Jürgen Habermas. Transformation of the Public Sphere（Trans. by Thomas Burger with the assistance of Frederick Lawrence）[M]. Massachusetts：The MIT Press，Cambridge，1989.

[3] 蔡笃坚．由叙事认同重省知识权力的方法学初探．知识形构中性别与权力的思想与辩证 [M]．台北：唐山出版社，2004.

[4] 蔡笃坚．展望新时代的专业人员角色—以医学人文教育的理论架构为范例．教育研究方法论：观点与方法 [M]．台北：五南出版社，2004.

[5] 蔡笃坚．两极徘徊中的台湾人影像与身份认同—来自新电影的反省与质疑 [J]．中外文学，1999，27（8）：15－42.

[6] 蔡笃坚．生命文化、生命质量与生命关怀—人文护理的反思与实践．长沙，中国生命关怀协会人文护理专业委员会年会暨人文护理国际学术研讨，2018 年 9 月 13 日至 9 月 16 日，长沙世纪金源大酒店．

[7] Somers，M. Where is sociology After the Historical Turn. In McDonald，Terrence J.，ed. The historical turn in the human science [M]. Ann Arbor：University of Michigan Press，1996.

[8] 李瑞全．儒家生命伦理学 [M]．台北：鹅湖出版社，1999.

[9] Albert R. Jonsen，Mark Siegler，William J. Winslade. Clinical Ethics Clinical Ethics，8th Edition：A Practical Approach to Ethical Decisions in Clinical Medicine [J]. McGraw-Hill Education，2015.

[10] JohnRawls. A Theory of Justice（Revised Edition）[M]. Massachusetts：The Belknap Press of Harvard University Press Cambridge，1999.

[11] Rita Charon. Narrative Medicine：Honoring the Stories of Illness [M]. New York：Oxford University Press，2006.

[12] Noddings，Nel. Caring：A feminine approach to ethics and moral education [M]. Berkerly：University of California Press，1984.

[13] Raymond Williams. Keywords：A Vocabulary of Culture and Society [M]. New York：Oxford University Press，USA，1985.

[14] 张新庆，蔡笃坚．生命文化核心概念解析 [M]．北京：中国华侨出版社，2018.

[15] Von Gunten CF，Ferris FD，Emanuel LL. The patient-physician relationship. Ensuring competency in end-of-life care：communication and relational skills [J]. JAMA，2000，284（23）：3051－3057.

[16] The National Consensus Project. The National Consensus Project for Quality Palliative Care（Third Edition），Pittsburgh：PA，National Consensus Project for Quality Palliative Care，2013.

[17] 陈荣基．我国安宁缓和照护之相关政策的过去发展与未来展望 [J]．护理杂志．2015，62（2）：13－17.

[18] 陈信如，卢映洁．从“不施行心肺复甦术”与“撤除维生医疗”之区别论“安宁缓和医疗

条例”之修正（下）[J]. 台湾医界，2013，56（11）：37－39.

[19] Curtis, J. R. , Engelberg, R. A. , Wenrich, M. D. , et al. Studying communication about end-of-life care during the ICU family conference: development of a framework [J]. Journal of Critical Care, 2002, 17 (3): 147－160.

[20] Billings, J. A. The end of life family meeting in in-tensive care, part I: Indications, outcomes, and family needs [J]. Journal of Palliative Medicine, 2011, 14 (9), 1042－1050.

依儒家伦理价值观探讨《病人自主权利法》之医病共同决策

金美华

台湾中央大学哲学研究所

《病人自主权利法》的设置，不仅象征台湾病人自主权利的进步，亦符合医学、法学上重视医疗自主权的演进趋势。相较于《安宁缓和医疗条例》，有三处改进：一是扩充适用对象；二是扩大了病人得以拒绝的医疗项目范围；三是本法无罚则规定。本文通过对《病人自主权利法》的深入分析，归结出其基本理念是以病人为中心，保障病人医疗自主权利、维护病人善终权利，并且促进医病关系的和谐。然而，考量病人执行“预立医疗指示”与其他相关医疗决策时，此法虽彰显病人自主权利，但对于强调亲族家庭关系的台湾社会，是否真能达到预期的效果，仍有待进一步的商榷。有鉴于此，本文将依循儒家思想脉络，由“仁心”开出一“同情共感”道德社群之理路，将“个人自主自律”拓展至“伦理关系自律”上，并将“经权原则”应用在医病的共同决策上，试以此作为解决台湾当前医疗困境的参考途径。

一、背景

由于现代医学与科技的进步，固然广泛地提升了民众的福祉、延长了人类的寿命，但也相对地衍生了一些生死抉择的难题。近年来台湾社会在病房中经常出现这样的抉择：面临生死关头，是要安然地离世？抑或是仰赖各种维生设备以维持一息尚存的薄弱生命。以下是陈秀丹医生的亲身经历，他叙述一名医师的死亡凌迟事件，亲人放不下的手，最后竟演变成最悲惨的急救：

一位年轻医师小罗脑血管破裂，虽然经过紧急手术，但从此行动不便，生活无法自理。三个月后，又一次颅内出血，病情更加严重了，他只能点头，再也无法说出完整的句子。几个月后，在一次不知名的感染下，引发败血性休克，这位年轻医师被插管急救，送进加护病房。医院从上到下，各个部门的主管、同事都出动了，大家都在想办法看能不能帮上忙。不幸地，他的血压不断下降，血氧浓度也下降，于是叶克膜被插上了。就在叶克膜插上后不久，小罗的心跳停止了。这时施予急救的同事们都知无望了，不会再有奇迹出现。但他的父母没有办法接受爱子离开人世，两老要求医院要抢救到底，太太则希望他能保有美好的容颜，平静、没有痛苦地离世。小罗的母亲对医疗有着极大期待，她态度强硬地要院方极力抢救到底，于是心跳停止的小罗被装上自动心脏按压机，机器不停地大力按压他的胸腔，脸与四肢都黑了。后来，这位母亲到病房看到自己的儿子被急救成七孔流血的惨状，终于不甘心地放手。但就在医师试着拔除气管内管时，令人心痛的事发生了，气管内管拔不出来，这是心跳停止六个小时后的状况，病人的身体已经僵硬，牙关紧闭了。陈医生使尽力气再拔了两次，气管内管依旧卡得紧紧的，看到亲爱的学弟这样的凄惨，陈医生不禁悲从中来，眼泪竟不听使唤地掉下[1]。

这个事件让医疗团队非常懊恼，还开了一个检讨会，会中决议如果下次不幸还有类似的情境，一定要以病人为优先，绝对不能再答应家属延长无效的急救与气管内管的留置。假如不幸还有类似的情况，在病人颅内出血的时候，就要好好地和家属多次恳谈，让家属有面对死亡的心理准备。陈医生期盼通过真实的生命故事，唤醒大众："人生无常，把握当下，适时放手才是真爱。"

二、《病人自主权利法》相较于《安宁缓和医疗条例》更有进者

上述的状况屡见不鲜，对社会大众造成一定程度的冲击，人们对此议题有愈来越多的议论与反省，于是，《病人自主权利法》[2]的三读通过，为能补《安宁缓和医疗条例》[3]之不足，以期更能尊重病人医疗自主，保障其善终权益，并促进医病关系和谐。《病人自主权利法》的设置，不仅象征台湾病人自主权利的进步，亦符合现代医学、法学上重视医疗自主权的演进趋势。

《安宁缓和医疗条例》为"尊重末期病人之医疗意愿及保障其权益"，容许在病

人自愿与医生确定医疗无效的情况下不予急救。之后经过三次修改，将“原本家属对于已进行插管治疗或急救的病患，不得要求撤除或终止治疗”改成“对于已插管且失去意识的末期病人，可由最近亲属共同签署同意书后，提出终止施行心肺复苏术等维生方法的医疗”，但此项措施只局限在“末期病人”的范围，所谓“末期病人”是“指罹患严重伤病，经医师诊断且有医学上之证据，近期内病程将进行至死亡者”。而植物人被认定只是大脑功能受损无法表达，脑干功能仍可维持正常的心跳血压，因为不算“末期病人”，故不在此范围内，不得要求撤除或终止治疗。有鉴于此，《病人自主权利法》相较于《安宁缓和医疗条例》有三处改进：扩充适用对象；扩大了病人得以拒绝的医疗项目范围；本法无罚则规定。具体说明如下：

根据《安宁缓和医疗条例》，非末期病人即使疾病已经进展到无法治愈，在性命危急时医师仍然会继续以各种医疗措施，抢救到底，病人没有拒绝维持生命治疗的权利。《病人自主权利法》第十四条第一项规定，除了“末期病人”外，“处于不可逆转之昏迷状况、永久植物人状态、极重度失智及其他经中央主管机关公告之病人疾病状况或痛苦难以忍受、疾病无法治愈且依当时医疗水平无其他合适解决方法之情形”等共五类临床病人“且有预立医疗决定者，医疗机构或医师依其预立医疗决定终止、撤除或不施行维持生命治疗或人工营养及流体喂养之全部或一部”。根据上述规定可知，《病人自主权利法》一则扩充了适用对象，再则，也同时扩大了病人得以拒绝的医疗项目范围。

《安宁缓和医疗条例》明示末期病人符合“不施行心肺复苏术或维生医疗”的情形时，原施予之心肺复苏术或维生医疗，得予终止或撤除。所谓“维生医疗”意指“用以维持末期病人生命征象，但无治愈效果，而只能延长其濒死过程的医疗措施”；而《病人自主权利法》所称“维持生命治疗”则包含“心肺复苏术、机械式维生系统、血液制品、为特定疾病而设之专门治疗、重度感染时所给予之抗生素等任何有可能延长病人生命之必要医疗措施”，并且规定病人亦得终止、撤除或不施行“人工营养及流体喂养”之全部或一部。相较于《安宁缓和医疗条例》着重“拒绝医疗的权利”，本法对于病人医疗自主权与维护人性尊严的保障将更为周全。

再者，法律上医师对于危急病人负有救治的义务，医师法第二十一条规定：“医师对于危急之病人，应即依其专业能力予以救治或采取必要措施，不得无故拖延”，是以本法第七条明示医疗机构或医师遇有危急病人，应先予适当急救或采取必要措施，不得无故拖延。然而，特定情况下，如“第十四条第一项、第二项及安宁缓和医疗条例相关规定者”，医学伦理上基于对于临终病人之人性尊严及医疗自主权利的尊重，在此考量下，医师符合病人之意愿未加以救治不构成违法。与《安宁缓和医疗条例》不同的是，本法无罚则规定，赋予了病人拒绝医疗的权利，揭示其行使权利的要件，而非给予医师执行的义务，也是尊重医师专业裁量之权限。

三、《病人自主权利法》的基本理念

《病人自主权利法》的立法与设置主要是为了回应前文所述及，目前台湾地区所遭遇到的医疗困境，让病人可以自主决定不再被迫忍受那些带来不必要痛苦与折磨的医疗措施，以尊重人格的自由发展与维护人性尊严。《病人自主权利法》的基本理念归结出下三个要点：

（一）以病人为中心，保障病人医疗自主权利

为了确保病人自主权利，肯定病人知情及主动选择与决定的权利，并且特别明订病人之法定代理人、配偶、亲属、医疗委任代理人或与病人有特别密切关系之人，不得妨碍医疗机构或医师依循病人就医疗选项决定之作为，确保病人的自主选择与决定在其攸关生死的重要时刻能切实执行。

（二）维护病人善终权利

仅容许特定条件下病人得行使其拒绝医疗权，与一般所谓的“安乐死”不同，在此应予区别，不可等同视之。此处病人拒绝医疗后的死亡结果，只能算是听任死亡自然发生，按世界医学会意见，拒绝医疗是病人之基本权利，也符合医学伦理。此外，需要留意的是一旦“医疗机构或医师终止、撤除或不施行维持生命治疗或人工营养及流体喂养时，应提供病人缓和医疗及其他适当处置”。终止治疗后，进一步提供缓和医疗可以减轻或免除病人之生理、心理及灵性痛苦，攸关着病人善终权利。只不过，依照《安宁缓和医疗条例》规定，缓和医疗只是末期病人众多医疗选项之一，而非医疗机构没有必须提供缓和医疗之义务。基于此，本法特别规定医疗机构应提供充分之缓和医疗，加强缓和医疗之质量，如此，才称得上具体落实病人“善终”权利。

（三）促进医病关系的和谐

为尊重医师专业裁量之权限，本法无罚则规定，其主要在于赋予病人拒绝医疗的权利而非课予医师执行的义务，如此或可相对地减轻了医师执业时的压力，间接地缓和或减少医病之间的紧张气氛。此外，在预立医疗指示方面，本法为求慎重并尊重医疗的专业自主，应多方倡导并敦促意愿人先立订经医疗机构、卫生机关或受主管机关委托之“预立医疗照顾计划”，让病人与医疗服务提供者、亲属等充分沟通后，再将其意愿记载于“预立医疗指示”。换言之，此项措施旨在调和病人自主与医疗专业，通过共融决策促进医病关系的和谐。

四、儒家“伦理关系自律”与“经权原则”下的医病共同决策

本法强调“以病人为中心”的精神也是基于尊重个人的人格自由与自主自律的原则，由此展现在医疗上的生命伦理学内涵是：凡涉及病人的一切医疗行为，原则上都要得到病人的咨询后同意。换句话说，病人行使建立在咨询同意基础上的自律原则，也就是具有完全行为能力的病人所做的医疗相关决定，医生应当予以尊重。然而在实际的医疗情况中，病人的决定如果与医师专业领域之信念或“仁爱原则”[4]相违背时，不仅有碍于医疗行为的进行，甚至会引起医疗纠纷。为避免上述情况发生，事先充分的医病沟通是必要的，而医病共同决策亦建立在这个基础上。如下文所述：

病人抉择的严重性和行为能力标准的选定，以及代理人成员范围的限定和代理权行使的正当性，都牵涉到医病关系的和谐或紧张程度。事实上，唯有和谐与合作的医病关系，才能顺利完成医疗目的。在此过程中，许多涉及医疗伦理判断上的问题，而并非立场相对的医病双方在医疗过程当中可以单独解决的，如果医疗伦理咨询的机制能在此过程当中，以获得医病双方信任的公正第三人地位起协调、沟通的润滑作用，将更有助于医疗的进行与医疗纠纷的避免[4]。

若是能通过照护谘商机构作为公正第三人，在此构想下，借着医疗伦理咨询机制的运作，医生、病人及其家属共同做出的决策，一方面能保障病人权利，另一方面也尊重医疗专业自主，无形中亦促进了医病关系的和谐。然而，就台湾社会的现况而论，老龄人口突破 14%，已正式迈入高龄社会，但多数长者仍然忌讳提到与

"死"相关的字眼，把自己生命末期医疗的选择与决定权交由子女，并期待他们应该会知道自己的想法。医疗现场中，家属也希望隐瞒病情以宽慰病弱长辈，老人家多半无意也无从参与讨论《安宁缓和医疗条例》，更遑论眼前正全力推动的《病人自主权利法》。自主自律权在西方社会通常具有高度的优先性，因为它反映出对个体生命的基本肯定与尊重，台湾受此影响，亦越来越重视个人的自主性，《病人自主权利法》颇能呼应此一价值与精神，可是就我们的民情来看，"病人个人自主"是否就是唯一值得努力去达成的价值取向与理想目标？以下将以儒家伦理为中心的价值观来探讨医病共同决策的问题。

（一）儒家由"个人自律"开出一"同情共感"的道德社群

儒家从"人之所以为人的价值"来展现个体生命之自律精神，具体而言，"人之所以为人的价值"端在于吾人道德理性与道德行动的展现。此一道德理性是普遍的，人人皆有。道德实践是一种自我要求，是来自仁心自我的创发。儒家整个伦理学的重心无疑是以孔子之仁心或孟子之不忍人之心为出发点，李瑞全教授曾举"宰我问三年之丧"为例，说明"仁"不但是一切道德行为和价值的根源，也是人与人之间能够同情共感，促使我们做出道德行为的动力[5]。

"仁"这一至高无上的道德根源既是理，也表现为情，乃是人的生命的价值所在。孔子以"仁"点出了每个人所具有的内在本有的价值，这即是康德所谓"人之为人的人格性"即由此论证的"人为一目的"的依据。仁乃是每一个体所内在具有的实践的能力，它的自主自律是一实践理性。但它也同时是心，是一能表现为不安不忍的心灵活动，直接体现在我们的日常道德行为之中。孟子日后进而依此建立"人性善"的论据[5]。

由己之"仁心"或"不忍人之心"出发，进而扩及他人，《论语·学而》第二章说道："有子曰：其为人也孝弟，而好犯上者，鲜矣。不好犯上，而好作乱者，未之有也。君子务本，本立而道生。孝弟也者，其为仁之本与？[6]"依朱子的诠释，此言人若能孝悌，善事父母与兄长，则其心和顺，少好犯上，必不好作乱。孝悌乃为仁之本，君子凡事专力于根本，则仁道自此而生。朱子复引程子言曰："德有本，本立则其道充大。孝弟行于家，而后仁爱及于物，所谓亲亲而仁民也。故为仁以孝弟为本"，谓行仁自孝悌始，而仁主于爱，爱莫大于爱亲，所以说："孝弟也者，其为仁之本与"[6]。根据上述，家庭是个体人格同一的主要来源，是以，儒家由个人自律首先扩及家庭，在此强调的家庭关系的重要性，仁心是由此拓展开来的。仁心或不忍人之心乃是对他人生命受伤害之不能忍受，对他人生命的“同情共感”的爱护。具体来说，它具有以下四个特点：

由于不忍人之心以“同情共感”为主，即意涵着人与群体中的其他人有共成一体的肯认，依据道德根源“仁心或不忍人之心”而发的“同情共感”会要求人们，作为一道德存有，有责任去解除生在他人身上的痛苦。

从良知或良心来说，关怀其他生命的苦难是仁心或不忍人之心直接的表现形式，此即是对他人的“关怀”。此一关怀程度的深浅与亲密关系之远近相关，所构成的权利义务也相应增加或递减。也就是构成我们的自我认同和人格同一性的亲密关系，如父母与子女之间的伦理关系，其相互的权利与义务是首出的，以此为核心，再层层向外扩充。由此，儒家思想即显示人类在开创出道德界域时，即展示出一道德社群的格局。

此一道德社群，“从家庭出发，人与人所结合成的社会国家，也是一道德社群，人与人之间也具有一定的义务。由仁心之感通不会只限于家庭的亲子，因而必推广而对社会国家，对天下人有所承担[7]。”此即仁心之不断向外扩充，亦即人之生命的意义与价值的不断体现充尽，尽己性尽人性尽物性。

依此，应用在医病的共同决策上，李瑞全教授提出了伦理关系自律[8]的概念，是指以人作为一道德主体，依其真实的道德经验来支持发展个人自律并扩展至家庭自律、关系自律，而不是仅仅偏限在个人自律上。在台湾，当病人做出医疗选择与决定时，家属就扮演了极重要的角色。林绣君以加护病房病人及家属为问卷对象，探讨他们对于预立医疗指示的认知与决策的相关性，以及病人与家属之间的差异性，得出如下结论[9]。第一，病人及家属对预立医疗指示的认知了解程度多为不确定。病人及家属对于预立医疗指示的认知愈高，对心肺复苏术的感受愈强，愈觉痛苦，对于预立医疗指示的决策态度则会愈正面。第二，对于预立医疗指示的决策考虑，内容为不施行心肺复苏术及不施行维生医疗的决策考量，病人认为当事人的意愿最重要，其次是疾病严重度，家属认为疾病严重度最重要，其次是与医疗人员共同讨论。病人及家属一致认为病情出现变化时是最好的讨论时机。第三，在决策参与的部分，面临预立医疗指示，七成病人认为应该自己优先做决定，有 53.8% 认为应该由病人自己做决定。第四，相关讯息的提供与宣传管道有待加强。

（二）由“伦理关系自律”到“经权原则”

经权原则意指在一般道德原则出现冲突时，诉之于更根源的道德义务的做法。既基于一更高层的义务来解决低层规则的义务冲突，也是回归到日常生活的共同道德性来解决冲突。儒家生命伦理学接受一般道德规则作为我们日常道德行动和判断的依据，但这些规则不可能适用于所有状况，当有限制出现时，应该予以变通，而所有这些变更最终还是要回归到道德的本义。

若是家人与病人能充分的沟通，共同做出最有利于双方的决定，病人可以减轻痛苦，家人也可少些遗憾，在此儒家强化个人自律为“伦理关系自律”，此时家庭自律等同于个人自律，是以家庭作为行使自律权利的单位，维护的是个人与家庭整体的权益。但是当个人自律与家庭自律产生冲突，病人受到有形无形的压迫，或者病人身处已失效能的家庭中，则自律权利的行使自然要回到当事人身上。医护人员在尊重家庭自律的同时，首先要确立病人的个人自律得到充分保护。医疗人员与病人的沟通咨询就显得非常重要。只有良好充分的沟通才能对病人的真正意愿做出较为正确的判断，才能让家属有正确的理解与同情。

以一开始的案例来看，若是当事者之前签立明确的医疗指示放弃急救，家人也能接受的话，医师依照病人的自主意愿不施行急救是行使个人自律也是家庭自律，保全的是整体权益，这是最完善而没有遗憾的做法。但若是因为家属不舍与不放手，违背了病人的自主意愿，从儒家观点出发，这时候，医疗人员为了要维护病人的自主自律权利，应当与家属充分沟通，像案例中的医生，对坚持不放弃的病人的母亲提出说明与劝慰，因着同情共感而维护了个人自律，使已逝者与在世者都能少些遗憾，这是儒家经权原则的运用。

五、结语

依据病人自律原则，台湾地区落实预立医疗指示，从而有效地避免特定临床病人不明就里地服用“死亡套餐”，一路被抢救到挂的境况，是《病人自主权利法》立法的主要目的之一。而预立医疗指示则须通过事先充分的医病沟通，才得以做出有益各方的决策。在台湾以及多数的华人社会，医疗决策通常重视家属的参与，一方面我们希望得到病人家属的支持，甚至需要大家共同做出医疗上的选择与决定；

一方面又不愿意病人的自主权利被忽略、凌驾。所以，本文依照儒家的伦理关系自律以及其中的经权原则作为解题的方案，以期能接近儒家所称之“养生送死无憾”的大同世界。

参考文献

[1] The News Lens 关键评论网站．亲人放不下的手，演变成最悲惨的急救：一名医师的死亡凌迟事件［N］. 2014 年 11 月 22 日，URL = https：//www. thenewslens. com/article/9524。（2018 年 8 月 1 日浏览）

[2] 全国法规数据库．病人自主权利法．URL = http：//law. moj. gov. tw/Law/LawSearchResult. aspx? p = Z&k1 = % E7% 97% 85% E4% BA% BA% E8% 87% AA% E4% B8% BB% E6% AC% 8A% E5% 88% A9% E6% B3% 95&t = B1B2B3B4A1A2C1C2D1D2&fei = 0&TPage = 1。（2018 年 6 月 14 日浏览）

[3] 全国法规数据库．安宁缓和医疗条例．URL = http：//law. moj. gov. tw/Law/LawSearchResult. aspx？ p = Z&k1 = % E5% AE% 89% E5% AF% A7% E7% B7% A9% E5% 92% 8C% E9% 86% AB% E7% 99% 82% E6% A2% 9D% E4% BE% 8B&t = B1B2B3B4A1A2C1C2D1D2&fei = 0&TPage = 1。（2018 年 6 月 14 日浏览）

[4] 李瑞全，蔡笃坚．医疗伦理咨询—理论与实务［M］. 台北：五南图书出版股份有限公司，2009，155 – 158，195.

[5] 李瑞全．儒家生命伦理学［M］. 台北：鹅湖出版社，2000，25 – 26.

[6]（宋）朱熹．四书集注［M］. 台北：顶渊文化事业有限公司，2005，47 – 48.

[7] 李瑞全．儒家道德规范根源论［M］. 台北：鹅湖出版社，2013. 155.

[8] ShuiChuen Lee. The Family，Medical Decision-Making，and Biotechnology：Critical Reflections on Asian Moral Perspectives［M］. Dordrecht：Springer，Kluwer Academic Publishers，2007. 83 – 93.

[9] 林绣君．探讨中老年病人及家属对预立医疗指示的认知与决策情形—以中部某医学中心加护病房为例［D］. 台南：成功大学老年学研究所硕士论文，2015 年 1 月．

医疗决策中的家庭会议模式及其临床应用

李京儒[1]　陈　钰[2]　张新庆[3]

[1]新西兰奥塔哥大学；[2]北京协和医学院护理学院；

[3]北京协和医学院人文和社会科学学院

一、家庭会议的含义、特点和意义

（一）家庭会议的含义

临床实践中的家庭会议是指医护人员将病人及其家庭成员召集到一起，各方分享信息和担忧，明确治疗目标，讨论诊断、治疗方案及预后，从而在治疗和照料方案方面达成一致的一种方式[1]。家庭会议常见于舒缓医疗、重症监护病人救治或其他涉及重大治疗方案选择的场景中。

（二）家庭会议的特点

1. 尊重每个与会者的声音　临床一般的知情同意往往发生在医生和家属代表之间。由家属推选出一位具有话语权的代表和医生进行沟通，甚至拟定治疗方案。当一个家庭面临重大决策时，每个家庭成员所站的角度不同，对决策的看法也不同。但因为受到种种因素影响，特别是家庭中不对等的权力关系影响，病人本人的意见可能会被忽略，而家庭中有话语权的人就变成了实际的知情同意决策者。例如，在我国一些落后地区妇女地位仍然低下，没有医疗决策的话语权，往往要服从家中男性的决定。家庭权利的不对等会对家庭决策造成重大影响。因此，家庭会议倡导的理念是，所有家庭成员都是平等的，那些处在弱势地位的病人或家属也能够表达个人意见。不过，在家庭会议中，每位家庭成员的恐惧、疑惑、担忧、期待等都尽显无疑。

2. 医护人员的参与　在日常的临床知情同意中，家庭内部有关治疗方案的讨论往往发生在家属之间，或家属和病人之间，医生一般不会参与家庭内部有关治疗方案的讨论。医生对家属之间是如何商量的，为什么会做出这样的决定，家属代表的意见与病人本人意见的一致性问题，一概不知。普通家庭很难对医学知识具备充分的理解能力，可能对医生建议理解不到位，甚至出现偏差，这种误解可能导致家庭做出不适宜病人的治疗选择。但在家庭会议中，医生的在场可以随时为病人家庭解除医学知识方面的疑惑，在很大程度上避免因无知而造成的错误选择[2]。

家庭会议在中国可能会面临适应性问题。首先，从实际操作的角度来讲，中国医生每天接诊量巨大，如果要求他们对每个家庭都开展家庭会议，医生是否有这样的精力和时间？其次，中国文化奉行“家丑不可外扬”，特别是面临这样重大的医疗决策时，家庭很可能不愿意医生这样的“外人”参与其中。尤其是当下医患关系如此紧张，很多医生都有“多一事不如少一事”的心态，不愿意过多参与家属的讨论中，增加给家庭会议的实施的难度。

（三）家庭会议的意义

1. 有助于家庭内部在短时间内形成治疗决定　当家庭面临重大医疗决策时，很容易陷入不知所措的境地，家庭成员可能会在治疗方案选择上出现分歧。家庭会议的意义在于让家庭成员充分表达自己的看法、疑虑，在集中的时间段对目前的状况进行总结，对亟待解决的问题进行商讨，医生提供基本医疗信息的基础上形成解决方案。当病人失去决定能力，家庭成为医疗方案的决定人。家庭会议帮助家庭成员了解临床情况，更了解病人的价值观和偏好，更好地替病人做出临床决定。

2. 促进家庭成员之间的有效沟通　家庭会议让每位家庭成员都参与到家庭建设中。当家属在治疗方案的选择、照护责任的分担、照护的内容等问题上存在分歧或疑惑时，家庭会议给家庭成员集中讨论、畅所欲言的机会，有助于提高家庭成员之间、家庭与医护人员之间的沟通效率，建立互信关系，使家庭成员关系更加紧密[3]。

3. 减少家庭成员的心理压力　家庭会议可以帮助降低创伤后应激障碍、焦虑和抑郁症的等疾病在家庭成员当中的发生率[4]。从病人感觉不适开始求医问药，到入院接受治疗，直至出院，带病人看病、提供照料、筹措资金、协调医疗资源、商量治疗方案等一系列事务就落到整个家庭的肩上。家庭成员的生活节奏会被打乱，引发了焦虑不安、矛盾冲突。这些不良情绪也在时时影响着家庭关系维系。召开家庭会议可缓解家庭成员的焦虑、抑郁情绪。

此外，研究还发现，家庭会议可以缩短住院时间，提高临终者的死亡质量等[5]。值得注意的是，家庭会议要求组织会议的医务人员必须具备移情能力和组织能力。移情能力是指具备体谅病人和家属的痛苦、压力，并最大限度地减少家庭成员压力的能力。由于多数家庭成员没有受过专业的培训，不了解家庭会议的程序、目的和意义，大部分家属的参与意识和积极性不高，可能影响到家庭会议的效率[6]。这要求组织家庭会议的有关医护人员具备一定的组织能力，积极与家属进行沟通和宣教，帮助家属理解家庭会议的流程和意义，劝说他们积极参与。

二、家庭会议的操作流程

在不同场景下，如针对临终决策制订、ICU 治疗方案决策、临终关怀照护方案商议等不同目的，家庭会议的具体操作流程会有些许不同，但大都具备以下几个基本步骤：

1. 明确会议目的　家庭会议的时长有限，大多为半小时，最长不会超过一个小时[7]，过长的会议时间会让会议各方身心俱疲，并且不一定能达成一致意见。囿于时间限制，家庭会议的组织者必须对会议目的有清晰的认识，对会议流程有清晰的规划。组织者应该在会议开始前与家庭进行一个简单沟通，询问家庭成员希望在会议上进行讨论和解决的问题，并对成员的一些疑问进行解答。如果医生对病人或家属不太熟悉，则要花时间来了解病人的爱好、家庭及其对生命价值观看待等问题。

2. 确定参会人员、会议时间和地点　在参会人员方面，应尽可能邀请以下人员参与：有行为能力的病人、病人法定监护人或委托人、家庭成员、社会工作者及与治疗相关的医学专业人员。会议时间需要协调参会各方的时间表加以确定，如果是紧急的家庭会议，在主要成员在场的情况下即可展开。由于家庭会议会涉及家庭的隐私信息，家属之间也会有愤怒等情绪表达，因而地点最好选在温馨、舒适安静、没有干扰的房间。

3. 医生要了解清楚病人及家属对病情的知晓程度　会议开始后，参与者相互进行介绍，明确开会的目标，如果需要对治疗方案或者其他问题做出特别决定应该进行说明；建立会议的基本规则：每个与会者都将有机会提问、表达看法，且不可以打断他人的发言。医生要了解清楚病人及家属对病情的知晓程度。医生可以以“请你告诉我，你对目前的健康状况怎么理解”为提问问题，让病人及家属进行回答。询问他们在过去几个月观察到病人都有哪些健康状况的变化（如功能衰退、体重减轻等）。每位与会者都应尽量发言。

医生向与会者介绍病人目前的健康状况，包括病人目前的健康状况、预后和治疗选择。然后，按序向每位家属了解他们对病人目前的健康状况、预后和治疗方法选择是否有疑问，做好对家属情绪激动反应的应对。如果涉及治疗或照护方案选择，且病人能自己做决定，医生可以询问病人“你的最终决定是什么”。然后，询问每一位家庭成员“你还有什么问题或担忧”“你准备如何支持和帮助病人”。

4. 努力达成一致意见　当病人没有决定能力时，医生可以按序询问每一位家庭成员“如果病人自己可以决定，他将最可能选择什么方案”“你认为我们必须做哪些事情”。询问家属是否想让医生离开房间以便于他们家庭内部的讨论。当未达成共识时，重新询问各位家属“如果病人自己可以做决定，他将可能选择什么方案”“你们之中任何一位可曾与病人讨论过在出现这一情况时，他会怎么选择”。医生若认为有可行的最佳治疗或照护方案，应该明确提出来并做必要的解释。如果不能达成协议，可以在第二天安排随诊会议，尝试进一步的讨论，比如“你们的决定是以什么价值观为基础”“这样的决定将如何影响你和其他家庭成员”。如果达成一致还有困难，也可以利用医院其他有关资源，比如行政人员和宗教人士、其他医生、医院伦理委员会等。

最后，小结一下会议上大家的共识和差异，以及最后做出的决定和计划。明确家庭里有发言权的人是谁，以便之后继续交流联络。把会议情况详细地记录在病人的病历里，包括参会人员、做出了什么决定以及下一步的计划。保持医疗团队和家属的密切联系，需要的话继续安排随诊会议。

三、家庭会议的注意事项

明确家庭会议的目的是病人。不管是家庭会议的内容、召开的时间和地点，还是目的都应该围绕病人而确定。有关医疗和照料的决定应该尽量在全体一致同意的基础上做出。如果全家人无法就议程上的一项内容达成一致的决定，不应该强行达成统一，而应该放到下次会上再讨论，给予参会人员冷静的思考期。应该在家里传达一种信任的态度——共同找出对每一个人都尊重的解决方案。应尽量避免在家庭会议上实行“多数票”，造成家庭不和。

临床医生应该根据家庭的特点选择相适应的沟通方式。每个家庭都有不同的特点。例如每个家庭的家庭成员之间有不同的相处模式，有的家庭倡导平等自主，医生可以尝试推进民主式的家庭会议；有的家庭实行一言堂，医生就必须采取一些措施，鼓励平时没有发言机会的家庭成员勇敢表达个人主见。再比如，有些家庭是因为经济问题而在治疗方案上达不成一致意见，医生就应该把沟通内容集中在如何帮助家庭筹措治疗基金；有些家庭是因为情感关系导致意见不一致，医生更多的精力可能要放在帮助家庭成员打开心结。总之，医生要针对不同家庭采取不同的沟通方式，在沟通内容上也要有所调整。

家庭会议的主题是动态的。医生需要根据病人的家庭以及家属的情况，在不同阶段进行动态的测评，随时调整家庭会议的主题，以随时调整病人的治疗和照护方案，最大限度地保护病人及其家庭的权益。家庭会议不应该被视作医护人员讨论病人病情的机会，病情的讨论应该在家庭会议前进行[1]。医务人员要意识到，家庭会议围绕家庭的需求展开，而不是医务人员讨论病情的场合。

在遇到紧急情况时，家庭会议也不能因此被省略。相反，应该在小问题可能发展成大问题之前及时采取预防性措施，所以应该有前瞻性而不是被动处理。理想情况下，应该在病人入院后定期举行家庭会议。期间建议为一周左右，可以根据实际情况加以调整。最后需要指出，在由谁来召集和负责会议召开方面，应该从客观、务实的角度加以选择，而不是基于等级的角度，比如让有权威的人充当该角色。

四、家庭会议在 ICU 病房的应用和沟通技巧

ICU 是一个家庭会议经常被应用的场所。在美国，22% 的死亡发生在 ICU 或从 ICU 转出之后[8]。尽管在我国这方面的数据比较缺乏，但众所周知 ICU 收治的都是危重病人，所以可以想象他们中的很多都面临着生与死的决定。特别是随着生命维持设备在 ICU 的应用和普及，很多失去自主意识的病人借助 ICU 设备得以存活下去，而家庭不得不代替病人制订照料和治疗方案[9]。因而，ICU 家庭会议与普通的

家庭会议不同的是，它更注重于家庭在疾病治疗中所能提供的支持，以及疾病对病人家属带来的影响。因而，ICU 家庭会议对病人和家属来说都十分重要。

有专家将 ICU 家庭会议中医生与家属的沟通特征总结为五个字母 VALUE[10]。

1. V 代表重视家属声明（value family statements）。医务人员应该尊重每个家属的表达，对家属的需求给予相应的回应，让家属感受到自己的声音是被重视的。

2. A 代表承认家属的情绪（acknowledge family emotions）。病人家属所承受的焦虑、焦躁等情绪是医务人员是很难真正感同身受的。尽管如此，医护人员仍然应该尽量站在患方角度，理解病人和家属的痛苦。如果医护人员的态度让家属感到被轻视，家属很可能会产生不满情绪，对医护人员缺乏信任感，拒绝进一步的医疗帮助。

3. L 代表倾听病人家属（listen to the family）。在家庭会议中与病人家属交流时，ICU 医生应当注意病人家属的情绪，尊重、抚慰病人及其家属的情绪。鼓励和倾听病人及家属的治疗需求和价值观，同时与专业技能相结合，与病人家属讨论制定出最佳治疗方案。

4. U 代表把病人当作人来理解（understand the patient as a person）。在治疗过程中，有时候家属之间会不可避免地在治疗选择上产生矛盾，或者因为不理解而对医护人员的建议有所质疑，甚至做出不理智的行为。作为医护人员应该尽量理解家属的压力和情绪，耐心地与家属进行沟通和解释，结合家庭情况与病人病情，引导问题，对矛盾进行分析做出决策。双方应当不偏激不对立，把病人利益放在首位，秉持解决问题的宗旨，求大同存小异。

5. E 代表引导家庭提问（elicit family questions）。首先，病人家属的治疗偏好以及病人的价值观是决定治疗方案的重要基石，而病人的偏好和需求会随着治疗而发生改变，因而 ICU 医护人员及时召开家庭会议，将病人的信息反馈给病人家属，并与家属沟通，并结合病人家属的治疗偏好以及病人价值观给予专业建议。其次，家属往往对有关病人的生命质量和生活习惯的信息非常关心。所以，医生在家庭会议上应该适当与家属讨论病人的术后生命质量、饮食习惯等问题。

家庭会议对 ICU 临床决策的意义有两点。第一，帮助家属做出理性的、一致的临床诊疗决策。有时候由于病人的病情严重，治疗方案往往会陷入矛盾之中。例如，有些家属不愿病人离世，或者对病人的病情明知无力回天却难以接受现实，为了延长病人的生命，要求医护人员为病人进行会诊，对病人进行高风险手术抢救，不计经济代价，即使效果不显著，只要可以维持或延长病人的性命便满足了。另一部分家属认为保证病人生命质量、维持其生命尊严比单纯的寿命延长更有价值，因而偏重于尽早开展临终关怀。基于双方在治疗选择上的分歧，通过家庭会议这种方式，ICU 医生可以把临终病人的状态告知给病人和家属，通过协商，达成科学、一致的临床诊疗决策，让家属和病人不要留有遗憾。第二，ICU 病人家属往往面临巨大的心理压力。病人不稳定的病情、高昂的医疗费用支出、预后情况的不确定性及其他来自工作、生活和社会的压力，都会给家属造成严重的心理负担。家庭会议让家属充分抒发自己的不良情绪，让家属进行充分的情感表达，也在一定程度上减轻了家属的不安情绪。

五、案例分析

一位 80 多岁男性病人，因右下肢疼痛并伴溃烂收治入院。病人既往有房颤、高血压等慢性病史。CAT 检查提示右髂外动脉以下闭塞，股深动脉可见造影。医生分析由于下肢动脉闭塞，造成血液供应不畅，右下肢变黑肿胀，进而溃烂、流脓。这种情况下医生建议截肢保命，否则感染会继续扩散，短时间内引发败血症，危及病人生命。即使没有继发感染，病人预期寿命也只有几个月，会因剧烈疼痛而导致生活质量很低。面对这样的选择，病人情绪十分激动。医生找家属谈话，办公室气氛很压抑，老婆、子女一时也拿不定主意。几个亲戚赶来，一家人在病房里开了个家庭会议，最终决定不同意截肢，原因是按照老家村子里的习俗，人可以死，但不可以死无全尸。得知消息的医生很着急，再次找家属谈话，反复沟通均不能说服家属。最终病人和家属选择出院[11]。

中国的家庭文化具有鲜明的集体主义倾向，各个家庭成员的利益密切相关，被视作一个整体，一荣俱荣，一损俱损。所以，当某个家庭成员面临考学、就业、婚姻等重大事项时，往往全家出动，共同商讨方案，最终提出一个有利于全家族的方案，或者至少是全家族都认可的方案。在面临截肢这样一个重大选择时，案例中的病人和家属慎之又慎，不敢轻易做出决定。对于病人和家属而言，这样的决定是非常艰难的。如果选择保腿，那么病人的生命将会受到威胁，存活期将大大缩短，而且生活质量很低，病人会非常痛苦。如果选择截肢保命，则会违背病人和家属所信仰的“死后留全尸”的风俗。本案例中，是否截肢可以算得上是一个重大的选择，按照中国的家庭文化传统召开家庭会议，听取家庭成员的各方意见，是一个恰当的选择。

该案例所述的家庭会议与本文定义的家庭会议仍然存在一些差异。首先，案例中的家庭会议并非由医护人员发起和组织。医护人员因为没有参与商讨的过程，因而对病人家庭成员的意见、背后的逻辑等细节信息不甚了解，很难给出针对性意见。本案例中，表面看来病人和家属是因为害怕死后不能留全尸而做出放弃截肢的决定，但这个决定并不是一开始就确定下来的，而是在老家亲戚的加入后发生的改变。是什么因素最终促使他们决定放弃截肢？他们是否对一些医学信息存在误解？除了对“死后留全尸”的担忧外，还有没有其他担忧？由于没有参与他们的商讨过程，这些疑问都无法得到解答。其次，这种家庭内部的会议基于不平等的对话关系，可能会对家庭决策造成不良影响。案例中的病人和近亲属仍然处在极度的震惊和不能接受现实的情绪中，他们的心里非常无助，急需“明白人”替自己“拿主意”。这时的病人和近亲属实际是弱势的一方，他们的想法很容易被他人影响。尽管我们都知道“死后留全尸”的说法不符合科学常识，但持有这种说法的老家亲戚确实对家庭决定产生巨大影响。

在本案例中，医生首先要向病人和家属充分告知病人病情、截肢和不截肢的利弊及相应的预后情况等基本内容。然后询问病人和家属的诉求、担忧、价值观和经济状况等，特别要去了解家属的担心和疑惑。然后，在了解基本情况的基础之上，医生同病人及其家属确定家庭会议为是否截肢。请病人及病人的妻子、女儿、病人的老家亲戚、病人的主治大夫、其他相关科室的医生、社会工作者等参与会议。同时确定一个各方都方便的时间召开会议，会议地点可以选择会议室或医生办公室等安静、相对私密的空间。由各方进行自我介绍和阐明观点，在组织医生的指导下进行商讨，确保各方的意见都得到充分表达。如果家庭内部出现矛盾，医生应该抓住引发矛盾的原因，引导家庭解决矛盾。医生应该从科学的角度对“死后留全尸”的风俗进行驳斥，通过实际案例告诉病人和家属，截肢者也可以过得很好。最重要的是，医生应该对病人的观点给予充分关注。如果病人已经对决策有明确的倾向性，医生应该表达现出支持的姿态。最终帮助整个家庭做出一个符合病人最佳利益的、理性的决定。

六、总结

召开一个成功的家庭会议并不是件容易的事，医生在这个过程中可能会面临很多意外状况和外部障碍。这就对医生的沟通技能、共情技能、组织技能、应变能力等有很高的要求，要求医生在实践中不断摸索，积累经验，提升能力。此外，家庭会议的召开也可能会面临上文提过的两点现实问题。所以，形成一个惯性、常态和规范的家庭会议机制任重而道远，仍需要进一步推广和本土化。

参考文献

[1] Hudson P, Quinn K, O'Hanlon B, et al. Family meetings in palliative care: Multidisciplinary clinical practice guidelines [J]. BMC Palliative Care , 2008, 7 (1): 12-12.

[2] Glajchen M, Zhukovsky D. Anatomy of a Family Meeting: Fact, Fiction, and Controversies (505) [J]. Journal of Pain & Symptom Management, 2010, 39 (2): 408-408.

[3] Moneymaker K. The family conference [J]. Journal of Palliative Medicine, 2005, 8 (1): 157.

[4] Lautrette A, Darmon M B, Joly L, et al. A communication strategy and brochure for relatives of patients dying in the ICU [J]. New England Journal of Medicine, 2007, 356 (5): 469-78.

[5] Lilly C M, De Meo D L, Sonna L A, et al. An intensive communication intervention for the critically ill [J]. American Journal of Medicine, 2000, 109 (6): 469-475.

[6] Nelson J E, Angus D C, Weissfeld L A, et al. End-of-life care for the critically ill: A national intensive care unit survey [J]. Critical Care Medicine, 2006, 34 (10): 2547-2553.

[7] Delisser H M. How I conduct the family meeting to discuss the limitation of life-sustaining interventions: a recipe for success [J]. Blood, 2010, 116 (10): 1648.

[8] Radwany S, Albanese T, Clough L, et al. End-of-life decision making and emotional burden: placing family meetings in context [J]. American Journal of Hospice & Palliative Care, 2009, 26 (5): 376.

[9] Gay E B, Pronovost P J, Bassett R D, et al. The intensive care unit family meeting: Making it happen [J]. Journal of Critical Care, 2009, 24 (4): 629. e1-629. e12.

[10] Version V L, Information S. PALIATIVE: A communication strategy and brochure for relatives of patients dying in the ICU [J]. N Engl J Med, 2007, 356 (5): 469-78.

[11] 郑琪，王家铃，周素琴，等. 截肢才能保命，杭州一病患家属：人可以死，但不能死无全尸 [EB/OL]. https://www.thepaper.cn/newsDetail_forward_1611438. 2018/10/10.

谁来主导手术救治中的选择：医生、病人还是家属？

成　音[1]　张新庆[2]

[1]北京人民广播电台；[2]北京协和医学院人文和社会科学学院

一、具体案例

（一）突发疾病

2018 年妈心脏不舒服，医院检查诊断为心动过缓，心率 43 次/分，医生建议安装心脏起搏器，妈不同意。早饭后，妈坐在沙发上看电视，我晾好衣服返回房间，不经意间朝沙发看了一眼，这一看吓了我一大跳：妈僵直地端坐在沙发上，双目紧闭，嘴唇发紫，嘴里含混不清、弱弱地嘟囔“来了，来了”，妈是说心脏的狂跳又来了。我不知该做些什么？妈脸色惨白，一会儿又指了指嗓子，意思是心脏又跳到了嗓子眼。2 ~3 分钟，老人家终于长长地舒了口气，僵直的身子松软了下来，我摸摸妈的脉，极其微弱沉缓，44 次/分，比半小时之前每分钟又慢了 10 次。我心中一片茫然。

（二）不同的意见，艰难的选择

从第一次发病已经整整 13 天了。从门诊到急诊，因为没有病床，没有安静的环境，闷热的天气中我只好拉着老妈连续四天往返医院做各种检查。什么治疗也没有，医生说，“心动过缓没有什么特别的药物，只有安装起搏器”。

围绕着是否安装心脏起搏器，家庭内部意见不统一。妈不同意安装，理由只有一个“这么大年纪了还安装它干嘛?”小妹犹犹豫豫，“听说是全麻，妈都90岁了，这么大年纪接受得了吗？万一下不了手术台?”儿子一口回绝，没有商量的余地。爸摸着自己胸口谨慎缓慢地说，“我安装了18年，感觉挺好的。”

医生和家人之间存在两种截然相反的意见，不知该听谁的。因为谁的建议都有充分的理由。心电图检测心动过缓，浩特检测夜间有停跳，且停跳4次，每次4秒钟，可妈说“没有感觉”。昨天、今天，连续两天妈都出现突发心脏狂跳，每次过后妈都虚脱般地大汗淋漓。我继续做妈的工作：“还是装个起搏器吧？装上之后你就心跳正常了，不那么累了。”“我觉得没有那么严重，过几天就好，你们放心。”妈固执地坚持。那几天，妈的精神状态和仪器检测结果确实有差别，这也是让我犹豫不定的原因。装还是不装？纠结、犹豫、担心、不安，重大疾病的选择，真是一个难题啊！

日子就这么拖着，表面平静的我内心真有点担心害怕。一怕拖出更加危险的后果追悔莫及；二怕一个人面对如此重大医疗抉择，忽然觉得自己那么渺小孱弱，那么孤独无助；三怕选择。我们普通百姓既不懂医，又没有相应的医学知识和医学常识，这样的选择实在太困难。

（三）难忘的三次选择

妈终于接受了手术。妈在15分钟之内接连三次心脏狂跳，到医院后从门诊直接进入手术室装上了起搏器。出院回家后，心脏跳动平稳正常，再没出现心脏的问题。细细回想，妈生病的9天中我们前后经历过三次选择。

第一次：那天晚上在急诊抢救室，女医生的那句话“你把病人带走，出了问题我们不负任何责任”，语气和缓、轻柔，但冷冰得无情无义，我被吓到。“我们不负责任”预示着什么？“万一”中的“推卸”。医生知道，这么大年纪，这么热的天，没有床位，没有必要留观条件，他们也无能为力，只好将可能出现的“万一”推给了家属和病人，并为自己找到了推卸的理由“是你们把病人带走，所以与我们无关”。这种“因为所以”逻辑推理很明确，因为医院的原因，所以要家属做选择。选择医院没有条件，选择回家自己承担风险，合理吗？

医生不急不慌、静静地等待着我们的决定，犹豫再三最终在就诊手册上郑重地签了字，把妈从环境嘈杂、没地躺、没地坐的急诊室带回家。很庆幸那个平安的夜晚，妈在自己的床上安安稳稳、凉凉快快地睡了一宿。我几乎没有睡，我的选择对吗？我觉得当时这个选择是正确的，但微信中有人毫不客气留言“我反对！心脏骤停几次实属高危险”，指责我“不应该选择回家”，说我“胆子太大了，不可取”，多数人惊叹：老太太没有“万一”实属“万幸”！医生会怎样选择呢？其实，若有条件医生和我都会选择留观，他们比我更知道该怎样做。

如果说第一次选择回家多少有些侥幸、盲从和无奈，第二次选择就谨慎得多。90 岁的老妈到底该不该装起搏器。医生和非专业人士两种截然相反意见。真是选择难，难选择。

难点在于这种选择关乎到一个人的“生与死”、活下来的生命质量、对家庭生活和家庭成员、家庭经济的影响，而这些又取决于对医院、医生，治疗手段、方案、器械和药物等的选择。生活中的大多数人对医学并不了解，手术技术、医生不同的观点、现实中不同人的结果，再加上家庭经济、情感、心理因素等诸多原因，使得“选择”显得那么艰难、复杂。

第二次：坦白地讲，最终选择手术安装起搏器是医生帮助我们做的选择，医生帮助我们下的决心。我把老妈的心电图、浩特检查、心动彩超全部交给心内科的专家郭继鸿大夫（后来知道他是人民医院心脏起搏器学科小组的带头人）。

“检测结果我都看了，必须手术，马上手术。”两鬓有些斑白的郭大夫并不看我，语气坚决果断，不容置疑。

“她的感觉好像没有那么严重。”我犹犹豫豫、小心翼翼地问。

“你相信科学还是相信感觉？看这检测，都停跳了 4 次，线都是直的。这么大年纪，感觉会滞后的。”郭大夫如此回答。

“那我们再商量一下？”我低声说，心里还是犹豫。

“没有商量的余地，这是救命！必须赶紧做。这都停跳了，还犹豫什么？”

“我有点怕。”妈弱弱地说。

“没什么怕的老人家，这不是什么大手术，很成熟，20 ~ 30 分钟就完成了。”郭大夫全面了解这些年安装起搏器的各方信息，有多年的临床经验，所以很有把握，很自信。

“全麻，怕老人家接受不了，危险。”我补充道。

“你从哪里听来的？什么时候听来的？这是局麻！是保命，懂吗？”郭大夫有些着急地回应道。

“老人家快 90 了。”我努力强调着。

“我们做过 100 岁的！马上手术。”医生的言语没有丝毫商量的余地。

从以上的对话中试着分析双方的手术心理。因为病情的加重心里担忧加剧，知道自己无法面对，也无法解决，所以“我把老妈的心电图、浩特检查、心动彩超全部交给心内科医生”，再次把希望寄托在了医生的身上。我们的心里焦灼、纠结而不断提出问题。这些层层递进的问题，反映出对专业知识的不了解，陈旧的信息，传统的观念，心里情感的孤独脆弱等，这些也许是很多家属和病人在面对急症时所有的状态和心态。

关键时刻，我们选择了相信医生，尊重医生；关键时刻医生帮助我们做出了选择。目前看这个选择是正确的，也是智慧的。这个智慧是双方的。妈妈心脏从安装上起搏器至今，心率平稳，60 次/分钟。

第三次：这次是关于起搏器的选择。医疗器械的选择也是一件很重要的事情。医生介绍，起搏器目前分为三种，低中高三种价位，2 万～3 万，5 万～6 万，最好的是 8 万多，最好的可以保障 10～15 年，可以带着它做可磁共振。我们毫不犹豫、快速选择了最好的起搏器，这个选择完全是情感的选择，我们希望妈妈健康长寿，希望她的生活质量不受任何影响。

二、理论思考

（一）究竟谁主导选择

回首老妈的救治全过程，最艰难的是安装起搏器，最快速的是起搏器种类的选择，最风险的是带着老妈从抢救室回家。我们不是专业医学工作者，不是医学理论研究者，而普通的病人和家属这种专业性选择让患者及家属身心、情感、体力备受煎熬。有观点认为，“医生主导的临床决策”总有“家长主义”模式，用“主观、强硬、不容商量”等词汇评价的较多，但对于家属和病人，这种传统的“医生的主导决策”在当时的情况下我们很接受，也算是最佳选择。

家庭是一个单元，家庭成员之间的沟通充当着分享理念、感受、情感的纽带，由此维系家庭的功能[1]。在重大疾病面前，一个家庭功能主要包括照看和社会支持。家庭成员之间如何交流健康信息？不同家庭交流的模式和信念的差异表现在哪些方面？当一名家庭成员被查出患有某种凶险疾病，这种“坏消息”在不同的家庭中的传播模式有所不同。有的会被病人隐藏，独自承受，不让家人知晓或者只有若干成员知晓，以免给其他家庭成员带来不安。有的家庭成员之间的关系不好，人员往来和信息交流少，这种“坏消息”更是不会散播出去。

不过，在有些家庭，这些甚至会动摇一个家庭根基的“坏消息”会不胫而走，在家庭成员乃至直系亲属之间快速传播，亲人们纷纷前来探望、帮着出主意想办法，以及提供资金支持。来自家人和亲友的这些言语、举动对疾患缠身、精神沮丧的病人而言无疑是重要的。开辟医疗信息分享的途径，及时的沟通交流有助于激发家庭成员强大的内聚力，尽可能发挥每一位成员的积极性和能动性，在情感、医疗信息、医疗费用、护理照看等方面提供更多的支持[2]。Ashida 的研究发现，那些能及时分享其他家庭成员健康信息的人更加感到一种信任感和责任感，也会因无法割舍的亲情而更愿意提供情感支持[3]。

在计划经济时代，医疗大环境好，人心好，医生的追求目标单纯执着——人道主义的治病救人，这让我们很放心，习惯听从医生的，习惯由医生决定，习惯遵医嘱，所以那时的医患关系也简单明了。道理很简单，生活中我们对有经验、有知识、懂业务的人都很尊重，相信他们对事物的判断与分析，愿意接受采纳他们的意见、建议和决策。比如，买电脑，买手机，甚至买房子，我们愿意听业内人士的意见，因为他们懂行，知道产品质量怎样，市场前景如何，价位合理否等。拿不定主意时我们会征求了解专业人士的意见，请他们解答我们的疑问、疑惑和不解。

想起美国的一段经历。第一次走进美国的服装超市惊呆了，偌大的服装市场有足球场那么大，没有柜台，所有服装敞开销售；没有售货员，只有理货员。你要买衣服完全由你自己挑选，自己做主。消费者获得了充分尊重，选择上具有充分的自由。可我转得筋疲力尽依然找不到需要和喜欢的服装，因为我不知道自己的尺寸，不知道流行款式，不知道市场服装的布局规划。既不知己也不知彼，白白浪费时间、精力、体力。因此，我不赞同让消费者变成全能人才。术业有专攻，专业细分化，医学也是如此，这才形成“我为人人，人人为我”的社会链条，彼此相互依存，相互依赖。当然一些生活基本常识应该知道，至于专业性的问题，就应该交由专业人士主导处理。

（二）医患共享决策及其限制因素

现代社会中，传统的“医生主导决策”模式已经不适应现在“医患平等”的关系需求。20 世纪 80 年代以来，病人主动参与决策的呼声越来越强烈，医学界更加倡导的是“共享决策”[4]。该如何看待这个问题？

“主导”一词在《汉语词典》中的意思是解释和说明是统领全局，推动全局发展。例：起主导作用；引导全局并推动全局发展。很明确，在某专业领域，谁专业谁就应该具有“主导”权利。主导过程中当然需要听取、参考各方意见，目的是为了保障全局向着好的、更好的方向发展，这是“主导”的意义所在。

“共同”和“共享”的含义不尽相同。从两个词义的解释可以看出，“享”和“同”都在“共”字的前提下，大家一起具有或承受。一个“共”字将医生、病人和家属紧密地联系在一起，彼此之间没有主次亲疏，大家都是平等的，这个“平等”不仅是对待生命健康、疾病救治、生命质量、家庭生活等方面，甚至包括精神的、心理的、情感的等诸多方面。在重大疾病面前，究竟谁是“主导”？谁应该是主导？这里我们不妨借鉴、参考其他行业的一些做法，如广播电视现在推行的主持人制、制作人制，影视界的导演制等，这些做法确定了主持人、制作人、导演的位置、作用、责任和权力，这保证了好作品的产生。

补充一点，“医生的主导决策”我们经历过、感受过。18 年前，老父亲 75 岁在门诊体检同样是心动过缓被医生留下，建议做手术安装起搏器，父亲懵懵懂懂被安装上了起搏器，为此父亲总是耿耿于怀，认为安装起搏器是多余的，医生只是为了赚钱。之后父亲又先后做了疝气手术、结肠癌手术、股骨头更换手术，全都是“医生主导决策”，如今老父亲马上将 94 岁了，所有经历过的手术从未出过问题，目前除有些耳背外，手不抖眼不花，吃得饱睡得香，一切生活均可自理。

追求重大疾病中“共同”“共享”的决策是一个美好的发展前景，但这还需要一个过程，尤其在发展国家，医疗知识、心理素质和情感需求都还不十分普及，由“医生的主导决策”似乎更适应今天的国情和大众的心理。否则就会加剧医患紧张，助长“医闹”。

“听话”是我们常对孩子们说的，在重大疾病的选择中，最智慧的选择就是遵医嘱。在医生的主导之下做全方位的考虑，是尊重医生，尊重医学。当然，这就要求医生紧紧把握治病救人、以人为本的理念，彻底抛开经济利益，全心全意地钻研医学医术，做一个德医双馨的好医生。

参考文献

[1] Peterson SK. The role of the family in genetic testing: Theoretical perspectives, current knowledge, and future directions [J]. Health Education & Behavior, 2005, 32: 627 - 639.

[2] Harris JN, Hay J, Kuniyuki A, et al. Using a family systems approach to investigate cancer risk communication within melanoma families [J]. Psycho-Oncology, 2010, 19: 1102 - 1111.

[3] Ashida S, Kaphingst KA, Goodman M, et al. Family health history communication networks of older adults: Importance of social relationships and disease perceptions [J]. Health Education & Behavior, 2013, 40 (5): 612 - 619.

[4] 张新庆. 医患共享决策之概念分析 [J], 医学与哲学, 2017, 582 (10A): 12 - 15.

医患伙伴关系重塑家庭功能
——以乳癌病友团体为例

陈妤嘉[1]　蔡笃坚[2]

[1]台湾中央大学哲学研究所；[2]台湾屏东基督教医院

一、引言

生命伦理学立基于强调个人主义、权利及个人自律的西方道德哲学。女性主义的伦理学者反思传统过于强化个人理性与自律之观点，以女性的经验出发，以关系取径，发展关怀伦理的论述，强调自我在人际脉络中和他人有不可分割的关联性与相互相关性，而道德问题的阐述必须考虑到社会关系（特别是重要他人）之影响。临床伦理议题已渐从普遍式/与脉络无关的医病关系观点，含纳以社会脉络为基础的取径，个人自律的议题是与他人间的关系来定义，并重视医患间之同情共感的关怀之情[1]。

在所有癌症当中，乳癌是女性最常见之疾病，而好发之年龄，比其他癌症都来得年轻，且有愈来愈年轻的趋势；病人多半仍是家庭中仍须负担照顾小孩与负担经济责任的女性；而随着时代的进步，尽管乳癌治疗的发展愈来愈多元及精致，除了让早期诊断早期治疗的努力成为可能外，手术的再精进与术后的辅助治疗，提升了病人的生活质量也拉长其存活的年限，但仍有复发的风险，这对于家庭亲密关系与功能之影响，相当深远。

伴随家庭结构的转变，现代社会中核心家庭容易因家中有生病的人，尤其是家庭中扮演妻子与母亲角色的女性而受到很大的改变。而乳房对于女性之象征意义不但影响到个人的自信与亲密关系，也冲击了家庭既有的功能，并增加了无法承受的负担和风险。本文希望通过对于台湾乳房医学会医师的访谈，思考临床专业人员如何秉持医疗专业，并怀抱将心比心及同情共感的心意，通过专业赋权，协助病友团体的成立与发展，而在这样的团体中，病人如何因找到认同与支持，能够走出困境，并能与家人过新的生活，重塑家庭功能。

二、乳癌疾病与对家庭功能之影响

根据 WHO 的统计，全球有 167 万名妇女为乳癌病人，平均每 20 秒全球就有一名妇女被诊断罹患乳癌，每年以将近 8% 的增长率。任何人当遭受致命的疾病，例如癌症，除接受治疗外，需要社会的支持，而家庭乃是社会支持最基本的资源。根据研究，好的家庭关系及社会功能能带给癌症病人正向的心理效益，例如降低其压力、忧郁及焦虑，而因为有家庭支持的力量，特别能协助女性接受、面对以及自乳癌复原[2]。然而现实的情况是，家庭成员无法完全了解（同理）癌症病人的压力，而其给予癌症病人的支持，也并不是那么有效[3]。例如，家庭成员可能觉得病人若表达出负向的情绪是不健康的，因此当病人露出沮丧的心情时，家庭成员会泼他们冷水，希望借此强迫癌症病人愉悦、乐观，但这样往往无法带来正向的结果。根据 Mirsu-Paun 等人的研究发现，家庭成员实际提供给病人的支持，与其感受到的满意程度，不一定成正比，即使家庭照顾充满善意，但实际上能够被接收到的程度，并不是那么多。造成这样结果的主因有二，一是女性所需要的支持形式，家庭无法提供；二是生病所导致的忧郁程度太高以至于扭曲了病人所能接收到的支持[2]。

美国癌症研究中心提出癌症生存者（survivorship）的概念，说明癌症生存者不只是那些被诊断出癌症的病人，还包含共享癌症经验病人之家庭与朋友[4]。迄今，已有大量的研究显示，除癌症病人本身，还包含其亲友所经历到人生的痛苦与沮丧是相同的，根据实证统计，近 30% 的乳癌妇女经历重大的沮丧，导致临床上被诊断忧郁、焦虑及其他心理上的疾病，而近 20% 照顾的家人及朋友（亲友）亦有相同的情况。亲友照顾罹癌病人也许能在照顾经验中找到正向的意义，但照顾者所经历之社会心理伤痛如角色压力、身体变不健康、心理痛苦，诱发生活质量降低、忧郁及心理适应不良等[5]。

由于乳癌的治疗着重早期发现早期治疗，治疗的方式已趋成熟，因此乳癌的存活期长，因而决定疾病要以何者方式治疗、术后的处置、辅助性治疗到生活质量如何恢复，每一个阶段都很重要，而如此治疗养病的过程中，对于自身及其家庭无疑是很大的冲击，乳癌已是台湾女性每年癌症的首位，多数的病人较其他类别的癌症可以相对长期存活，但由于好发的年龄较欧美年轻，是属于家庭中流砥柱或是事业刚要起飞的女性身上，对家庭和事业都会造成重大的影响；此外，由于东方女性对于自身在家庭与亲密关系中必须扮演付出爱、劳务与照顾等角色，罹患乳癌治疗之后对于心理与社会支持的需要更为殷切。

因此，乳癌的治疗超越医疗，根据 Kataoka A 的研究结果，必须关照以下面向：①乳癌之于女性及其亲密关系与家庭之冲击；②给予女性支持的形式与支持；③在大的社会文化脉络下，女性其家庭对于乳癌的看法[6]。

三、关怀伦理与关系取径的应用

1982 年，Carol Gilligan 在其《不同的声音：心理学理论与妇女发展》一书通过跨文化、跨年龄之访谈研究，所建立之三期共六个道德认知发展序阶之研究结果，提出质疑。根据 Kohlberg 的研究结果显示，女性的道德发展较男性落后；Gilligan 针对女性，重作道德发展研究，归纳出女性道德意识的发展，相较于男性诉诸理性所掌握例如正义与权利之普遍性抽象原则，女性更关注关系脉络与情感，重视具体情境下的个别情感。Gilligan 强调，我们必须通过特殊的人际脉络来理解自我，而这种重视人－我间的关怀关系，容许自我与他人关系网络的融入，更能发展出同情与同理的情感，这些不但不是道德缺陷，反而是道德成熟的基本元素[7]。通过 Gilligan 讨论女性道德不同的声音，引发包含 Nel Noddings 等女性学者建构为表达女性道德观点之伦理理论。

Nel Noddings 认为女性是以人际关系之取向以陈述道德的想法，不只女性，其实每个人都活在关怀的关系中，有时是关怀者，有时是被关怀者，她提出关系为人存在之基础，而关怀的情感则是为人的道德基础，而发展关怀的情感与建立关怀关系才能实践道德的理想，她以同情与同理的关怀情感作为道德动力，真正的道德是要重视人际关系中的关怀关系、回应、责任、与承诺[8]。

关怀伦理强调对他人关怀的责任，而非自己权利的主张，因而拒绝以普遍、绝对的理性作为基本道德原则，强调自我在人际脉络中和他人不可分割的关联性与相关性。而道德问题也不能以一种类似诉诸“公正旁观者”的方式，而是需要在该脉络之中，通过当事人之间的沟通、磋商与协调来合情合理地解决。

关怀伦理着重关系取径的观点，影响后续关系自律之研究。而医疗决策中，病人的自律如何形塑获得相关多的反省与探讨。Anne Donchin 运用关系取径的观点，提出尊重自律是相互与协作的动态过程，自律不只是个人的事而是牵涉一共同计划动态的平衡，做决定的自我在关系的相互回应中不断重新塑造与界定。在医疗决策中，包含医护人员、家庭成员及其他与主体相关联之个人或群体，均构成病人自主的整体要素[9,10]。专业人员若能把病人视为处于具体情境中的特殊他人，并在医疗实践中强调建立与维持医病之间互有感动响应之关系的重要性，能敏感地情同深受，通过专业与影响力协助病人增强其自主的能力，支持病人从其疾病、失序与失能的经验中创造新的个人意义[11]。

四、医疗专业与病友团体形成伙伴关系

在此部分，将通过访谈台湾乳房医学会之医师，勾勒出乳房外科医师在面对病人的苦痛与需要时，如何通过专业精进与同情共感之展现，以关怀病人提升其生活质量；而在医疗信息日新月异的时代，医师辅导与支持病友团体的成立，以群体的力量，提供病人支持，并重塑其家庭功能。

（一）秉持关怀伦理精神的医疗专业

乳房外科医师要扮演家庭医师，要尽提供信息，让病人可以选择，而不只是开刀[12]。医疗的决策，不是只有医师单方面的决定，而是与病人或其家人所共同研拟之的治疗与后续照护方针。乳癌若能治疗好，不但能延长病人的生命，免与死亡威胁，重拾健康，相对地“也撑起了很多家庭的完美以及健全家庭的存在”。家庭中若有一个人被恶性疾病所击垮，家人整个所耗费照顾的辛苦，以及所有家庭成员所付出的分心以及忧心，其实是非常大资源上的耗损。因此，“我觉得虽然表面你是看到我只救了她个人的生命，延长了免于病痛的折磨，其实背面的意义，你是拯救了整个家庭成员，甚至撑起她家庭的圆满[13]”。

乳癌的病人相较其他癌症，多半是偏年轻的女性族群（30～60 岁），因此在医疗专业之外，对于乳癌病人的心理掌握，与生理心理之需求，特别要细心应对，才

能赢得其信任。这些女性，不但在家庭中是母亲，肩负照顾小孩的责任，也是职业妇女，须共同负担家计。同样身为女性的郑翠芬医师认为她更能同理病人的处境，因为“她跟我一样，可能在公司里面是主管或职员，回到家里要照顾小孩，可是又得了乳癌，她们其实蛮可怜的，她一定很恐慌。”站在病人的立场，她精进手术技术，因为“病人每天洗澡脱掉衣服面对镜子的时候，就是一阵落寞，我觉得很难过。”女性在乎瘢痕，医师不只是开刀切除肿瘤，而是能通过微创手术进行乳房重建，特别注意瘢痕的隐藏或减少，让乳房维持美观。除此之外，郑翠芬医师也极力希望自己能够从不同的角度关怀病友，“譬如我比较会去想到病人得了乳癌以后，生活真的不会变吗？我们医生或许会救了她的生命，可是其实她的生活是改变的。”生活的改变包含，很多手术过后的病友跟先生之间的关系不如从前亲密，因为药物的治疗不管是化疗或是荷尔蒙治疗都是在去除女性特征。而先生其实也是受害者，家人间的关系也受到影响。郑翠芬医师关心病人的生活质量，在看门诊的时候，便会站在女性的角度替其着想，给予其鼓励；而针对年轻女性开完乳癌的问题，有时和男朋友分手了，有些人根本也没办法生小孩，有时候我会跟她们说，“已经有男朋友或刚结婚者，建议其在打化疗前先做胚胎保存，我希望她们未雨绸缪”。身为一名女性医师希望能够更贴近女性乳癌病友需求的照护想法，因为“三十几岁得乳癌的人几乎就是逼她进到更年期，有时候她根本一辈子没办法遇到男人，因为她可能乳房被切掉了，她虽然谈论婚嫁，可是她已不能生小孩了，男方的妈妈也不要她了[14]。”这些都是乳房外科医师能够尽可能帮忙她们。

（二）病友团体与医师形成伙伴关系

乳房病友团体在台湾地区能够稳定经营主要源自于多数的病人较其他类别的癌症可以相对长期存活，由于病人正值青壮年，对于其家庭和事业都会造成重大的影响，罹患乳癌治疗之后，非常需要心理与社会支持。台湾最早乳癌病友团体之成立，主要是医者自觉力有未逮，希望借此寻求更周延地满足病人和家属的需求而成立的，之后各医院随着病人的增加，发展更为多元的运作模式。

早期的医病关系中，医生比较有权威，容易忽略病人生理上的不舒服或者心理上的冲击，以及回到家庭或回到职场的问题。过去的治疗主要是一对一，开完刀和化疗后，缺乏后续追踪与对心理的支持及身心灵的照顾，而当时亦少有病友的组织团体。台湾最早的乳癌病友团体是台大教授陈楷模所成立的，名为真善美俱乐部。

在当时，乳癌的预后没有现在这么好，但是相对于其他如大肠癌、肝癌、脑瘤或者肺癌的预后算是比较好，存活率较高，因此如何追踪、心理辅导、心理复健变得很重要，开始慢慢有俱乐部的发展。而后，台大张金坚教授在1996年成立的乳癌防治基金会以关怀生命、疼惜女性、追求圆满，“圆满就是追求生病以后要充实健康、更有信心、更有尊严[15]。”基金会的工作包含卫教、筛检、预防、举办病友会议以及出版专刊，提供病友支持。

医师有感于病人的无助以及由于患有乳癌的“阴影永远存在，20、30年之后再复发的机会都有”，考虑到如何化解这些病友的担忧，因而创立了开怀病友会，让病人了解“复发并不是绝望，还有希望[16]”。由于病友团体的介入，病人的迷失逐渐变少，完成治疗的顺从性也比较高，因此治疗的完整性也就变高，进而慢慢规划出追踪的方式和制度。而后在台湾乳房医学会的推动下，几乎每一个医院都有病友团体的组织。

现代乳房治疗的用药与手术日新月异，提供病友的观念要正确，侯明锋医师在南部举办病友联合会议时，有系统性地建立了以病友团体为主体的崭新知识体系。举办会议时，会把各医院的病友集中，各医院主要的乳癌医师进行专题演讲，医师会根据病友所提出的问题是属于哪家医院，依照问题的类型平均分配给各家医院及专长的医师回答，在为病友团体解决问题的同时，也带动医师的专业水平和向心力[17]。新光医院的病友会是由郑翠芬医师召集几位热心而有领导力的病友所成立，郑医师鼓励病友多晒太阳、多运动，每年举办知识分享会，通过学习会传递得了乳癌后该知道的事情，并鼓励让病友分组讨论和分享，病友很开心，病友之间变得很有凝聚力[14]。

高雄荣总的张宏泰医师所设立的乳癌支持团体为莲馨关怀协会，希望能促成病友间能有所交流，进而能关怀她整个家庭。协会活动非常多，除舞蹈课外，每月外出的旅游与运动也请绘画老师教导学生写书法、剪纸等。病友会除固定聚会有活动外，病友会志工也会在门诊从旁协助，由于很多是外院诊断到医学中心来，有志工的帮忙，让转诊的病人不因恐惧而放弃治疗；对于有些病人虽然手术很成功，但活得很不快乐，病友团体会介入，比较能产生同理心，因为有病友会的支持，原本有些人得了乳癌不想跟家里的人说，也怕被邻居知道，但通过互动，病友们彼此照应，而志工大部分是乳癌病人，有一些是病友的先生愿意一起来协助，当然也有很早期就参加的成员，但太太已经过世了，先生仍继续来协助，“因为他觉得跟太太好像还有一些互动的感觉[18]”。有了病友团体形成的伙伴关系，现代医疗不是医师说了算，病人与家属也加入治疗的决策，此即医患共同决策[15]。

台湾乳癌病人随着经济发展快速地提升，而在医疗方案捉襟见肘的时刻，病友团体提供了崭新的医患共同合作面对困境，以伙伴关系展望未来的崭新契机，由医界出发，泽及病友、家庭，开创了崭新的、足以带动台湾市民社会自主发展的坚强与示范性社会自主组织网络，成就台湾迈向未来的基石。

五、结论

患有乳癌的女性，由于发病年龄介于中壮年，是家庭中流砥柱或是事业刚要起飞的女性，生病为她既有的生活带来剧变，家庭及事业都会造成重大的影响；而相较其他癌症，存活期也较长，因而罹患乳癌治疗之后心理与社会支持的需要更为殷切。通过访谈，乳房外科医师秉持关怀伦理的精神，同理乳房对于女性之象征意涵，关怀其术后用药生理的改变、亲密关系的变化、周遭家人的态度，以及日后返回职场的心理调适等面向，运用微创手术及乳房重建搭配副作用最小的用药，协助病人在治疗后能有更好的生活质量；由于病人的存活率高，生活与心理的调适并非短时间能够改变，此外仍有复发的风险。医师在照护病人的过程中也体认到一己之力是很微小，因而主动成立病友支持团体，鼓励病友相互交流，定期知识的传授以增能团体成员，病友团体不但带给乳癌病人和家属崭新的生活，重塑其家庭功能，还带动全新之社会认同价值网络形成。医患群体互助取向的发展，形成一永续的力量，丰富并扩大了台湾乳房医学专业的内涵，创造出全新足以引领台湾医疗文化发展的新典范。

参考文献

[1] L Turner. Bioethics in a Multicultural World: Medicine and Morality in Pluralistic Settings [J]. Health Care Anal, 2003, 11 (2): 99.

[2] Mirsu-Paun, A., Tucker, C. M., Armenteros, E. M. Family interaction patterns and their association with family support among women with breast cancer [J]. Cancer Nursing, 2012, 35 (3): E11 – E21.

[3] Shaw, B. R., Hawkins, R. Arora, N. et al. An exploratory study of predictors of participation in a

computer support group for women with breast cancer [J]. Computers, Informatics, Nursing, 2006, 24 (1): 18 -27.

[4] National Cancer Institute, Survivorship Definitions: https: //cancercontrol. cancer. gov/ocs/statistics/definitions. html

[5] Lally, R. M. , Brooks, C. Psychoeducational Interventions for Supporters of Women with Breast Cancer: an Integrative Review [J]. Journal of Cancer Education, 2016, 31 (4): 626 -632.

[6] Kataoka, A. , Ohno, S. Sagara, Y. et al. Team approach to providing the multidisciplinary medical treatment derived by the patients and their family. Breast Cancer, 2005, 12 (1): 21 -25.

[7] CarolGilligan. In a Different Voice: Psychological Theory and Women's development [M]. Cambridge: Harvard University Press, 1982.

[8] NelNoddings. Caring: a Feminine Approach to Ethics and Moral Education [M]. Berkeley: University of California Press, 1984.

[9] Dodds, S. Choice and control in feminist bioethics. in Relational autonomy: Feminist perspectives on autonomy, agency, and the social self [M], edited by Mackenzie, C. & Stoljar, N. New York: Oxford University Press, 2000, 213 -235.

[10] 林雅萍．对自主的再思考：关系取向 [J]. 应用伦理评论，2016，61：37 -57.

[11] 林远泽．关怀伦理与对话疗愈医护人文学的哲学探究 [M]. 台北：五南出版社，2015.

[12] 俞志诚一访．2017 年 8 月 16 日，访谈者：陈妤嘉．

[13] 杜世兴一访．2017 年 10 月 11 日，访谈者：卢忻谧．

[14] 郑翠芬一访．2017 年 2 月 23 日，访谈者：陈妤嘉．

[15] 张金坚一访．2017 年 10 月 6 日，访谈者：蔡笃坚．

[16] 刘自嘉一访．2018 年 4 月 18 日，访谈者：蔡笃坚，刘夫人．

[17] 侯明锋一访．2017 年 8 月 30 日，访谈者：陈妤嘉．

[18] 张宏泰一访．2017 年 10 月 3 日，访谈者：卢忻谧．

第七部分

医疗新技术与家庭

家庭治疗模式在中国本土化的研究

曹馨元[1] 张新庆[2]

[1]北京协和医学院[1]清华大学医学部临床医学八年制医学生；
[2]北京协和医学院人文和社会科学学院

家庭治疗是指以家庭为基本治疗单位，从家庭关系入手，合理利用家庭关系来协助治疗个体病人的一种治疗方式。这种模式面对的不仅仅是病人，还涉及整个家庭，从本质上强化了“人”的概念及社会属性。作为一种常用的现代心理治疗模式，家庭治疗在不同国家不同文化背景下都有所应用。

一、家庭治疗的兴起和意义

（一）家庭治疗的含义及溯源

家庭治疗是一种鼓励病人及其家庭成员更多地参与诊疗过程的治疗模式，其特点不仅表现为医疗人员鼓励病人家属参与诊疗方案的制订，共同承担责任，还表现为在医疗过程的规划、提供和评估，以及双方共同针对病人的个人情况进行合理的安排与诊治。

家庭治疗的特点突出表现在以家庭为中心的心理治疗方面。家庭治疗发端于20世纪50年代的美国，是对传统个体治疗模式的创新。“以病人为中心”的医疗理念呼吁在整个医疗过程中要把病人的利益和诉求放在首位，医护人员要充分考虑病人的心理变化、医疗费用承受能力、就医体验等。同样，“以家庭为中心”的医疗理念强调社会、心理和环境因素在治疗中的作用，注重医护人员与病人及其家庭的密切配合，倡导医护人员与家庭成员之间要相互尊重、相互依赖、共同协商，形成良好的合作伙伴关系[1]。

在西方医疗历史上，美国精神科医师 Ackerman 最早倡导把治疗要点从“个体”转移到“家庭”，并身体力行，开展家庭治疗；Lyman Wynne 在研究中发现家庭成员之间的沟通问题是精神分裂症的诱因之一，他把这种沟通模式称为“假性互惠”；家庭系统论的提出者 Murray Bowen 更加重视家庭成员对病人的影响，并提出三角关系论：在第三个人缓冲矛盾下，三人团体关系较二人更加稳定。Jay Haley、Virginia Satir 等人也是开展家庭治疗的重要的先驱者[2,3]。

以家庭为中心的治疗模式涉及家庭中不同方面的医疗需求，拓宽了查找疾病的成因范围，使医生设身处地结合个人情况诊治疾病，鼓励病人及家属更多地参与决策等过程[4]；医疗方与家庭在护理的规划、提供和评价方面建立合作关系，并通过提高病人依从性来提高治疗方案的效果。家庭治疗注重家庭的存在感和病人的自主性，可在一定程度上缓解了医疗服务人员与疾病“单打独斗”的局面[5,6]。

家庭治疗在医院精神病学等研究发展的前提下得到促进和发展。二战后的 10 年是家庭治疗形成的关键时期[7]。在这段时间中，战争所扩大的心理治疗需求使治疗者反思人类行为的互动性，并从家庭角度切入心理问题，试图找出行为的源头。20 世纪 80 年代，家庭治疗在西方进入黄金发展时期，家庭治疗的理论越来越专业，应用越来越广泛，家庭咨询也成为精神卫生领域中家庭干预的一种有效模式[8]。

（二）家庭治疗的意义

家庭治疗是从个体心理治疗转向运用家庭关系协助病人治疗的一种治疗模式。1978 年，阿根廷学者斯卢兹科就曾指出，家庭治疗是行为科学上主要的认识论革命[9]，近年来甚至被称为是心理治疗的“第四势力”。家庭治疗最终要走向临床应用，以治好疾病为最高目标。下面通过实例来阐述家庭治疗在实际应用中的意义。

在重症监护病房（ICU）中，老人的家庭成员常常面临着复杂的临终决策。由于家庭成员参与的程度不尽相同，家庭治疗模式对应的文化体系就愈发重要。通常情况下，医疗方有几种策略来促进家庭成员的参与，如通过与病人家属的交流沟通，了解、尊重家庭成员的看法并做好全面准备等[10]。以家庭为中心的治疗在 ICU 内能够最大限度地帮助病人在临终时刻感受到来自家人的关爱，同时病人和家属的整体意见也能得到最大尊重。

二、家庭治疗的类型和发展情况

（一）国外家庭治疗的基本框架

国外较为主流的家庭治疗模式主要有巴迪森（Bateson G）和萨迪尔（Satir V）的家庭沟通疗法；鲍温（Bowen M）的代际互动疗法；麦纽钦（M inuchin S）的家庭结构疗法；惠特克（Whitaker C）的体验疗法以及哈利（Haley J）与马迪内斯（Madanes C）的家庭战略疗法等。这些治疗方法分别是从家庭成员之间积极沟通，增强亲子关系，重建家庭结构，体验领悟情感，调整家庭成员地位等角度来进行家庭治疗的[2]。

（二）家庭治疗在不同国家中的发展

在不同的国家，家庭治疗的发展模式和方向也不尽相同，但是都在心理治疗中占据重要地位。在俄罗斯，在家庭治疗方面有具体的课程设置、教学环节、监督机制和人才资源储备[11]。在意大利，由于家庭规模越来越小，家庭成员之间关系相对紧密，社会心理干预措施如意大利心理健康服务（MHSs）、家庭心理教育干预、“米兰系统方法”等，以及家庭方面因素如家庭照顾负担、亲属态度、家庭功能等都影响着精神障碍护理的效果，这也侧面证明了家庭治疗的重要性[12]。在罗马尼亚，核心家庭医疗模式仍占据主要地位；在塞尔维亚，家庭治疗的模式与社会环境的变化密切联系；在希腊文化中，精神疾患是受歧视的，同南非等多文化国家一样，文化意识影响着对待精神疾患的情感倾向和采用的家庭治疗模式。因此家庭治疗在不同的国家都有着其文化适应性。文化的多元、社会的转型、种族之间的差异都直接或间接地影响着家庭治疗。

三、家庭治疗在中国的本土化进程和基本模式

（一）家庭治疗的本土化进程

改革开放以来，我国社会转型和社会环境变化日新月异，家庭作为社会的细胞，其功能、结构和关系方面的变化对社会有着一定的影响，西方的家庭治疗在中国获得了比较大的发展空间。西方家庭治疗理论能够引入中国的基础有其共同的内在逻辑：家庭功能的缺失，家庭结构的不合理导致个人出现心理问题，这一问题可以通

过修复家庭关系结构来取得良好的治疗效果。但是，中西方家庭文化背景不同，在引进的过程中，家庭治疗手段针对中国独特的“家”文化进行了适应和创新。

相较西方而言，中国的家庭是个人和社会之间重要的纽带，“百善孝为先”，对家庭的重视程度和对家庭文化如家风、家训等传统的推崇程度远超西方，在舆论上也有众多的道德约束。因此，家庭治疗引进中国的同时，家庭概念愈发得到重视。客观上，这也提高了对家庭治疗师的要求，医疗方要充分发掘在病人家庭甚至宗族关系中隐藏的问题，这样才能更加全面深入地了解病人的心理状态。理论上，家庭治疗理论引入中国的历史较短，目前还处于成长阶段。近年来一些跨国的心理治疗培训将家庭治疗在中国扩大传播，但总体上对西方的理论并没有做出系统的整理和转化。近年来，诸如叙事治疗等新型家庭治疗模式的概念传入中国，但是具体如何应用于实际还需要进一步探索和整合。

（二）中国本土化家庭治疗的两种主要模式

在西方家庭治疗模式引入中国以后主要形成了两种模式：系统式和结构式。

1. 系统式家庭治疗模式　是将家庭看作一个系统，以系统相关的理论为基础，并在此基础上通过理解、干预病人家庭系统来达到解决问题的目的。该治疗模式认为病人呈现的问题只不过是家庭系统内部问题的一个表征，是家庭成员之间相互作用的结果，其家庭才是真正的“病人”[13]，家庭环境所致的成长经历和心理应答习惯影响了当事人的心理、行为，想要解决问题行为，不能只着眼于病人自身的问题，还要深入了解其家庭环境，从外界的诱因上找到症结所在。系统式家庭治疗的关键在于增进家庭成员之间的互动，改变原有的沟通模式，找到诱发问题的根本原因所在，并消除“问题行为”。该模式把家庭视为一个整体，有效考虑家庭环境对个人行为的影响。治疗师通常采用循环提问、假设提问等提问模式，通过观察家庭成员回答问题时的表现，了解他们的相处模式，倾听他们的心声。这种间接的交流模式也有利于成员对自己行为的反思，协调家庭矛盾。

2. 结构式家庭治疗模式　该模式治疗的关键在于家庭结构的改变。在这个过程中，原来暴露的问题在治疗过程中逐步得到解决。要点在于能否面对具体情况变通家庭成员之间的互动沟通结构。当家庭在面对新的状况和问题时，如果一味固守原有的互动模式，缺乏合理应对和适当调整，就无法解决危机[2]。在对家庭结构的分析基础上，改变并重组原有不合理的互动结构模式，减缓内部存在的张力和冲突，打破家庭成员之间的关系僵局，解构不合理框架，重新定位家庭成员之间的关系，达到家庭成员之间相互理解、相互监督，从而重建良好关系的目的。采用结构式家庭治疗，一些生活角色失衡问题如青少年心理发展问题、精神分裂症状等能够明显减轻，因此被广泛应用于心理发展中心等诊疗机构。

四、家庭治疗的适用范围及疗效

在心理治疗中，无论家庭治疗还是个体治疗，本质都是以人为主体，相对而言家庭治疗更偏重人与所处家庭环境的整体性。

（一）家庭治疗的适用范围

家庭治疗致力于从家庭系统和结构的角度去解释个人的问题行为，通过对病人家庭成员之间关系和相处结构模式的改变，去除病人之前的心理压力源头和性格标签，进而治疗疾病。家庭环境与儿童的学习障碍、自我意识、问题行为息息相关，所以儿童的行为问题，如叛逆反抗、抑郁自闭及心理发育不完全等疾病可以进行家庭治疗[14]。在一些青少年心理健康工作中，家庭治疗也颇有疗效。家庭治疗也普遍应用于精神疾病及其导致的生理障碍，如精神分裂症、情感障碍、摄食障碍、焦虑性神经症等等，这些疾病可能无法通过个体治疗根治，需要整合家庭治疗来作为主要或者辅助治疗的手段。除此之外，在婚姻问题、亲子关系问题等方面家庭治疗也有其独到之处。

（二）家庭治疗的疗效

家庭治疗对一些精神疾病有很好的效果，通过进行家庭治疗，病人的生活质量有所提高，家庭成员关系得以改善，家庭功能逐渐恢复。从症状上看，疾病复发率降低，病人的药物依从性更高，恢复效果更好[15,16]。家庭治疗的家庭一体式护理模式在宝鸡市中医医院曾经进行了实验，通过对 105 例脑卒中病人进行不同护理模式的对照实验发现，在医护人员、家属的双重引导下，病人有更为充足的信心战胜疾病，提高了病人对治疗的依从性和对治疗效果、护理质量的满意度[17]。

五、中西方影响家庭治疗效果因素的对比

（一）东西方文化的差异

西方文化中注重个人的存在，而在中国传统文化中，家庭观念更为重要。家人在病人的生活中扮演着重要的角色，因此，家庭治疗对中国人来说更为适宜。与此

同时，家庭关系对当事人的性格行为、心理习惯、社会关系处理等方面有着潜在的影响，这也是家庭治疗需要深入挖掘的治疗要点。

中国文化中的家庭结构传统是家长制，家长在家庭成员关系中是最具权威的一方。所以中国的家庭治疗应当给予这种家庭结构充分的文化理解，医疗方应该与病人家庭进行适当的沟通，避免家长权威观念在家庭结构中产生过大的矛盾分化，从而减缓冲突，构建新型平等和谐的家庭关系。但在西方的家庭关系中，亲子双方为独立的个体，他们能够充分地表达相互之间的情感，也给予对方充分的个人空间，家庭方面对个人成长的影响略小。

（二）社会环境的差异

在西方社会环境中，子女在成年后更为独立，与原生家庭的联系不如东方文化密切，尤其在孩子进入社会之后，更为广泛的社会关系在人际交往圈中占据了更大的比例。但是家庭治疗的需求仍然存在，毕竟人格塑造与其成长经历是密切相关的。在面对心理压力或精神疾病的时候，家人的关怀是不可或缺的一部分。

在中国，家和国的概念是分不开的，孩子从小受到的教育就是要有家国情怀。在这种社会环境下，既使孩子已经成年成家独立生活，仍然会与原生家庭有着密切的联系，这种联系所带来的心理感受和相关经历也会对他产生心理上的触动甚至是压力与创伤。因此，中国对于家庭治疗的需求可能更为迫切，但是要注意在吸收西方家庭治疗理论的同时针对中国国情和具体情况进行综合整合并灵活应用。

（三）家庭观念的差异

在中国部分地区，有着特有的家庭文化观念，比如“家丑不可外扬”，在一定程度上抑制了心理创伤的自然情感表达。情郁于心，必然会造成心理和生理上的反应。有的家庭有传统就诊习惯和思维，他们回避家庭成员的参与，意识不到症结所在。相对而言，西方家庭较为开放，家庭成员之间的关系也更为轻松。人人都勇于表达情感，借助及时的沟通来有效化解矛盾。

在实际的家庭治疗工作中，一味套用西方的家庭治疗模式会与中国本土的家庭环境和社会环境脱节，导致疗效的降低[18]。就目前家庭治疗理论的发展而言，西方理论的本土化改造并没有根据东方文化的特点进行吸取和转化，重复性和盲目性很多。在我国，家庭治疗相关的分类和框架也没有完全建立，许多概念略显教条。在如何平衡个体成员和家庭整体的关系方面还有待探索，这些都是当前亟待解决的问题。

六、促进家庭治疗在中国发展的建议

与欧美国家相比，我国专业的家庭治疗师数量不足，因而需要加快培养家庭治疗的专业人才。在中国应用家庭治疗，就更应该注重实际家庭治疗中的性别、文化、民俗、民族文化、职业道德等多样的背景信息。我国是一个多民族的大国，不同家庭所在的文化背景不同，传统也不尽相同。家庭治疗在中国没有形成系统化的理论，因而在实际应用中要注意针对具体情况因地制宜，对症下药，唯有灵活地整合应用理论知识，才能最终创造出适合我国国情的理论体系，使其应用范围进一步扩大，推动和谐家庭、和谐社会的建设[19]。

总之，本文阐述了家庭治疗的起源发展、理论框架、在中国的本土化进程、适用范围和疗效、在中西方发展差异的原因，并为家庭治疗在我国的进一步发展提供了建议。家庭治疗从登上历史舞台之初就是为了更好地认识人类自身，服务人类自身，从家庭关系方面入手解决个体的心理、精神困难问题。如何结合具体实际情况将家庭治疗的理论和诊疗流程妥善地梳理整合，将是家庭治疗在实际中进一步应用的关键。

参考文献

[1] Falardeau M, Durand M J. Negotiation-centred versus client-centred: which approach should be used? [J]. Canadian Journal of Occupational Therapy Revue Canadienne Dergothérapie, 2002, 69 (3): 135.

[2] Currie J S. Family Therapy: Concepts and Methods [J]. Family Process, 1984, 23 (4): 577 – 578.

[3] Boszormenyi-Nagy I, Framo J L. Intensive family therapy : theoretical and practical aspects [M]. Hoeber Medical Division, Harper & Row, 1965.

[4] Mead N, Bower P. Patient-centredness: a conceptual framework and review of the literature. Soc Sci Med [J]. Social Science & Medicine, 2000, 51 (7): 1087 – 1110.

[5] Bell J M. Family nursing is more than family centered care [J]. Journal of Family Nursing, 2013, 19 (4): 411.

[6] Jolley J, Shields L. The evolution of family-centered care [J]. Journal of Pediatric Nursing, 2009, 24 (2): 164 –170.

[7] 赵芳. 家庭治疗的发展：回顾与展望 [J]. 南京师大学报（社会科学版），2010（3）：93 –98.

[8] Lyman C. Wynne M. D. PH. D, Mcdaniel S H, Timothy T W P D. Professional Politics and the Concepts of Family Therapy, Family Consultation, and Systems Consultation [J]. Family Process, 1987, 26 (2): 153.

[9] Sluzki C E. Marital therapy from a systems theory perspective [J]. 1978.

[10] Wiegand D L, Grant M S, Cheon J, et al. Family-centered end-of-life care in the ICU [J]. Journal of Gerontological Nursing, 2013, 39 (8): 60.

[11] Bebtschuk M, Smirnova D, Khayretdinov O. Family and family therapy in Russia [J]. International Review of Psychiatry, 2012, 24 (2): 121.

[12] Casacchia M, Roncone R. Italian families and family interventions [J]. Journal of Nervous & Mental Disease, 2014, 202 (6): 487.

[13] 赵旭东，宣煦. "资源取向"家庭治疗的操作技术 [J]. 中国临床心理学杂志，1999（2）：119 –121.

[14] 王瑜，王玉玮，王贵菊，等. 家庭环境与学习障碍儿童行为、自我意识、个性的相关性 [J]. 中国心理卫生杂志，2003，17（7）：441 –444.

[15] 孙国英，易正辉，张艳欣，等. 家庭治疗对精神分裂症病人的疗效及家庭功能的影响 [J]. 国际精神病学杂志，2015（2）：35 –38.

[16] 张少丽，刘琳琳，潘淑先，等. 家庭治疗对精神分裂症复发率影响的对照研究 [J]. 精神医学杂志，2006，19（2）：138 –139.

[17] 冉春丽，杨雅梅，王耀敏. 医院家庭一体式护理对脑卒中病人治疗依从性及康复效果的影响 [J]. 临床医学研究与实践，2018（18）.

[18] 朱晓雷. 一盘没有下完的棋——结构式家庭治疗在老王家庭中的运用及反思 [J]. 中国社会工作，2018（12）.

[19] 张新庆，李闪闪. 健康家庭："健康中国"之基石 [J]. 中国医学伦理学，2017，30（2）：138 –142.

代孕生殖引发的家庭伦理问题探究

梁立智

首都医科大学卫生管理与教育学院

代孕是指夫妻双方或个人委托另一女性借助辅助生殖技术生育后代的行为。代孕自 20 世纪 80 年代诞生以来即备受争议，时至今日，仅有少数国家或地区将代孕合法化，如美国、英国、加拿大、澳大利亚、比利时、丹麦、俄罗斯等。虽然在 2015 年底全国人大常委会通过了《人口与计划生育法修正案》，表决删除了“禁止代孕”的相关条款，但目前中国仍按《人类辅助生殖技术管理办法》（2003 年）严禁医疗机构和人员参与代孕，代孕是非法的。不过，代孕从始至今都存在市场供求关系，代孕市场在我国已具有一定规模，如北京、上海、广东、浙江等一线城市以及东南沿海省份的代孕网数量多[1]。实际上，与当下已开展的其他辅助生殖相比，代孕生殖并无技术难题，其备受争议的原因在于引发的个人、家庭和社会伦理问题。代孕不仅创造新的人类生命，还创建新的家庭（代孕家庭）及家庭关系。家庭是每个生命诞生与发展的基本单位，也是每个人的精神滋养源头，所以家庭直接关乎个体的幸福安康。在选择代孕生殖的夫妻家庭内，从监护权归属到家庭关系，再到代孕后代的权益等方面均存在伦理问题，值得关注与探究。这些问题既有普适的共性，也有不同文化背景下的特殊性。

一、母亲角色复杂化带来亲子关系确认的困扰

在自然生殖中，遗传母亲、妊娠母亲和社会母亲均为同一人。然而，在代孕生

殖中，这三个母亲角色由两人（委托方不孕妻子和受托方代孕女性）或三人（委托方不孕妻子、受托方代孕女性、供卵者）分担，母亲角色的复杂化常常引发家庭亲子关系确认的伦理问题。

（一）监护权归属争议

监护权是监护人对于无民事行为能力人和限制行为能力人的人身权益、财产权益所享有的监督、保护的身份权，在家庭中主要指父母对子女的监护权利。在代孕生殖后，一旦代孕女性不愿将代孕后代交给委托方（如 1986 年美国“婴儿 M”案），或者代孕家庭内出现纷争（如 2015 年上海“代孕子女监护权”案），即产生谁应是法定母亲或谁应拥有监护权的伦理问题。法定母亲或监护权归属的判断标准可概括为四种观点[2,3]。

1. 遗传考量或血缘说　基于遗传学联系的客观事实，提供卵子的女性是母亲，强调遗传学联系在母子关系中的重要意义，符合人类传宗接代的传统生育观念和生育目的。然而，当不孕妻子和代孕女性均不提供卵子时，判定供卵者为法定母亲则难以立足；而且只重视遗传学联系，忽视孕育付出和养育意义，与母亲哺育后代的内涵不符。所以，该标准在实践中不可行。

2. 动因考量或契约说　根据代孕的动因，代孕双方在签订代孕契约时，事先约定代孕女性放弃监护权，产后将后代交给委托方，当事人的理性自由意志应被尊重。然而，由于代孕女性在怀孕之前无法预判自己对所生后代的情感，孕前契约要求她选择放弃监护权是对其自由意志的强迫性支配。如 1986 年美国新泽西州高等法院即依此标准判决“婴儿 M”案中的代孕契约违法、无效。可见，该标准不合法。

3. 功能考量或分娩说　依据传统民法观念中“生者为母”的原则，代孕女性是法定母亲。据此，美国部分州和英国政府都规定代孕女性享有法定母亲的优先权。如英国 1990 年颁布实施的《人类受精与胚胎法》（*Human Fertilization and Embryology Act*）规定：在代孕契约合法且代孕女性不保留监护权的情况下，委托方夫妻经向法院申请并由法院颁布监护权命令后即为代孕后代的父母；反之，代孕契约无效或代孕女性不愿意放弃监护权时，则代孕女性为代孕后代的母亲。显然，赋予代孕女性优先监护权是承认其妊娠付出及其母亲角色与功能，表明对代孕女性生殖劳动付出的尊重，没有把她仅仅当作生殖工具。然而，仅考虑代孕女性的尊严和利益，既忽视委托方为后代创生付出的努力，也缺乏对代孕后代成长利益的考量，难以完全令人信服。

4. 婴儿最佳利益说 出于代孕后代成长环境、情感需求和家庭结构完整性的考虑，比较代孕双方养育后代的能力，能满足后代需求的一方获得监护权，成为法定母亲。如在“婴儿 M”案中，法院即依此标准判决委托方斯特恩夫妇获得监护权；在上海“代孕子女监护权”中，二审判决陈某（不孕妻子）获得监护权。显然，这一标准有助于保障代孕后代成长所需的家庭环境，但也面临应该权衡哪些指标的现实问题。在美国裁决监护权的早期案件中，常基于性别和性取向进行判定，即女性优先于男性，已婚异性家庭优先于单身者、离异者或同性恋者。为此，拉里·戈斯廷（Larry Gostin）基于公民自由原则提出不应以性别、性取向及经济条件作为评价代孕后代最佳利益的指标，因为这些指标都不能衡量出父母对子女的养育能力，而应从婴儿的生存权益出发考量他们需要什么样的父母养育能力[4]。可见，婴儿最佳利益的权衡应避免经济或性别偏见，应重点权衡父母实现对子女爱与责任的能力。

综述所述，分娩说和婴儿最佳利益说均存在合理性和实践可行性。婴儿的利益是生殖伦理的首要原则，尊重代孕女性亦是辅助生殖的基本原则，二者的结合将有助于实践解决代孕后代监护权归属的争议。罗斯玛丽·董（Rosemarie Tong）从保障婴儿利益的视角提出代孕女性应是所生后代的母亲，因为其分娩行为极易确定她与后代的关系，且亦能为刚出生的婴儿提供照顾[5]。这一观点有助于确认分娩后代孕婴儿的即时法定母亲。之后，代孕女性自愿放弃监护权，委托方夫妻产后领养，如美国《统一亲子法》（*Uniform Parentage Act*）（2000 年修订）规定：代孕契约的效力及执行力依法院听证决定，经由司法权确定代孕需求方夫妻与代孕子女的亲子关系。如果代孕女性不愿意放弃，那么法院依据婴儿最佳利益原则判决监护权归属。

（二）家庭人伦秩序混乱

除监护权归属问题外，由于代孕母亲身份的特定性还可能导致代孕家庭内人伦秩序的混乱。例如，2004 年美国高龄母亲为女儿代孕产下三胞胎[6]。从女儿的角度，母亲是三胞胎的祖母，但从母亲的角度，她是三胞胎的妊娠母亲；另外，母亲是三胞胎父亲的岳母，但却承担着妻子的生殖功能。祖母和母亲、岳母和妻子应是家庭人际关系中的不同角色，然而在这类代孕家庭中却可能为同一人。对此，奥诺拉·奥尼尔（Onora O'Neill）表示，当家庭关系内多人承担一个角色时，会导致家庭关系的困惑且令人烦恼；当家庭关系内一人承担多个角色时，会导致家庭关系的模糊性和不确定性[7]。虽然在西方家庭文化的背景下这种混乱的亲子关系不一定破坏家庭关系，但我们不确定的是，后代在辨别这种复杂的亲子关系时是否会产生困惑，又是否会削弱他们对母亲功能的内涵价值认知。

在中国家庭文化下，人们对人伦的认知以及对人伦秩序的观念根深蒂固。无论在道德哲学层面，还是在现实生活中，人伦的内核都指向由个体之间的诸多关联所构成的实体，其真义并不指个别性的人与人的关系，而是个别性的“人”与其所处的那个实体性的“伦”之间的关系[8]。家庭人伦关系是每个家庭内的成员基于其在家庭生活中的身份或角色相互交往的关系。家庭关系有同代的，如夫妇、兄弟姐妹关系等；也有异代的，如父子、母子、祖孙关系等。这种体现辈分等级差异的人伦秩序深植于中国家庭文化观念中，所以我们对于破坏家庭人伦秩序的恐惧尤甚。

实际上，在母亲替女儿生殖的代孕案例中，祖母对于代孕婴儿而言，从遗传学和社会学关系上属于隔代关系，但由于祖母充当了妊娠母亲，她对于代孕婴儿在社会学关系上则属于亲代关系。可见，母亲为女儿代孕的行为破坏了祖母作为妊娠母亲与代孕婴儿之间的家庭人伦秩序。中国传统家庭伦理观念主张长幼有序，亲属间的辈分和秩序是人伦的重要内容之一，夫妻、父（或母）子的行为均应符合家庭“伦”的合秩序性，否则即是不伦、乱伦。可见，母亲替女儿的这种隔代代孕生殖在中国社会容易引发家庭人伦秩序的混乱，应该被禁止。

二、代孕家庭关系或情感面临的风险

家庭关系主要是基于婚姻、血缘、法律制度等形成的一定范围内亲属间的权利和义务关系，主要包括夫妻关系和亲子关系。由于代孕女性介入夫妻生殖活动，又由于亲代与子代之间的血缘联系弱化，所以代孕家庭可能面临夫妻关系破裂和亲子情感隔阂的风险。不过，对于这类伦理问题，国内外不尽相同。

（一）代孕夫妻关系

20 世纪 60 年代以来，受“性解放”思潮的影响，美国同居现象增加，截至 20 世纪末美国社会约 30% 的家庭是传统型家庭，70% 由非传统型家庭构成，包括单亲家庭（30%）、单人家庭以及异性或同性非婚同居家庭[9]。在辅助生殖技术的助推下，美国自 20 世纪 90 年代以来未婚单亲家庭、同性婚姻家庭等非传统型家庭亦明显增加，非血亲成员组成的家庭并非罕见。代孕女性常常被视为“天使”，是帮助有生育意愿的人获得后代的人。这使得美国社会对代孕生殖和代孕家庭的特殊组成的宽容度较高，不会对代孕夫妻及其家庭产生偏见。因此，代孕夫妻的关系问题鲜有研究。

与之不同，代孕女性在中国常常被视为介入婚姻家庭的“第三者”，人们因此担忧代孕会导致夫妻婚姻关系破裂。社会媒体亦有此类案例的报道，如2013年郑州中原区法院审理“借腹生子案”，这亦加重了公众对代孕女性角色的偏见，以及对婚姻关系被破坏的担忧。对此，梁慧星教授曾将代理孕母协议视为危害家庭关系行为，有违公序良俗[10]。孟崴亦提出代孕造成婚姻和家庭伦理关系的混乱，必然会动摇一个以“两性和血缘”为特征的社会关系大家庭的基础[11]。

可以说，婚姻关系的存续是男女双方自愿结合的结果，其分离亦应自由自愿。对此，《中华人民共和国婚姻法》明确规定了男女双方享有自愿离婚的权利。婚姻关系的聚合、离散主要取决于夫妻间的情感和/或利益联结的程度，一旦程度减弱，那么夫妻关系容易破裂。代孕生殖不同于单纯供精或供卵生殖，在于作为第三方的代孕女性以实在身份或主体身份直接参与到夫妻生殖活动，作为后代生母的代孕女性确有取代不孕妻子位置的可能性，让代孕夫妻关系不乃至破裂的风险增高。

（二）代孕亲子关系

另一种可能的风险即亲子关系或亲子情感问题。除妊娠型代孕外，代孕夫妻中一方或双方与代孕后代没有遗传学联系。这一客观事实很可能影响中国文化下家庭关系的稳定性。虽然在监护权归属问题的判定上，血缘关系不被视作最佳标准，但时至今日血缘联系在大多数中国家庭中仍具有传宗接代的重要意义，或者具有某种无后为大的生殖尊严的“面子”色彩。如果代孕夫妻出于家族利益或者“面子”原因不得已选择代孕，其生殖动机是自利的，不是为了后代的生命利益。若此，在血缘情结弱化的现实下，代孕夫妻可能产生社会抚养父母身份适应不良的心理问题，无法从内心接纳后代为自己亲生骨肉，这会导致亲子间的情感隔阂。

在允许代孕的国家，一些学者已开展代孕家庭亲子关系的实证研究。苏珊·科伦波克（Susan Golombok）等对37个代孕家庭的调查结果显示，在代孕家庭内，母子关系的情感比父子关系更好，父亲表示没有父亲角色的压力[12]，这些家庭在母亲的消极态度和积极态度以及子女的适应能力上均无差异[13]。实际上，代孕在一些国家发展至今的事实足以证明当地的生育文化和家庭观念有助于代孕家庭视如己出地抚养代孕后代。不过，美国心理学家戴安娜·埃伦斯塔夫（Diane Ehrensaft）亦通过个案咨询揭示了代孕家庭可能产生的心理困惑，如“自觉没有生育后代”“不确定代孕婴儿是否属于自己”等[14]。可见，在美国代孕家庭父母也可能存在将代孕后代视如己出的心理困惑，只不过因此导致的亲子关系隔阂鲜有研究。

亲子关系是维系代孕家庭稳定的重要内容，委托方夫妻千辛万苦寻求代孕的一个目的是要创建亲子关系。建立良好亲子关系既是代孕夫妻的目的，也是他们的家庭责任和为人父母的义务。为此，代孕夫妻不应把后代视为自己的所有物或财产，而应把他们视为生命目的本身或一个独立的人，以克服血缘情结造成的亲情隔阂感，切实从后代的利益出发养育他们成人。

三、代孕后代对出生事实的知情权

代孕后代是被代孕双方共同创造的新生命，他们是否有权知晓自己特殊的出生方式？一旦知晓后，他们是否会受到心理伤害呢？这些问题直接关系到代孕后代的知情权和心理健康利益。

代孕后代通过非自然的代孕方式出生，这种特殊的生殖方式属于家庭隐私或秘密。作为代孕生殖的“产物”或直接的“利益主体”，代孕后代对于自己的出生事实是否应有知情权呢？可以说，这一问题并非我们的理论臆想，而是源于实践。如英国自2005年修改匿名捐献精子的法令，英国精子库实名制以法律的形式被确定下来，允许所生孩子年满18岁后查询“生父”的身份。英国通过法律形式将后代知情权这一道德权利确立为法律权利，以保障后代知情权的实现。另外，后代知情权亦源于现实生活片段。“我从哪里来？”这一具有追问生命存在意义的哲学问题真实存在于现实生活中，经常表现为孩子对父母的天真提问。它可能出于儿童单纯的好奇心，也可能源于人类寻根溯源的哲思。无论源于何种动因，当后代对自己的出生提出疑问时，都希望获得真实答案。那么，代孕夫妻是否应该告诉后代生殖真相呢？

代孕后代的知情权可以通过两种方式实现：一是积极主动询问，被他人告知；二是由他人主动告知，自己被动知晓。显然，知情权的实现依赖于他人的告知。他人告知亦可表现为两种行为：一是有意告知，具有主动性、权衡性特点；二是无意告知，具有偶然性、随意性特点。他人包括代孕后代之外的所有人，可来自代孕家庭内部（代孕夫妻）、医疗机构（主治医生）及其他社会关系（亲属、朋友、邻居等）。毋庸置疑，代孕生殖作为一种医学信息隐私，生殖机构有义务为他们保密，医院未经代孕夫妻同意不能告知包括代孕后代在内的第三方，这是基本的辅助生殖伦理原则。其他社会关系的告知，无论有意或无意，均可能导致后代对自己父母隐瞒真相的不满情绪，这也是代孕夫妻的一种担忧。所以，在保密与告知真相之间，代孕夫妻常常左右为难。

倾向于不告知真相的理由，主要是包括：孩子内心脆弱，可能无法接受自己特殊的出生方式，自觉被边缘化，产生自卑心理；或无法接受非血缘关系的父母，自觉“无根”，以至产生亲子关系隔阂。所以，代孕夫妻常常担忧告知真相会给后代心理和家庭关系造成伤害。不过，即使他们选择不告知，也面临不确定性风险带来的心理煎熬。亲子关系是一种亲密的人际关系，亲子间的欺骗行为会在家庭中产生情感隔阂的风险；而且，一旦被后代发现，就可能立即产生不信任父母的心理。与此同时，为了防止谎言揭穿可能令家庭关系蒙上阴影的伤害，父母会时常担心生殖秘密被后代知晓，因而产生焦虑和纠结心理。戴安娜·埃伦斯塔夫在其心理咨询工作中发现，代孕夫妻选择告知后代，主要出于避免家庭内部矛盾冲突的考虑，即担心隐瞒会造成亲子失信；而选择不告知后代，主要出于避免家庭外部矛盾冲突的考虑，即担心孩子遭受外在的鄙夷[15]。可见，代孕夫妻无论有意告知还是刻意隐瞒，都是在权衡利弊之后做出的有利于后代心理健康和家庭关系维系的选择。

那么，在实际代孕家庭中，后代是否知道代孕生殖事实呢？对此，国外有学者进行实证研究。菲奥娜·麦卡勒姆（Fiona MacCallum）等人的调查显示，在代孕婴儿出生之后，大多数代孕夫妻把代孕事实告诉自己的亲戚和朋友，并计划未来告诉他们的代孕后代[16]。苏珊·科伦波克的调查发现，被调查的代孕婴儿在社会情感和认知发展方面与自然生殖方式出生的婴儿无差异[17]。瓦桑提·贾普拉（Vasanti Jadva）等经过10年的前瞻性研究发现，在被调查的代孕家庭中，绝大多数（19人，90%）孩子在满10周岁时被父母告知出生事实，且对此有很好的理解，没有影响他们的心理健康以及与父母的关系[18]。这些实证研究为所在国家的代孕夫妻提供了有益的心理支持，帮助他们减轻顾虑，也在一定程度上体现社会对特殊家庭模式的包容度，而中国尚无代孕家庭的实证研究，不过，应锋等对供体人工授精的公众态度进行调查显示：有四成的人选择不告知后代，但有五分之三的人选择在孩子成人后告知[19]。

可见，代孕夫妻是否告知后代真相的问题无论在理论还是实践层面均很难达成一致共识。除非政府干预要求父母有义务告知后代，否则代孕后代的知情权只是一种道德权利或一件家务事。当然，无论告知与否，父母均应以保护后代的利益和身心健康为目的，而不应仅仅出于自己生殖尊严的考虑。

四、结语

人类社会家庭类型已呈多样化演变，除核心家庭、直系家庭、联合家庭等传统家庭外，还有单人家庭、单亲家庭、隔代家庭、丁克家庭等非传统型家庭。代孕家庭因生殖与养育或血缘与养育的分离被视为非传统型家庭。代孕家庭的存在或和谐，不仅取决于代孕夫妻的自由意志，还取决于政府对代孕生殖制定的政策规范，以及社会对新型家庭类型的价值观和宽容度。政策规范不仅可以监管代孕技术科学、合理的应用，维护代孕夫妻的正当权利，还可以保障代孕后代的正当权益，确保他们获得同自然生殖后代一样的合法权益。宽容的社会生育观不仅可以使代孕夫妻免遭社会歧视，还可以为代孕后代成长营造良好的社会舆论环境，有助于他们形成良好的自我身份认同心理。基于此，本文论述的代孕家庭伦理问题，表面上是关于代孕夫妻应该做什么或应该怎样做的伦理问题，本质上则是关乎代孕后代最佳利益的根本问题。生殖医学的终极目的应是后代利益至上，所以维护后代最佳利益是代孕生殖应该遵循的基本原则，减少后代伤害或风险是解决家庭伦理问题应该坚守的道德底线。

参考文献

[1] 郭靖，袁蕙芸．代孕问题的现况调查与伦理探析［J］．中国医学伦理学，2017，30（5）：535－538.

[2] Mary LyndonShanley. Making Babies，Making Families：What Matters Most in an Age of Reproductive Technologies，Surrogacy，Adoption，and Same-sex and Unwed parents［M］. Boston：Beacon Press，2001：130－138.

[3] 黄丁全．医疗法律与生命伦理（2007 年修订版）［M］．北京：法律出版社，2007：464.

[4] LarryGostin. A Civil Liberties Analysis of Surrogacy Arrangements. In L. Gostin（Ed.），Surrogate Motherhood：Politics and Privacy. Indianapolis：Indiana University Press，1990，17－19.

[5] Rosemarie Tong. Review: Whose Child Is This? [J]. The Women's Review of Books, 1988, 6 (3): 17 - 18.

[6] 美国高龄母亲为女儿代孕，成功产下三胞胎 [EB/OL]. 新浪新闻，2004 - 12 - 30. http: // news. sina. com. cn/w/2004 - 12 - 30/14454672955s. shtml.

[7] Onora O'Neill. Autonomy and Trust in Bioethics [M]. England: Cambridge University Press, 2002, 67.

[8] 汪怀君. 人伦传统与交往伦理 [M]. 山东：山东大学出版社，2007：7 - 8.

[9] 夏吟兰. 美国现代婚姻家庭制度 [M]. 北京：中国政法大学出版社，1999：30.

[10] 梁慧星. 民商法论丛 [M]. 北京：法律出版社，1994：57.

[11] 孟崴. "代孕"现象背后的伦理冲突 [J]. 赤峰学院学报（汉文哲学社会科学版），2007，28 (1): 62 - 64.

[12] SusanGolombok, Fiona MacCallum, and et al. Surrogacy Families: Parental Functioning, Parent-child Relationships and Children's Psychological Development at Age 2 [J]. Journal of Child Psychology and Psychiatry, 2006, 47 (2): 213 - 222.

[13] Golombok Susan, Readings Jennifer, et al. Families Created Through Surrogacy: Mother-Child Relationships and Children's Psychological Adjustment at Age 7 [J]. Developmental Psychology, 2011, 47 (6): 1579 - 1588.

[14] DianeEhrensaft. Mommies, Daddies, Donors, Surrogates: Answering Tough Questions and Building Strong Families [M]. New York: The Guilford Press, 2005, 86, 94.

[15] DianeEhrensaft. Mommies, Daddies, Donors, Surrogates: Answering Tough Questions and Building Strong Families [M]. New York: The Guilford Press, 2005, 170.

[16] Fiona MacCallum, EmmaLycett, and et al. Surrogacy: The Experience of Commissioning Couples [J]. Human Reproduction, 2003, 18 (6): 1334 - 1342.

[17] SusanGolombok, Fiona MacCallum, and et al. Surrogacy Families: Parental Functioning, Parent-child Relationships and Children's Psychological Development at Age 2 [J]. Journal of Child Psychology and Psychiatry, 2006, 47 (2): 213 - 222.

[18] Vasanti Jadva, Lucy Blake, and et al. Surrogacy families 10 years on: relationship with the surrogate, decisions over disclosure and children's understanding of their surrogacy origins [J]. Human Reproduction, 2012, 27 (10): 3008 - 3014.

[19] 应锋，王建华，杨月萍. 人工授精技术的公众伦理态度调查研究 [J]. 医学与哲学，2002，23 (12): 53 - 54.

失独家庭妊娠型代孕的伦理辨析

郑林娟

山东大学基础医学院医学心理学和伦理学系

自人类辅助生殖技术诞生以来，代孕就成为一个热点问题。学者从伦理或法律的视角展开了对代孕的利弊分析，倾向于禁止代孕。随着大家讨论的深入或部分国家的积极探索，针对特殊家庭的妊娠型代孕正逐步得到接受。从失独家庭的视角探讨了妊娠型代孕需要解决的实际问题，以期抛砖引玉，推进我国妊娠型代孕的合法化进程。

一、失独家庭的困境和希望

（一）江苏宜兴胚胎争夺案的后续思考

2013 年一对双独夫妻（夫妻双方都是独生子女）在南京鼓楼医院就诊，准备进行体外受精 – 胚胎移植助孕手术。不幸的是，手术前 5 天，这对夫妻遇车祸身亡。双方老人和鼓楼医院交涉，希望获得遗留胚胎的处置权。2014 年二审判定，4 位失独老人共同监管和处置南京鼓楼医院的 4 枚冷冻胚胎，理由之一是遗留下来的胚胎“成为双方家族血脉的唯一载体，承载着哀思寄托、精神慰藉、情感抚慰等人格利益。涉案胚胎由双方父母监管和处置，既合乎人伦，亦可适度减轻其丧子失女之痛楚”。

失独老人自然是希望胚胎能够延续香火。失独母亲年事已高，不可能生育。失独老人的亲属志愿代孕，又不可行，因为国家卫生部《人类辅助生殖技术管理办法》规定：“医疗机构和医务人员不得实施任何形式的代孕技术。”为此，有些人就求助海外代孕。当然，这中间也包括为了弥补丧子之痛踏上寻求代孕艰辛之路的失独家庭。那么，失独家庭是否应该得到特殊的政策支持？2015 年 12 月，全国人大常委会对《人口和计划生育法》进行修订，删除了草案中“禁止以任何形式实施代孕”的条文。2016 年 1 月 1 日全面放开二胎，国家层面开始鼓励生育。政策层面的细微变化释放了一个可能放开代孕的积极信号。本文试图为失独家庭的完全代孕进行论证，以期改善失独家庭的丧子之痛，重返天伦之乐。

（二）失独家庭的出路

独生子女家庭是我国计划生育政策的拥护者。独生子女的离世对于父母是沉重的打击。目前失独家庭的心理健康状况已引起关注。单纯的经济补贴或社会扶助可以暂时缓解失独家庭的困境，但是却无法弥补失独家庭精神上遭受的创伤。要想彻底治愈失独家庭的精神创伤，帮助他们真正走出心底的阴霾，或许应该“对症下药”，从子嗣问题入手。失独母亲在辅助生殖的帮助下无法受孕或身体状况不允许再次怀孕，恰如本文开头的宜兴案例，那么应该怎么办呢？曹永福从权利的视角论证了代孕的合理性：“基于生育是一种权利，辅助生殖也是一种权利的逻辑，代孕辅助生殖也应该是一种权利。因此，有关部门应该修改人类辅助生殖技术的有关规定，允许代孕辅助生殖。应该赋予四位失独老人通过代孕延续香火的权利[1]。”失独家庭拥有这种辅助生殖的权利吗？

（三）各国对代孕的看法

各国对于代孕的态度不尽相同，如德国、法国、日本、西班牙、意大利、瑞士、新加坡等国家对代孕采取了完全禁止的规制策略，甚至对从事代孕业务的机构与个人施以刑事惩治；澳大利亚和美国则未对代孕加以统一规制，而是交由各个地方自行立法；英国、荷兰和以色列对代孕实行“二元规制”，对部分代孕开放，对其他代孕则禁止；还有一些国家和地区并未制定规制代孕的立法，但其司法实践则对代孕持默许甚或纵容立场[2]。虽然我国的部门规章禁止医务人员实施代孕，但是有关代孕的争论却从未停止。随着社会的发展和变迁，法律和部门规章会不断修订和完善，而法律修订的基础需要伦理的论证。接下来，我们将考察代孕的利弊，并论证何种形式的代孕可以接受，以期为法律或部门规章的修订奠定伦理基础。

二、代孕的伦理辨析

（一）关于代孕的各种争议

在代孕争议中，有很多代表性的问题，如代孕是否伤害了人（或代孕母亲）的尊严，代孕母亲是否成为不孕夫妻获得孩子的工具，代孕是否造成对贫困女性的剥削，代孕母亲“生而不养”是否违背人伦，代孕母亲有可能破坏委托方的家庭关系等。

（二）代孕的类型

代孕主要分为妊娠型代孕和基因型代孕。

妊娠型代孕，又称完全代孕，台湾称为借腹型代孕。精子和卵子均来自不孕夫妻，或者仅使用捐献者的精子，或者仅使用捐献者的卵子，经体外受精－胚胎移植后，由代孕女性怀孕分娩。所生子女和代孕女性没有遗传上的关系。妊娠型代孕的争议较少，获得支持的声音较多。

基因型代孕，又称为部分/局部代孕。精子来自不孕丈夫，卵子由代孕女性提供，经人工授精或者体外受精－胚胎移植后，由代孕女性怀孕分娩。所生子女和代孕女性有遗传上的关系。由于不孕夫妻和代孕女性来自两个家庭，代孕所生的孩子（简称代子）和两个家庭都有遗传上的关系，所有不利于确定孩子的抚养归属和健康成长。因此基因型代孕争议较大，一般是禁止的。

（三）妊娠型代孕的合理性

近年来，越来越多的学者论证有限开放代孕的合理性。梁立智认为，基于遗传学联系、情感联系和伤害风险的考量，只有不孕夫妻提供精卵、代孕女性孕育分娩的完全代孕在实践中可行[3]。孔德猛在反驳代孕的四种代表性弊端之后，论证了妊娠型代孕的正当性，指出了中国大陆完全禁止代孕的滞后性[4]。曹永福则在论证赋予失独家庭“代孕辅助生育权利”的基础上，提出了区别对待不同类型的代孕技术，允许并规范开展完全代孕、无偿代孕和补偿性代孕，但限制局部代孕，禁止有偿代孕[5]。

总之，目前学者对于代孕形成了以下共识：第一，可以实施妊娠型代孕，严格控制适用范围；禁止实施基因型代孕。完全代孕可以避免代孕女性破坏别人家庭的问题。因为辅助生殖中的代孕女性与委托方丈夫没有性接触，也和孩子没有遗传关系。第二，代孕应该是无偿或补偿性的，但禁止商业化代孕。无偿代孕或者补偿性代孕是一种利他的自愿行为，代孕女性没有被利用，完全是一种助人完成心愿的善举，就不会贬损代孕女性的尊严或者成为别人达到目的的工具。如果是迫于经济压力而代孕，就会造成代孕女性工具化的倾向。第三，代孕母亲放弃孩子的抚养权。“生而不养”是指父母遗弃孩子，完全不顾及孩子的最佳利益，不能履行父母的责任，这是被社会所唾弃的行为。在妊娠型代孕中，代孕母亲一开始就角色明确，是帮助别人生育后代，代子会有人抚养。

三、妊娠型代孕实施中必须解决的问题

针对失独家庭的完全代孕且以无偿或补偿性方式进行，具有一定的合理性基础。问题是，如何寻找代孕母亲，代孕母亲需要符合哪些条件，如何平衡委托方夫妻（有时又被称为“受术夫妇”）和代孕母亲之间的利益关系，如何最大限度地维护孩子的利益。

（一）代孕母亲的来源问题

罗维萍和韩跃红明确指出了代孕母亲的来源。援助性代孕是指以慈善和完全利他为动机的代孕，包括亲属代孕和志愿者代孕。亲属之间是为了血浓于水的亲情而自愿代孕；志愿者则完全出于同情和行善对失独家庭等施与援助。所以，在援助性代孕中并不涉及金钱交易，也不存在买卖婴儿的嫌疑，代孕妇女及代孕婴儿均没有被工具化而致尊严受损，反而会由于亲人和志愿者的无私帮助，增加了各类参与者的福祉[6]。张新庆也认同代孕母亲的两个来源，亲属间的援助性代孕和针对特殊不幸家庭的志愿者代孕体现了人道主义精神，遵循了生命伦理原则，维护了人的生命尊严[7]。可见，代孕母亲的来源有两个途径：亲属间的援助性代孕和陌生人之间的志愿者代孕。

在笔者看来，亲属间的援助性代孕具有较大的可行性。如同活体器官捐献一样，捐献者和接受者限于亲属之间，可以避免变相的器官买卖。亲属间的代孕避免了代孕的很多负面因素，如避免了对贫困女性的剥削和代孕母亲的工具化。同时亲属间的关系比较平等，容易协商解决代孕过程中出现的问题；亲属间的亲情，也可以方便关照代孕母亲的饮食起居。此外，在代孕母亲年老时或遇到困境时，委托方或代子也能够给予及时的帮助。亲属之间血脉相连，利益密切相关，荣辱与共。

志愿者代孕确实体现了利他的人道精神，但是这种志愿者在现实中容易找到吗？有数据显示，自 2016 年实行“二孩”政策以来，生育的数量并未达到预期的目标，

现在的育龄夫妇给自己生孩子的欲望都不高，更何谈利他性地为陌生人代孕呢？此外，现在的育龄女性既要工作，又要照顾自己的家庭，会严重影响生活质量，这种帮助特殊不幸家庭生育后代的志愿者难找。

（二）代孕母亲的准入条件

未婚女性不应成为代孕母亲，主要是为了保护未婚女性的婚姻幸福，因为未婚先孕是一般人无法接受的事情，违背了公序良俗。选择有生育经验、身体健康的亲属代孕，有利于代孕的开展。此外职业女性要想为亲属代孕，还需要征求单位领导的意见，毕竟也会影响到工作。代孕母亲十月怀胎，一朝分娩，没有奉献精神是很难做到的。

（三）委托方夫妻和代孕母亲之间的利益关系

如何平衡委托方夫妻和代孕母亲之间的利益关系？解决这个问题的关键是确定代孕母亲、委托方夫妇、代子三者之间的关系。根据妊娠型代孕的含义，委托方夫妇和代孕母亲合作促成了代子的出生，事实上代子有两个母亲，遗传学上的母亲和代孕的母亲。从想要孩子的动机上讲，遗传学上的母亲是主动方，代孕母亲是辅助方。从怀孕分娩的角度讲，代孕母亲承担了全部孕育的辛劳和分娩的风险。在这种情况下，传统意义上的母亲，被辅助生殖技术一分为二，很难说哪个母亲更重要。因为缺少任何一方的参与，代子都不会出生。

作为援助性的完全代孕，代孕母亲可能面临胎儿停止发育、流产、双胞胎妊娠、剖宫产、大出血等问题，无论能否顺利诞下胎儿，都应尊重代孕母亲的自主选择。委托方夫妇都应该全力配合和支持代孕母亲的决策，因为即便是失独母亲自己采用试管婴儿技术也可能会面临同样的医学问题。无论如何，委托方夫妇都应该感谢代孕母亲，毕竟代孕母亲正在代替失独家庭怀孕，任何意外和风险都是失独家庭必须面对的事情。只有基于相互信任和相互理解的合作，才有可能促进代子的出生。因此，委托方夫妇应该和代孕母亲共同承担生育的风险，只要代孕母亲没有过失，委托方夫妇应当给予代孕母亲合理补偿，如怀孕产生的医疗费、误工费、营养费等。代孕母亲可以放弃合理性补偿，但委托方夫妇应当向代孕母亲表示慰问。

一般而言，为了维护孩子的最佳利益和委托方家庭的稳定，根据代孕合同，代孕母亲放弃代子的抚养权，代子交给委托方夫妇抚养，代孕母亲获得合理的经济补偿。根据一般的法律规定，分娩孩子的妇女是孩子的法定母亲，只有法定的母亲自愿放弃孩子，委托方夫妇才有可能名正言顺地抚养孩子。有些国家或州充分保护代孕母亲的利益，对于是否放弃代子的母亲身份，充分尊重代孕母亲的知情同意权。如在英国《人类授精和胚胎法》（2008 年）第 20 条规定：由于植入胚胎或精子与卵子而怀孕或者已经生育的母亲，更应该看作是这个孩子的母亲。在大量的协议中，代孕者被认定为代子的母亲。为了确保委托方父母身份的实现，代孕者必须同意协议的履行，也就是说她必须同意放弃孩子[8]。如果代孕者反悔，则委托方父母的身份就很难实现。又如在美国新罕布什尔州法院对代孕合同的批准和宣告有效，等同于在法律上终止了代孕母亲和其丈夫对代孕所生子女的父母身份。但该州立法赋予代孕母亲在子女出生后 72 小时内反悔的权利，并保留其作为子女母亲的权利[9]。总之，在怀孕分娩过程中，代孕母亲和孩子建立了一定的情感联系，应尊重代孕母亲的自主决定，而委托方夫妇也应该接受这样的安排。委托方夫妇存在生育缺陷，承担更多的风险。万一发生纠纷，孩子究竟归于哪一方抚养？应综合考虑两个家庭的经济实力、受教育水平、照顾孩子的能力。最终由双方协商或者法院判决，选择最有利于孩子成长的方案。

（四）维护子女的最佳利益

孩子是失独家庭的希望，但是我们不能仅考虑失独家庭的愿望，也需要顾及代子的最佳利益。为了维护完全代孕中“子女最佳利益”应考虑以下因素：第一，当事人之客观条件。包括代理孕母和受术夫妇的年龄、职业、健康状况、受教育程度、经济能力以及品行等。第二，当事人主观上抚养子女的意愿。第三，子女成长环境的完整性和稳定性[10]。

代子有权利拥有自然出生的孩子一样的待遇，应对委托方夫妇有所限制。委托方抚养子女的意愿是妊娠型代孕的第一步，还需考虑以下因素：第一，委托方夫妇与代子均具有遗传学性的关系，至少委托方夫妇一方与代子具有血缘关系，从而保证父母将代子视如己出。第二，委托方夫妇的年龄应该有所限制。否则委托方夫妇可能无法陪伴孩子长大成人。如果代子未成年时又成为孤儿，将是辅助生殖技术直接引发的人间灾难。根据国家卫健委发布的《2017 年我国卫生健康事业发展统计公报》显示，2017 年中国大陆人均预期寿命是 76.7 岁。第三，委托方夫妇能够给予孩子较好的保障条件，如经济条件、婚姻关系稳定、品行端正等。

综上所述，本文以失独家庭为视角论证了完全代孕的合理性，并为完全代孕的开展提供了政策性的建议。尽管代孕母亲不容易找到，而且代孕的过程充满了很多不确定的因素，但是至少给失独家庭重新燃起了一点希望。加强孩子和生母的心理学、情感的纽带研究和分离后的创伤研究。失独家庭是计划生育特定时段的产物，理应得到国家的政策支持和社会的理解。我国应有条件开放针对失独家庭的完全代孕。

参考文献

[1] 曹永福．“代孕辅助生殖”作为一项权利的伦理论证［J］．山东大学学报，2017（4）：118.

[2] 刘长秋．代孕的合法化之争及其立法规制研究［J］．伦理学研究，2016（1）：120，121.

[3] 梁立智．从合作生殖的视角对代孕生殖含义的伦理辨析［J］．伦理学研究，2014（6）：94.

[4] 孔德猛．妊娠型代孕的伦理正当性研究［J］．自然辩证法通讯，2016（6）：105.

[5] 曹永福．“代孕辅助生殖”作为一项权利的伦理论证［J］．山东大学学报，2017（4）：122.

[6] 罗维萍，韩跃红．代孕与人的尊严辨析［J］．昆明理工大学学报，2015（5）：11.

[7] 张新庆，梁立智，杨国利，等．“生命尊严”系列讨论之四：代孕是否冒犯了人的尊严？［J］．中国医学伦理学，2018（2）：182.

[8] StuartOultram. One mum too few：maternal status in host surrogate motherhood arrangements［J］. Med Ethics 2015，（41）：470.

[9] 周鸿燕，李华．女权主义视角下的英美代孕立法解读［J］．山西师大学报，2015（3）：138.

[10] 任巍．论完全代孕中子女身份归属的法律认定［J］．学术探索，2014（8）：43.

由互助家庭到社区营造的智慧科技研发可能

卢忻谧[1]　蔡笃坚[2,3]

[1]台湾社会改造协会；[2]台湾屏东基督教医院；[3]台湾阳明大学卫福所

一、前言

本文所倡议的实体生活实验室（living labs）是一个参与式方法，从使用者的生活环境中创造服务项目、技术产品或是应用模式。这概念开始时是用来在都市生活中验证商品的市场价值，也逐渐衍生出智慧屋住宅来满足现代都市生活，甚至将多元多样智慧科技的设计融入创新都市规划方案之中[1-3]。这样的设计只是在传统制造或是生产阶段中开放使用者体验，而非真正地开放使用者成为共同创作者[4]。诚然，许多令人期待的努力让这样的方法更为接近使用者创意[5-8]。如有些尝试是直接期待在真正的生活环境中创造科技产品的实验环境，或是用来为偏远地区或是老年族群研发信息通信科技产品[9-14]。因此，本文使用实体生活实验室方法作为探索，让需求者可以共同来创造辅助生活增进生活质量的资通信科技研发与运用方案。此更进一步延伸成为社区伙伴关系的发展，正好也与实体生活实验室的观念不谋而合。Mulder and Stappers 等智慧科技学者也倡议社区导向的研发，即让使用者在其生活环境中协助企业了解产品末端用户的需求与价值。如 Eriksson Niitamo and Kulkki 所言，实体生活实验室是个共同参与设计科技产与运用模式的概念。

本文特别导入学生服务学习课程，协助发展实体生活实验室，实验场地选择了都市中低收入国宅区的台北市忠勤里，课程进行的方式是采用同学进入社区从事口述历史与服务学习的方式来了解社区，从中认识社区的组织及分工，从行动中学习，让社区居民参与式设计符合社区需要的科技导入社区的方案，共同创造出符合在地老化的智慧生活科技运用以及永续社区产业营运模式。

以此结合口述历史的技巧、社区与社群营造的方法、参与式设计等专业知识的传递，呈现科技议题本身就蕴含人文相关的思维，作为共同科技研发伙伴关系营造的基础。这样的理论视野导引，在于培育专业人员在掌握学科之事实，保持一定程度的反身性。通过口述历史的实践使得媒介的概念得以落实，除通过跨领域学习而具有资通信科技研发能力之外，而社区与社群营造的赋权方法则协助发展技巧，让民众与同学平等地扮演有机知识分子的能力，至于专业知识的传递则是让同学有能力扮演适合的角色，健全社区中支持使用者创意的要件，以互助互惠的原则共同研发有助于社区营造的科技创意与应用模式。

二、社区营造为基础的家庭扶助模式

台北市中正区忠勤里所在的南机场，是台北市早期发展的老社区，独居老人、外籍新娘与残障人士的人数比例高。因此，相对应的社区服务需求也增加，于该里服务二十载的方里长说，“办公室服务的时间会拉得很长，别的大概早上九点到晚上五点，中午休息门可以关，我们社区没有办法，他知道里长就住这边，一下就找到里长”。除老年人口多外，经济水平低也是该里的一个特征，属中低收入户的老人有将近三四百个，可领到敬老津贴的也有几百户，低收入户贫户也有将近一百户，里长进一步解释，“它算是一个相当中下阶层的社区，它不是一个很有钱的社区，里民依赖里长的程度会比较深。”而社区的人口结构也是造成问题青少年的原因，社区的治安也是营造的重点之一。

如此特殊的社区环境及条件，也发展出社区居民与里长特殊的互动模式，方里长通过整合内外部资源的方式，以永续经营的互助模式服务并照顾社区居民，近年来的营造包括扩大南机场社区的老人送餐和弱势学童餐饮的爱心厨房，共享共食，让社区孩童与青少年拥有像家人的温馨味道。身为社区志愿者的程先生，因为感受到里长为社区的尽心尽力，看到里长的需要，进而投入协助里长发展社区事务，程先生回顾当时兴起送餐构想的缘由，“和平医院会送餐给老人，但一个礼拜只送一餐，还有在这里课辅的小孩有些没吃饭，有些是家里穷，没办法上安亲班，要不然就是把钱拿去买饮料，要不然就是省下来乱吃东西，所以就想说办一个共餐，由中央厨房做，每天提供餐食。”

而为了寻找适合社区活动的空间，整合资源与专门照顾弱势小孩友的寰宇国际文教基金会合作，打造多功能的“乐活园地”，一楼设置图书馆以及计算机教室，也是中央厨房与老人聚餐的场所，后面置设小学课辅班教室，二楼则是国中的数理班，也有瑜伽亲子教室。乐活园地不仅是老人的休闲和健康活动的场所，更是弱势家庭小孩的课辅及培力空间，除了让老人更乐活，也让小孩及青少年获得更多学习机会。跟着方里长工作长达十六年的胡邻长见证社区的成长，认为最棒的就是乐活园地的闲置空间再利用：“最棒呀，什么都有，这里也有图书馆，送餐活动也有中央厨房，煮东西给老人家吃，帮助没有时间照顾小孩的单亲妈妈，安排小孩在这里吃一吃，小学课余辅导学生，中学安排在二楼。里长很用心，还请一个课辅老师，符合规定的弱势学生可以来这里课辅，有老师来这里课辅才不会学坏。像中学阶段刚好要变坏的时候来这里啦，单亲妈妈还没下班，避免小孩乱跑，安排来这里，小孩也不会学坏。我每天在看，那时候有瘦瘦巴巴的，来这里变胖了，里长有食物让他吃，有一个我都叫他大胃王，至少要吃两份，身材变壮变好了。”

通过送餐及供餐给社区老人，让志愿者借由送餐的机会关怀独居长者，由此建立深厚的友谊关系，也让长者感到人间温暖：“这些独居老人多可怜，有些没小孩，有些孩子不孝顺。自从送了便当就喜欢跟他们聊天，他们什么家庭背景我都知道，他们都很高兴，都坐在门口等嘛，都变成好朋友，不同老人的生活真的不一样，什么故事都有，有一个九十几岁的阿嬷，这两年老年痴呆，我最常照顾她，因为她最可怜，每天在外面等我，一个人坐在椅子里没人和她聊天，从早坐到晚，坐到回家睡觉！”

方里长想方设法经营这个弱势社区，协助补足社区居民家庭支持网络的不足。为了提供居民生活上的需要，志愿者的训练成为里长重要的任务之一。除了商请卫生所办理讲习，提供医疗常识，包括更年期、老人失智、用药问题、糖尿病等慢性病照护，重要的是让志愿者学习如何与老人相处，而志愿者也认为自己最有价值的工作在于“老人家来我们就帮他量量血压啊，有时候就是陪他聊聊天。我礼拜一、礼拜二在和平练舞，因为我们是志愿者，庆生会就需要一些娱乐活动，娱乐那些老人家”。由此建立具有互助家庭功能之生活与健康照护的社区营造模式，不仅通过举办定时的聚会，注意长者的血糖、血压等生理讯号变化，同时安排适合社区长者的复健活动，促进定期运动以维护身体健康，更推动例行送餐及供餐服务以增进邻里间的情感交流与互动，借此关心长者们的日常生活起居维系情况，由此照顾社区独居老人的生活安全与健康，发展社区自主健康营造机制的互助家庭概念，促成社区的新营造方式。方里长一向以社区的需要为居民服务，如此以在地化的需求为服务精神，让社区获得了许多成效卓越的营造荣誉。

当我们理解忠勤里如何运用极为有限的资源，创造足以支持社区自给自足发展之量能，这是课程场地选取在弱势长期照护需求具有指标意义的台北市中正区的忠勤里，为行动导向课程场地的重要因素，除了协助建置都市化低收入国宅区的老人照护与文化再生智慧生活实验室，同时促成服务学习与导引同学了解公民运动。而与社区的伙伴关系则通过本课程活化忠勤里社区志愿者参与，包括社区图书馆、育儿友善园、计算机教室、幸福厨房、格子商店、免费国中小弱势课辅、各式讲座及营队活动、书屋咖啡等社区营造活动。未来期待在引导创新观念和知识性主题能够更为多元及深入，如此课程的开设，特别着重务必涵盖弱势的关怀、多元社区的营造、文化史料的保存、身心健康的维护、家园安全保障、内需产业发展，乃至于社区文化与生活创意产业永续营运模式。

三、家庭支持为核心的社区长期照顾的努力

人口老化是世界趋势，也是各国和地区发展必然面临的难题。中国台湾地区已进入老年人口 7% 的高龄化社会，正迈向 14% 的高龄社会。台湾 65 岁以上老年人口，于 1993 年 9 月已达 147 万余人，占总人口的 7%，正式迈入世界卫生组织（WHO）所谓的高龄化社会，2009 年台湾 65 岁以上的人口已占 10. 6%，估计 2018 年，高龄人口将达总人口的 14. 7%，老龄化速度缓冲只经历 26 年的时间，速度之快仅次于日本，较欧美先进国家则快 20 年以上。快速增加的高龄人口，加上疾病的慢性化，照护需求多样化及长期化，将使长期照护的需求剧增，同时也代表社会资源需要重新分配[15,16]。

长期照护既为一项综合性服务，其所需的照护人力除了包括社会服务专业人力、医事专业人力与生活照护人力，更必需包括社区内义工团体与人力资源的整合。因此，社区健康营造工作即是面对长照需求十分重要的前线。健康营造是运用社区现有组织的力量，结盟福利、医疗、教育、传播等各项资源，倡导社区居民主动参与，组成社区邻里生活圈之互助网络，实践健康生活，方里长正是依循如此的目标从事

社区营造，他对于社区老人照顾的坚持在于，除非老人家变成植物人或是上了呼吸器，不然他不允许任何一个长期照护机构将老人家带离社区，他要以社区互助的模式创造社区化的长期照护模式，让老人家的经验与记忆，可以通过相处而在社区永续传承。诚然由机构照顾老人有其必要性，但在非进入机构的状态下，如何过通社区与家庭之间的交流与对话达成在地老化，则是方里长从事社区营造持续努力的目标。方里长对于社区老人的尽心尽力，1965 年即搬迁至此社区的一名义工杨先生见证了社区老化的现象，更因受到里长的感动进而投入社区营造工作："历史越久，一些人就比较老化了，因为这边附近都是军眷区，只有我们这边有国宅，所以一些老兵都在附近走动，老化现象慢慢出现，以前的老人家都要自力更生，没有什么援助，后来等到现在这个里长才有心开始关怀一些老人家，里长有心要做，我们这些义工就聚合在一起，从少数的一二十个，慢慢聚合到一两百个吧，差不多七、八年前开始有送餐计划，把便当送到一些没办法出门的老人家去。"

顺应全球人口的高龄化，各国社会的发展将目标进一步设定在寻求维持高龄者心理与生理功能的方法，超高龄者亦需维持高生活质量（具高程度的自主活动能力、能独立生活、具正常的社交生活圈等）。通过忠勤里陈女士的访谈可以呼应如此社区互助网络的建立对于年老生活有很大的帮助："我很忙啦，忙到人家来找我都找不到我，我们大家在一起跟姐妹一样嘛，大家和和气气的，想玩什么就玩什么。马上知道礼拜一到了，礼拜三到了，马上礼拜五要干什么，这样子我们才不会痴呆啦。我一直想说我老了怎么还有活动，很有福气，就是里长太好了。在这边吃饭哦，而且我们大家在一起，很热闹，做什么，聊聊天，过得很快乐，很充实的日子啊。"

社区生活须为人、家庭、社群整体之投入共同参与与互动，21 新世纪之健康模型已从传统之个人身心社会灵性安适之基线推进至扩及家庭、社群整体之生活面功能活动及参与为主。因此对健康之要求乃须能生活及参与。就照护之本质而言，在无法避免或根绝罹病之情况下，且在人之生活、自主、尊严、选择性为主要轴心之思维下，产生一将生活相关之活动及参与贯穿其中之新"三段五级"之模型，其以个人身心社会灵性安适之基线推进至扩及家庭。

四、以实体生活实验室为媒介的家庭动能促进

通过社区组织的发展，以社区的整体意识来扶助民众发展自身的主体意识，而后发展出一个健康自我照护的责任，而这样的责任也必须得到整体社区及整体医疗

体系的支持，但决定权还是掌握于民众手里，诚如修课同学的体会：对当地的历史环境有油然而生的情感，并且对当地的人事物都有一定的了解，或相关获取信息的管道，这种超越时空的感情对于志愿者为他人服务时能有充分的支持能力，也说明一个地区想要确确实实的转变，除了少部分的外界说明，更重要的是本体对于改变的付出程度[17]。因此，以智慧科技运用于社区健康营造的模式，将深具专业素养反思的社区健康营造理念与实践，结合智慧生活城乡场地规划与社区/社群营造，循序落实使用者创新、生活中营造服务模式、与顺应金融海啸之分担价格共创社区/社群（共同体）价值的互助家庭产业模式等概念，以建立与社区实体生活结合之智能生活实验室的方式，将资通信科技产品研发模式的功能延伸到实体社区场地，如此更进一步连结社区营造的动能，于都市化低收入国宅区建立老人照护与文化再生智慧生活实验室。

另一方面，基于上述方式的实践，进一步发展出社区群体同意以及伦理治理机制，所有参与者必须遵守相关伦理法律规范依据，由此设计不同层次的签署文件，以完善社区之授权机制。此机制之内涵包括，每位参与成员皆签署“健康促进活动参与同意书”，参与者本身必须理解参与实验室之目的、配合事项以及相关的权利义务，同意成为社区健康营造的参与者，并共同营造社区成为坚守伦理守则，达到建立互助合作，充满幸福快乐的优质社区。同时，接触参与居民相关健康和活动信息的成员（如志愿者、社区领袖）必须基于尊重及保密原则，协助建置社区健康自主维护的支持网络，需签署“保健志愿者团遵守伦理规约与个资保密保证书”，以维护参与者的权利与义务，成为健康信息良善的管理人与守护者，以遵循健康维护的道德守则和伦理法律规范。

再者，为了增加亲友之间的相互支持与联系，进而扩大邻里家庭之间的互助，这也呼应忠勤里方里长最期待发展的层次：家庭的支持系统能够成为健康守护的力量，参与者可以分享个人的健康信息予指定之亲友。在这个层次上，参与者必须签署“健康促进活动参与延伸健康信息亲友分享同意书”，同意亲友协助其维护健康与生活质量，不仅能让参与者本身感受到亲友的关爱，也让亲友能够尽一份关怀与照护的心意。而受指定之亲友如同意在生活与健康上对委托人给予支持，即需签署“延伸健康信息亲友分享同意与保密保证书”，针对亲友所授权的范围，同意成为委托人指定的健康委任代理人，最重要的是，受托之亲友可以主动延请社区志愿者协助，如此能够与委托人及相关人员建立信赖的互助合作关系。

当社区民众健康自主权逐渐提升，通过相关社区健康公约制订，即能由社区民众决定个人相关信息哪些应该保密、哪些该由社区共享，如此将能以社区建立群体同意之基础运用群体的力量参与相关制度建置，社区民众亦将积极扮演参与、建构、维护、监理及利益回馈机制等之建构。如此建立完整的专业与研究伦理治理架构，融合社区自主的参与规划模式，不仅建立有能力结合特殊社区或互助家庭生活模式的健康智能科技研发平台，更重要的是能够导入产业与营运模式发展的机制，扩大吸纳集体智慧，促进攸关人口老化之应用科技研发的量能。

五、结语

本文所建立的“实体生活实验室”旨在打造以健康促进为核心之社区生活营造模式，通过弱势社区所发展的自助与互助生活模式成为行动能量基础，导入服务学习课程以协同学生与社区民众成为伙伴关系，发展出以在地居民需求为基础的参与式信息科技设计，建构的科技元素皆是来口述历史与社区营造为核心精神的行动学习成果，如同修课同学所言：“不论对于一个社区、家乡的展望是源自个人或是一个群体，促使发展的重点是一个确切的梦想蓝图。忠勤里从想要改变某些现状，继而展开一系列的变化，而当一个不足之处在团体的行动下被逐渐补足后，这个团体就能够发现自身所能达成的能力，通过这个能力自我了解，促使团体有了动力[18]”。

通过社区营造导入智能生活实体实验室的概念，创造了借由互助家庭而延续家庭亲情延展的机会，由医疗健康的满足、社会福利的支持、生命价值的维护、生命意义的创造、生命尊严的捍卫，提供了丰富并创新人口老化家庭生命文化的机会。社区营造、提供互助家庭网络发展的生活照护功能后，形成支撑、维护传统家庭文化与功能的作用，作为链接现代健康科技与传统家庭文化不可或缺的支撑点，由社区营造衍生出的互助家庭网络，扮演了关键的角色。社区负责人长期通过社会福利等资源整合以服务居民的经验与体会，进而感受到居民的健康生活必须回归以家庭为核心的关键，协助发展并落实完整的伦理治理架构，尤其是亲友投入参与长者的健康支持与活动，并成为社区健康营造的参与者，共同经营安全、幸福、快乐的优质社区。

参考文献

[1] Ballon, P. , Pierson, J. , S. Delaere. Open Innovation Platforms for Broadband Services: Benchmarking European Practices. Proceedings of 16th European Regional Conference, Porto, Portugal, September 4 –6, 2005.

[2] Niitamo, V. P. , S. Kulkki, M. Erikkson , K. A. Hribernik. State-of-the-art and good practice in the field of living labs. International Conference on Concurrent Enterprising, Milan, Italy, 2006.

[3] Schumacher, J. , Feurstein, K. Living labs-a new multi-stakeholder approach to user integration, Presented at the 3rd International Conference on Interoperability of Enterprise Systems and Applications (IESA07), Funchal, Madeira, Portugal, 2007.

[4] Mulder, I. , Stappers, PJ. Co-creating in Practice: Results and Challenges. Proceedings of the 15th. International Conference of Concurrent Enterprising, 2009.

[5] Sleeswijk Visser, F. , Stappers, P. J. , van der Lugt, R. , et al. Contextmapping: Experiences from practice. CoDesign: International Journal of CoCreation in Design and Arts, 2005, 1 (2): 119 – 149.

[6] Eriksson, M. , V. P. Niitamo, S. Kulkki. State-of-the-art in utilizing Living Labs approach to user-centric ICT innovation-a European approach, 2005.

[7] Mulder, I. , Velthausz, D. , Kriens, M. Living Methodologies: Understanding the Dynamics of Innovation. In: Schumacher, J. & Niitano, V-P. (eds.) . European Living Labs-a new approach for human centric regional innovation , 2008a, 31 – 38. Berlin: Wissenschaftlicher Verlag Berlin.

[8] R. Choenni, P. van Waart, G. de Haan. Embedding Human Values into Information System Engineering Methodologies, Proc. ECIME 2011, 5th European Conf. On Information Management and Evaluation, Como, Italy, Sept. 8 –9, 2011. Academic Publishing Limited, UK, pp. 101 – 108.

[9] Ballon, P. , Pierson, J. , S. Delaere. Open Innovation Platforms for Broadband Services: Benchmarking European Practices. Proceedings of 16th European Regional Conference, Porto, Portugal, September 4 –6, 2005.

[10] Schaffers, Hans, Seija Kulkki. Living labs-An open innovation concept fostering rural development, TECH MONITOR, Sep-Oct 30 –8, 2007.

[11] Schaffers, H, et al. Exploring business models for open innovation in rural living labs. 13th International Conference on Concurrent Enterprising, Sophia-Antipolis, France, 4 –6 June, 2007.

[12] Guzman, J. G. , H. Schaffers, V. Bilicki, C. Merz, M. Valenzuela. Living Labs Fostering Open Innovation and Rural Development: Methodology and Results 14th International Conference on Concur-

rent Enterprising (ICE), Lisbon, 2008.

[13] Bergvall-Kåreborn, B., Ihlström Eriksson, C., Ståhlbröst, A., et al. A Milieu for Innovation-Defining Living Lab. Presented at the 2nd ISPIM Innovation Symposium, New York, December 6 - 9, 2009.

[14] Christiane J., T. Winthereik, L. Malmborg, T. B. Andersen. Living Labs as a Methodological Approach to Universal Access in Senior Design, 5th International Conference, UAHCI 2009, Held as Part of HCI International 2009, San Diego, CA, USA, July 19 - 24, 2009.

[15] 李世代．长期照护的发展与推动［J］. 台湾医界，2010，53（1）：44 - 50.

[16] 李世代．迎接高龄的社会转型［J］. 社区化长期照护季刊，2005，（1）：11 - 30.

[17] 台北医学大学 2014 年“应用服务学习于都会弱势社区的科技研发”课程同学期末报告．

[18] 台北医学大学 2014 年“应用服务学习于都会弱势社区的科技研发”课程同学期末报告．

生物样本采集中的家庭同意之强义与弱义分析

周琬琳

福建医科大学人文学院

一、引言

自世界医师协会于1964年发布专门规范涉及人体受试者的医学研究伦理原则的《赫尔辛基宣言》，此后，历经多次修订，随着公共卫生及生物医学的发展，于2002年首次针对数据库的搜集发表《健康数据库之伦理考虑宣言》（*Declaration on Ethical Considerations regarding Health Databases*）。又因人类基因图组的解密工程展开，于2016年在台北市举办的第67次大会中通过《台北宣言：健康数据库与生物数据库之伦理考虑》（*Declaration of Taipei on Ethical Considerations regarding Health Databases and Biobanks*），将健康大数据与生物样本数据库所涉及关于隐私、同意、退出等相关伦理考虑一并纳入宣言规范[1]。其中，关于生物样本的采集同意模式方面，由于生物样本系基因解密工程使用，而考虑到基因具有遗传特性，其检体所蕴含的基因信息不只是个人，更涉及家族、族群之共同利益，因此，在检体采集的同意模式方面，从原有的个人同意模式拓展出族群同意模式。族群同意模式适用于原住民（少数民族）或其他具有高度血缘封闭性的族群。事实上，在现代遗传学的发展中，通过采集世界各国的原住民之检体进行基因研究并获得卓越的学术成就者并不少见，然而，其中所涉及的伦理争议也是层出不穷。2007年初的台湾就发生因采集葛玛兰族原住民唾液进行研究时，研究员未依《原住民基本法》取得部落会议同意，违反研究伦理一例[2]。

然而，原住民或少数民族的基因隐私权在采集生物样本时能够受到相关法规的保护，但是其他人的家族遗传特性之隐私权及相关利益呢？只凭借个人同意模式就足够吗？隐私及相关利益包含权益损害都不仅仅只是关乎个人而已，特别是在华人文化社会中，家庭常作为进行决策的基本单位，而非个人。从一般医疗决策到生物样本的采集，虽然形式上仍然采取个人同意模式，但我们有更多实际经验和合理的理由相信家庭才是同意模式的基本单位。本文将从儒家家庭同意之强义与弱义的分析来检视一般医疗决策及生物样本采集的同意模式，并指出：个人同意模式实为家庭同意共识的呈现，儒家家庭同意相对于西方个人权利的强义模式，采取和缓的弱义模式，一方面体现儒家和谐关怀的人文精神；另一方面，当个人与家庭意愿遭遇强烈冲突时，得以家庭解体的结构维护个人自主权，同时体现儒家“经权原则”。因研究焦点限制，本文将仅就关于知情同意的模式方面做探讨。

二、一般医疗决策中个人同意的真实状况

在一般医疗决策当中所签署的知情同意书默认为个人同意模式。个人同意模式背后所蕴含的伦理基础是尊重自主原则。该原则要求医护人员在进行医疗决策时，应当以病人的利益、自主及隐私为考虑，病患也当具有理性自律之行为能力，如若无法行使行为能力者，可由医疗委任代理人代为行使，而知情同意正是自主权的具体表现形式。

事实上，在华人文化社会当中，医疗决策中的知情同意书虽然是由病人个人签署，但是实际上进行决策的大多是以家庭为单位，并且常常是由家庭中的主要决策者之意愿为主。医护人员在进行急救的过程中，依循意愿的不会是病人本人的，而是关键家庭成员的意愿。从伦理考虑来看，家庭成员的意愿应当是以病人最佳利益为考虑，但是何谓“最佳利益考虑”常常不是仅关乎病人身体上的苦痛，还应当涵盖心理上的需求和所愿。当病人签署知情同意书时，同意背后所考虑的也不仅是自身的意愿和利益，家人的意愿和利益同样也被关联在病人自身的利益当中，紧紧相扣，不可分离。家庭，作为一个华人文化社会的基本单位，向内紧扣住个人意愿，向外拓展到族群权益。

然而，家庭同意的效力及范围为何？家庭同意是否凌驾个人同意？家庭同意是

一种强义的权利或是一种弱义的权利呢？对儒家而言，家庭蕴含一种有相互关怀的关系，对于彼此共同的利益是相互尊重、相互维护的，家庭同意蕴含着家庭成员都能共同认可，并不会有个人意愿被忽视或牺牲的问题，一旦个人意愿与家庭产生极端的冲突时，也就意含个人在此家庭的意涵中脱离，甚至是家庭解体。此外，儒家的家庭同意不会是一种强义的权利进路，因为儒家的基本精神是建立在和谐关系上，并非个人权益上，强义的权利进路强调的是个人权利，并不是儒家所主张的。因而弱义的权利进路比较符合儒家人文关怀的精神，也能有效地保障家庭成员的权益。

三、家庭同意的合理性

受儒家思想的深远影响，华人社会中的个人常与家庭是一个生命共同体。家庭的伦理关系是一个人自身同一性的一部分，也是自我的一部分。把个人与家庭之伦理关系作为人格个体之自身同一性之不可分关系的自律关系被称为伦理关系自律[3]。该伦理关系自律其实是个人自律的延伸，基本上是以家庭为自主自律的单位，以家庭作为决策的整体，可以说是以“病患及其家属最佳利益”为中心的模式。

事实上，华人文化社会常采用家庭同意模式。一般我们在医疗决策下签订咨询同意书时，是根据尊重自主原则进行个人同意模式。不过，具有关键决策权的大多是家属，当事人通常只是在形式上签署同意书。理论上，当事人签署同意书时，应当包含家庭成员的共识和支持。华人文化社会下的咨询（知情）同意书其实是家庭同意模式，而这种模式其实是西方个人自主同意模式的伸展，或者是说，个人自主的同意模式默认了家庭成员的共识，而家庭同意模式则是强化与家庭成员沟通，达到共识并将之规范化。如果在一般非遗传性特征的医疗决策中，家庭成员的共识都在实际的决策过程中有其重要的影响力，那么，在具有鲜明家族特性的基因检体采集的情况下，更应当考虑到有直接利害关系的家庭成员或族人的权益。

四、生物样本采集中家庭同意之强义与弱义分析

家庭同意可以保障家庭成员的权利，也可以帮助相关研究的发展，特别是基因与环境的致病因素研究。在这个主张背后，儒家有更为根本的道德理据，用来支持

家庭同意的道德性，即“不忍人之心”。

“不忍人之心”是儒家的道德核心思想，是人之为人的价值根源，也是儒家道德理论的根源所在。作为儒家的第一层级的道德根源，向下发展为两个道德原则以及数个道德规则，其中有关隐私权的部分，儒家认为隐私权是作为保障当事人的人之为人的价值不被贬低的权利。隐私，即每个人对于自身私隐的事物享有不被披露的权利，这些私隐资料的重要与否与是否拥有隐私权是不相干的。隐私权之所以重要是由于与个人的自主自律权利有密切的关系。因为人身为人类社会的一分子，不可避免地会与社会其他成员有共同或相关的活动，因此，必须要有公共权利来保障每个人的自由再与他人兼容的系统之下拥有最大限度的自由，因为没有自由就没有自主自律可言，因此，侵犯隐私权就是违反自主自律原则。对儒家而言，隐私权是一种权利，但是不是西方个人主义式的权利进路，它所关心的不是个人权利在社会共同活动之下是不是被侵犯，而是个人在社会共同活动之下，他的人之为人的价值是否被贬低[4]。换句话说，虽然儒家主张家庭成员由于与捐赠者有共同亲密关系，其隐私权应被保障。因而主张家庭同意，是一种以不忍人之心为根本的弱义权利进路。

“弱义”是因为儒家并不会主张也不会认为可以用家庭的力量来抑制个人的意愿，对儒家而言，个人的意愿与自主自律都是不容被牺牲的，因为背后有人之为人的价值作为支撑。因而，儒家式家庭同意的实施要点中也提出个人与家庭成员意愿冲突时的处理机制——经权原则。经权原则是儒家遇到道德冲突时所采用的处理原则，是一种回归道德根源的一种反省和批判的表现。在个人意愿与家庭成员意愿发生严重冲突时，原则上生物数据库的驻站人员会建议个人不要参与捐赠，只有在一种情况之下可以基于经权原则而允许个人同意即可，即个人本身就是基因疾病的病人，正遭受生命之痛苦，只有透过相关的医疗研究才能取得有效的治疗办法，在这种情况之下，儒家衡量“生命苦痛”与“隐私”的立即伤害性与严重性，以经权原则来检视后会同意解决“生命苦痛”是更根源于私隐的。

此外，根据儒家的核心想法，西方个人主义式的强义权利进路也不符合儒家的精神。儒家一向重视家庭关系，透过家庭人伦的关系可以进一步发展延伸到国家社会的伦理关系。《大学》曰：修身、齐家、治国、平天下。修身所意含的就是个人自主自律的表现，个人先能够做到自律，涵养自身的德行，接着才能够使家庭达到和谐信任的关系，推及所处的社会，使该社会能够各尽其责，每个人可以充分发挥自身的德行与才性，每个家庭能够做到父慈子孝、兄友弟恭、夫妻相敬如宾，邻里也能够守望相助、互助合作，如此便能使天下安定和平。在这种“世界大同”的道德观中，个人的权利必然不会是儒家所关注的。儒家所关心的是人与人之间的互动关系，主张家庭同意既要保障人之为人的价值被贬低，即泄露隐私权，又要家庭成员之间具有某种特殊关系，可以表现为尊重其他家庭成员的意愿；一种愿意与家庭成员共同讨论意见交流的亲密关系；一种基于相信家庭成员不会任意泄漏彼此隐私而同意进行捐赠的信任关系；甚至是一种保护家庭成员的个人资料不会在当事者不知情的情状之下被揭露的保护关系。这些种种的关系，才是儒家主张家庭同意所真正关注的，并非个人的权利是否被侵犯的问题。也因为儒家是以“关系”作为权利主张的道德理据，因此它是一种“弱义”的家庭同意模式，换句话说，“弱义”是相对于西方个人主义式的“强义”权利进路而言。

由于儒家所主张的家庭同意模式并非强义的权利，表示儒家并不是以强硬的权利观点去主张生物数据库一定要采用家庭同意的模式，如果是强义的家庭同意，将会造成几个困难：

1. 就执行面而言　强义的家庭同意会造成检体不易采集的问题，因为要得到家庭成员一致同意才能取得检体，所采集到的检体数目会相对减少，如此对于需要大量检体作为研究基因与环境致病关系是不利的。

2. 就现行法律而言　目前各国的现行法律都是以个人作为法律保障的对象，所签署的文件包含同意书也是以个人为主，亦即同意书最终还是要以个人签署才会具有法律上的效力，采用强义的家庭同意模式表示家庭每一个成员都必需要签署才会具有效力，如此可能会与个人的意愿违背，同时也违背个人不同意的权利。

3. 就道德上而言　个人基于人之为人的价值不容被贬低而有自主自律的权利，这种权利不能以任何形式的压迫而被牺牲，包含家庭力量，甚至是家族、族群的力量。如果采用强义的家庭同意模式，表示个人的意愿再与家庭发生冲突时，将会被牺牲而不得参与捐赠，不论当事人自身生命是否受到极大的痛苦需要通过相关医疗研究才能取得治疗的机会。在这个意义之下，儒家是不会坐视当事人的生命痛苦不管的，也绝对不是强义的家庭同意模式。

如上所述，儒家的家庭同意并不会也不是强义的家庭同意，而是采取柔性的道德劝说方式，提出弱义的家庭同意模式。因此，儒家所主张的家庭同意模式并不具有法律上的强制意味，一方面是果真如此则是违背了儒家基本的精神，另一方面也保留弹性，考虑个人的特殊处境而调整同意的模式，这也是儒家“经权原则”的表现。

五、生物数据库中家庭同意模式的运作

由于基因的特殊性，进行基因相关研究时所需取得的同意书方式，儒家主张应以家庭同意的方式以保障家庭成员的权益，即不只是个人同意即可，乃是由于基因资料不仅干涉个人权益问题，也关系到拥有相同基因的家庭成员的权益。此外，以生物数据库的捐赠同意模式来讨论，不仅涉及家庭成员拥有相同的基因信息，其生活方式与其他信息也会被搜集追踪，因而儒家所界定的家庭并不是限制由血缘关系所组成的家庭，只要有共同生活的亲密关系都可以构成家庭，换而言之，儒家在生物数据库中所主张的家庭同意模式是基于家庭成员之间有共同利益。因此，为了要保障其他家庭成员的权利不被牺牲，进行家庭同意有其合理性。

（一）家庭结构的多样性

由于基因信息具有家族性，只是进行一般性的个人同意是不足够的，因为之所以要兴建庞大的生物数据库，是用来提供研究用的数据以得出基因与环境在造成疾病的关系，唯有通过相关的家族数据和足够的环境因素，才能有效地得出基因和环境的相互作用所产生的各种与疾病的相关性。因此，群体式的同意模式是有其必要性的。一般而言，咨询同意（告知/告知后同意）原则是指关于个人的事项需要得到当事人出于自愿的同意。但是，在生物数据库的建立的目的和功用上，却不能限于当事人和不能限于目前所已知的研究或信息之收集。因为，生物数据库所收集的基因信息，并不为当事人所独有，它必然涉及家族或家庭中其他员的信息，而且，由于数据库需要追踪当事人的后续发展，对于其居住的区域、职业、教育、工作、婚姻、家庭和医疗健康状况等都有记录，因此，很容易被辨识认出及牵引出家庭成员信息[5]。

针对生物数据库的检体采集，由于基因的家族特性，所搜集信息会涉及捐赠者与其家庭成员所共同拥有的生活信息，因此，只考虑个人的同意可能会侵犯到亲密

家庭成员的隐私权及相关权益，故进行家庭同意有其合理性与必要性。

基本上家庭同意是以“与捐赠者为同一户籍的成员”作为判定的标准，但是考虑到现代社会的多元化家庭结构，即使不是同一户籍但是有亲密生活关系的家庭成员也应该视为同一家庭，至于虽然在同一户籍但是却不长往来甚至根本不往来的应视为不属于同一家庭。依照目前家庭结构的多元化，儒家的家庭同意模式根据不同的家庭结构设计了不同的处理方式来进行同意[6]，包含：①参与者为独身者，并没有任何在世的家庭成员；②参与者有同住的家庭成员，而且所有家庭成员皆已成年，包括父母、兄弟姐妹、已成年之子女等，而没有其他不同住的家庭成员；③参与者有同住的家庭成员，除包括已成年者外，尚有未成年者，如未成年的子女，没有其他不同住的家庭成员；④参与者除了同住的家庭成员以外，尚有不同住的家庭成员，而且彼此有密切往来；⑤参与者除了同住的家庭成员以外，尚有不同住的家庭成员，但彼此已很少往来甚至没有往来；⑥参与者除了同住的家庭成员以外，尚有不同住的家庭成员，但已不知下落；⑦参与者已婚，但与配偶已处于分居的状态；⑧参与者已与原配偶离婚；⑨参与者未婚，但有同居之伴侣。

针对不同的家庭结构，儒家家庭同意模式的实施要点都有相应的处理方式。此中还涉及两概念：血缘和标签。血缘是最直接涉及基因的家族特性的，故在采集生物样本的同意模式上，相近血缘的家人将最直接受到影响。然而，对于那些不具有血缘关系的家庭成员，虽然没有基因家族性的直接关系，但是一旦当事人的生物样本能标示出患有某些特殊基因疾病，那么，不仅是当事人会被社会标签化，连带其共同生活的家庭成员也将不可幸免于标签化，如同杀人犯的家人一般。因此，在处理不同家庭结构的家庭同意的同时，应该不能局限在基因与血缘关系，有密切关系往来的家庭成员也当被考虑在内。

（二）关于冲突与退出

当个人与家庭成员之间有意愿上的冲突时，驻站得工作人员应该再与其家庭其他成员进一步沟通，使其了解生物数据库的目的和功能以取得他们的同意。如果这些家庭成员仍然坚持不同意，则建议驻站人员不予接受个人同意，只有在一个情况之下可以单独接受个人同意，即参与者个人就患有严重的家族遗传病，基于不使当事人生命受苦的理由，得以接受个人同意。如果家庭内部冲突无法解决，亦即其他成员限制个人不得参与捐赠，如此涉及个人的自主自律权利被侵犯的问题，此时家庭可被视为解体，个人比照参与者为独身者，并没有任何在世的家庭成员的结构处理。

如果参与者在过程中要求要退出，当可无条件退出；如果是家庭成员要求退出，也应该尊重其意愿给予无条件退出，这种情况之下，如果参与者本人意愿坚持参加，则原则上还是接受，但是必须通知其家庭成员；若参与者丧失行为能力或是死亡后，其家庭成员反对将其检体或信息继续作为研究使用，由于在进行家庭同意时，驻站人员已经事先清楚告知家庭成员相关的信息并且获得同意，故他们没有权利在参与者因丧失行为能力或死亡时而无法表示其退出意愿时，反对数据库继续使用其检体和信息。

（三）家庭同意的困难与可能的解决建议

一种基于社会文化之经验事实的家庭同意模式有其合理性且应当如此，然而，民众实际上对于家庭同意概念的不理解与偏见仍然是存在的。在不理解方面，张新庆教授在2007~2010年间，曾经就遗传数据库在中国大陆进行时所产生的伦理问题及认知进行大量的调查研究[7]。在关于同意模式的部分中指出：在知情同意方式上，并非多数人赞同家庭同意。虽然该研究没有明确说明不赞同家庭同意模式的原因，但是点出民众的对于遗传数据库的认知与理解可能会影响到相关伦理问题的理解，包含知情同意、隐私保密、商业化的负面影响、利益分配不公、伦理审查不严等[8]。

认知会影响到判断及选取，如果能加强民众对于生物数据库的整体认知，让民众了解到生物数据库是一个提供研究所需资源的平台，主要的目的是希望能通过搜集民众的检体，建立一个能够长追踪的前瞻性世代研究，借助长期追踪民众的过程，深入研究致病的成因与环境的多重关系，以其能够找出治疗和预防的方法，进而促进国人的健康。在这个意义之下，搜集检体并不同于一般同意书，仅根据个人自律自愿的原则进行同意即可，因为这些检体将来会被用于进行基因相关研究，也因为基因具有家族遗传性，所以所涉及的信息不只是个人而已，也会与家族成员的信息有关。如果能够在了解这个特殊性的认知下来进行同意模式的选取，应会有更多人认同采用家庭同意模式。

六、结语

儒家的家庭同意模式实为一弱义进路的同意模式，“弱义”既是应考虑不同情境结构做适当的调整，不是非黑即白的硬性断切型态；又是避免个人权益在受到不当的家庭成员压迫下，被迫牺牲，不真能达到家庭自律的作用。此外，家庭同意模式不仅适用于生物样本采集的咨询同意，在一般医疗决策中应当如此，事实上也确实是如此。既然在实际的同意过程中已经是采用病人与家属共同决策，推动家庭同意模式也是完善咨询同意的执行。

参考文献

[1] 蔡甫昌，邱泰源．世界医师会台北宣言：健康数据库与生物数据库之伦理考虑［J］．台湾医学，2016，20（6）：620－624.

[2] 陈叔倬，陈张培伦．社群研究同意权在台湾的实践－以噶玛兰社群否决与西拉雅社群同意为例［J］．台湾原住民族研究季刊，20114（3）：33－59.

[3] 李瑞全，蔡笃坚．医疗伦理咨询—理论与实务［M］．台北：五南出版，2008，8－9.

[4] 李瑞全．儒家生命伦理学［M］．台北：鹅湖出版，1999：76－77.

[5] 李瑞全．生物数据库之咨询同意伦理分析［C］．台北：中研院人社中心，2006：台湾基因意向之调查与研究学术研讨会.

[6] 黄汉忠．家庭同意实施要点［C］．台湾基因意向之调查与研究学术研讨会，2006.

[7] Xinqing Zhang（s），Attitudes towards transfers of human tissue samples across borders：An international survey of researchers and policy makers in five countries［J］. BMC Medical Ethics，2010，11：16.

[8] 张新庆．人类遗传数据库在中国：伦理问题和科学家的态度［J］．科学，2007. 59（2），59－62.

江苏省教育科学“十三五”规划重点资助课题(批准号:B-a/2016/02/52)“核心素养视角下初高中数学课程衔接的设计与实践”研究成果
2022 年度“姑苏教育人才”资助项目(项目编号:RCZZ202258)“指向拔尖创新人才培养的准高中生数学素养的评价与课程研究”阶段成果
第五批苏州市基础教育前瞻性教学改革实验项目“中学数学创新能力的评价与培养研究”阶段成果

准高中生数学素养教程

刘 炜 编

苏州大学出版社

图书在版编目(CIP)数据

准高中生数学素养教程 / 刘炜编. --苏州：苏州大学出版社，2024.4
ISBN 978-7-5672-4762-8

Ⅰ.①准… Ⅱ.①刘… Ⅲ.①中学数学课-高中-教学参考资料 Ⅳ.①G634.603

中国国家版本馆 CIP 数据核字(2024)第 065211 号

准高中生数学素养教程

刘　炜　编

责任编辑　李　娟

苏州大学出版社出版发行
(地址：苏州市十梓街 1 号　邮编：215006)
苏州市深广印刷有限公司印装
(地址：苏州市高新区浒关工业园青花路 6 号 2 号楼　邮编：215151)

开本 700 mm×1 000 mm　1/16　印张 12.25　字数 230 千
2024 年 4 月第 1 版　2024 年 4 月第 1 次印刷
ISBN 978-7-5672-4762-8　定价：48.00 元

若有印装错误，本社负责调换
苏州大学出版社营销部　电话：0512-67481020
苏州大学出版社网址　http://www.sudapress.com
苏州大学出版社邮箱　sdcbs@suda.edu.cn

致读者

随着《普通高中数学课程标准》(2017年版2020年修订)(以下简称“高中课标”)和《义务教育数学课程标准》(2022年版)(以下简称“义教课标”)的颁布,数学课程体系基本确立,核心素养的内涵也得到明确.初中阶段数学核心素养主要表现为抽象能力、运算能力、几何直观、空间观念、推理能力、数据观念、模型观念、应用意识、创新意识;高中阶段数学核心素养包括数学抽象、逻辑推理、数学建模、直观想象、数学运算和数据分析.在各学段内部,核心素养既相对独立又相互交融,形成有机整体.从初中到高中,核心素养具有阶段性、持续性和发展性,是可以通过后天培养形成的.为此,核心素养的学段衔接有探索的必要.

一方面,义务教育阶段数学课程以习近平新时代中国特色社会主义思想为指导,落实立德树人根本任务,致力于实现义务教育阶段的培养目标,使得人人都能获得良好的数学教育,不同的人在数学上得到不同的发展,逐步形成适应终身发展需要的核心素养;高中数学课程是义务教育阶段后普通高级中学的主要课程,具有基础性、选择性和发展性,为学生的可持续发展和终身学习创造条件.由此,“高中课标”和“义教课标”都希望“不同的人在数学上得到不同的发展”.因此,我们要组织方向对、效果好的学习材料,服务于拔尖创新人才的培养,培育学生的科学精神和创新意识,提升学生的数学学科核心素养.

另一方面,“义教课标”特别指出加强学段衔接:注重幼小衔接,将学习活动化、游戏化、生活化;合理安排小学、初中内容,体现学习目标的连续性和进阶性;了解高中情况,为进一步学习做好准备.在此之前,“高中课标”专门在必修中辟出一条主线——预备知识,就是为了做好初高中的衔接工作.对于准高中生而言,他们面临“知识要求断层”“教学时间断流”“学习方法‘断奶’”的挑战,需要我们为他们提供优质的学习资源作为义务教育阶段学习资源的有益补充,进一步夯实“四基”,强化“四能”,激发学生的学习兴趣,增强学生的学习能力.

为此,编者编写了本书,希望能为准高中生提供学习和评价的资源.本书主要分为三部分:一、知识与技能,主要介绍高中阶段开始要用到的一些基础知识,通过方法解读、例题示范、习题实践让学生形成相应的基本技能;二、思想与经验,通过具体的案例,以互动的形式让学生感受到基本的数学思想方法,并通过阅读与探索形成基本活动经验,推动数学素养的生成;三、能力与素养,设置问题情境,采用结构不良等新颖命题形式,提供评价方向,培养学生的创新思维和实践能力.

希望读者通过自我学习、自我探究,掌握进一步学习数学所必备的基础知识和基本技能、基本思想和基本活动经验,提振学习数学的兴趣,养成独立思考的习惯,发展探究能力和创新精神,形成理性思维和科学精神,培育核心素养,增强社会责任感,树立正确的世界观、人生观、价值观.

目录

第一部分 知识与技能

主题一 函 数

第 1 章 一次函数 / 3

1.1 一次函数 $y=kx+b$ 的图象 / 3

1.2 绝对值函数 / 9

复习参考题 1 / 12

第 2 章 二次函数 / 14

2.1 二次函数的最值 / 14

2.2 二次函数、二次方程与二次不等式 / 16

2.3 二次根式函数 / 19

2.4 多项式函数 / 23

复习参考题 2 / 27

第 3 章 分式函数 / 29

3.1 一次分式函数 / 29

3.2 二次分式函数 / 32

3.3 分式不等式 / 36

复习参考题 3 / 39

主题二　代数与几何

第 4 章　比和比例　/ 41

4.1　比和比例　/ 41

4.2　线段比例　/ 43

4.3　面积法　/ 48

复习参考题 4　/ 50

第 5 章　三角形　/ 52

5.1　三角形的高线、中线、角平分线　/ 52

5.2　三角形的重心、外心、内心、垂心　/ 57

复习参考题 5　/ 64

第 6 章　圆　/ 67

6.1　圆的定义　/ 67

6.2　圆幂定理　/ 70

6.3　圆的变换　/ 73

复习参考题 6　/ 77

第 7 章　直线与抛物线　/ 79

7.1　抛物线的变换　/ 79

7.2　直线与抛物线的位置关系　/ 81

复习参考题 7　/ 86

主题三　概率与统计

第 8 章　概率与统计　/ 88

8.1　平均数与中位数　/ 88

8.2　古典概型　/ 91

复习参考题 8　/ 96

主题四　数学探究活动

第 9 章　推理与证明　/ 99

9.1　推理　/ 99

9.2 证明 / 103
9.3 案例赏析 / 105
复习参考题 9 / 112

第二部分 思想与经验

第 1 课 转化——不同视角的问题解决 / 117
1.1 从人文背景发现问题 / 117
1.2 以丰富视角转化问题 / 117
1.3 以系统经验小结问题 / 120
第 2 课 类比——从二次函数到三次函数 / 122
2.1 探究函数的对称性 / 122
2.2 探究函数的单调性 / 123
2.3 比较二次函数与三次函数的性质 / 124
第 3 课 回归——谈谈反证法 / 126
3.1 回顾方法 / 126
3.2 应用方法 / 127
3.3 改进方法 / 128
第 4 课 存在——谈谈抽屉原理 / 130
4.1 建构模型 / 130
4.2 应用模型 / 131
4.3 迁移模型 / 133
第 5 课 逼近——从曲边梯形面积谈起 / 135
5.1 发现问题、提出问题 / 135
5.2 分析问题、解决问题 / 135
5.3 类比问题、辨析问题 / 137

第三部分 能力与素养

数学素养测评试卷(一) / 141
数学素养测评试卷(二) / 146
数学素养测评试卷(三) / 151

参考答案 / 156
后记 / 185

第一部分

知识与技能

主题一 函 数

第1章 一次函数

我们知道一次函数的图象是直线，在平移、伸缩、旋转后仍然是直线. 如果一次函数与绝对值相结合，那么其图象就出现了折线. 通过本章的学习与研究，可以明确以下内容：

- 明确参数 k 与 b 对一次函数 $y=kx+b$ 的图象的影响，并据此来解决二元线性代数式的范围与最值问题；
- 研究绝对值函数 $y=|x|$ 的图象与性质，利用分类讨论和数形结合的思想解决求不等式的解集、代数式的取值范围等问题.

1.1 一次函数 $y=kx+b$ 的图象

在实际生产、生活、学习中，我们建立了一个形如 $y=kx+b$（其中 $k\neq0$）的函数. 显然，该函数由参数 k,b 所确定. 因此，只要了解这些参数的意义，知道它们的变化对函数图象的影响，就能把握这类函数的图象与性质.

思考 从表达式看，函数 $y=x$ 就是函数 $y=kx+b$ 在 $k=1,b=0$ 时的特殊情形.

(1) 能否借助我们熟悉的函数 $y=x$ 的图象与性质研究参数 k,b 对函数 $y=kx+b$ 图象的影响？

(2) 函数 $y=kx+b$ 含有两个参数，你认为应该按怎样的思路进行研究？

1.1.1 探索参数 b 对函数 $y=x+b$ 图象的影响

一个质点在数轴上从 b 处向右做速度为 1 的匀速直线运动，在 x 时刻该质点的位置为 $x+b$，以 $(x,x+b)$ 为坐标描点，可以得到函数 $y=x+b$ 的图象.

当 $b=-1$ 时，可得函数 $y=x-1$；当 $b=2$ 时，可得函数 $y=x+2$. 在同一平

面直角坐标系中画出 $y=x$，$y=x-1$，$y=x+2$ 的图象，如图 1-1，不难发现：函数 $y=x-1$ 的图象是由直线 $y=x$ 上所有的点向下平移 1 个单位长度或向右平移 1 个单位长度而得到的；函数 $y=x+2$ 的图象是由直线 $y=x$ 上所有的点向上平移 2 个单位长度或向左平移 2 个单位长度而得到的.

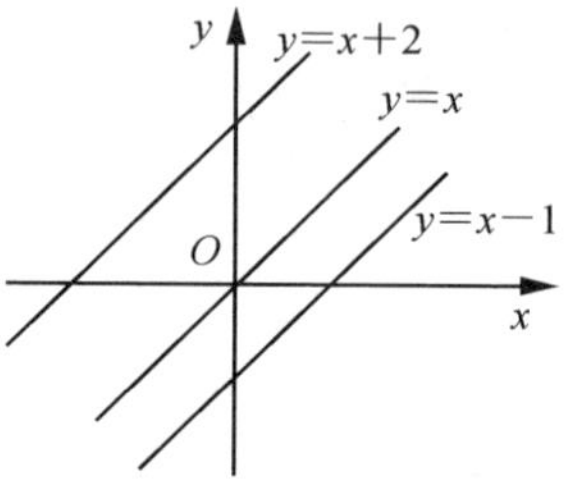

图 1-1

一般地，函数 $y=x+b$ 的图象可由直线 $y=x$ 上所有的点向下（当 $b<0$ 时）或向上（当 $b>0$ 时）平移 $|b|$ 个单位而得到，也可由直线 $y=x$ 上所有的点向右（当 $b<0$ 时）或向左（当 $b>0$ 时）平移 $|b|$ 个单位而得到.

思考 为什么既可以看成左右平移，又可以看成上下平移？

事实上，直线 $y=x+b$ 上的任意一点的坐标可以表示为 $(t,t+b)$，由点 (t,t) 向下（当 $b<0$ 时）或向上（当 $b>0$ 时）平移 $|b|$ 个单位长度而得到，任意一点的坐标也可以表示为 $(s-b,s)$，由点 (s,s) 向右（当 $b<0$ 时）或向左（当 $b>0$ 时）平移 $|b|$ 个单位长度而得到.

1.1.2 探索 k 对函数 $y=kx$ 图象的影响

在图象研究的过程中，都是通过点的变化来研究图象的变化. 带着这样的经验，来思考以下问题：

思考 观察函数 $y=\frac{\sqrt{3}}{3}x$，$y=2x$ 的图象与函数 $y=x$ 的图象之间的关系，并尝试说明函数 $y=\frac{\sqrt{3}}{3}x$，$y=2x$ 的图象如何由直线 $y=x$ 变化得到.

设直线 $y=x$ 上任意一点 (t,t)，保持横坐标不变，纵坐标变成原来的 $\frac{\sqrt{3}}{3}$，得到点 $\left(t,\frac{\sqrt{3}}{3}t\right)$，该点在函数 $y=\frac{\sqrt{3}}{3}x$ 的图象上，反之亦然；也可以保持纵坐标不变，横坐标变成原来的 $\sqrt{3}$ 倍，得到点 $(\sqrt{3}t,t)$，该点也在函数 $y=\frac{\sqrt{3}}{3}x$ 的图象上，反之亦然. 这说明，把函数 $y=x$ 图象上所有点的纵坐标变成原来的 $\frac{\sqrt{3}}{3}$（横坐标不变)，或者横坐标变成原来的$\sqrt{3}$倍(纵坐标不变)，就得到函数 $y=\frac{\sqrt{3}}{3}x$ 的图象. 同理，把函数 $y=x$ 图象上所有点的纵坐标变成原来的 2 倍(横坐标不变)，或者横坐标变成原来的$\frac{1}{2}$(纵坐标不变)，就得到函数 $y=2x$ 的图象. 如图 1-2 所示.

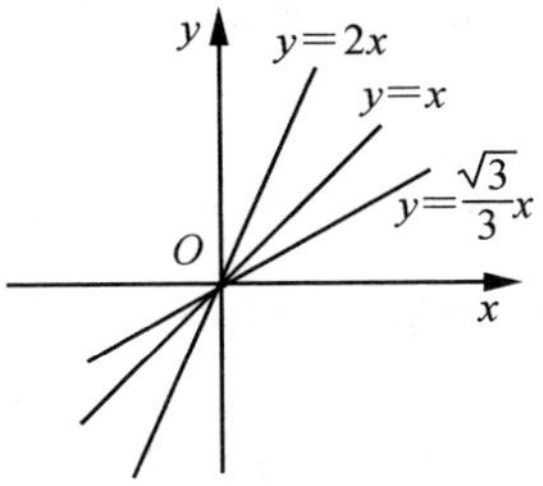

图 1-2

一般地，当 $k>0$ 时，把函数 $y=x$ 图象上所有点的纵坐标变成原来的 k 倍(横坐标不变)，或者横坐标变成原来的$\frac{1}{k}$(纵坐标不变)，就得到函数 $y=kx$ 的图象. 当$k<0$时，由于 $kx=-|k|x$，从而函数 $y=kx$ 的图象可以由函数 $y=|k|x$ 的图象关于 x 轴对称得到.

思考　函数 $y=\frac{\sqrt{3}}{3}x$ 的图象可由直线 $y=0$ 绕原点逆时针旋转多少度得到? 可由直线 $y=x$ 绕原点逆时针旋转多少度得到?

从图形角度来说，函数 $y=\frac{\sqrt{3}}{3}x$ 的图象可由直线 $y=0$ 绕原点逆时针旋转 $30°$得到，也可由直线 $y=x$ 绕原点顺时针旋转 $15°$得到.

不难发现，函数 $y=kx$ 的图象可由直线 $y=0$ 绕原点逆时针旋转角 α 得到，其中 $k=\tan\alpha$. 特别地，当 $k=0$ 时，函数图象与 x 轴重合，没有发生旋转，规定此时$\alpha=0$.

一般地，函数 $y=kx+b$ 的图象是一条直线，简称为直线 $y=kx+b$. 因为直线 $y=kx+b$ 平行或重合于直线 $y=kx$，所以我们把 k 叫作直线 $y=kx+b$ 的斜率，且 $k=\tan\alpha$ 叫作该直线的倾斜角.

思考　一次函数 $y=kx+b(k\neq0)$ 能表示平面直角坐标系内所有的直线吗?

显然不能，当 $k=0$ 时，函数 $y=b$ 不是一次函数，它表示平行于 x 轴的直线；垂直于 x 轴的直线是不能用一次函数 $y=kx+b(k\neq0)$ 表示的，但这样的直线可以表示为 $x=a$，该直线可以由 x 轴绕其与 x 轴的交点逆时针旋转 $90°$得到，从而该直线的倾斜角为 $90°$，其斜率不存在.

1.1.3　函数 $y=kx+b$ 的图象的变换

一般地，如何从函数 $y=x$ 的图象出发，通过图象变换得到函数 $y=kx+b(k\neq0)$ 的图象？

思考　将函数 $y=x$ 的图象向下（当 $b<0$ 时）或向上（当 $b>0$ 时）平移 $|b|$ 个单位长度可得到函数 $y=x+b$ 的图象，再通过什么样的图象变换可得到函数 $y=kx+b(k\neq0)$ 的图象？

设直线 $y=x+b$ 上任意一点 $(t,t+b)$，保持纵坐标不变，横坐标变成原来的 $\frac{1}{k}$，得到点 $\left(\frac{1}{k}t,t+b\right)$，该点在函数 $y=kx+b(k\neq0)$ 的图象上. 因此，将函数 $y=x+b$ 图象上所有点的横坐标变成原来的 $\frac{1}{k}$（纵坐标不变）即可得到函数 $y=kx+b(k\neq0)$ 的图象.

诚然，也可以把函数 $y=x$ 图象上的所有点的纵坐标变成原来的 k 倍（横坐标不变），或者横坐标变成原来的 $\frac{1}{k}$（纵坐标不变），就得到 $y=kx$ 的图象，再将图象向下（当 $b<0$ 时）或向上（当 $b>0$ 时）平移 $|b|$ 个单位长度，得到函数 $y=kx+b(k\neq0)$ 的图象.

思考　是否可以将函数 $y=kx(k\neq0)$ 的图象通过左右平移得到函数 $y=kx+b(k\neq0)$ 的图象？

设函数 $y=kx(k\neq0)$ 图象上任意一点 (t,kt)，从而点 $\left(t-\frac{b}{k},kt\right)$ 在函数 $y=kx+b(k\neq0)$ 图象上，这说明可以将函数 $y=kx(k\neq0)$ 的图象向左 $\left(当\frac{b}{k}>0时\right)$ 或向右 $\left(当\frac{b}{k}<0时\right)$ 平移 $\left|\frac{b}{k}\right|$ 个单位长度得到函数 $y=kx+b(k\neq0)$ 的图象.

事实上，不管是平移变换，还是伸缩变换，是直线还是变成直线，确定直线只需要两个不重合的点. 因此，我们需要找关键的点.

由于 b 可以看作直线 $y=kx+b(k\neq0)$ 与 y 轴的交点的纵坐标，所以我们把它叫作直线 $y=kx+b(k\neq0)$ 在 y 轴上的截距，也称为纵截距；类似地，我们把直线与 x 轴的交点的横坐标 $-\frac{b}{k}$ 叫作该直线在 x 轴上的截距，也称为横截距.

例 1　求直线 $y=\sqrt{3}x-1$ 的斜率、倾斜角，以及该直线在 x 轴、y 轴上的截距，并指出其如何由直线 $y=x$ 通过图象变换得到.

解　这里 $k=\sqrt{3}$，$b=-1$，所以直线 $y=\sqrt{3}x-1$ 的斜率是 $\sqrt{3}$，它在 y 轴上的

截距为-1.

由直线与坐标轴构成直角三角形，可知倾斜角$\alpha=60^\circ$.

当$y=0$时，解方程$\sqrt{3}x-1=0$得$x=\frac{\sqrt{3}}{3}$，从而直线在x轴上的截距为$\frac{\sqrt{3}}{3}$.

将直线$y=x$向下平移1个单位长度，再将直线上的点的横坐标变成原来的$\frac{\sqrt{3}}{3}$（纵坐标保持不变）得到直线$y=\sqrt{3}x-1$；或者将直线$y=x$上的点的纵坐标变成原来的$\sqrt{3}$倍（横坐标保持不变），再将直线向下平移1个单位长度得到直线$y=\sqrt{3}x-1$. 不难发现，直线$y=kx+b$的两个参数k，b确定了直线的位置关系，斜率k确定了直线的倾斜程度，纵截距b确定了直线的初始条件. 反过来，是否可以研究参数的变化情况呢？

例2　已知$A(1,2)$，$B(3,1)$.

(1) 求线段AB上的点(x,y)满足的关系；

(2) 若直线$y=x+b$与线段AB有公共点，求实数b的取值范围；

(3) 若直线$y=kx-1$与线段AB有公共点，求实数k的取值范围.

解　(1) 设直线AB的表达式为$y=\lambda x+m$，从而$\begin{cases}2=\lambda+m,\\1=3\lambda+m,\end{cases}$解得$\begin{cases}\lambda=-\frac{1}{2},\\m=\frac{5}{2}.\end{cases}$所以线段$AB$上的点$(x,y)$满足的关系为$y=-\frac{1}{2}x+\frac{5}{2}(1\leqslant x\leqslant 3)$.

(2) 设直线$y=x+b$与线段AB的公共点为$\left(t,-\frac{1}{2}t+\frac{5}{2}\right)(1\leqslant t\leqslant 3)$，则$-\frac{1}{2}t+\frac{5}{2}=t+b$，即$b=-\frac{3}{2}t+\frac{5}{2}$.

由于$1\leqslant t\leqslant 3$，从而$-2\leqslant b\leqslant 1$，即实数b的取值范围为$-2\leqslant b\leqslant 1$.

(3) 设直线$y=kx-1$与线段AB的公共点为$\left(t,-\frac{1}{2}t+\frac{5}{2}\right)(1\leqslant t\leqslant 3)$，则$-\frac{1}{2}t+\frac{5}{2}=kt-1$，即$k=-\frac{1}{2}+\frac{7}{2t}$.

由于$1\leqslant t\leqslant 3$，从而$\frac{2}{3}\leqslant k\leqslant 3$，即实数$k$的取值范围为$\frac{2}{3}\leqslant k\leqslant 3$.

思考　你能从图形的角度解读例2中参数b与k的取值范围吗？

如图1-3，直线$y=x+b$表示斜率为1的平行直线系，其中b为纵截距，因此作出平行直线，观察纵截距的变化可知$-2\leqslant b\leqslant 1$；直线$y=kx-1$表示纵截距为-1的相交直线系，其中k为斜率，观察斜率的变化可知$\frac{2}{3}\leqslant k\leqslant 3$.

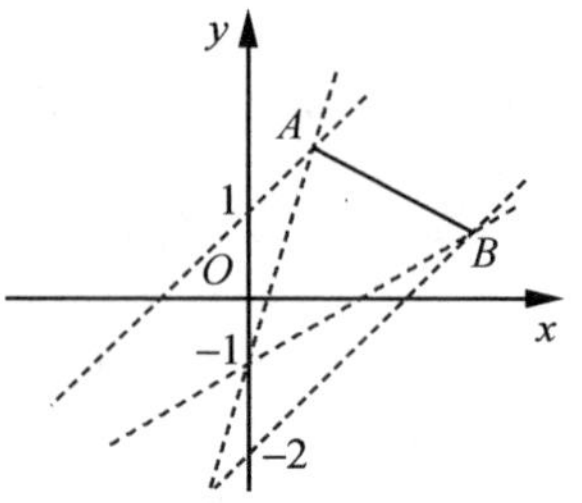

图 1-3

例 3　在平面直角坐标系xOy中，$A(0,1)$，$B(-1,0)$，$C(1,0)$，点$P(x,y)$在$\triangle ABC$内部(包括边界)，求：

(1) x,y满足的关系；

(2) $3x+5y$的取值范围.

解　(1) 由于线段AB所在直线为$y=x+1$，且$\triangle ABC$不在直线$y=x+1$的上方，所以$y\leqslant x+1$；

由于线段AC所在直线为$y=-x+1$，且$\triangle ABC$不在直线$y=-x+1$的上方，所以$y\leqslant -x+1$；

由于BC所在直线为$y=0$，且$\triangle ABC$不在直线$y=0$的下方，所以$y\geqslant 0$.

所以x,y满足的关系为$y\leqslant x+1$，$y\leqslant -x+1$且$y\geqslant 0$.

如图 1-4 所示.

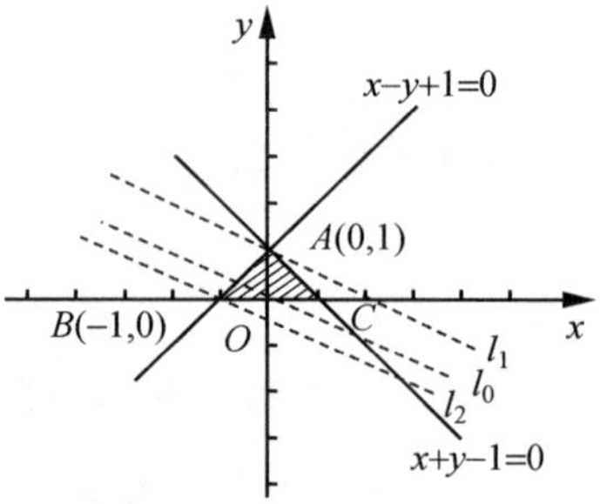

图 1-4

(2) 设$3x+5y=t$，则$y=-\frac{3}{5}x+\frac{1}{5}t$，作直线$l_0$：$y=-\frac{3}{5}x$与其平行直线系，如图 1-4，可知纵截距的取值范围为$-\frac{3}{5}\leqslant\frac{1}{5}t\leqslant 1$，从而$-3\leqslant t\leqslant 5$，即$3x+5y$满足$-3\leqslant 3x+5y\leqslant 5$.

思考　在例 3 的条件下，求$\frac{y+1}{x-2}$的取值范围.

设$\frac{y+1}{x-2}=k$，则 $y=k(x-2)-1$ 表示过点$(2,-1)$的相交直线系，可知斜率的取值范围为$-1\leqslant k\leqslant -\frac{1}{3}$，即$-1\leqslant \frac{y+1}{x-2}\leqslant -\frac{1}{3}$.

1.2　绝对值函数

数的绝对值是这样定义的：

一个数 a 的绝对值就是数轴上表示数 a 的点与原点的距离，数 a 的绝对值记作$|a|$.

由此可以得到数的绝对值的重要性质：正数的绝对值是它本身，负数的绝对值是它的相反数，零的绝对值是零，即

$$|a|=\begin{cases}a, & a>0,\\ 0, & a=0,\\ -a, & a<0.\end{cases}$$

思考　函数 $y=|x|$ 的图象是什么样的呢？

不难发现，对于任意实数 t，点$(t,|t|)$和点$(-t,|-t|)$关于 y 轴对称，且都在函数 $y=|x|$ 的图象上，所以函数 $y=|x|$ 的图象关于 y 轴对称. 因此，只需研究 $x\geqslant 0$ 时，函数 $y=|x|$ 的图象.

当 $x\geqslant 0$ 时，$|x|=x$，$y=|x|$ 即 $y=x$，其图象是第一象限的角平分线，所以函数$y=|x|$的图象是第一、二象限的角平分线.

如图 1-5，函数 $y=|x|$ 的图象具有以下特点：

(1) 关于 y 轴对称.

(2) 当 $x<0$ 时，函数值 y 随 x 的增大而减小；

当 $x>0$ 时，函数值 y 随 x 的增大而增大；

当 $x=0$ 时，函数值 y 取最小值 0.

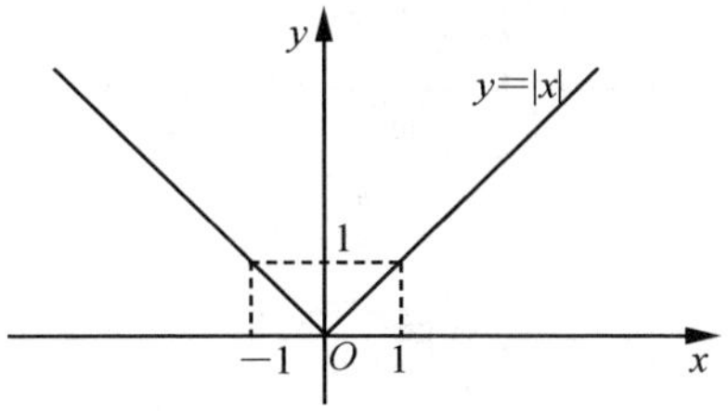

图 1-5

例 1　试用函数 $y=|x|$ 的图象画出下列函数的图象：

(1) $y=|x|+1$；　　(2) $y=|x-1|$；　　(3) $y=|2x|$.

解　根据图象平移和伸缩的规则，在图 1-6 中可以发现：

(1) 函数 $y=|x|+1$ 的图象[图 1-6(1)]可由函数 $y=|x|$ 的图象向上平移 1 个单位长度得到；

(2) 函数 $y=|x-1|$ 的图象[图 1-6(2)]可由函数 $y=|x|$ 的图象向右平移 1 个单位长度得到；

(3) 函数 $y=|2x|$ 的图象[图 1-6(3)]可由函数 $y=|x|$ 的图象横坐标不变，纵坐标变成原来的 2 倍得到.

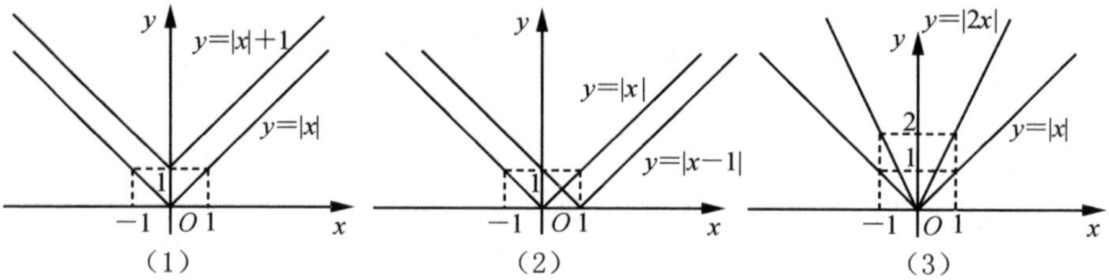

图 1-6

归纳　函数 $y=|ax+b|+c$ 可变形为 $y=|a|\left|x+\dfrac{b}{a}\right|+c$，其图象是由以直线 $x=-\dfrac{b}{a}$ 为对称轴、$\left(-\dfrac{b}{a},c\right)$ 为顶点的两条射线组成的.

例 2　作出函数 $y=|3x-4|-1$ 的图象，完成下列问题：

(1) 指出图象的顶点坐标、对称轴和最小值；

(2) 当 $1\leqslant x\leqslant 2$ 时，求因变量 y 的取值范围；

(3) 当 x 为何值时，函数值小于 3？

解　根据图象变换的规则，作出函数图象，如图 1-7 所示：

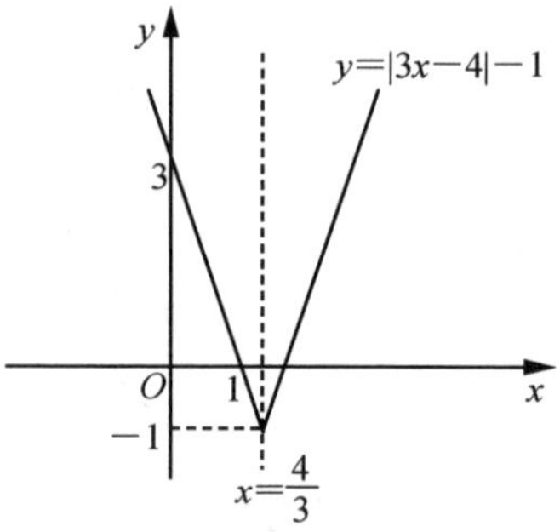

图 1-7

(1) 函数图象的顶点坐标为 $\left(\dfrac{4}{3},-1\right)$，对称轴为 $x=\dfrac{4}{3}$，当 $x=\dfrac{4}{3}$ 时，函数取最小值 -1；

(2) 当 $1\leqslant x\leqslant 2$ 时，因变量 y 的取值范围为 $-1\leqslant y\leqslant 1$；

(3) 当 $0<x<\frac{8}{3}$ 时，函数值小于 3.

思考　能否用例 2 中函数的图象解不等式 $|3x-4|-1<x$？

例 3　画出下列函数的图象：

(1) $y=|x-1|+|x-2|$；　　(2) $y=|x-1|-|x-2|$.

解　根据绝对值的性质，可得到分段函数，从而作出函数图象(图 1-8).

(1) $y=\begin{cases}-2x+3, & x<1,\\ 1, & 1\leqslant x\leqslant 2,\\ 2x-3, & x>2;\end{cases}$　　(2) $y=\begin{cases}-1, & x<1,\\ 2x-3, & 1\leqslant x\leqslant 2,\\ 1, & x>2.\end{cases}$

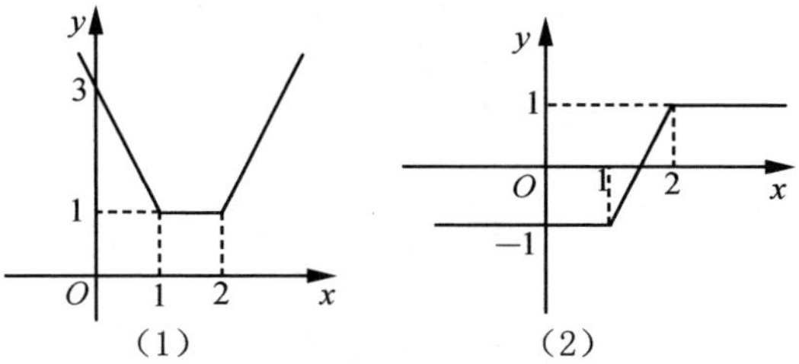

图 1-8

由例 3 可知，绝对值的和有最小值，绝对值的差有最小值与最大值. 一般地，关于和差的绝对值与绝对值的和差，有下面的性质(有兴趣的同学可以加以证明)：

性质 1　$|a|-|b|\leqslant|a+b|\leqslant|a|+|b|$.

性质 2　$|a|-|b|\leqslant|a-b|\leqslant|a|+|b|$.

例 4　解不等式 $|2x-3|>5-|x+2|$.

解　原不等式可化为 $|2x-3|+|x+2|>5$，分类讨论如下：

当 $x\geqslant\frac{3}{2}$ 时，原不等式化为 $(2x-3)+(x+2)>5$，解得 $x>2$，所以 $x>2$；

当 $-2<x<\frac{3}{2}$ 时，原不等式化为 $(3-2x)+(x+2)>5$，解得 $x<0$，所以 $-2<x<0$；

当 $x\leqslant-2$ 时，原不等式化为 $(3-2x)-(x+2)>5$，解得 $x<-\frac{4}{3}$，所以 $x\leqslant-2$.

综上，不等式 $|2x-3|>5-|x+2|$ 的解集为 $x<0$ 或 $x>2$.

思考　能否利用例 3 中的方法解例 4 中含有绝对值的不等式呢？

例 5　求由函数 $y=||x|-1|$ 的图象与直线 $y=2$ 围成的图形的面积.

解　由题意可知，函数 $y=||x|-1|$ 可写成分段函数：

$$y=\begin{cases}-x-1, & x\leqslant -1,\\ x+1, & -1<x\leqslant 0,\\ -x+1, & 0<x\leqslant 1,\\ x-1, & x>1.\end{cases}$$

从而作出函数 $y=||x|-1|$ 和直线 $y=2$ 的图象，如图 1-9 所示.

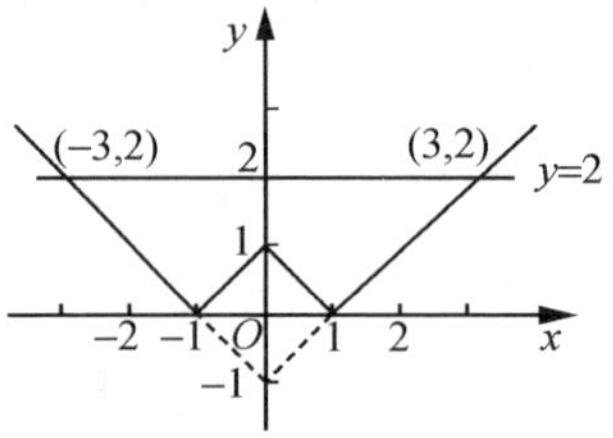

图 1-9

所以围成图形的面积为 $\frac{1}{2}\times 6\times 3-\frac{1}{2}\times 2\times 1\times 2=7$.

复习参考题 1

1. 直线 $y=\sqrt{3}x+a$（a 为常数）的倾斜角为（　　）

A. 30°　　B. 60°　　C. 150°　　D. 120°

2. 若实数 x,y 满足约束条件 $\begin{cases}x-3y+1\leqslant 0,\\ x+y-3\geqslant 0,\end{cases}$ 则 $z=x+2y$ 的取值范围是（　　）

A. $z\leqslant 4$　　B. $z\geqslant 4$　　C. $z\geqslant 5$　　D. 一切实数

3. 若不等式组 $\begin{cases}x+y\geqslant 0,\\ x-y+2\geqslant 0,\\ 2x-y-2\leqslant 0\end{cases}$ 所表示的平面区域被直线 $l:y=mx+m+1$ 分为面积相等的两部分，则 $m=$（　　）

A. $\frac{1}{2}$　　B. 2　　C. $-\frac{1}{2}$　　D. -2

4. 若函数 $y=|x-1|+|x-a|$ 的最小值为 2，则实数 a 的值为__________.

5. 若直线 $y=x+a$ 与函数 $y=|2x+1|+|x-1|$ 的图象所围成的多边形的面积为 $\frac{9}{2}$，则实数 a 的值为__________.

6. 若 x,y 满足 $x+1\leqslant y\leqslant 2x$，则 $2y-x$ 的最小值是__________.

7. 解不等式 $|x+1|+2|x-1|>5$.

8. 已知直线 l 与两坐标轴围成的三角形的面积为 3，分别求满足下列条件的直线 l 的表达式：

(1) 过定点 $A(-3,4)$；

(2) 斜率为 $\frac{1}{6}$.

9. 已知函数 $y=|3x+1|-2|x-1|$.

(1) 在下图中画出函数 y 的图象；

(2) 将函数 y 的图象向左平移 1 个单位长度，得到函数 y_1 的图象，求使得 $y>y_1$ 的实数 x 的取值范围.

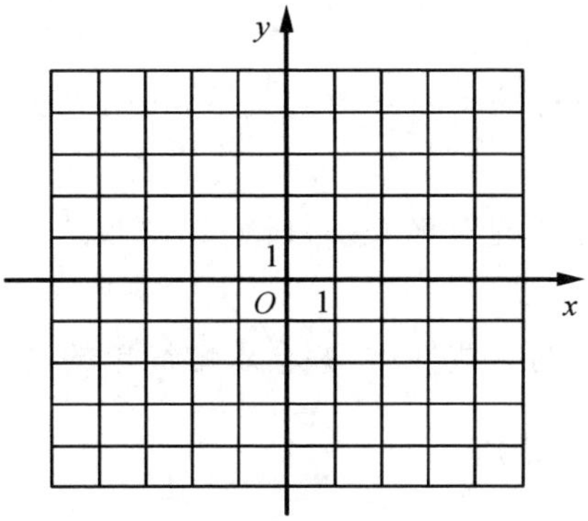

第 9 题图

10. 已知 a,b 为实数，求证：$\frac{|a+b|}{1+|a+b|}\leqslant\frac{|a|}{1+|a|}+\frac{|b|}{1+|b|}$.

第2章 二次函数

在初中学习过程中，我们初步研究过二次函数，会确定二次函数的表达式，会用描点法画出二次函数的图象，了解了二次函数的图象和性质，并理解了二次函数与二次方程的关系，会利用二次函数的图象求一元二次方程的近似解. 通过本章的讨论与研究，可以明确以下内容：

• 借助图象求解二次函数的最值，并通过分类讨论解决含有参数的二次函数的最值问题；

• 理解一元二次方程的根与系数的关系，利用二次函数的图象求解一元二次不等式；

• 通过函数图象之间的对称关系，研究二次根式函数的图象与性质，并解决简单的无理方程与不等式；

• 了解多项式函数的一些性质，并会求解简单的高次方程与不等式.

2.1 二次函数的最值

一般地，我们把函数 $y=ax^2+bx+c(a\neq 0)$ 叫作关于 x 的二次函数，其图象是一条抛物线. 为了作出二次函数的图象，我们只需要确定抛物线的对称轴和顶点，然后再确定抛物线上的几个点，就可以较为精确地把抛物线画出.

例 1 作函数 $y=3-4x-2x^2$ 的图象，并解答下列问题：

(1) 当 x 取何值时，函数值逐渐增大？当 x 取何值时，函数值逐渐减小？

(2) 当 $-2\leqslant x\leqslant 2$ 时，求函数的最大值和最小值.

解 抛物线 $y=3-4x-2x^2$ 的对称轴是直线 $x=-1$，顶点是 $(-1,5)$.

列表：

x	-1	0	$\frac{1}{2}$	1	$\frac{3}{2}$	…
y	5	3	$\frac{1}{2}$	-3	$-\frac{15}{2}$	…

作图（图 2-1）：

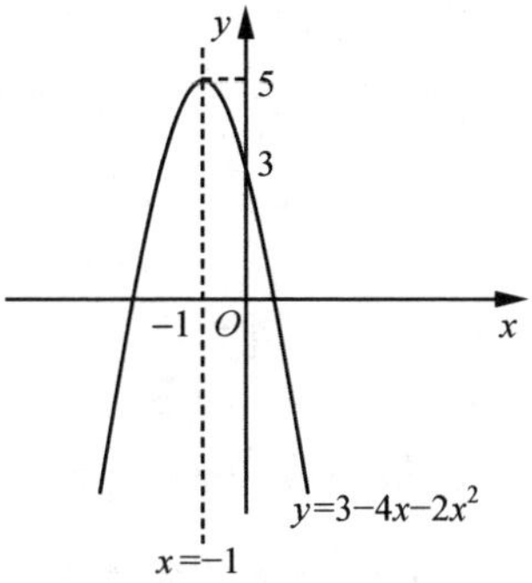

图 2-1

从图象上可以看出：

当 $x<-1$ 时，函数值 y 随着 x 的增大而逐渐增大；

当 $x>-1$ 时，函数值 y 随着 x 的增大而逐渐减小.

(2) 从图象上可以看出：

当 $-2\leqslant x\leqslant -1$ 时，函数的最小值为 3，最大值为 5；

当 $-1\leqslant x\leqslant 2$ 时，函数的最小值为 -13，最大值为 5.

所以当 $-2\leqslant x\leqslant 2$ 时，函数的最大值为 5，最小值为 -13.

例 2　当 $t\leqslant x\leqslant t+1$ 时，求函数 $y=\frac{1}{2}x^2-x-\frac{5}{2}$ 的最小值(用 t 表示).

分析　由于所给的 x 的取值范围随着 t 的变化而变化，所以需要比较对称轴与 x 的取值范围的相对位置，结合图象确定函数的最小值.

解　函数 $y=\frac{1}{2}x^2-x-\frac{5}{2}$ 的对称轴为 $x=1$，画出其草图(图 2-2).

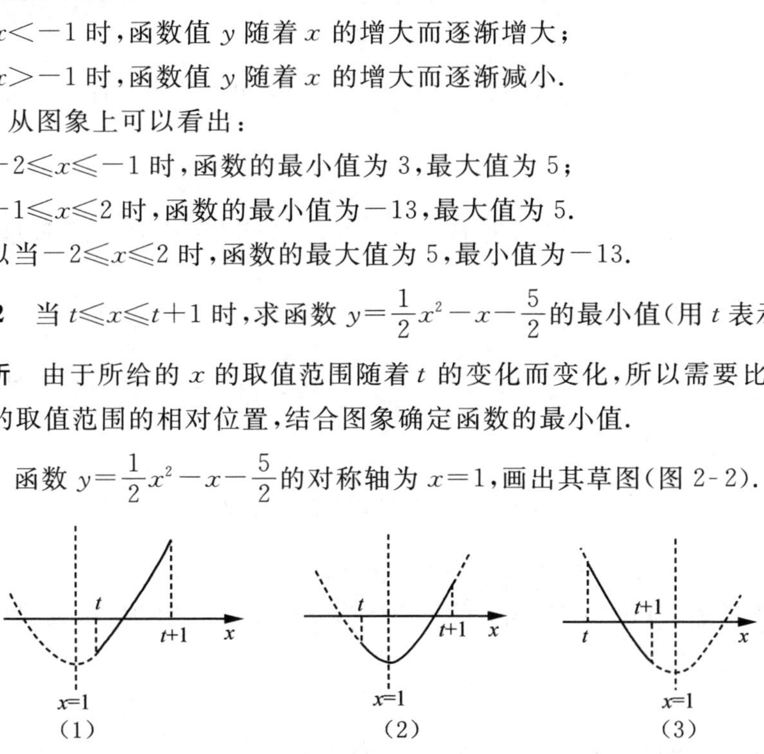

图 2-2

(1) 当对称轴在所给取值范围左侧[图 2-2(1)]，即 $t>1$ 时，函数 y 随自变量 x 的增大而增大，所以当 $x=t$ 时，函数取最小值，最小值为 $\frac{1}{2}t^2-t-\frac{5}{2}$；

(2) 当对称轴在所给取值范围之内[图 2-2(2)]，从而 $t\leqslant 1\leqslant t+1$，即 $0\leqslant t\leqslant 1$ 时，函数 y 随自变量 x 的增大先减小后增大，当 $x=1$ 时，函数取最小值，最小值为 $\frac{1}{2}\times 1^2-1-\frac{5}{2}=-3$；

(3) 当对称轴在所给范围右侧[图 2-2(3)],从而 $t+1<1$,即 $t<0$ 时,函数 y 随自变量 x 的增大而减小,所以当 $x=t+1$ 时,函数取最小值,最小值为 $\frac{1}{2}(t+1)^2-(t+1)-\frac{5}{2}=\frac{1}{2}t^2-3$.

综上所述,当 $t>1$ 时,函数的最小值为 $\frac{1}{2}t^2-t-\frac{5}{2}$;当 $0\leqslant t\leqslant 1$ 时,函数的最小值为 -3;当 $t<0$ 时,函数的最小值为 $\frac{1}{2}t^2-3$.

思考 在例 2 的条件下,如何求该函数的最大值?

例 3 当 $0\leqslant x\leqslant 1$ 时,求函数 $y=ax^2-2x$ 的最小值.

解 (1) 当 $a=0$ 时,函数为 $y=-2x$,因此当 $x=1$ 时,函数取最小值,最小值为 -2.

(2) 当 $a>0$ 时,函数 $y=ax^2-2x$ 的图象开口向上,且对称轴为直线 $x=\frac{1}{a}$.

① 当 $\frac{1}{a}\leqslant 1$,即 $a\geqslant 1$ 时,由于 $0\leqslant\frac{1}{a}\leqslant 1$,所以当 $x=\frac{1}{a}$ 时,函数取最小值,最小值为 $\frac{1}{a}-\frac{2}{a}=-\frac{1}{a}$.

② 当 $\frac{1}{a}>1$,即 $0<a<1$ 时,由于 $\frac{1}{a}>1$,所以当 $x=1$ 时,函数取最小值,最小值为 $a-2$.

(3) 当 $a<0$ 时,函数 $y=ax^2-2x$ 的图象开口向下,且对称轴 $x=\frac{1}{a}<0$,所以当 $x=1$ 时,函数取最小值,最小值为 $a-2$.

综上所述,当 $a<1$ 时,函数的最小值为 $a-2$;当 $a\geqslant 1$ 时,函数的最小值为 $-\frac{1}{a}$.

2.2 二次函数、二次方程与二次不等式

在初中阶段,我们研究过一次函数、一次方程和一次不等式的关系,即任何一个一元一次不等式,经过不等式的同解变形后,都可以化成

$$ax+b>0(a\neq 0)$$

的形式. 结合一次函数 $y=ax+b$ $(a\neq 0)$ 的图象,不难发现一次方程 $ax+b=0$ 的解为 $x=-\frac{b}{a}$. 如果 $a>0$,那么一次不等式 $ax+b>0$ 的解集是 $x>-\frac{b}{a}$;如果

$a<0$，那么 $ax+b>0$ 的解集是 $x<-\frac{b}{a}$.

我们知道，任何一个一元二次不等式，经过不等式的同解变形后，都可以化成

$$ax^2+bx+c>0 \text{ 或 } ax^2+bx+c<0(a>0)$$

的形式(这是因为如果二次项系数小于零，两边乘 -1，并把不等号改变方向，仍可化成上面两种形式之一，其中 $a>0$).

一元二次不等式的解集与一元二次方程的根以及二次函数的图象密切相关，见表 2-1：

表 2-1　一元二次不等式的解集与一元二次方程的根以及二次函数的图象的关系

<table>
<tr><td colspan="2">$\Delta=b^2-4ac$</td><td>$\Delta>0$</td><td>$\Delta=0$</td><td>$\Delta<0$</td></tr>
<tr><td colspan="2">一元二次方程
$ax^2+bx+c=0\ (a>0)$
的根</td><td>有两个相异实根
$x_{1,2}=\frac{-b\pm\sqrt{b^2-4ac}}{2a}$
(取 $x_1<x_2$)</td><td>有两个相等实根
$x_1=x_2=-\frac{b}{2a}$</td><td>没有实根</td></tr>
<tr><td rowspan="2">一元二次不等式的解集</td><td>$ax^2+bx+c>0$
$(a>0)$</td><td>$x<x_1$ 或 $x>x_2$</td><td>$x\neq-\frac{b}{2a}$</td><td>一切实数</td></tr>
<tr><td>$ax^2+bx+c<0$
$(a>0)$</td><td>$x_1<x<x_2$</td><td>无解</td><td>无解</td></tr>
<tr><td colspan="2">二次函数
$y=ax^2+bx+c(a>0)$
的图象</td><td>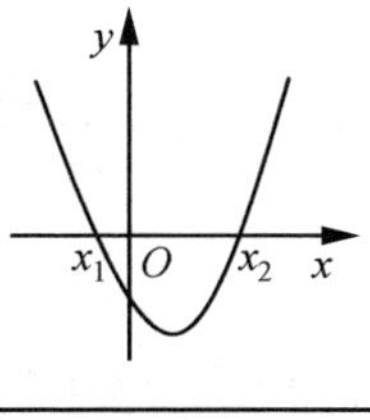</td><td>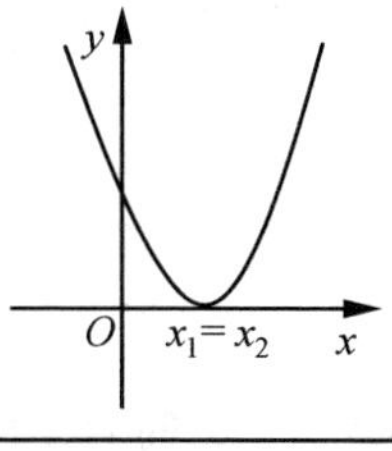</td><td>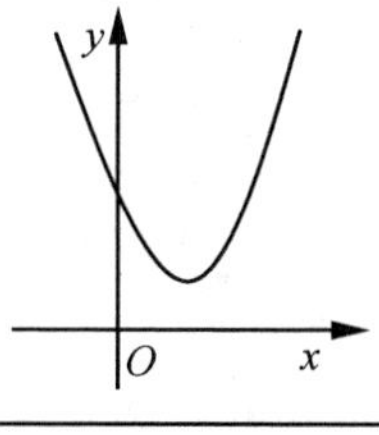</td></tr>
</table>

例 1　解下列不等式：

(1) $-x^2+5x>6$；　　(2) $4x^2\geqslant15-4x$.

解　(1) 原不等式可变形为

$$x^2-5x+6<0.$$

因为 $\Delta=(-5)^2-4\times1\times6=1>0$，解方程

$$x^2-5x+6=0,$$

得

$$x_1=2, x_2=3,$$

所以原不等式的解集是 $2<x<3$.

(2) 原不等式可变形为

$$4x^2+4x-15\geqslant 0.$$

因为$\Delta=4^2-4\times4\times(-15)=256>0$,解方程

$$4x^2+4x-15=0,$$

得

$$x_1=-\frac{5}{2},x_2=\frac{3}{2},$$

所以原不等式的解集是$x\leqslant-\frac{5}{2}$或$x\geqslant\frac{3}{2}$.

例 2 解关于x的不等式$ax^2-2x+a<0$,其中a为实数.

分析 对于含参数的不等式的求解,要对不等式的类型进行判断,再结合函数图象与方程的解来确定解集的情况.

解 (1) 若$a=0$,则原不等式为$-2x<0$,故解集为$x>0$.

(2) 若$a>0$,$\Delta=4-4a^2$.

① 当$\Delta>0$,即$0<a<1$时,方程$ax^2-2x+a=0$的两根为$x_1=\frac{1-\sqrt{1-a^2}}{a}$,$x_2=\frac{1+\sqrt{1-a^2}}{a}$,所以原不等式的解集为$\frac{1-\sqrt{1-a^2}}{a}<x<\frac{1+\sqrt{1-a^2}}{a}$;

② 当$\Delta=0$,即$a=1$时,原不等式无解;

③ 当$\Delta<0$,即$a>1$时,原不等式无解.

(3) 若$a<0$,$\Delta=4-4a^2$.

① 当$\Delta>0$,即$-1<a<0$时,原不等式的解集为$x<\frac{1+\sqrt{1-a^2}}{a}$或$x>\frac{1-\sqrt{1-a^2}}{a}$;

② 当$\Delta=0$,即$a=-1$时,原不等式可化为$(x+1)^2>0$,所以原不等式的解集为$x\neq-1$;

③ 当$\Delta<0$,即$a<-1$时,原不等式的解集为一切实数.

综上所述,当$a\geqslant1$时,原不等式无解;

当$0<a<1$时,原不等式的解集为$\frac{1-\sqrt{1-a^2}}{a}<x<\frac{1+\sqrt{1-a^2}}{a}$;

当$a=0$时,原不等式的解集为$x>0$;

当$-1<a<0$时,原不等式的解集为$x<\frac{1+\sqrt{1-a^2}}{a}$或$x>\frac{1-\sqrt{1-a^2}}{a}$;

当$a=-1$时,原不等式的解集为$x\neq-1$;

当$a<-1$时,原不等式的解集为一切实数.

例 3　已知当 $1\leqslant x\leqslant 2$ 时，不等式 $x^2+mx+4<0$ 恒成立，求实数 m 的取值范围.

解　设函数 $y=x^2+mx+4$，当 $1\leqslant x\leqslant 2$ 时，函数值 $y<0$ 恒成立，等价于函数 $y=x^2+mx+4$ 的最大值小于 0. 因此，$x=1$ 和 $x=2$ 处的函数值均小于 0，即得 $\begin{cases}1+m+4<0,\\4+2m+4<0,\end{cases}$ 化简得 $\begin{cases}m+5<0,\\2m+8<0,\end{cases}$ 解得 $m<-5$. 所以实数 m 的取值范围为 $m<-5$.

思考　在例 3 中，若将条件改成"存在 x 满足 $1\leqslant x\leqslant 2$ 且不等式 $x^2+mx+4<0$"，又该如何处理呢？

2.3　二次根式函数

不难发现，$y=2x$ 的图象与 $y=\frac{1}{2}x$ 的图象关于直线 $y=x$ 对称，那么函数 $y=x^2(x\geqslant 0)$ 的图象关于直线 $y=x$ 对称的曲线是什么样的？是函数吗？

假设 $P(x,y)(x\geqslant 0,y\geqslant 0)$ 是与函数 $y=x^2$ 的图象关于直线 $y=x$ 对称的曲线上的点. 点 $P(x,y)$ 关于直线 $y=x$ 对称的点为 $Q(y,x)$，则点 Q 在曲线 $y=x^2(x\geqslant 0)$ 上，即 $x=y^2$. 又因为 $y\geqslant 0$，所以 $y=\sqrt{x}$. 因此，函数 $y=x^2(x\geqslant 0)$ 的图象关于直线 $y=x$ 对称的曲线是函数 $y=\sqrt{x}$ 的图象，如图 2-3 所示.

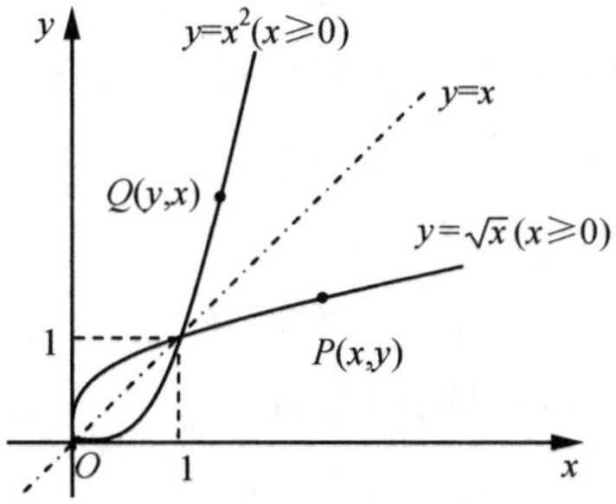

图 2-3

根据函数 $y=\sqrt{x}$ 的图象，不难发现函数 $y=\sqrt{x}$ 的性质：

(1) 当 $x\geqslant 0$ 时，函数值 y 随着 x 的增大而逐渐增大；

(2) 当 $x=0$ 时，函数值 y 取得最小值 0.

例 1　已知函数 $y=\sqrt{x+b}$ 的图象过点 $(1,2)$.

(1) 求实数 b 的值；

(2) 画出函数 $y=\sqrt{x+b}$ 的图象，并指出其与函数 $y=\sqrt{x}$ 的图象的关系；

(3) 当 x 取何值时，函数值大于 2？

解 (1) 由于函数 y 的图象过点 $(1,2)$，则有

$$2=\sqrt{1+b},$$

解得 $b=3$.

(2) 函数 $y=\sqrt{x+3}$ 中自变量的取值满足 $x+3\geqslant 0$，即 $x\geqslant -3$.

列表：

x	-3	0	1	6	13	…
y	0	$\sqrt{3}$	2	3	4	…

作图(图 2-4)：

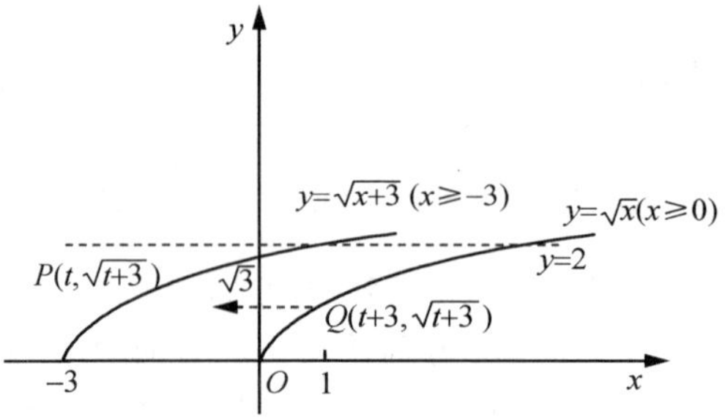

图 2-4

在图 2-4 中，函数 $y=\sqrt{x+3}$ 的图象上任意一点 $P(t,\sqrt{t+3})$ 都可由函数 $y=\sqrt{x}$ 的图象上的点 $Q(t+3,\sqrt{t+3})$ 向左平移 3 个单位长度得到，所以函数 $y=\sqrt{x+3}$ 的图象是由函数 $y=\sqrt{x}$ 的图象向左平移 3 个单位长度而得到的.

(3) 在图 2-4 中，作直线 $y=2$，与函数 $y=\sqrt{x+3}$ 的图象交于点 $(1,2)$，从而当 $x>1$ 时，函数值大于 2.

思考 在例 1 中，当 x 取何值时，函数值不大于 $x+1$？

例 2 已知函数 $y=\sqrt{ax+b}$ 的图象过点 $(-1,0)$，$(0,2)$.

(1) 求实数 a，b 的值；

(2) 画出函数 $y=\sqrt{ax+b}$ 的图象，并指出其与函数 $y=\sqrt{x+1}$ 的图象的关系；

(3) 当 $0\leqslant x\leqslant 8$ 时，求 y 的取值范围.

解 (1) 由于函数图象过点 $(-1,0)$，$(0,2)$，则

$$\begin{cases}0=\sqrt{-a+b},\\ 2=\sqrt{b},\end{cases}$$

解得 $a=4$，$b=4$.

(2) 函数 $y=2\sqrt{x+1}$ 中自变量的范围为 $x+1\geqslant 0$，即 $x\geqslant -1$.

列表：

x	-1	0	3	8	15	…
y	0	2	4	6	8	…

作图(图 2-5)：

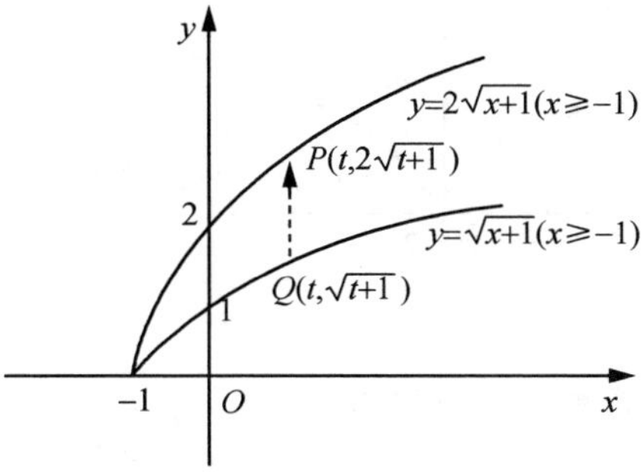

图 2-5

在图 2-5 中，函数 $y=2\sqrt{x+1}$的图象上任意一点 $P(t,2\sqrt{t+1})$是由函数 $y=\sqrt{x+1}$的图象上的点 $Q(t,\sqrt{t+1})$横坐标不变、纵坐标变成原来的 2 倍得到的，所以函数 $y=2\sqrt{x+1}$的图象是函数 $y=\sqrt{x+1}$的图象纵向拉伸 2 倍而得到的.

(3) 在图 2-5 中，因变量 y 随自变量 x 的增大而增大，所以当 $0\leqslant x\leqslant 8$ 时，y 的取值范围为 $2\leqslant x\leqslant 6$.

不难发现，函数 $y=a\sqrt{x+b}$有如下性质：

(1) 若 $a>0$，则当 $x\geqslant -b$ 时，函数值 y 随着 x 的增大而逐渐增大；

(2) 若 $a<0$，则当 $x\geqslant -b$ 时，函数值 y 随着 x 的增大而逐渐减小.

例 3　解方程 $\sqrt{3x-2}+\sqrt{x+3}=3$，并用根式函数的图象加以说明.

解　原方程可化为

$$\sqrt{3x-2}=3-\sqrt{x+3},$$

两边平方得

$$3x-2=9-6\sqrt{x+3}+x+3,$$

整理得

$$3\sqrt{x+3}=7-x,$$

两边平方并整理得

$$x^2-23x+22=0,$$

解得

$$x=1 \text{ 或 } x=22.$$

经检验，$x=1$ 是原方程的根，$x=22$ 是原方程的增根.

考察函数 $y=\sqrt{3x-2}$ 和 $y=3-\sqrt{x+3}$ 的图象，如图 2-6 所示.

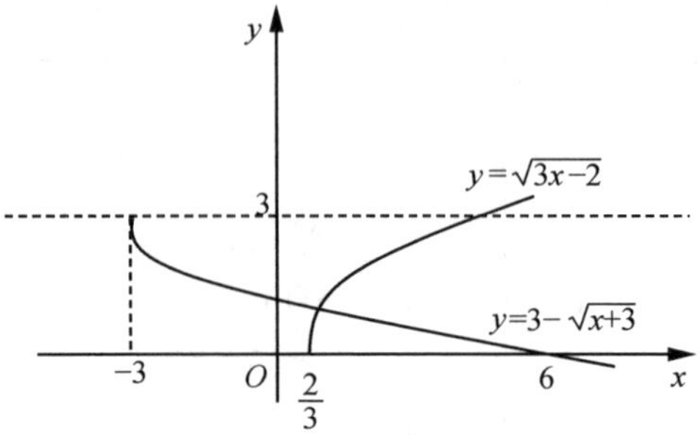

图 2-6

不难发现，两函数的图象有且仅有一个公共点，所以方程仅有一解.

思考 能否利用图象解不等式 $\sqrt{3x-2}+\sqrt{x+3}<3$?

例 4 解下列不等式：

(1) $\sqrt{3x-4}-\sqrt{x-3}>0$； (2) $\sqrt{2x-1}<x-2$；

(3) $\sqrt{x^2-3x+2}>x-3$.

解 (1) 因为根式必须有意义，所以先解不等式组

$$\begin{cases}3x-4\geqslant 0,\\x-3\geqslant 0,\end{cases}$$

解得 $x\geqslant 3$.

另一方面，原不等式可化为

$$\sqrt{3x-4}>\sqrt{x-3}.$$

两边平方得

$$3x-4>x-3.$$

移项，整理后解得 $x>\frac{1}{2}$.

因此原不等式的解集是 $x\geqslant 3$.

(2) 当 $x-2<0$ 时，原不等式无解，故原不等式同解变形成下面的不等式组：

$$\begin{cases}x-2\geqslant 0, & ①\\2x-1\geqslant 0, & ②\\2x-1<(x-2)^2. & ③\end{cases}$$

不等式①的解集为 $x\geqslant 2$；

不等式②的解集为 $x\geqslant \frac{1}{2}$；

不等式③的解集为 $x<1$ 或 $x>5$.

所以原不等式的解集 $x>5$.

(3) 原不等式的解集是下面的不等式组(Ⅰ)及不等式组(Ⅱ)的解集的并集：

(Ⅰ) $\begin{cases} x-3<0, & ① \\ x^2-3x+2\geqslant 0; & ② \end{cases}$

(Ⅱ) $\begin{cases} x-3\geqslant 0, & ③ \\ x^2-3x+2>(x-3)^2. & ④ \end{cases}$

先解不等式组(Ⅰ).

解不等式①,得解集 $x<3$;

解不等式②,得解集 $x\leqslant 1$ 或 $x\geqslant 2$.

因此,不等式组(Ⅰ)的解集是 $x\leqslant 1$ 或 $2\leqslant x<3$.

再解不等式组(Ⅱ).

解不等式③,得解集 $x\geqslant 3$,

解不等式④,得解集 $x>\frac{7}{3}$.

因此,不等式组(Ⅱ)的解集是 $x\geqslant 3$.

由此可知,原不等式的解集是 $x\leqslant 1$ 或 $x\geqslant 2$.

2.4　多项式函数

事实上,一次函数 $y=kx+b(k\neq 0)$ 是关于 x 的一次二项式,二次函数 $y=ax^2+bx+c(a\neq 0)$ 是关于 x 的二次三项式,推广之后是什么样呢?

如果 $a_n,a_{n-1},\cdots,a_1,a_0$ 均为实数,形如 $a_nx^n+a_{n-1}x^{n-1}+\cdots+a_1x+a_0(a_n\neq 0)$ 的式子称为关于 x 的 n 次**多项式**,其中 $a_kx^k(k=0,1,2,\cdots,n)$ 称为 k 次项,a_k 称为 k 次项系数.特别地,a_n 称为**首项系数**.

由实系数的 n 次多项式所定义的函数 $y=a_nx^n+a_{n-1}x^{n-1}+\cdots+a_1x+a_0(a_n\neq 0)$ 称为多项式函数,又称 n 次函数.例如,$y=x+1$ 为一个一次函数,$y=x^2+x+1$ 为一个二次函数,$y=x^3+x^2+x+1$ 为一个三次函数.

例 1　当 m,n 是什么数时,多项式 $x^4-5x^3+11x^2+mx+n$ 能被 x^2-2x+1 整除?

分析　如果 x^2-2x+1 是所给四次多项式的因式,那么一定存在一个二次多项式 ax^2+bx+c,使得 $(x^2-2x+1)(ax^2+bx+c)=x^4-5x^3+11x^2+mx+n$.因此,根据首项系数为 1,确定 $a=1$,根据常数项为 n,确定 $c=n$,从而减少参数,再利用待定系数法求解.

解 设商式为 x^2+bx+n，则根据多项式相等，可知

$$x^4-5x^3+11x^2+mx+n=(x^2-2x+1)(x^2+bx+n)$$
$$=x^4+(b-2)x^3+(n-2b+1)x^2+(b-2n)x+n,$$

从而 $\begin{cases}b-2=-5,\\ n-2b+1=11,\\ b-2n=m,\end{cases}$ 解得 $\begin{cases}b=-3,\\ n=4,\\ m=-11.\end{cases}$

所以当 $m=-11$，$n=4$ 时，多项式 $x^4-5x^3+11x^2+mx+n$ 能被 x^2-2x+1 整除.

思考 利用如上方法或者其他方法，如何判断 $ax+b(a\neq0)$ 是否为某个多项式的因式?

不难发现，多项式除以 $x-a$ 所得的余数就是该多项式函数在 $x=a$ 处的函数值. 特别地，可得如下定理：

因式定理 若当 $x=a$ 时，多项式 $a_nx^n+a_{n-1}x^{n-1}+\cdots+a_1x+a_0(a_n\neq0)$ 的值为0，则该多项式能被 $x-a$ 整除，即该多项式含有因式 $x-a$.

例 2 证明：$2x+3$ 为多项式 $2x^4-5x^3-10x^2+15x+18$ 的因式.

证明 设多项式函数 $y=2x^4-5x^3-10x^2+15x+18$，取 $x=-\frac{3}{2}$，则函数值

$$y=2\times\left(-\frac{3}{2}\right)^4-5\times\left(-\frac{3}{2}\right)^3-10\times\left(-\frac{3}{2}\right)^2+15\times\left(-\frac{3}{2}\right)+18$$
$$=\frac{81}{8}+\frac{135}{8}-\frac{90}{4}-\frac{45}{2}+18=0.$$

所以 $2x+3$ 是该多项式的因式.

在例 2 中，可以发现 $-\frac{3}{2}$ 为原多项式的有理根. 因此，对于整系数多项式，可以判断或求出其有理根.

艾森斯坦判别法 若 $x=\frac{q}{p}$（p，q 是互质的整数）是多项式

$$a_nx^n+a_{n-1}x^{n-1}+\cdots+a_1x+a_0(a_n\neq0,a_k\text{ 为整数},k=0,1,2,\cdots,n)$$

的根，则 p 是首项系数 a_n 的因数，q 是常数项 a_0 的因数.

如上判别法给出了判定整系数多项式不能分解为整系数多项式乘积的充分条件.

例 3 在实数范围内分解下列多项式：

(1) $x^3-19x-30$； (2) x^4+4.

分析 可以先利用艾森斯坦判别法判断多项式有无有理根，然后再利用待

定系数法确定因式分解的情况.

解　(1) 30 的因数有 $\pm1,\pm2,\pm3,\pm5,\pm6,\pm10,\pm15,\pm30$,经过验算,发现 $-2,-3,5$ 为多项式的根.

又因为三次多项式只有三个一次因式,且三次项系数为 1,所以多项式可以分解如下:

$$x^3-19x-30=(x+3)(x+2)(x-5).$$

(2) 4 的因数有 $\pm1,\pm2,\pm4$,经过验算,该四次多项式没有有理根.

又因为四次多项式可以写成两个二次因式的乘积,且首项系数为 1,不妨设

$$\begin{aligned}x^4+4&=(x^2+b_1x+c_1)(x^2+b_2x+c_2)\\&=x^4+(b_1+b_2)x^3+(b_1b_2+c_1+c_2)x^2+(b_1c_2+b_2c_1)x+c_1c_2,\end{aligned}$$

所以 $\begin{cases}b_1+b_2=0, & ①\\ b_1b_2+c_1+c_2=0, & ②\\ b_1c_2+b_2c_1=0, & ③\\ c_1c_2=4. & ④\end{cases}$

由①代入③,可知 $b_1c_2+b_2c_1=b_1(c_2-c_1)=0$,从而 $b_1=0$ 或 $c_2-c_1=0$.

当 $b_1=0$ 时,$b_2=0$,从而 $c_1+c_2=0$,$c_1c_2=4$,无解.

当 $c_2-c_1=0$ 时,由④可知 $c_1=c_2=\pm2$.

若 $c_1=c_2=2$,可知 $b_1+b_2=0$ 且 $b_1b_2=-4$,解得 $b_1=2,b_2=-2$;

若 $c_1=c_2=-2$,可知 $b_1+b_2=0$ 且 $b_1b_2=4$,无解.

因此 $x^4+4=(x^2+2x+2)(x^2-2x+2)$.

例 4　解下列方程:

(1) $x^3-6x^2-x+30=0$;　(2) $(x+1)(x+2)(x+3)(x+4)=120$.

解　(1) 通过艾森斯坦判别法可知 $x=-2$ 是方程的一个根,即 $x+2$ 是三次多项式的一个因式,因此可以分解得

$$(x+2)(x^2-8x+15)=0,\text{即}(x+2)(x-3)(x-5)=0.$$

所以方程的解为 $x_1=-2,x_2=3,x_3=5$.

(2) 注意到 $(x+1)(x+4)=x^2+5x+4$,$(x+2)(x+3)=x^2+5x+6$,设 $t=x^2+5x+4$,则原方程转化为

$$t(t+2)=120,\text{即 } t^2+2t-120=0,\text{解得 } t_1=10,t_2=-12.$$

当 $t_1=10$,即 $x^2+5x+4=10$ 时,$x^2+5x-6=0$,解得 $x_1=1,x_2=-6$;

当 $t_2=-12$,即 $x^2+5x+4=-12$ 时,从而 $x^2+5x+16=0$,无解.

所以该方程的解为 $x_1=1,x_2=-6$.

类比二次函数、二次方程与二次不等式的关系,可以研究高次不等式的求

解问题.列表的方法或数轴的形式可参考三次函数的图象与性质,具体可参考第二部分第2课“类比”.

例5 解下列不等式:

(1) $x(x-2)(x-3)(x+1)\leqslant 0$; (2) $(x+1)^2(x-1)(x-4)^3>0$.

解 (1) 将各因式的根按从小到大的顺序排列,可得下表:

各因式的值的符号	各因式的根				
	-1	0	2	3	
$x+1$	−	+	+	+	+
x	−	−	+	+	+
$x-2$	−	−	−	+	+
$x-3$	−	−	−	−	+
$(x-1)(x-2)(x-3)(x+1)$	+	−	+	−	+

这个不等式的解集可以在数轴上表示,如图2-7所示:

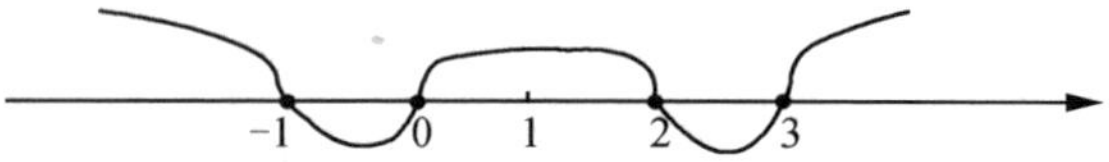

图2-7

由表及图可知原不等式的解集是

$$-1\leqslant x\leqslant 0 \text{ 或 } 2\leqslant x\leqslant 3.$$

(2) 将各因式的根按从小到大的顺序排列,可得下表:

各因式的值的符号	各因式的根			
	-1	1	4	
$(x+1)^2$	+	+	+	+
$x-1$	−	−	+	+
$(x-4)^3$	−	−	−	+
$(x+1)^2(x-1)(x-4)^3$	+	+	−	+

这个不等式的解集可以在数轴上表示,如图2-8所示:

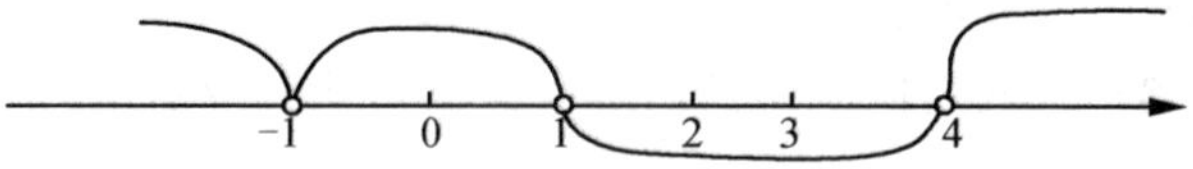

图2-8

由表及图可知,原不等式的解集是

$$x<-1, -1<x<1 \text{ 或 } x>4.$$

复习参考题 2

1. 当$\sqrt{2-x}$有意义时，化简$\sqrt{x^2-4x+4}-\sqrt{x^2-6x+9}$的结果是（　　）

A. $2x-5$　　B. $-2x-1$　　C. -1　　D. $5-2x$

2. 与函数$y=\sqrt{x}-1$的图象关于x轴对称的图象大致是（　　）

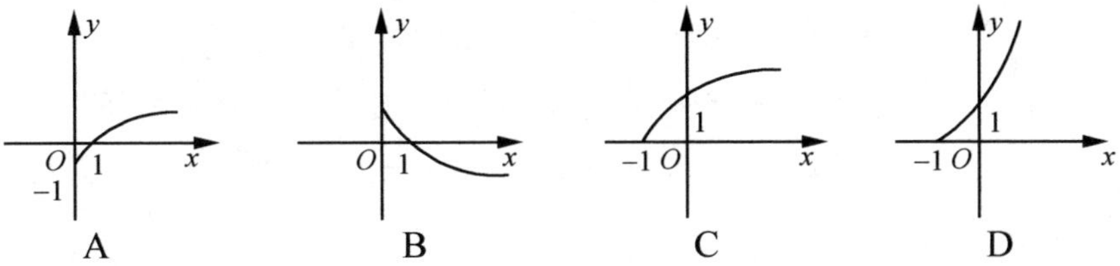

3. 已知不等式$ax^2+bx+2>0$的解集为$-1<x<2$，则不等式$2x^2+bx+a<0$的解集为（　　）

A. $-1<x<\frac{1}{2}$　　B. $x<-1$或$x>\frac{1}{2}$

C. $-2<x<1$　　D. $x<-2$或$x>1$

4. 当$m\leqslant x\leqslant 5$时，函数$y=-x^2+4x$的最小值为-5，最大值为4，则实数m的取值范围是（　　）

A. $m<-1$　　B. $-1<m\leqslant 2$

C. $-1\leqslant m\leqslant 2$　　D. $2\leqslant m\leqslant 5$

5. 当$-1\leqslant x\leqslant 2$时，函数$y=ax^2+2ax+1$的最大值为4，则a的值为（　　）

A. $\frac{3}{8}$　　B. -3　　C. $\frac{3}{8}$或-3　　D. 4

6.（多选）二次函数$y=ax^2+bx+c$的图象如图所示，则下列结论正确的是（　　）

A. $b=-2a$　　B. $a+b+c<0$

C. $a-b+c>0$　　D. $abc<0$

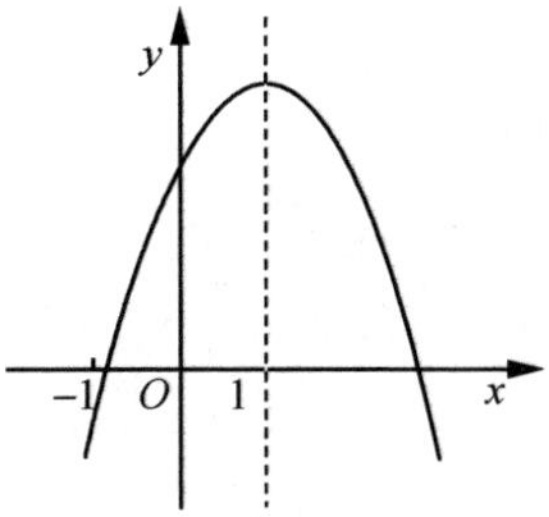

第 6 题图

7.（多选）设函数$y=x^2+x+a(a>0)$，当$x=m$时，函数值为负数，则下列说法正确的是（　　）

A. $x=m+1$处的函数值为正数

B. $x=m+1$处的函数值为负数

C. $x=-2-m$处的函数值为正数

D. $x=-2-m$处的函数值为负数

8. (多选)已知函数 $y=x^2-2(a-1)x+a$,若对于任意两个不相等的实数 x_1,x_2 满足 $-1\leqslant x_1,x_2\leqslant 2$,其函数值都不相等,则实数 a 的取值范围可以是(　　)

A. $a\leqslant 0$　　B. $0\leqslant a\leqslant 3$

C. $-1\leqslant a\leqslant 2$　　D. $a\geqslant 3$

9. 分解因式:$x^3-3x+4=$________.

10. 不等式 $(x-1)^3(x-2)(x-3)^2(x-5)\geqslant 0$ 的解集为________.

11. 若 $\sqrt{(x^2-2x-3)^2}=-x^2+2x+3$,则实数 x 的取值范围为________.

12. 当 $-3\leqslant x\leqslant 1$ 时,不等式 $x^2+2(a-2)x+4>0$ 恒成立,则实数 a 的取值范围为________.

13. 若函数 $y=ax^2+(a-3)x+1(1\leqslant x\leqslant 2)$ 的最小值为 2,则实数 a 的值为________.

14. 若 $\sqrt{3-2m}>\sqrt{m+1}$,则实数 m 的取值范围为________.

15. 已知二次函数 $y=ax^2+bx+c$ 的图象如图所示,则代数式

$$ab,ac,a+b+c,a-b+c,2a+b,2a-b$$

中,其值为正的代数式的个数是________.

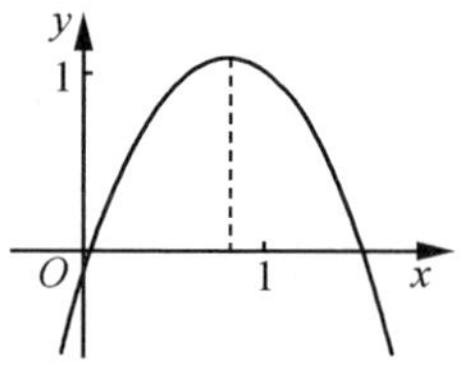

第 15 题图

16. 解方程:$(x^2+3x+2)(4x^2+8x+3)=90$.

17. 设不等式 $x^4+(1-m)x^3-2x^2+3mx-2m>0$ 的解集为 $x<2$ 或 $x>1$,求实数 m 的取值范围.

第3章　分式函数

在初中学习过程中，我们已经研究过反比例函数，结合具体情境体会了反比例函数的意义，能根据已知条件确定反比例函数的表达式，会用描点法画出反比例函数的图象，知道系数对反比例函数图象的影响，能用反比例函数解决简单的实际问题. 通过本章的学习与探究，可以明确以下内容：

- 将反比例函数的图象进行平移，探究一次分式函数的图象与性质；
- 将正比例函数与反比例函数进行叠加，探究二次分式函数的图象与性质；
- 借助函数图象或通过等价变形，会解简单的分式不等式.

3.1　一次分式函数

我们曾研究过反比例函数，其表达式为 $y=\frac{k}{x}(k\neq 0)$，其中 k 叫作比例系数. 函数 $y=\frac{k}{x}(k\neq 0)$ 的图象是双曲线，具备如下性质：

(1) 图象关于原点中心对称.

(2) 图象以 x 轴与 y 轴为渐近线.

(3) 若 $k>0$，则图象在第一、三象限，在每一个象限内，函数值 y 随着 x 的增大而逐渐减小；

若 $k<0$，则图象在第二、四象限，在每一个象限内，函数值 y 随着 x 的增大而逐渐增大.

根据以往学习和研究函数的经验，形成了研究函数的一般路径：我们可以根据函数的表达式确定自变量的取值范围，画出函数图象，再利用图象和函数表达式研究函数的性质和解决问题.

例 1　试作出函数 $y=1+\frac{2}{x+1}$ 的图象，并说明其与函数 $y=\frac{2}{x}$ 的图象的关系.

解　由 $x+1\neq 0$ 可知自变量 x 满足的条件为 $x\neq -1$.

列表：

x	…	-3	-2	$-\frac{3}{2}$	…	$-\frac{1}{2}$	0	1	…
y	…	0	-1	-3	…	5	3	2	…

作图(图 3-1)：

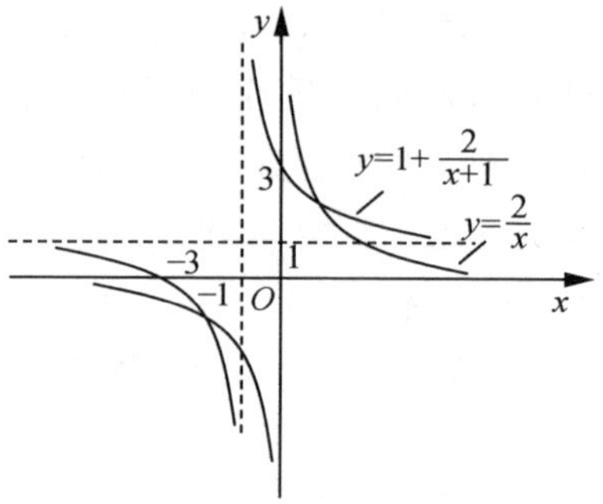

图 3-1

不难发现，在图 3-1 中，函数 $y=1+\frac{2}{x+1}$ 的图象是将函数 $y=\frac{2}{x}$ 的图象向左平移 1 个单位长度，再向上平移 1 个单位长度得到的.

事实上，函数 $y=1+\frac{2}{x+1}$ 的表达式可以整理为 $y=\frac{x+3}{x+1}$，我们将形如 $y=\frac{ax+b}{cx+d}(c\neq0,ad-bc\neq0)$ 的函数称为**一次分式函数**.

思考 在一次分式函数中，自变量 x 与因变量 y 的取值范围各如何？

例 2 作出函数 $y=\frac{3x-4}{x-2}$ 的图象，并指出 y 随 x 的增大怎样变化？

解 由于 $y=\frac{3x-4}{x-2}=\frac{3(x-2)+2}{x-2}=3+\frac{2}{x-2}$，所以函数 $y=\frac{3x-4}{x-2}$ 的图象可以看成将函数 $y=\frac{2}{x}$ 的图象向右平移 2 个单位长度，再向上平移 3 个单位长度得到. 如图 3-2 所示.

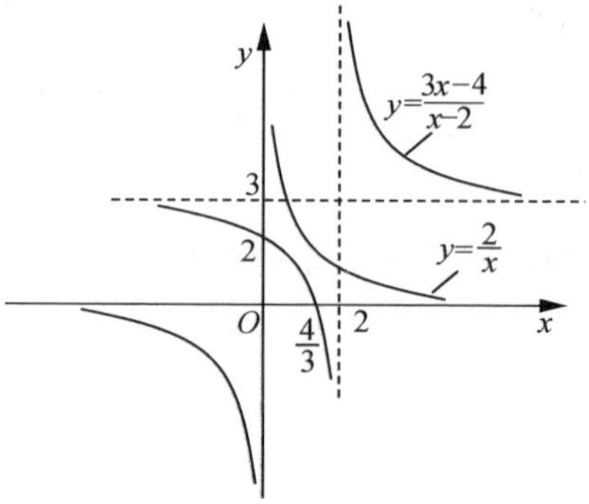

图 3-2

在图 3-2 中，当 $x<2$ 时，因变量 y 随自变量 x 的增大而减小；

当 $x>2$ 时，因变量 y 随自变量 x 的增大而减小.

一次分式函数 $y=\dfrac{ax+b}{cx+d}(c\neq0,ad-bc\neq0)$ 的图象是双曲线，具有如下性质：

(1) 关于点 $\left(-\dfrac{d}{c},\dfrac{a}{c}\right)$ 中心对称.

(2) 以直线 $x=-\dfrac{d}{c}$ 和 $y=\dfrac{a}{c}$ 为渐近线.

(3) 若 $ad-bc<0$，则在各区域内，函数值 y 随着 x 的增大而逐渐减小；

若 $ad-bc>0$，则在各区域内，函数值 y 随着 x 的增大而逐渐增大.

例 3　已知函数 $y=\dfrac{ax-1}{x+1}$ 的图象过点 $(1,0)$.

(1) 求实数 a 的值；

(2) 作出函数的图象，并指出当 x 取何值时，函数值小于 0.

解　(1) 由函数图象过点 $(1,0)$，则 $0=\dfrac{a-1}{1+1}$，解得 $a=1$.

(2) 由(1)可知函数为 $y=\dfrac{x-1}{x+1}$，其图象以 $x=-1$ 与 $y=1$ 为渐近线，且过点 $(1,0)$，作出其图象，如图 3-3 所示.

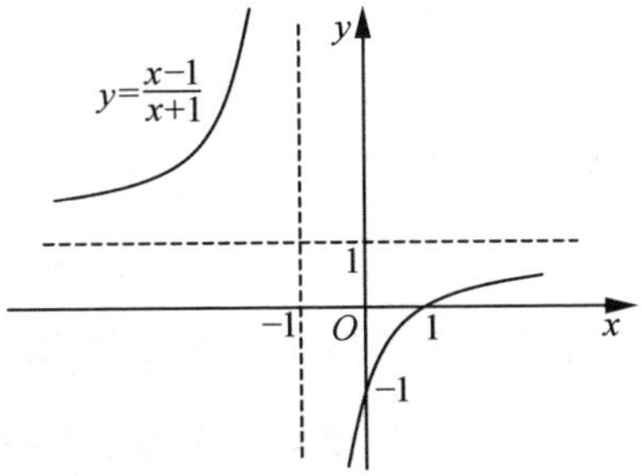

图 3-3

由图可知，当 $-1<x<1$ 时，函数值小于 0.

思考　能用分式函数的图象解不等式 $\dfrac{x-1}{x+1}>x$ 吗？

例 4　已知函数 $y=\dfrac{ax+b}{x-1}$ 的图象过点 $\left(\dfrac{3}{2},0\right)$ 和 $(0,-3)$.

(1) 求实数 a,b 的值；

(2) 作出函数的图象，并指出当 $2<x<5$ 时，函数值 y 的取值范围.

解 (1) 由函数图象过点$\left(\frac{3}{2},0\right)$和$(0,-3)$，可得

$$\begin{cases}0=\dfrac{\frac{3}{2}a+b}{\frac{3}{2}-1},\\ -3=\dfrac{b}{-1},\end{cases}$$ 解得$\begin{cases}a=-2,\\ b=3.\end{cases}$

(2) 由(1)可知函数表达式为$y=\frac{-2x+3}{x-1}$，其图象是以$x=1$与$y=-2$为渐近线，且过点$\left(\frac{3}{2},0\right)$和$(0,-3)$，作出函数图象，如图 3-4 所示.

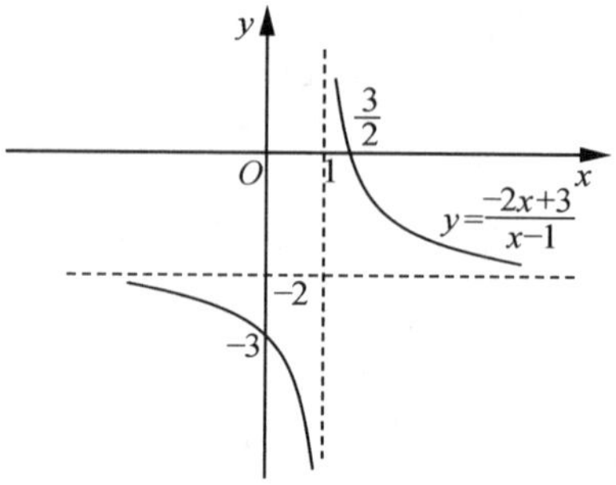

图 3-4

由图可知，当$2<x<5$时，函数值y的取值范围为$-\frac{7}{4}<y<-1$.

3.2 二次分式函数

二次函数的一般形式$y=ax^2+bx+c(a\neq 0)$可视为三个函数$y=ax^2$，$y=bx$，$y=c$的和，我们已经研究过该类函数的图象和性质，那么提出一个问题：正比例函数和反比例函数的和是怎样的函数？例如，我们可以对函数$y=x+\frac{1}{x}$的图象与性质进行探究：

当$x\neq 0$时，函数有意义，同时发现：如果点$\left(t,t+\frac{1}{t}\right)$在函数的图象上，那么点$\left(-t,-\left(t+\frac{1}{t}\right)\right)$也在函数的图象上. 说明函数的图象关于原点$(0,0)$对称，因此只需要研究函数$y=x+\frac{1}{x}(x>0)$的图象.

列表：

x	…	$\frac{1}{3}$	$\frac{1}{2}$	1	2	3	…
y	…	$\frac{10}{3}$	$\frac{5}{2}$	2	$\frac{5}{2}$	$\frac{10}{3}$	…

作图(图 3-5)：

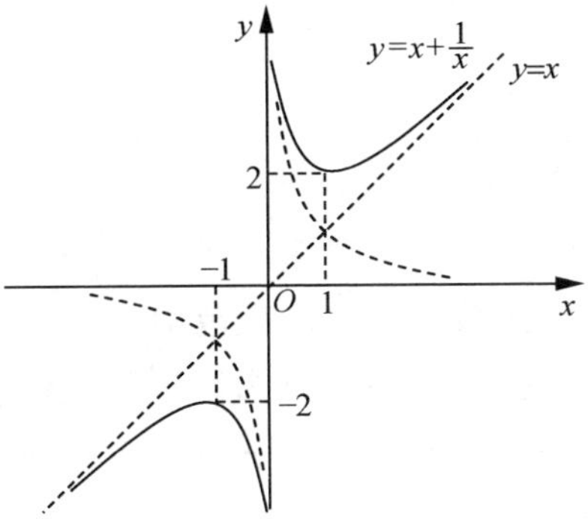

图 3-5

观察图 3-5,函数 $y=x+\frac{1}{x}$的图象和性质如下：

(1) 函数图象是以原点(0,0)为对称中心,以直线 $y=x$ 与 y 轴为渐近线的双曲线.

(2) 当 $0<x<1$ 时,函数值 y 随 x 的增大而减小；

当 $x>1$ 时,函数值 y 随 x 的增大而增大；

当 $x<-1$ 时,函数值 y 随 x 的增大而增大；

当 $-1<x<0$ 时,函数值 y 随 x 的增大而减小.

思考　你能用类似的方法研究函数 $y=x-\frac{1}{x}$的图象和性质吗?

函数 $y=ax+\frac{b}{x}(a>0,b\neq0)$的性质：

(1) 函数图象是以原点(0,0)为对称中心,以直线 $y=ax$ 与 y 轴为渐近线的双曲线.

(2) 若 $b>0$,则当 $0<x<\sqrt{\frac{b}{a}}$时,函数值 y 随 x 的增大而减小；

当 $x>\sqrt{\frac{b}{a}}$时,函数值 y 随 x 的增大而增大；

当 $-\sqrt{\frac{b}{a}}<x<0$ 时,函数值 y 随 x 的增大而减小；

当 $x<-\sqrt{\dfrac{b}{a}}$ 时，函数值 y 随 x 的增大而增大.

若 $b<0$，则当 $x>0$ 时，函数值 y 随 x 的增大而增大；

当 $x<0$ 时，函数值 y 随 x 的增大而增大.

思考 若 $a>0,b>0$，则当 $x>0$ 时，函数 $y=ax+\dfrac{b}{x}$ 的最小值为 $2\sqrt{ab}$，你能证明吗？

例 1 已知函数 $y=x+\dfrac{4}{x}$.

(1) 作出函数的图象；

(2) 当 $1<x<3$ 时，求函数值 y 的取值范围.

解 (1) 函数的图象以 $y=x$ 与 y 轴为渐近线，且当 $0<x<2$ 时，函数值 y 随 x 的增大而减小；当 $x>2$ 时，函数值 y 随 x 的增大而增大.

作出图象，如图 3-6 所示：

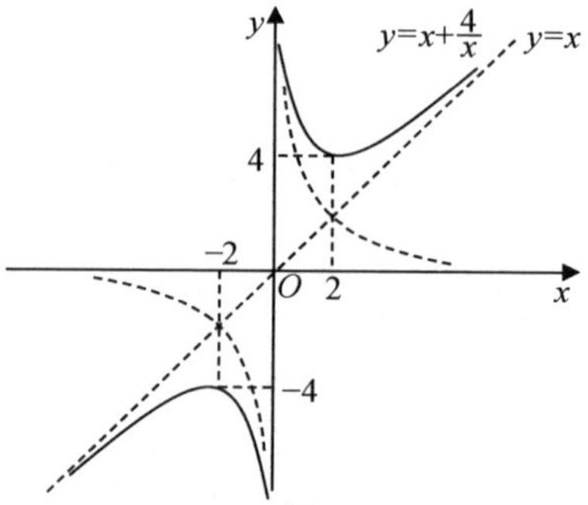

图 3-6

(2) 在图 3-6 中，当 $1<x<2$ 时，y 随 x 的增大而减小；当 $2<x<3$ 时，y 随 x 的增大而增大. 所以 y 的取值范围为 $4\leqslant y<5$.

思考 将已知函数 $y=x+\dfrac{4}{x}$ 整理得 $y=\dfrac{x^2+4}{x}$，其函数值的倒数是 $y=\dfrac{x}{x^2+4}$，你能大致画出函数 $y=\dfrac{x}{x^2+4}$ 的图象吗？

例 2 求函数 $y=\dfrac{6x}{x^2+2x+4}$ 的最大值.

解 当 $x=0$ 时，$y=0$；

当 $x<0$ 时，$6x<0$，$x^2+2x+4>0$，函数值 $y<0$；

当 $x>0$ 时，函数的表达式可变形为 $y=\dfrac{6}{x+2+\dfrac{4}{x}}$，因为当 $x=2$ 时，函数

$y=x+\dfrac{4}{x}$的最小值为 4，从而 $x+\dfrac{4}{x}+2\geqslant 6$，所以$\dfrac{6}{x+2+\dfrac{4}{x}}\leqslant 1$，即当 $x>0$ 时，函数的最大值为 1.

综上所述，当 $x=2$ 时，函数的最大值为 1.

思考　求函数 $y=\dfrac{x+1}{x^2+2x+4}$ 的最大值.

形如 $y=\dfrac{x+1}{x^2+2x+4}$ 的函数，称为**二次分式函数**，其一般形式为 $y=\dfrac{ax^2+bx+c}{dx^2+ex+f}(d\neq 0)$，其图象和性质可以利用形如 $y=ax+\dfrac{b}{x}$的函数的图象和性质加以研究.

例 3　画出 $y=\dfrac{4}{x^2+2x-3}$的简图.

解　由 $x^2+2x-3\neq 0$，解得 $x\neq 1$ 且 $x\neq -3$.

当 x 无限大时，x^2+2x-3 无限大，从而$\dfrac{4}{x^2+2x-3}$无限接近 0.

因此，函数图象有三条渐近线：$x=-3$，$x=1$，$y=0$.

又当 $x<-1$ 时，x^2+2x-3 随 x 的增大而减小；当 $x>-1$ 时，x^2+2x-3 随 x 的增大而增大.

因此，当 $x<-3$ 时，y 随 x 的增大而增大；当 $-3<x<-1$ 时，y 随 x 的增大而增大；当 $-1<x<1$ 时，y 随 x 的增大而减小；当 $x>1$ 时，y 随 x 的增大而减小.

作出函数的大致图象，如图 3-7 所示：

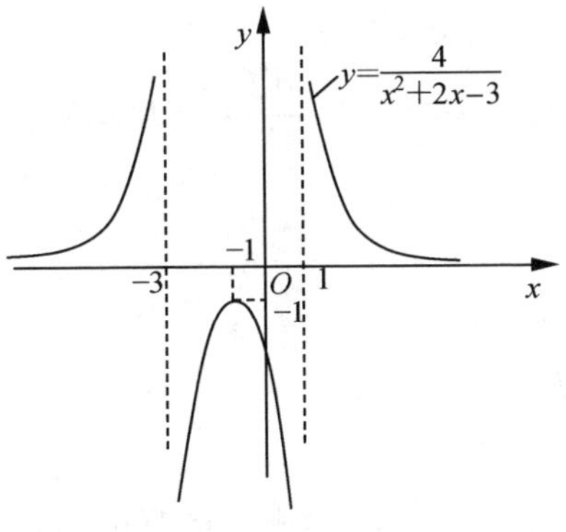

图 3-7

3.3 分式不等式

之前，我们已经学习过解一元一次不等式、一元二次不等式，可以使用不等式的同解变形进行处理，也可以运用函数的图象和性质进行求解. 那么应该如何求解分式不等式呢？

例 1 解下列不等式：

(1) $\dfrac{x-2}{x-3}>0$；　　(2) $\dfrac{x-1}{x-3}\leqslant -1$.

分析 我们可以发现 $y=\dfrac{x-2}{x-3}$ 与 $y=\dfrac{x-1}{x-3}$ 是一次分式函数，其图象可以通过反比例函数平移得到，从而利用图象求解. 当然，也可以通过代数的等价变形求解.

解 (1) 方法 1：这个不等式的解集是下面的不等式组(Ⅰ)与不等式组(Ⅱ)的解集的并集.

(Ⅰ) $\begin{cases} x-2>0, & ① \\ x-3>0; & ② \end{cases}$

(Ⅱ) $\begin{cases} x-2<0, & ③ \\ x-3<0. & ④ \end{cases}$

解不等式组(Ⅰ)得解集为 $x>3$；

解不等式组(Ⅱ)得解集为 $x<2$.

所以原不等式的解集是 $x<2$ 或 $x>3$.

方法 2：原不等式同解变形为

$$(x-2)(x-3)>0,$$

所以原不等式的解集是 $x<2$ 或 $x>3$.

(2) 移项得 $\dfrac{x-1}{x-3}+1\leqslant 0$，整理得 $\dfrac{2x-4}{x-3}\leqslant 0$，可同解变形成下面的不等式组：

$$\begin{cases} x-3\neq 0, & ① \\ (2x-4)(x-3)\leqslant 0. & ② \end{cases}$$

解不等式①得解集为 $x\neq 3$；

解不等式②得解集为 $2\leqslant x\leqslant 3$.

所以原不等式的解集是 $2\leqslant x<3$.

不难发现，利用函数求解不等式依赖于函数的图象；运用代数等价变形只需要进行合适的转化，就可将复杂问题转变为简单问题，将新的问题转化为旧的问题. 对于分式不等式 $\dfrac{f(x)}{g(x)}>$(或 $\geqslant$) c，可以移项、通分，得到 $\dfrac{h(x)}{g(x)}>$(或 $\geqslant$) 0.

$\frac{h(x)}{g(x)}>0$ 可以等价变形为 $g(x)h(x)>0$，$\frac{h(x)}{g(x)}\geqslant 0$ 可以等价变形为 $g(x)h(x)\geqslant 0$ 且 $g(x)\neq 0$.

例 2　解下列不等式：

(1) $\frac{x^2-3x+2}{x^2-2x-3}<0$；　　　(2) $\frac{3x^2-14x+14}{x^2-6x+8}\geqslant 1$.

解　(1) 方法 1：这个不等式的解集是下面的不等式组(Ⅰ)及不等式组(Ⅱ)的解集的并集.

(Ⅰ)　$\begin{cases} x^2-3x+2>0, & ① \\ x^2-2x-3<0; & ② \end{cases}$

(Ⅱ)　$\begin{cases} x^2-3x+2<0, & ③ \\ x^2-2x-3>0. & ④ \end{cases}$

先解不等式组(Ⅰ).

解不等式①得解集为 $x<1$ 或 $x>2$；

解不等式②得解集为 $-1<x<3$.

这个不等式组的解集可以在数轴上表示，如图 3-8 所示：

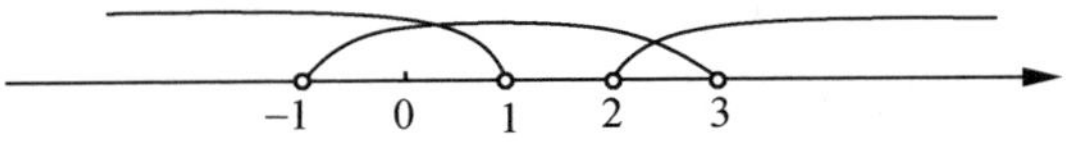

图 3-8

因此，不等式组(Ⅰ)的解集是 $-1<x<1$ 或 $2<x<3$.

再解不等式组(Ⅱ).

解不等式③得解集为 $1<x<2$；

解不等式④得解集为 $x<-1$ 或 $x>3$.

这个不等式组的解集可以在数轴上表示，如图 3-9 所示：

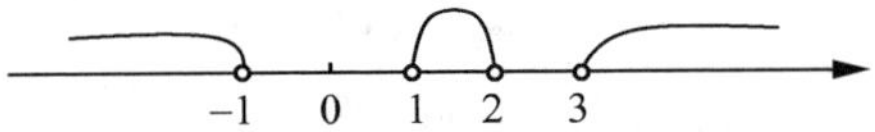

图 3-9

因此，不等式组(Ⅱ)无解.

由此可知，原不等式的解集为 $-1<x<1$ 或 $2<x<3$.

方法 2：原不等式可化为 $\frac{(x-1)(x-2)}{(x-3)(x+1)}<0$.

同解变形为

$$(x-1)(x-2)(x-3)(x+1)<0.$$

将各因式的根按照从小到大的顺序排列，可得下表：

各因式的值的符号	各因式的根				
	-1	1	2	3	
$x+1$	$-$	$+$	$+$	$+$	$+$
$x-1$	$-$	$-$	$+$	$+$	$+$
$x-2$	$-$	$-$	$-$	$+$	$+$
$x-3$	$-$	$-$	$-$	$-$	$+$
$(x-1)(x-2)(x-3)(x+1)$	$+$	$-$	$+$	$-$	$+$

这个不等式的解集可以在数轴上表示，如图 3-10 所示：

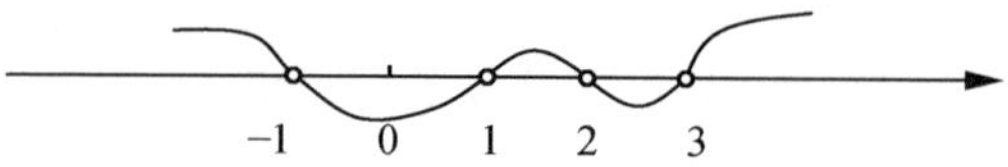

图 3-10

由表及图可知，原不等式的解集是$-1<x<1$ 或 $2<x<3$.

(2) 移项得$\dfrac{3x^2-14x+14}{x^2-6x+8}-1\geqslant 0$，整理并化简得

$$\frac{(x-1)(x-3)}{(x-2)(x-4)}\geqslant 0.$$

可同解变形成下面的不等式组：

$$\begin{cases}(x-2)(x-4)\neq 0, & ①\\(x-1)(x-3)(x-2)(x-4)\geqslant 0. & ②\end{cases}$$

解不等式①得解集为 $x\neq 2$ 且 $x\neq 4$.

不等式②的解集可以在数轴上表示，如图 3-11 所示：

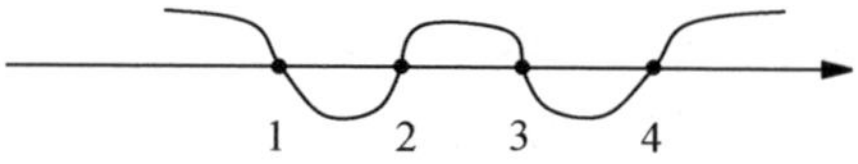

图 3-11

所以不等式②的解集为 $x\leqslant 1$，$2\leqslant x\leqslant 3$ 或 $x\geqslant 4$.

所以原不等式的解集是 $x\leqslant 1$，$2<x\leqslant 3$ 或 $x>4$.

复习参考题 3

1．函数 $y=\dfrac{x}{1+x}$ 的大致图象是（　　）

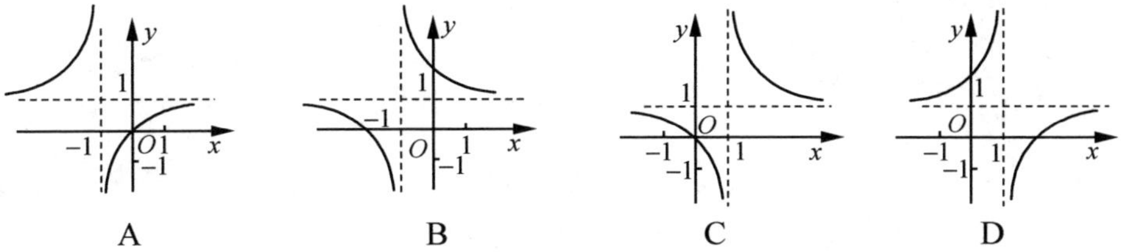

2．当 $3\leqslant x\leqslant 4$ 时，函数 $y=\dfrac{2x}{x-2}$ 的最大值和最小值分别为 M,m，则 $\dfrac{m^2}{M}$ 等于（　　）

A. $\dfrac{2}{3}$　　B. $\dfrac{3}{8}$　　C. $\dfrac{3}{2}$　　D. $\dfrac{8}{3}$

3．已知关于 x 的不等式 $\dfrac{ax-1}{x+1}<0$ 的解集是 $x<-1$ 或 $x>-\dfrac{1}{2}$，则实数 a 的值为（　　）

A. -1　　B. -2　　C. -3　　D. -4

4．不等式 $\dfrac{x+5}{(x-1)^2}\geqslant 2$ 的解集是（　　）

A. $-3\leqslant x\leqslant\dfrac{1}{2}$　　B. $-\dfrac{1}{2}\leqslant x\leqslant 3$

C. $-3\leqslant x<1,1<x\leqslant\dfrac{1}{2}$　　D. $-\dfrac{1}{2}\leqslant x<1,1<x\leqslant 3$

5．(多选)已知函数 $y=\dfrac{x^4+2x^2+a}{x^2+1}(x\in\mathbf{R})$ 的取值范围为 $y\geqslant m$，则实数 a 与实数 m 的取值可能为（　　）

A. $a=0,m=0$　　B. $a=1,m=1$　　C. $a=3,m=3$　　D. $a=\sqrt{2},m=\sqrt{2}$

6．若函数 $y=x-\dfrac{m}{x}$ 的图象过点 $(5,4)$，则实数 m 的值为________.

7．当 $x>a$ 时，函数 $y=\dfrac{1}{x+1}$ 随 x 的增大而减小，则 a 的取值范围是________.

8．函数 $y=\dfrac{x}{x^2+1}(x>0)$ 的最大值是________.

9．函数 $y=\dfrac{3x^2+3x+1}{x^2+x-1}$ 的取值范围是________.

10．已知函数 $y=\dfrac{mx^2+2}{3x+n}$ 的图象过点 $\left(2,\dfrac{5}{3}\right)$ 且关于原点对称.

（1）求实数 m 和 n 的值；

（2）当 $-2\leqslant x\leqslant -1$ 时，求函数的最值.

主题二　代数与几何

第4章　比和比例

我们在小学和初中阶段对比和比例已经有所了解，比和比例可以刻画溶液的浓度、统计的占比等，也可以刻画两个变量之间的相互依赖关系，常见的有正比例与反比例. 在此基础上，结合初中的平面几何知识，通过本章的讨论与探究，可以明确以下内容：

- 掌握比和比例的代数性质，理解齐次结构与比例的关系；
- 通过相似关系，理解几何图形中的线段比例关系，了解三角形中特殊线段的性质；
- 理解面积与线段长的关系，能将面积关系转化为线段的比例关系.

4.1　比和比例

我们知道，4 个非零实数 a,b,c,d 成比例，即 $a:b=c:d$，也可以写成 $\frac{a}{b}=\frac{c}{d}$，其中 a,d 叫作**比例外项**，b,c 叫作**比例内项**，d 叫作 a,b,c 的**第四比例项**. 如果比例中两个比例内项相等，即 $a:b=b:c\left(\text{或写成}\frac{a}{b}=\frac{b}{c}\right)$，我们把 b 叫作 a 和 c 的**比例中项**.

在 $\frac{a}{b}=\frac{c}{d}$ 的两边同乘 bd，得到 $ad=bc$. 反过来，在等式 $ad=bc$ 的两边同除以 bd，又得到 $\frac{a}{b}=\frac{c}{d}$. 因此，得到比例的基本性质.

比例的基本性质　比例的两个外项的乘积等于两个内项的乘积.

因为 $ad=bc$ 可以写成 $bc=ad$，$ad=cb$，$cb=da$ 等多种形式，所以由 $\frac{a}{b}=\frac{c}{d}$ 又可以得出 $\frac{b}{a}=\frac{d}{c}$，$\frac{a}{c}=\frac{b}{d}$，$\frac{c}{d}=\frac{a}{b}$ 等多种不同的形式. 也就是说，比例的两个内项可以交换位置，两个外项也可以交换位置，这些是比例关系常见的变形.

对于比例关系的变形，还可以得到如下两个重要性质：

合比定理 如果 $\frac{a}{b}=\frac{c}{d}$，那么 $\frac{a\pm b}{b}=\frac{c\pm d}{d}$.

证明 由于 $\frac{a}{b}=\frac{c}{d}$，因此 $\frac{a}{b}\pm 1=\frac{c}{d}\pm 1$，整理得 $\frac{a\pm b}{b}=\frac{c\pm d}{d}$.

等比定理 如果 $\frac{a}{b}=\frac{c}{d}=\cdots=\frac{m}{n}(b+d+\cdots+n\neq 0)$，那么

$$\frac{a+c+\cdots+m}{b+d+\cdots+n}=\frac{a}{b}.$$

证明 设 $\frac{a}{b}=\frac{c}{d}=\cdots=\frac{m}{n}=k$，那么 $a=bk$，$c=dk$，…，$m=nk$，所以

$$\frac{a+c+\cdots+m}{b+d+\cdots+n}=\frac{bk+dk+\cdots+nk}{b+d+\cdots+n}=\frac{k(b+d+\cdots+n)}{b+d+\cdots+n}=k=\frac{a}{b}.$$

注意 像这样设 k 的方法是解决比例问题的一种常用方法.

例 1 (1) 已知 $\frac{a-b}{b}=\frac{3}{8}$，求证：$\frac{a}{b}=\frac{11}{8}$；

(2) 已知 $\frac{a}{b}=\frac{c}{d}(b\pm d\neq 0)$，求证：$\frac{a+c}{a-c}=\frac{b+d}{b-d}$.

证明 (1) 因为 $\frac{a-b}{b}=\frac{3}{8}$，则 $\frac{a-b+b}{b}=\frac{3+8}{8}$，所以 $\frac{a}{b}=\frac{11}{8}$.

(2) 因为 $\frac{a}{b}=\frac{c}{d}(b\pm d\neq 0)$，则 $\frac{a+c}{b+d}=\frac{a}{b}$，$\frac{a-c}{b-d}=\frac{a}{b}$，所以 $\frac{a+c}{b+d}=\frac{a-c}{b-d}$，即 $\frac{a+c}{a-c}=\frac{b+d}{b-d}$.

例 2 已知 $\frac{a}{b}=\frac{c}{d}=\frac{e}{f}=3$，$b+d+f=4$，求 $a+c+e$ 的值.

解 因为 $\frac{a}{b}=\frac{c}{d}=\frac{e}{f}=3$，则 $\frac{a+c+e}{b+d+f}=3$，所以 $a+c+e=3(b+d+f)=3\times 4=12$.

例 3 已知实数 a，b 满足 $a=2b$.

(1) 求 $\frac{a-b}{a+b}$ 和 $\frac{a^2-b^2}{a^2+b^2}$ 的值；

(2) 若 $a^2+b^2=1$，求 $\frac{1}{a^2+ab+b^2}$ 和 a^2-ab+b^2 的值.

解　由于 $a=2b$，则 $\frac{a}{b}=2$.

(1) $\frac{a-b}{a+b}=\frac{\frac{a}{b}-1}{\frac{a}{b}+1}=\frac{2-1}{2+1}=\frac{1}{3}$；$\frac{a^2-b^2}{a^2+b^2}=\frac{\left(\frac{a}{b}\right)^2-1}{\left(\frac{a}{b}\right)^2+1}=\frac{2^2-1}{2^2+1}=\frac{3}{5}$.

(2) $\frac{1}{a^2+ab+b^2}=\frac{a^2+b^2}{a^2+ab+b^2}=\frac{\left(\frac{a}{b}\right)^2+1}{\left(\frac{a}{b}\right)^2+\frac{a}{b}+1}=\frac{2^2+1}{2^2+2+1}=\frac{5}{7}$；

$a^2-ab+b^2=\frac{a^2-ab+b^2}{a^2+b^2}=\frac{\left(\frac{a}{b}\right)^2-\frac{a}{b}+1}{\left(\frac{a}{b}\right)^2+1}=\frac{2^2-2+1}{2^2+1}=\frac{3}{5}$.

4.2　线段比例

在研究几何问题时，常涉及一些线段的长度、长度比的问题．由相似关系可以得到若干线段的比例关系，由平行线可以得到若干相似关系，再利用比例的性质可以产生一些重要的长度比．

如图 4-1，我们在一张方格纸上作平行线 l_1,l_2,l_3，直线 a 分别交 l_1,l_2,l_3 于点 A,B,C，$AB=2$，$BC=3$．另作直线 b 分别交 l_1,l_2,l_3 于点 A',B',C'，不难发现 $\frac{A'B'}{B'C'}=\frac{AB}{BC}=\frac{2}{3}$.

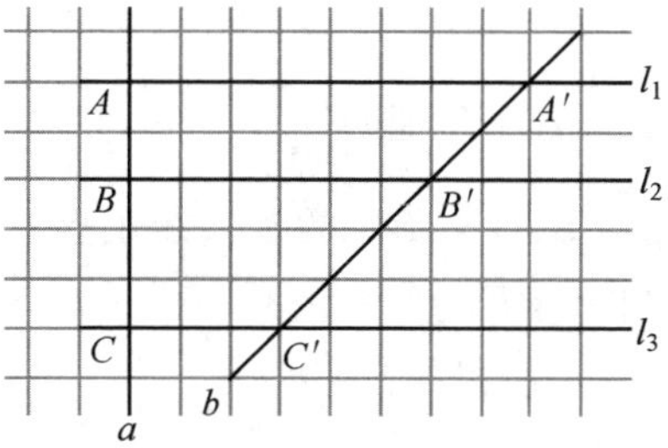

图 4-1

我们将这个结论一般化，归纳出平行线的性质．

平行线分线段成比例定理　三条平行线截两条直线，所得对应线段成比例．

例 1　如图 4-2，在△ABC 中，已知 $DE/\!/BC$，DE 分别交 AB，AC 于点 D，E，求证：$\frac{AD}{BD}=\frac{AE}{EC}$，$\frac{AD}{AB}=\frac{AE}{AC}$.

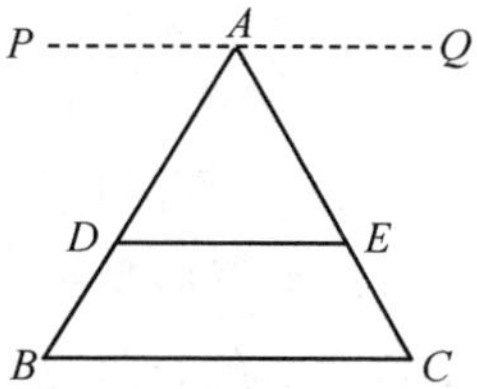

图 4-2

证明　过点 A 作直线 $PQ/\!/DE$，则 $PQ/\!/DE/\!/BC$.

所以$\frac{AD}{BD}=\frac{AE}{EC}$(平行线分线段成比例定理).

同理可得$\frac{AD}{AB}=\frac{AE}{AC}$.

例 2 如图 4-3,已知 G 在$\triangle ABC$ 的中线 AD 上,且 $AG=2GD$,过 G 作直线 EF,分别交边 AB,AC 于点 E,F. 若 $EG=FG$,求证:$EF\parallel BC$.

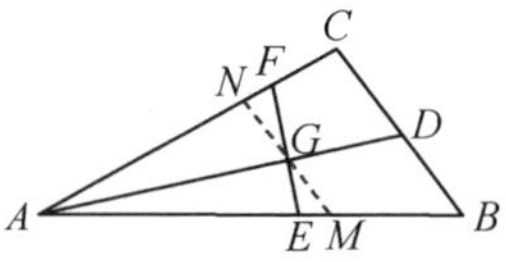

图 4-3

证明 (反证法)假设 EF 与 BC 不平行,过 G 作 BC 的平行线 MN,分别交 AB,AC 于点 M,N.

由于 $BC\parallel MN$,D 为 BC 的中点,则 G 为 MN 的中点,即 $GM=GN$.

又因为 $GE=GF$,$\angle EGM=\angle FGN$,

所以$\triangle EGM\cong\triangle FGN$.

因此$\angle GEM=\angle GFN$,于是 $EM\parallel FN$.

这与 AB 和 AC 是$\triangle ABC$ 的两条边相矛盾,所以假设不成立,即 $EF\parallel BC$.

例 2 是平行线分线段成比例定理的逆命题的特殊情况,可采用反证法加以证明. 有关反证法的原理与操作可参见第 9 章推理与证明中的“间接证明”和第二部分思想与经验中的“回归”.

例 3 如图 4-4,在$\triangle ABC$ 中,AD 是角平分线,求证:$\frac{BD}{DC}=\frac{AB}{AC}$.

分析 在比例式$\frac{BD}{DC}=\frac{AB}{AC}$中,$AC$ 是 BD,DC,AB 的第四比例项. 从图中又可以看出,如果过点 C 作 $CE\parallel DA$,交 BA 的延长线于点 E,就可以得到 BD,DC,BA 的第四比例项 AE,因此要证明$\frac{BD}{DC}=\frac{AB}{AC}$,只要证明 $AC=AE$ 即可.

证明 过点 C 作 $CE\parallel DA$,交 BA 的延长线于点 E.

由于 $CE\parallel DA$,则$\angle 1=\angle E$,$\angle 2=\angle 3$,

又因为 AD 是角平分线,所以$\angle 1=\angle 2$.

因此$\angle 3=\angle E$,从而 $AE=AC$.

又因为 $CE\parallel DA$,所以$\frac{BD}{DC}=\frac{AB}{AE}$.

因此$\frac{BD}{DC}=\frac{AB}{AC}$.

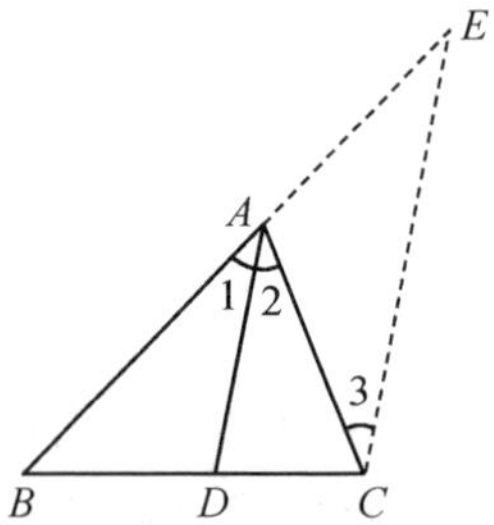

图 4-4

由例 3 得到下面的定理:

三角形内角平分线性质定理 三角形的内角平分线分对边所得的两条线段和这个角的两边对应成比例.

思考　三角形内角平分线性质定理的逆定理成立吗？

平行线分线段成比例可以通过相似三角形来理解，相似三角形中存在诸多比例关系：相似三角形对应边成比例，对应角相等；相似三角形对应角平分线、对应中线、对应高线的比都等于相似比；相似三角形周长的比等于相似比，面积的比等于相似比的平方等.

例 4　如图 4-5，在$\triangle ABC$中，点D在AC上，$AD:DC=2:1$，在线段AB上是否存在点E，使得线段CE的中点在BD上？

分析　对于存在性的问题，可以先假设存在，再进行推理. 若有解，则存在，可以验证；若无解，则不存在，即可否定.

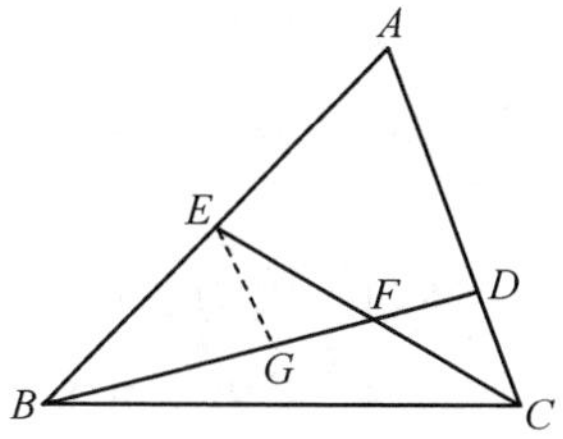

图 4-5

解　假设这样的点E存在，设CE交BD于点F，则F为CE的中点.

过E作AC的平行线，交BD于点G.

因为$EG\parallel AC$，$EF=FC$，

所以$\triangle EGF\cong\triangle CDF$，从而$EG=DC$.

又因为$AD:DC=2:1$，所以$\dfrac{EG}{AD}=\dfrac{1}{2}$.

又由于$EG\parallel AC$，从而$\triangle BEG\cong\triangle BAD$，因此$\dfrac{BE}{AB}=\dfrac{EG}{AD}=\dfrac{1}{2}$.

说明E为AB的中点.

经检验，当E为AB的中点时，线段CE的中点在BD上.

例 5　如图 4-6，在直角三角形ABC中，$\angle ACB$为直角，$CD\perp AB$于点D，求证：$CD^2=AD\cdot BD$，$BC^2=BD\cdot AB$，$AC^2=AD\cdot AB$.

证明　考察$\mathrm{Rt}\triangle ACD$和$\mathrm{Rt}\triangle BCD$：

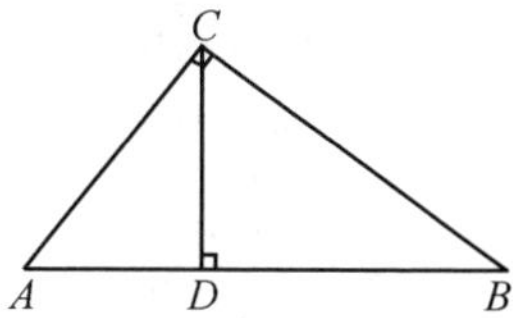

图 4-6

因为$\angle ACD=90^\circ-\angle BCD$，$\angle B=90^\circ-\angle BCD$，

所以$\angle B=\angle ACD$，于是$\triangle ACD\backsim\triangle CBD$.

因此$\dfrac{AD}{CD}=\dfrac{CD}{BD}$，即$CD^2=AD\cdot BD$.

考察$\mathrm{Rt}\triangle BCD$和$\mathrm{Rt}\triangle ABC$：

因为$\angle B$是公共角，所以$\triangle BDC\backsim\triangle BCA$.

因此$\dfrac{BD}{BC}=\dfrac{BC}{AB}$，即$BC^2=BD\cdot AB$.

同理，由$\triangle CDA\backsim\triangle BCA$，有$AC^2=AD\cdot AB$.

从一点向一直线所引垂线的垂足，叫作这个点在这条直线上的正射影. 在图 4-6 中，点C在直线AB上的正射影是点D. 一条线段在直线上的正射影，是

指线段的两个端点在这条直线上的正射影间的线段. 在图 4-6 中,线段 AC 的两个端点 A 和 C 在直线 AB 上的正射影分别是点 A 和点 D,所以线段 AD 是线段 AC 在直线 AB 上的正射影. 点和线段的正射影简称为射影. 因此,例 5 中的结论反映了直角三角形的两直角边在斜边上的射影与其他线段之间的关系,因而把这三个等式统称为直角三角形的**射影定理**.

直角三角形斜边上的高是两直角边在斜边上射影的比例中项;两直角边分别是它们在斜边上的射影和斜边的比例中项.

例 6 如图 4-7,在 $\triangle ABC$ 中,$AD \perp BC$ 于点 D,$DE \perp AB$ 于点 E,$DF \perp AC$ 于点 F,求证:$AE \cdot AB = AF \cdot AC$.

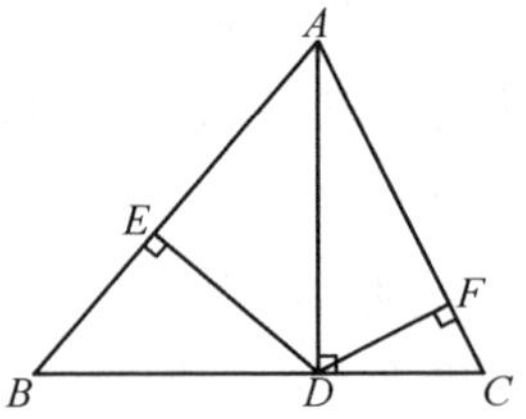

图 4-7

证明 因为 $AD \perp BC$,所以 $\triangle ABD$ 为直角三角形.

又因为 $DE \perp AB$,由射影定理知 $AD^2 = AE \cdot AB$.

同理,$AD^2 = AF \cdot AC$.

所以 $AE \cdot AB = AF \cdot AC$.

例 7 如图 4-8,一个矩形 $ABCD$ 的两边分别为 5 和 12,将 $\triangle ABC$ 沿矩形的对角线 AC 折叠后为 $\triangle AEC$,其中 CD 与 AE 相交,连接 DE,求 DE 的长.

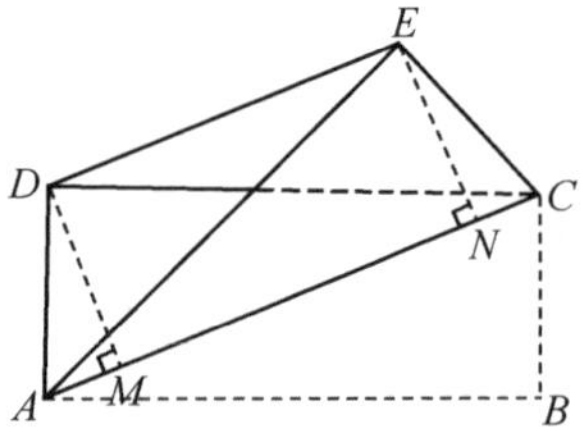

图 4-8

解 分别过点 D,E 作 AC 的垂线 DM,EN,垂足分别为 M,N.

因为 $\triangle ADC \cong \triangle CEA$,所以 $DM = EN$,$AM = CN$.

而 $DM \parallel EN$,得平行四边形 $DMNE$ 为矩形,$DE = MN$.

在 $\text{Rt}\triangle ADC$ 中,$AC = 13$,$AD = 5$,$AD^2 = AM \cdot AC$,得 $AM = \frac{25}{13}$.

从而 $MN = AC - 2AM = 13 - 2 \times \frac{25}{13} = \frac{119}{13}$.

因此 $DE = \frac{119}{13}$.

例 8 如图 4-9,E,G,F,H 分别是矩形 $ABCD$ 四条边上的点,$EF \perp GH$. 若 $AB = 2$,$BC = 3$,$EF = 3.3$,求 HG 的长.

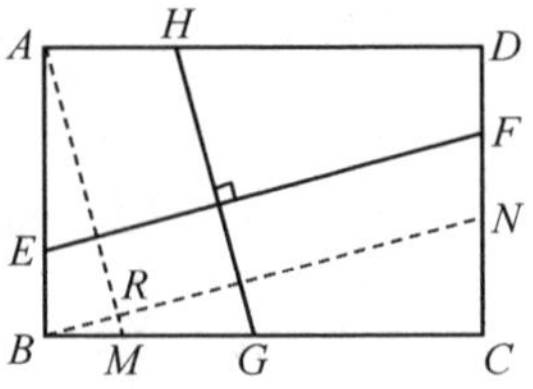

图 4-9

解 过点 B 作 $BN \parallel EF$,交 DC 于点 N,过点 A 作 $AM \parallel HG$,交 BC 于点 M,AM,BN 相交于点 R.

又因为在矩形 $ABCD$ 中,$AB \parallel DC$,$AD \parallel BC$,

所以四边形 $EBNF$ 和四边形 $AMGH$ 都是平行四边形，$EF=BN$，$HG=AM$.

因为 $EF\perp GH$，$BN/\!/EF$，$AM/\!/GH$，

所以 $BN\perp AM$，因此 $\angle ABR+\angle BAR=90^\circ$.

因为在矩形 $ABCD$ 中，$\angle ABC=90^\circ$，

所以 $\angle ABR+\angle CBN=90^\circ$，所以 $\angle BAR=\angle CBN$.

于是 $\triangle ABM\backsim\triangle BCN$，从而 $\dfrac{BN}{AM}=\dfrac{BC}{AB}=\dfrac{3}{2}$.

因此 $EF:HG=3.3:HG=3:2$，解得 $HG=2.2$.

例 9　如图 4-10，在 $\triangle ABC$ 中，$\angle A$，$\angle B$，$\angle C$ 所对的边长分别为 a，b，c，$\angle B=2\angle C$，求证：$b^2=c^2+ac$.

分析　要证明 $b^2=c^2+ac$，只要证明 $\dfrac{b}{c}=\dfrac{c+a}{b}$. 为此可以构造三角形，利用三角形相似加以证明.

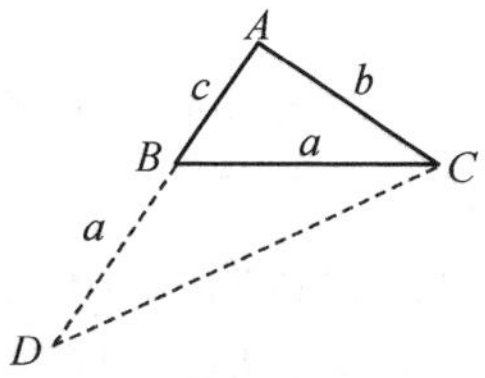

图 4-10

证明　如图 4-10，延长 AB 至 D，使得 $BD=BC$，连接 CD.

因为 $\angle ADC=\dfrac{1}{2}\angle ABC=\angle ACB$，$\angle A=\angle A$，

所以 $\triangle ABC\backsim\triangle ACD$，

从而 $\dfrac{AC}{AB}=\dfrac{AD}{AC}$，即 $\dfrac{b}{c}=\dfrac{c+a}{b}$，整理得 $b^2=c^2+ac$.

事实上，该结论的逆命题也成立，可以自行完成.

例 10　已知 $ABCD$ 是圆内接四边形，AC，BD 为其对角线，求证：$AC\cdot BD=AB\cdot CD+AD\cdot BC$.

证明　如图 4-11，在 BD 上取点 E，使得 $\angle BCE=\angle ACD$.

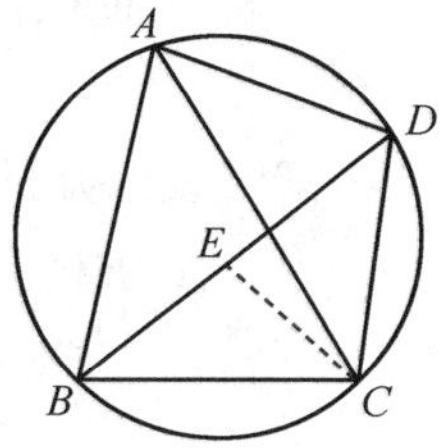

图 4-11

因为 $\angle CAD=\angle CBD$，所以 $\triangle ACD\backsim\triangle BCE$.

故 $\dfrac{AC}{BC}=\dfrac{AD}{BE}$，即 $AD\cdot BC=AC\cdot BE$.

又 $\angle BAC=\angle BDC$，$\angle ACB=\angle DCE$，

所以 $\triangle ACB\backsim\triangle DCE$，

故 $\dfrac{AC}{CD}=\dfrac{AB}{DE}$，即 $AB\cdot CD=AC\cdot DE$.

因此 $AB\cdot CD+AD\cdot BC=AC\cdot DE+AC\cdot BE=AC\cdot BD$.

例 10 可以用文字语言描述为：圆内接四边形中，两条对角线长度之积等于两组对边乘积之和. 这个结论被称为**托勒密**(Ptolemy)**定理**，其逆命题也成立.

事实上，托勒密定理还可以推广：在凸四边形 $ABCD$ 中，$AC \cdot BD \leqslant AB \cdot CD + AD \cdot BC$.

4.3 面积法

在$\triangle ABC$中，内角 A, B, C 所对的边分别记为 a, b, c，对应的高分别记为 h_a, h_b, h_c，从而$\triangle ABC$的面积为

$$S=\frac{1}{2}ah_a=\frac{1}{2}bh_b=\frac{1}{2}ch_c.$$

由于高度可以在直角三角形中通过三角函数进行表示，从而面积公式可以改写为

$$S=\frac{1}{2}ab\sin C=\frac{1}{2}bc\sin A=\frac{1}{2}ca\sin B.$$

上述结论可以叙述为：三角形的面积等于三角形中任两边以及它们夹角正弦的乘积的一半. 因为面积公式是用线段的代数式表示的，所以面积与线段可以互相转换. 运用面积公式及有关面积性质定理是解答几何题常用的方法，这种方法简称为面积法.

一个三角形可以分割成若干个小三角形，那么它的面积就等于这几个小三角形的面积之和；等底等高的三角形的面积相等；等底(或等高)的三角形的面积的比等于其所对应的高(或底)的比；两个相似三角形的面积的比等于相似比的平方. 利用上述结论可以解决有关平面几何问题.

例 1 如图 4-12，AD, BE, CF 交于$\triangle ABC$内的一点 P，并将$\triangle ABC$分成六个小三角形，其中四个小三角形的面积已在图中给出，求$\triangle ABC$的面积.

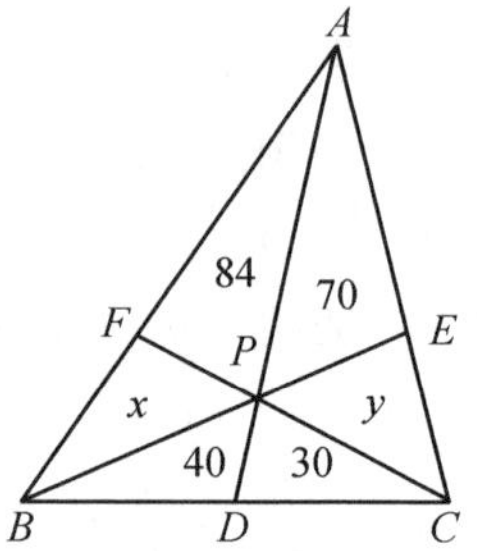

图 4-12

分析 面积的比例关系可以通过线段的比例关系呈现.

解 设未知的两个小三角形的面积为 x 和 y，

$$\frac{BD}{DC}=\frac{40}{30}=\frac{84+x}{70+y}，即\frac{84+x}{70+y}=\frac{4}{3};$$

$$\frac{AE}{EC}=\frac{70}{y}=\frac{84+x}{40+30}，即\frac{84+x}{40+30}=\frac{70}{y}.$$

解得 $x=56, y=35$.

因此$\triangle ABC$的面积为 $84+70+56+35+40+30=315$.

例 2　用面积法证明三角形中角平分线性质定理.

在$\triangle ABC$中,AD是角平分线,求证:$\frac{BD}{DC}=\frac{AB}{AC}$.

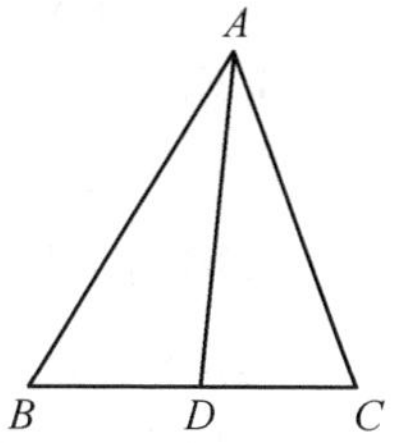

图 4-13

证明　如图 4-13,设$\triangle ABC$的边BC上的高为h.

由于AD是角平分线,则点D到边AB与AC的距离相等,不妨设为d.

从而$\frac{BD}{DC}=\frac{\frac{1}{2}BD\cdot h}{\frac{1}{2}CD\cdot h}=\frac{S_{\triangle ABD}}{S_{\triangle ACD}}=\frac{\frac{1}{2}AB\cdot d}{\frac{1}{2}AC\cdot d}=\frac{AB}{AC}$.

通过比较例 2 与 4.2 中的例 3 的证明,可见面积法显得相当灵巧,从而彰显了面积法的优越性.

例 3　如图 4-14,$\angle XOY=120°$,OZ是$\angle XOY$的平分线,直线PQ分别交OX,OZ,OY于点P,M,Q,求证:$\frac{1}{OP}+\frac{1}{OQ}=\frac{1}{OM}$.

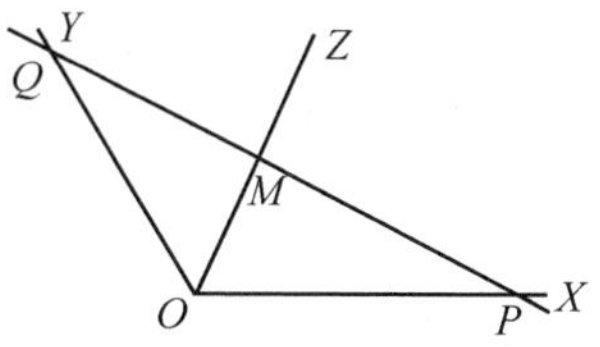

图 4-14

证明　由于$\triangle OQM$与$\triangle OPM$的面积之和为$\triangle OPQ$的面积,所以

$$\frac{1}{2}OQ\cdot OM\cdot\sin\angle QOM+\frac{1}{2}OP\cdot OM\cdot\sin\angle POM=\frac{1}{2}OP\cdot OQ\cdot\sin\angle POQ.$$

又因为$\angle XOY=120°$,OZ是$\angle XOY$的平分线,所以

$$\sin\angle QOM=\sin\angle POM=\sin\angle POQ,$$

从而

$$OQ\cdot OM+OP\cdot OM=OP\cdot OQ,$$

两边同时除以$OP\cdot OQ\cdot OM$,可得

$$\frac{1}{OP}+\frac{1}{OQ}=\frac{1}{OM}.$$

思考　例 3 可以推广吗?在$\triangle OPQ$中,M在PQ上,设$\angle POM=\alpha$,$\angle QOM=\beta$,试用α,β表示OP,OQ,OM的关系.

例 4　如图 4-15,已知点P是$\triangle ABC$内一点,直线AP交边BC于点A_1,直线BP交边CA于点B_1,直线CP交边AB于点C_1.

(1) 若$\triangle ABP$与$\triangle ACP$的面积相等,求证:点A_1为BC的中点;

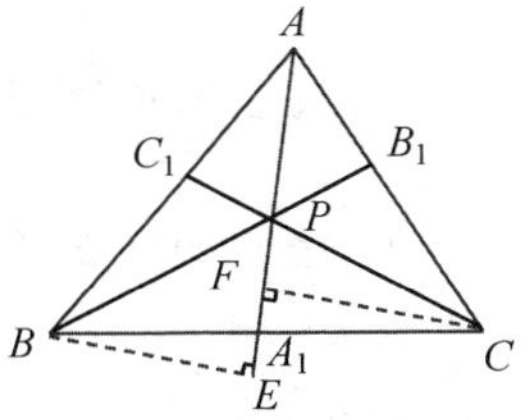

图 4-15

(2) 求$\frac{AP}{AA_1}+\frac{BP}{BB_1}+\frac{CP}{CC_1}$的值.

证明 (1) 分别过 B,C 作直线 AA_1 的垂线,垂足分别为 E,F.

由于$\triangle ABP$ 与$\triangle ACP$ 的面积相等,从而 $BE=CF$.

又因为 $BE\parallel CF$,则$\angle EBA_1=\angle FCA_1$.

又因为$\angle BEA_1=\angle CFA_1=90^\circ$,

所以$\triangle A_1BE\cong\triangle A_1CF$.

从而 $A_1B=A_1C$,说明点 A_1 为 BC 的中点.

(2) 由于$\frac{AP}{AA_1}=\frac{S_{\triangle APB}}{S_{\triangle AA_1B}}=\frac{S_{\triangle APC}}{S_{\triangle AA_1C}}=\frac{S_{\triangle APB}+S_{\triangle APC}}{S_{\triangle AA_1B}+S_{\triangle AA_1C}}=\frac{S_{\triangle APB}+S_{\triangle APC}}{S_{\triangle ABC}}$,

同理$\frac{BP}{BB_1}=\frac{S_{\triangle BPC}+S_{\triangle BPA}}{S_{\triangle ABC}}$,$\frac{CP}{CC_1}=\frac{S_{\triangle CPA}+S_{\triangle CPB}}{S_{\triangle ABC}}$,

所以$\frac{AP}{AA_1}+\frac{BP}{BB_1}+\frac{CP}{CC_1}=\frac{S_{\triangle APB}+S_{\triangle APC}+S_{\triangle BPC}+S_{\triangle BPA}+S_{\triangle CPA}+S_{\triangle CPB}}{S_{\triangle ABC}}=2$.

复习参考题 4

1. 已知$\frac{a}{b}=\frac{c}{d}=\frac{e}{f}=2$,则$\frac{2a-c+3e}{2b-d+3f}=$ ( )

A. 1　　B. 2　　C. $\frac{1}{2}$　　D. $\frac{1}{3}$

2. 已知$\frac{x+y}{z}=\frac{y+z}{x}=\frac{z+x}{y}$,则$\frac{(x+y)(y+z)(z+x)}{xyz}=$ ( )

A. 1　　B. 8　　C. -1　　D. -1 或 8

3. 如图,四边形 $ABCD$ 和四边形 $ACED$ 都是平行四边形,R 为 DE 的中点,BR 分别交 AC,CD 于点 P,Q,则 $BP:PQ:QR=$ ( )

A. $3:2:1$

B. $2:1:2$

C. $3:1:2$

D. $2:1:1$

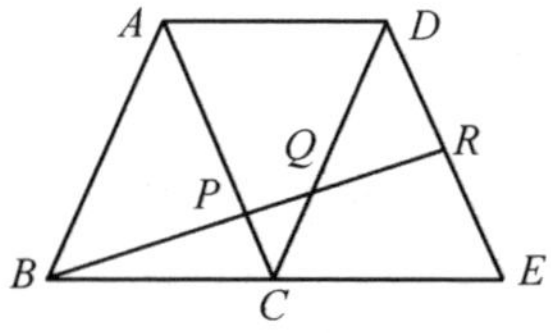

第 3 题图

4. 设$\triangle ABC$ 的面积为 1,D 是边 AB 上一点,且$\frac{AD}{AB}=\frac{1}{3}$.若在边 AC 上取一点 E,使得四边形 $DECB$ 的面积为$\frac{3}{4}$,则$\frac{CE}{EA}$的值为 ( )

A. $\frac{1}{2}$　　B. $\frac{1}{3}$　　C. $\frac{1}{4}$　　D. $\frac{1}{5}$

5. 已知 $a:b:c=2:3:4$,且 $2a+b-c=6$,则 $a-b+2c=$________.

6. 在$\triangle ABC$中，点E,F是底边BC上的三等分点，BM是AC上的中线，AE,AF分别交BM于G,H两点，则$BG:GH:HM=$________.

7. 用x,y,z表示$\triangle ABC$内一点P到三边的距离，h,k,l分别表示其对应的$\triangle ABC$的高，则$\frac{x}{h}+\frac{y}{k}+\frac{z}{l}$的值为________.

8. 已知AD是锐角三角形ABC的边BC上的高，E是AD上的一点且满足$\frac{AE}{ED}=\frac{CD}{DB}$，过$D$作$DF\perp BE$，垂足为$F$，则$\angle AFC$的大小为________.

9. 如图，圆O上一点C在直径AB上的射影为D，$AD=2$，$DB=8$，求CD，AC和BC的长.

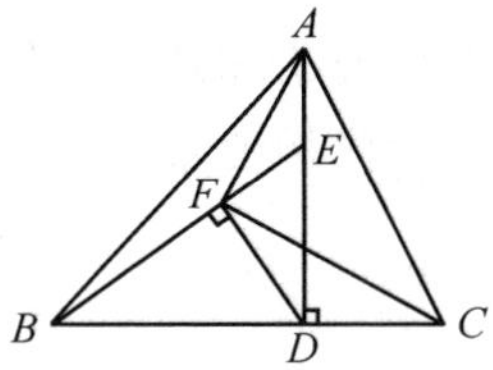

第 8 题图

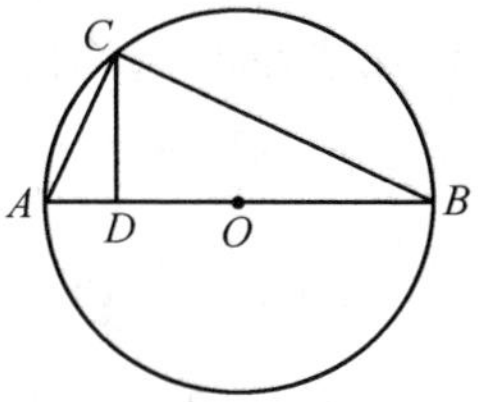

第 9 题图

10. 在$\triangle ABC$中，$CD\perp AB$，$DE\perp AC$，$DF\perp BC$，垂足分别为D,E,F，求证：$\angle CAB=\angle CFE$.

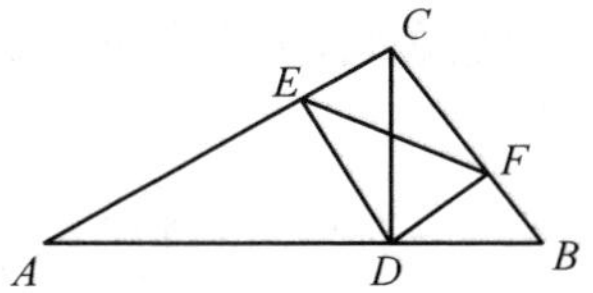

第 10 题图

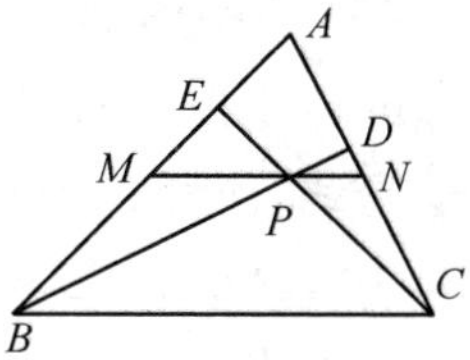

第 12 题图

11. 在$\triangle ABC$的三边BC,CA,AB或其延长线上有点D,E,F，求证：若D，E,F三点共线，则$\frac{BD}{DC}\cdot\frac{CE}{EA}\cdot\frac{AF}{FB}=1$. 并证明该命题的逆命题.

12. 如图，MN是$\triangle ABC$的中位线，点P在MN上，BP,CP的延长线分别交对边于点D,E，求证：$\frac{AE}{BE}+\frac{AD}{CD}=1$.

第5章 三角形

在小学和初中阶段，我们已经学会判断三角形，测量其周长，并研究其中一些特殊线段．为什么要将三角形作为平面图形的典型代表加以研究呢？事实上，三角形是由平面上不在同一条直线上的三条线段首尾顺次连接所组成的封闭图形，同时平面中其他的多边形都可以分割成三角形，因此三角形是平面中最基础的图形，将三角形研究透彻了，就积累了研究平面图形的一般方法．通过本章的探究，可以明确以下内容：

- 三角形中特殊线段的相关结论，如中线公式和角平分线定理等；
- 三角形中特殊点的相关性质，如重心的比例关系等．

5.1 三角形的高线、中线、角平分线

在三角形中，一些特殊线段成为大家关注和研究的对象．通常情况下，三角形的高线、角平分线、中线都与垂直产生联系，可以利用面积法和勾股定理加以研究．

5.1.1 三角形的高线

从三角形的一个顶点向它的对边所在直线作垂线，顶点与垂足之间的线段叫作**三角形的高线**，简称**三角形的高**．

在$\triangle ABC$中，内角A,B,C所对的边分别记为a,b,c，对应的高分别记为h_a,h_b,h_c，从而$\triangle ABC$的面积为

$$S=\frac{1}{2}ah_a=\frac{1}{2}bh_b=\frac{1}{2}ch_c.$$

例1 在$\triangle ABC$中，$AB=15$，$BC=14$，$CA=13$，求BC边上的高AD的长度．

解 设$BD=x$，则$CD=14-x$．在$\text{Rt}\triangle ABD$和$\triangle ACD$中，由勾股定理得

$$15^2-x^2=13^2-(14-x)^2,$$

解得$x=9$．

因此$AD=\sqrt{AB^2-BD^2}=\sqrt{15^2-9^2}=12$．

一般地，在$\triangle ABC$中，根据勾股定理可以得到BC边上的高AD的长度，从而求得$\triangle ABC$的面积为

$$S=\frac{1}{4}\sqrt{(a+b+c)(-a+b+c)(a-b+c)(a+b-c)}.$$

记$\triangle ABC$的半周长为$p=\frac{1}{2}(a+b+c)$，则$\triangle ABC$的面积为

$$S=\sqrt{p(p-a)(p-b)(p-c)}.$$

该公式称为**海伦公式**，最早出现在古希腊数学家海伦的著作《测地术》中，并且他在《测量仪器》和《度量论》中都给出了该公式的证明．事实上，该公式最早是由古希腊数学家阿基米德得出的．1247 年，中国宋代的数学家秦九韶独立提出了“三斜求积术”，虽然它与海伦公式在形式上有所不同，但它完全与海伦公式等价，填补了中国数学史上的一个空白．

思考　已知三角形的三边长，是否可以用三边长表示每条边上对应高的长度呢？

5.1.2　三角形的中线

在三角形中，连接一个顶点与它的对边中点的线段，叫作**三角形的中线**．

例 2　在$\triangle ABC$中，AD为中线，在下列条件下求AD的长：

(1) $AB=4$，$AC=4$，$BC=6$；

(2) $AB=4$，$AC=3$，$BC=5$；

(3) $AB=4$，$AC=6$，$BC=5$．

解　(1) 如图 5-1(1)，在$\triangle ABC$中，$AB=AC$，D为BC的中点，则$AD\perp BC$．

在$\mathrm{Rt}\triangle ABD$中，$AB=4$，$BD=3$，$\angle ADB=90^\circ$．

根据勾股定理可知$AD^2=AB^2-BD^2=7$，即$AD=\sqrt{7}$．

(2) 如图 5-1(2)，在$\triangle ABC$中，$AB=4$，$AC=3$，$BC=5$，从而$BC^2=AB^2+AC^2$，即$\angle BAC=90^\circ$．

由于斜边上的中线等于斜边的一半，则

$$AD=\frac{1}{2}BC=\frac{5}{2}.$$

(3) 如图 5-1(3)，在$\triangle ABC$中，过点A作BC的垂线，垂足为H．设$BH=x$，则$CH=5-x$．

根据勾股定理，可知$AH^2=AC^2-CH^2=AB^2-BH^2$，

即$36-(5-x)^2=16-x^2$，解得$x=\frac{1}{2}$，从而$DH=2$．

在$\mathrm{Rt}\triangle ADH$中，$AH^2=AD^2-DH^2$，从而

$$16-\left(\frac{1}{2}\right)^2=AD^2-2^2,$$

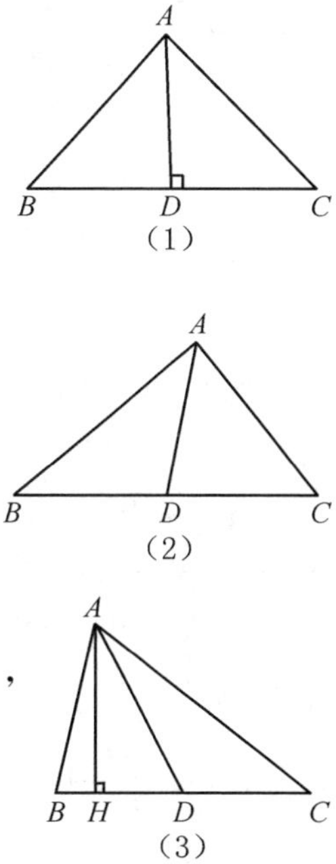

图 5-1

解得 $AD^2=\frac{46}{4}$，即 $AD=\frac{\sqrt{46}}{2}$.

一般来说，三角形的三边长确定时，三角形就确定下来了，从而中线是可以求解的. 你能发现 AD,AB,AC,BC 之间有什么关系吗？

可以猜测：$AB^2+AC^2=\frac{1}{2}BC^2+2AD^2$.

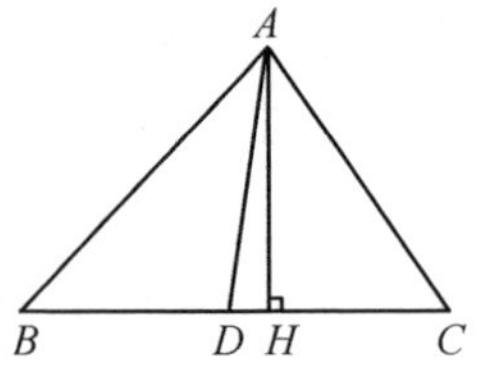

图 5-2

证明 如图 5-2，在 $\triangle ABC$ 中，过 A 作 BC 的垂线，垂足为 H，不妨设 D 在线段 BH 上.

在 $\mathrm{Rt}\triangle ADH$ 中，$AD^2=AH^2+DH^2$，从而

$$AB^2=AH^2+BH^2=AD^2-DH^2+(BD+DH)^2$$
$$=AD^2+BD^2+2BD\cdot DH,$$

$$AC^2=AH^2+CH^2=AD^2-DH^2+(CD-DH)^2=AD^2+CD^2-2CD\cdot DH.$$

因此 $AB^2+AC^2=2AD^2+2BD^2=\frac{1}{2}BC^2+2AD^2$.

由此，可以证明下面的中线公式，也称为**阿波罗尼斯定理**（Apollonius Theorem）：

在 $\triangle ABC$ 中，内角 A,B,C 所对的边分别记为 a,b,c，相应的中线长分别记为 m_a,m_b,m_c，则

$$b^2+c^2=\frac{1}{2}a^2+2m_a^2,$$

$$c^2+a^2=\frac{1}{2}b^2+2m_b^2,$$

$$a^2+b^2=\frac{1}{2}c^2+2m_c^2.$$

例 3 已知平行四边形两边长分别为 3 和 5，一条对角线长为 6，求另一条对角线的长.

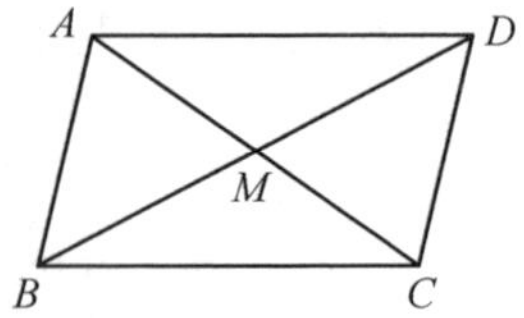

图 5-3

解 如图 5-3，设平行四边形为 $ABCD$，$AB=3$，$AD=5$，$AC=6$.

若 AC,BD 的交点为 M，则 M 为 BD 的中点，且 $AM=3$.

在 $\triangle ABD$ 中，根据中线定理，可知 $3^2+5^2=\frac{1}{2}BD^2+2\times 3^2$.

从而 $BD^2=2\times 4^2$，即 $BD=4\sqrt{2}$.

平行四边形可以分割成两个三角形，也可以理解为三角形关于中点作对称图形，这两个三角形可以拼为平行四边形，从而可以得到如下结论：

在平行四边形 $ABCD$ 中，$2(AB^2+AD^2)=AC^2+BD^2$.

该结论可以说成：**平行四边形四边的平方和等于对角线的平方和.**

例 4　如图 5-4，已知圆 O 的半径为 5，P 为圆 O 内一点且 $OP=1$. 若点 M,N 在圆 O 上且 $PM\perp PN$，以 PM，PN 为邻边作矩形 $PMQN$，求证：Q 在以 O 为圆心，半径为 7 的圆上.

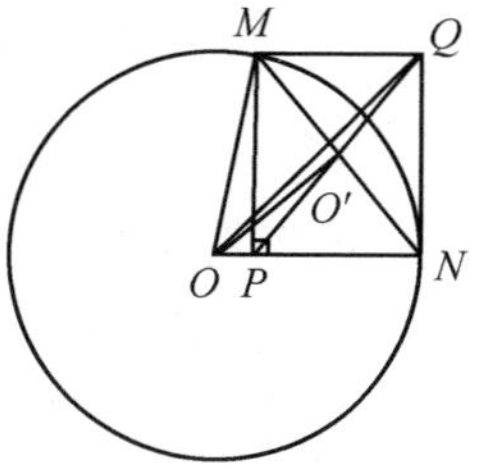

图 5-4

解　设矩形 $PMQN$ 的中心为 O'.

在 $\triangle OMN$ 中，O' 为 MN 的中点，$2OO'^2+\frac{1}{2}MN^2=OM^2+ON^2$；

在 $\triangle OPQ$ 中，O' 为 PQ 的中点，$2OO'^2+\frac{1}{2}PQ^2=OP^2+OQ^2$.

又因为 $PQ=MN$，从而 $OP^2+OQ^2=OM^2+ON^2$，

所以 $OQ^2=OM^2+ON^2-OP^2=49$，即 $OQ=7$.

说明 Q 在以 O 为圆心、半径为 7 的圆上.

中点是一种特殊的点，如果将点一般化，是否可以求呢？如图 5-5，在 $\triangle ABC$ 中，若 D 在边 BC 上且 $BD=\lambda BC$，则 AD 的长度如何求？你可以试试看，是否可以得到以下等式：

$$(1-\lambda)AB^2+\lambda AC^2=(1-\lambda)\lambda BC^2+AD^2.$$

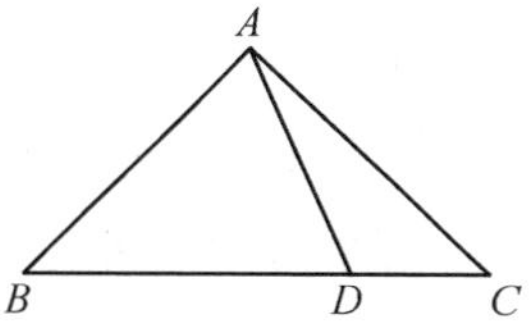

图 5-5

该等式被称为**斯图尔特定理**(Stewart's Theorem)，它是苏格兰数学家斯图尔特在 1746 年发表的结论，利用该结论可推出阿波罗尼斯定理(中线公式)、库斯顿定理(角平分线定理)和托勒密定理.

5.1.3　三角形的角平分线

在三角形中，一个内角的平分线与这个角的对边相交，这个角的顶点与交点之间的线段叫作**三角形的角平分线**.

事实上，在第 4 章的“线段比例”中，已经得到了三角形内角平分线定理，并且可以证明其逆命题也成立，我们也可以类比得到三角形外角平分线定理及其逆定理.

例 5　如图 5-6，在面积为 $\frac{3}{2}$ 的锐角三角形 ABC 中，D 在边 BC 上且 $BD=2DC$，$AC=\sqrt{5}$，$AD=\sqrt{2}$.

(1) 求 BC 的长度；

(2) 若 $\angle BAC$ 的平分线交 BC 于点 P，求 $\triangle ABP$

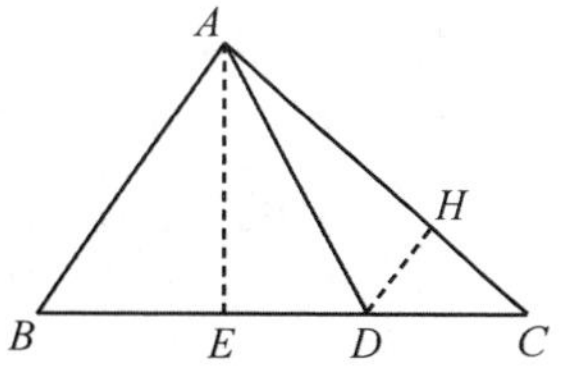

图 5-6

与△ACP的面积的比值.

解 (1) 由于$BD=2DC$,则△ACD的面积是△ABC的$\frac{1}{3}$,即△ACD的面积为$\frac{1}{2}$.

由于△ABC为锐角三角形,所以$\angle CAD$为锐角.

在△ACD中,过点D作AC的垂线,垂足为H.

因此$\frac{1}{2}\times\sqrt{5}\times DH=\frac{1}{2}$,解得$DH=\frac{\sqrt{5}}{5}$.

根据勾股定理,可知$AH=\frac{3\sqrt{5}}{5}$,从而$CH=\frac{2\sqrt{5}}{5}$.

再由勾股定理,可知$CD=1$,因此$BC=3CD=3$.

(2) 由(1)可知$BC=3$,则$BD=2$.

过点A作$AE\perp BC$,垂足为E,由于△ABC的面积为$\frac{3}{2}$,所以$\frac{3}{2}=\frac{1}{2}\times3\times AE$,解得$AE=1$.

在△ACE中,由勾股定理,可知$CE=2$,即$BE=1$.

在△ABE中,由勾股定理,可得$AB=\sqrt{2}$.

由于点P为角平分线上的点,即点P到角的两边距离相等,

所以△ABP与△ACP面积的比值为AB与AC的比值,即为$\sqrt{2}:\sqrt{5}\left(或\frac{\sqrt{10}}{5}\right)$.

例6 如图5-7,在$\angle MPN$的边PM上有点A,D,在边PN上有点C,B,AB与CD相交于点F.

(1) 若PF是$\angle MPN$的平分线,求证:$\frac{1}{PA}+\frac{1}{PB}=\frac{1}{PC}+\frac{1}{PD}$;

(2) 若$\frac{1}{PA}+\frac{1}{PB}=\frac{1}{PC}+\frac{1}{PD}$,则$PF$是$\angle MPN$的平分线.

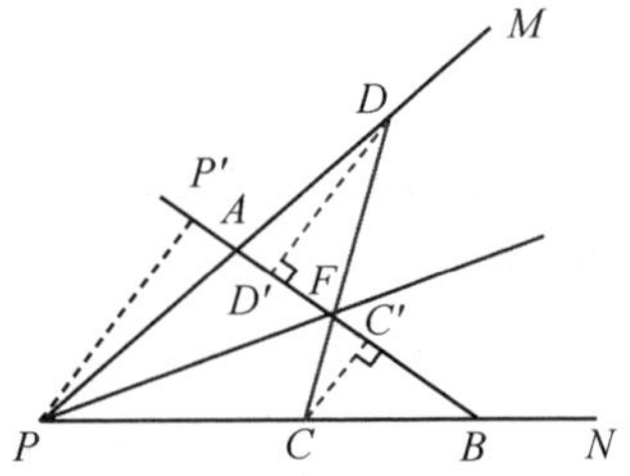

图5-7

证明 作$PP'\perp AB$于点P',$DD'\perp AB$于点D',$CC'\perp AB$于点C',

则$PP'\parallel DD'\parallel CC'$,

所以$\frac{PP'}{CC'}=\frac{PB}{BC}$,$\frac{DD'}{PP'}=\frac{AD}{AP}$,$\frac{DD'}{CC'}=\frac{DF}{CF}$,从而$\frac{PB}{BC}\cdot\frac{AD}{AP}=\frac{DF}{CF}$.

(1) 由 PF 是$\angle MPN$ 的平分线，得$\frac{DF}{CF}=\frac{PD}{PC}$，

所以$\frac{PB}{BC}\cdot\frac{AD}{AP}=\frac{PD}{PC}$，即$\frac{AD}{PA\cdot PD}=\frac{BC}{PB\cdot PC}$，

从而$\frac{PD-PA}{PA\cdot PD}=\frac{PB-PC}{PB\cdot PC}$，即$\frac{1}{PA}-\frac{1}{PD}=\frac{1}{PC}-\frac{1}{PB}$，整理得$\frac{1}{PA}+\frac{1}{PB}=\frac{1}{PC}+\frac{1}{PD}$.

(2) 由$\frac{1}{PA}+\frac{1}{PB}=\frac{1}{PC}+\frac{1}{PD}$，有$\frac{1}{PA}-\frac{1}{PD}=\frac{1}{PC}-\frac{1}{PB}$.

从而$\frac{PD-PA}{PA\cdot PD}=\frac{PB-PC}{PB\cdot PC}$，即$\frac{AD}{PA\cdot PD}=\frac{BC}{PB\cdot PC}$，

所以$\frac{PB}{BC}\cdot\frac{AD}{AP}=\frac{PD}{PC}$.

又因为$\frac{PB}{BC}\cdot\frac{AD}{AP}=\frac{DF}{CF}$，从而$\frac{DF}{CF}=\frac{PD}{PC}$，说明 PF 是$\angle MPN$ 的平分线.

5.2　三角形的重心、外心、内心、垂心

在三角形中，高线、中线、角平分线分别交于一点，这些特殊的线交于特殊的点，分别给这些点命名为垂心、重心、内心，与外心(三角形外接圆的圆心，三边的中垂线的交点)一起统称为三角形的四心. 对三角形四心的研究是对三角形中特殊性质的进一步探究.

5.2.1　三角形的重心

事实上，三角形的三条边的中线交于一点，该点叫作三角形的重心. 该名称来源于物理学，我们可以用悬挂法测得物体重心的位置. 例如，对于厚度相等、密度相等的三角形薄片，挂起一个角后铅垂线就过对边的中点，通过两次这样的操作就可以确定该三角形薄片的重心. 不管是实际操作，还是物理测量，都可以确定三角形的三条边的中线交于一点. 那么可以用几何的方法证明这一结论吗？首先写出如下等价命题.

已知：在$\triangle ABC$ 中，D，E 分别是 BC，CA 的中点，AD，BE 交于点 G，连接 CG 并延长，交 AB 于点 F.

求证：$AF=BF$.

证明　如图 5-8，连接 DE，交 CF 于点 M.

由于 D，E 分别是 BC，CA 的中点，所以 $DE\parallel AB$ 且 $AB=2DE$.

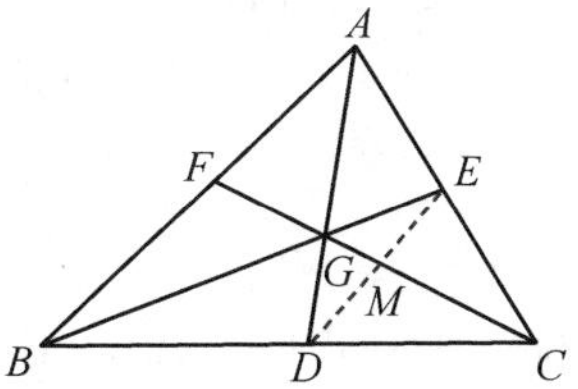

图 5-8

从而 $AG=2GD$.

因为 $DM/\!/BF$,所以 $\triangle BCF\backsim\triangle DCM$.

从而 $BF=\dfrac{BC}{CD}\cdot DM=2DM$.

又因为 $DM/\!/AF$,所以 $\triangle AGF\backsim\triangle DGM$.

从而 $AF=\dfrac{AG}{GD}\cdot DM=2DM$.

所以 $AF=BF$.

根据如上证明和定义,容易得到关于重心的一些性质:

(1) 三角形的重心到一边中点的距离等于这条边上的中线长的$\dfrac{1}{3}$;

(2) 若 G 为$\triangle ABC$ 的重心,则$\triangle ABG$,$\triangle BCG$,$\triangle CAG$ 的面积相等且是$\triangle ABC$ 的$\dfrac{1}{3}$.

例 1 已知 G 为$\triangle ABC$ 的重心,求证:

$$BC^2+3GA^2=CA^2+3GB^2=AB^2+3GC^2=\frac{2}{3}(BC^2+CA^2+AB^2).$$

证明 如图 5-9,根据三角形中线长公式,可知

$$AD^2=\frac{1}{2}AB^2+\frac{1}{2}CA^2-\frac{1}{4}BC^2,$$

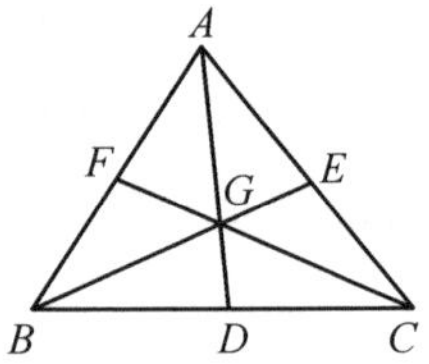

图 5-9

所以

$$\begin{aligned}BC^2+3GA^2&=BC^2+3\left(\frac{2}{3}AD\right)^2\\&=BC^2+\frac{4}{3}\left(\frac{1}{2}AB^2+\frac{1}{2}CA^2-\frac{1}{4}BC^2\right)\\&=\frac{2}{3}(BC^2+CA^2+AB^2).\end{aligned}$$

同理,可以得到另外两个等式.

例 2 已知 G 为$\triangle ABC$ 的重心,$GA^2+GB^2=GC^2$,求证:中线 AD,BE 相互垂直.

证明 由中线长公式可知

$$GC^2=(2GF)^2=2GA^2+2GB^2-AB^2.$$

又因为 $GA^2+GB^2=GC^2$,所以

$$GA^2+GB^2=2GA^2+2GB^2-AB^2,$$

即 $GA^2+GB^2=AB^2$,根据勾股定理可知 $GA\perp GB$.

说明中线 AD,BE 相互垂直.

事实上，例 2 中命题的逆命题也成立，直接将如上证明过程逆过来就可以证明逆命题成立.

例 3　已知 G 为 $\triangle ABC$ 的重心，过点 G 的直线交边 AB 于点 P，交边 AC 于点 Q，求证：

$$\frac{AB}{AP}+\frac{AC}{AQ}=3.$$

证明　如图 5-10，连接 AG 并延长，交 BC 于点 D，则 D 为 BC 的中点，分别过 P,Q 作 BC 的平行线，交 AD 于点 M,N.

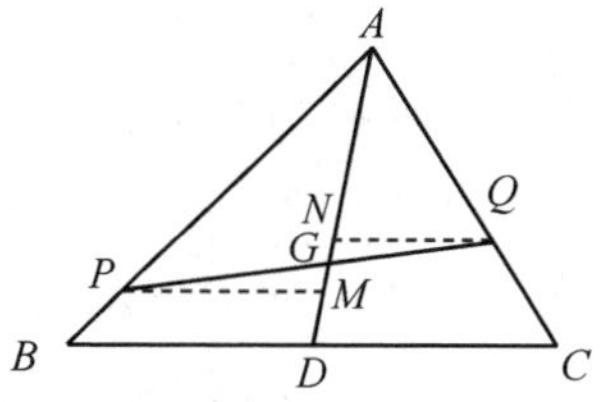

图 5-10

由于 $PM/\!/BD$，所以$\frac{AB}{AP}=\frac{AD}{AM}$；

由于 $QN/\!/CD$，所以$\frac{AC}{AQ}=\frac{AD}{AN}$.

又因为 $PM/\!/QN$，从而$\frac{GN}{GM}=\frac{QN}{PM}=\frac{AN}{AM}$.

又因为$\frac{GN}{GM}=\frac{AG-AN}{AM-AG}$，所以$\frac{AG-AN}{AM-AG}=\frac{AN}{AM}$.

从而 $AM\cdot AG-AM\cdot AN=AM\cdot AN-AN\cdot AG$，

即 $AM\cdot AG+AN\cdot AG=2AM\cdot AN$，

所以$\frac{AG}{AM}+\frac{AG}{AN}=2$，

因此$\frac{AB}{AP}+\frac{AC}{AQ}=\frac{AD}{AM}+\frac{AD}{AN}=\frac{3}{2}\left(\frac{AG}{AM}+\frac{AG}{AN}\right)=3$.

5.2.2　三角形的外心

由于不共线的三点可以确定一个圆，所以任意三角形都存在唯一的外接圆；反过来，圆的内接三角形有很多个，它们有相同的内心. 容易证明，三角形三边的中垂线相交于一点，这个点到三角形三个顶点的距离相等，该点是三角形外接圆的圆心，简称三角形的外心.

从图形可知，锐角三角形的外心在三角形的内部，钝角三角形的外心在三角形的外部，直角三角形的外心就是斜边的中点.

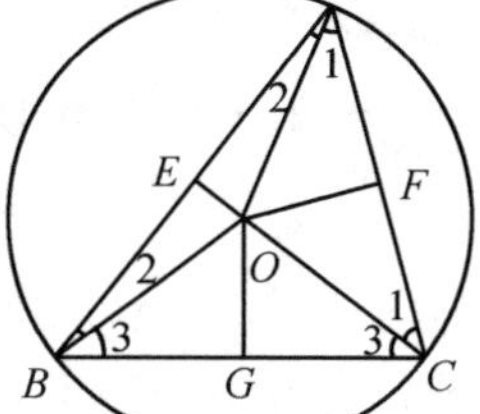

图 5-11

例 4　已知 O 为锐角三角形 ABC 的外接圆的圆心，求证：点 O 到三角形三边 BC,CA,AB 的距离之比为 $\cos A:\cos B:\cos C$.

证明　如图 5-11，因为 O 为锐角三角形 ABC 的外接圆的圆心，所以点 O 在 $\triangle ABC$ 内部.

取 AB,AC,BC 的中点，分别为 E,F,G，由于 $OA=OB=OC$，所以 $OE\perp AB,OF\perp AC,OG\perp BC$.

因此，点 O 到 BC,CA,AB 的距离分别为 OG,OF,OE.

又因为 $\angle AOC=2\angle ABC$，所以在等腰三角形 AOC 中，

$\angle 1=\frac{1}{2}(180^\circ-\angle AOC)=90^\circ-\angle ABC$.

设外接圆的半径为 R，在 $\mathrm{Rt}\triangle AOF$ 中，

$OF=OA\sin\angle 1=R\sin(90^\circ-\angle ABC)=R\cos\angle ABC$.

同理，$OG=R\cos\angle BAC,OE=R\cos\angle ACB$.

所以点 O 到 BC,CA,AB 的距离之比为 $\cos\angle BAC:\cos\angle ABC:\cos\angle ACB$.

例 5 在 $\triangle ABC$ 中，D 为边 AC 上一点，$AB=AD=4,AC=6$，若 $\triangle ABC$ 的外心 O 恰好在线段 BD 上，求边 BC 的长.

分析 由外心联想到中垂线，从而可以构建三角形，利用相似关系和勾股定理加以解决.

解 如图 5-12，过内心 O 作 AC,AB 的垂线，垂足分别为 E,F，则 E,F 分别为 AC,AB 的中点. 过点 B 作 AC 的垂线，垂足为 H.

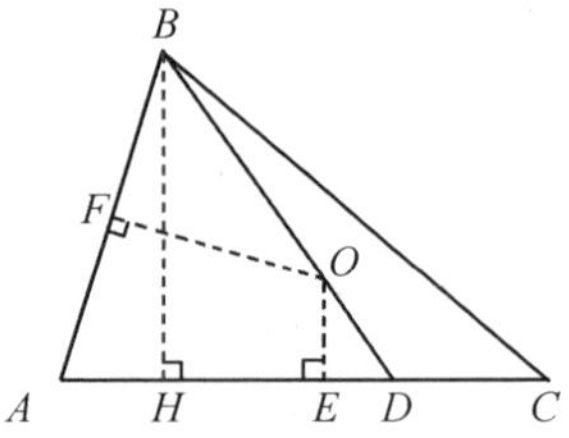

图 5-12

因为 $AB=AD$，所以 $\angle ABO=\angle ADB$.

又因为 $\angle BFO=\angle DEO=90^\circ$，

所以 $\triangle DEO\backsim\triangle BFO$，从而 $\frac{OD}{OB}=\frac{DE}{BF}=\frac{1}{2}$.

又因为 $BH/\!/OE$，从而 $\frac{DE}{DH}=\frac{OD}{BD}=\frac{1}{3}$.

又因为 $DE=1$，所以 $DH=3,AH=1$.

因此在 $\mathrm{Rt}\triangle ABH$ 中，$BH^2=AB^2-AH^2=15$.

所以在 $\mathrm{Rt}\triangle BCH$ 中，$BC^2=BH^2+CH^2=15+25=40$，

从而 $BC=2\sqrt{10}$.

5.2.3 三角形的内心

任意一个三角形都有唯一确定的外接圆，相应地，可以研究三角形的内切圆的情况. 与三角形三边的中垂线交于一点相似，可以判断三角形的三条内角平分线也交于一点，该点到三边的距离相等，从而以该点为圆心，以该点到三边的距离为半径的圆与三角形的三边都相切. 该圆是三角形唯一确定的内切圆，即该点是三角形内切圆的圆心，简称三角形的内心.

例 6　在$\triangle ABC$中，$AB=AC=5$，$BC=6$，求：

（1）$\triangle ABC$的面积S；

（2）$\triangle ABC$的内切圆的半径r；

（3）$\triangle ABC$的外接圆的半径R.

分析　等腰三角形底边上三线合一，因而在等腰三角形ABC中，三角形的内心I和外心O在底边的高线上.

解　（1）如图 5-13(1)，作$AD\perp BC$于点D.

因为$AB=AC$，所以D为BC的中点，于是

$$AD=\sqrt{AB^2-BD^2}=4,$$

所以$\triangle ABC$的面积$S=\frac{1}{2}\times 6\times 4=12$.

（2）如图 5-13(2)，I为内心，则I到三边的距离均为r，连接IA，IB，IC.

因为$S_{\triangle ABC}=S_{\triangle IAB}+S_{\triangle IBC}+S_{\triangle ICA}$，即

$$12=\frac{1}{2}AB\cdot r+\frac{1}{2}BC\cdot r+\frac{1}{2}CA\cdot r,$$

解得$r=\frac{3}{2}$.

（3）如图 5-13(3)，因为$\triangle ABC$是等腰三角形，所以外心O在AD上，连接BO.

在$\text{Rt}\triangle OBD$中，$OD=AD-R$，$OB^2=OD^2+BD^2$，所以

$$R^2=(4-R)^2+3^2,$$

解得$R=\frac{25}{8}$.

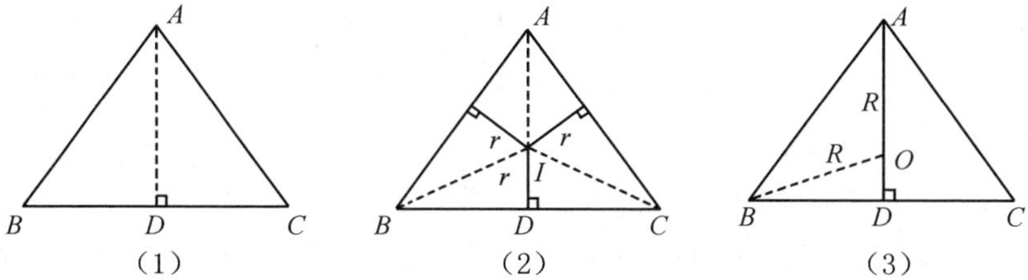

图 5-13

例 7　如图 5-14，已知$\triangle ABC$的重心G与内心I的连线$GI\parallel BC$，求证：$AB+AC=2BC$.

证明　连接AG，AI，并延长，延长线分别交BC于点D，E，连接IC，则AD为中线，AE，CI为角平分线.

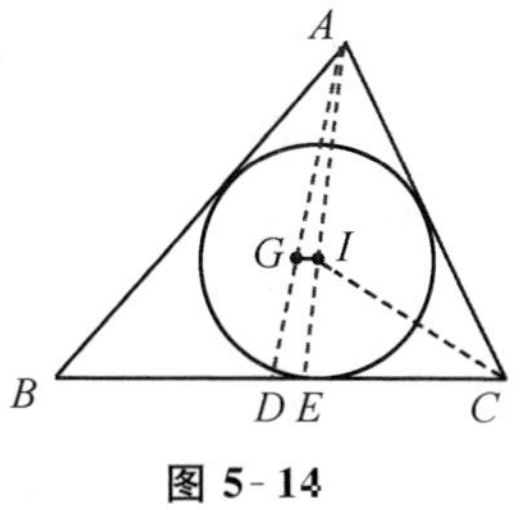

图 5-14

因为 $GI /\!/ BC$，所以 $\dfrac{AI}{IE}=\dfrac{AG}{GD}=2$.

在 $\triangle CAE$ 中，有 $\dfrac{AC}{CE}=\dfrac{AI}{IE}=2$，即 $AC=2CE$.

同理可得 $AB=2BE$.

因此，$AB+AC=2(BE+CE)=2BC$.

例 8 如图 5-15，在 $\triangle ABC$ 中，O 是 $\triangle ABC$ 的外心，I 是其内心. 若 $\angle BOC=\angle BIC$，求 $\angle A$.

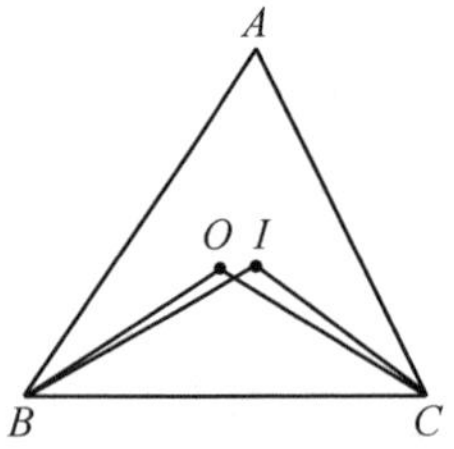

图 5-15

解 因为 I 为 $\triangle ABC$ 的内心，则

$$\angle BIC=90^\circ+\frac{1}{2}\angle A.$$

又因为 O 为 $\triangle ABC$ 的外心且在 $\triangle ABC$ 的内部，则

$$\angle BOC=2\angle A.$$

由于 $\angle BOC=\angle BIC$，从而 $90^\circ+\dfrac{1}{2}\angle A=2\angle A$，

解得 $\angle A=60^\circ$.

5.2.4 三角形的垂心

在三角形内，三角形的三条中线、角平分线都分别交于一点，那么三角形的三条高线也交于一点吗？

如图 5-16，在 $\triangle ABC$ 中，AD，BE，CF 分别为三边的高，过点 A 作 BC 边的平行线，过点 B 作 CA 边的平行线，过点 C 作 AB 边的平行线，三条平行线构成 $\triangle A'B'C'$. 于是四边形 $ABCB'$，$ACBC'$，$CABA'$ 均为平行四边形，故 AD，BE，CF 为 $\triangle A'B'C'$ 三边的垂直平分线. 根据三角形的三条垂直平分线交于一点，即交点为 $\triangle A'B'C'$ 的外心，所以 AD，BE，CF 交于一点.

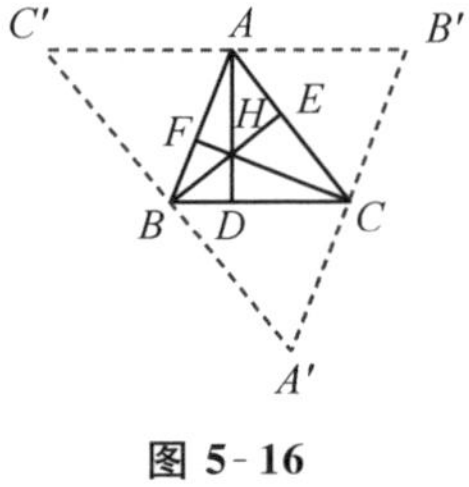

图 5-16

三角形的三条高线交于一点，这个点叫作三角形的垂心.

根据图形，容易确定垂心的位置：直角三角形的垂心即为直角顶点，锐角三角形的垂心在三角形内部，而钝角三角形的垂心在三角形外部. 常见的长度与夹角的性质如下：

(1) 设 H 为 $\triangle ABC$ 的垂心，则

$$AB^2-AC^2=HB^2-HC^2,$$

$$BC^2-BA^2=HC^2-HA^2,$$

$$CA^2-CB^2=HA^2-HB^2.$$

(2) 设 H 为 $\triangle ABC$ 的垂心，则

$$\angle BHC=\angle B+\angle C=180^{\circ}-\angle A,$$
$$\angle CHA=\angle C+\angle A=180^{\circ}-\angle B,$$
$$\angle AHB=\angle A+\angle B=180^{\circ}-\angle C.$$

(2) 设 AD,BE,CF 分别为 $\triangle ABC$ 的高，H 为 $\triangle ABC$ 的垂心，则

$$AH\cdot HD=BH\cdot HE=CH\cdot HF.$$

例 9　如图 5-17，设 H 是等腰三角形 ABC 的垂心. 在底边 BC 保持不变的情况下，求证：$\triangle ABC$ 与 $\triangle HBC$ 的面积之积为定值.

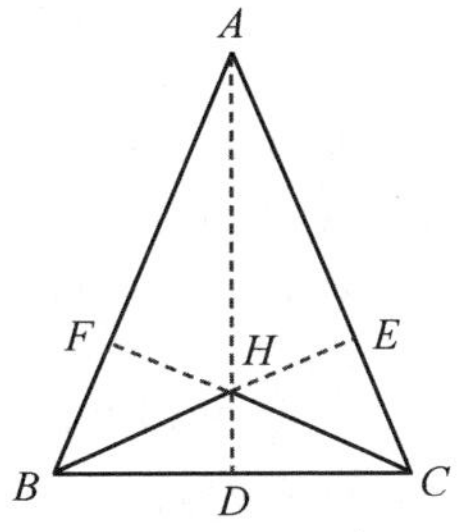

图 5-17

解　不妨设顶角 A 为锐角，连接 AH 并延长，交 BC 于点 D，延长 BH,CH 分别交 AC,AB 于点 E,F.

由于 $\angle BHD=\angle AHE$，所以 $\angle HBD=\angle CAD$.

因为 $\mathrm{Rt}\triangle BDH\backsim\mathrm{Rt}\triangle ADC$，从而 $\dfrac{AD}{BD}=\dfrac{CD}{HD}$.

又因为 $BD=CD=\dfrac{1}{2}BC$，则 $AD\cdot HD=BD\cdot CD=\dfrac{1}{4}BC^2$.

所以 $S_{\triangle ABC}\cdot S_{\triangle HBC}=\left(\dfrac{1}{2}AD\cdot BC\right)\cdot\left(\dfrac{1}{2}HD\cdot BC\right)=\dfrac{1}{16}BC^4$.

当顶角 A 为直角或钝角时，结论也成立.

综上所述，$\triangle ABC$ 与 $\triangle HBC$ 的面积之积为定值.

例 10　求证：三角形的任一顶点到垂心的距离等于外心到对边距离的 2 倍.

证明　如图 5-18，AD,BE,CF 分别为 $\triangle ABC$ 的高，D,E,F 分别为垂足，H 为垂心. O 是外心，M,N,L 分别是 BC,CA,AB 的中点，则 OM,ON,OL 为外心 O 到 $\triangle ABC$ 三边的距离.

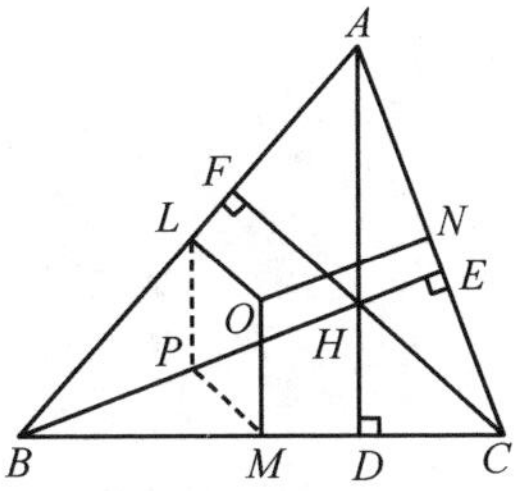

图 5-18

取 BH 的中点 P，连接 PL,PM，则

$PL\parallel AH$ 且 $PL=\dfrac{1}{2}AH$，$PM\parallel CH$ 且 $PM=\dfrac{1}{2}CH$.

而 $OM\parallel AD,OL\parallel CF$，所以 $PL\parallel OM,PM\parallel OL$.

所以四边形 $PMOL$ 是平行四边形，从而

$$OM=PL=\frac{1}{2}AH,OL=PM=\frac{1}{2}CH.$$

同理，$ON=\dfrac{1}{2}BH$.

例 11 求证:三角形的外心、垂心、重心在一条直线上,且重心与垂心的距离是外心与重心距离的 2 倍.

证明 如图 5-19,设 O,H 分别为$\triangle ABC$ 的外心和垂心,连接 OH,作 BC 边上的中线 AM 交 OH 于点 G,连接 OM,CH,则 $OM\perp BC$,连接 AH 并延长,交 BC 于点 D,则 $AD\perp BC$.

由于 $AH/\!/OM$,得

$$\angle HAG=\angle OMG,\angle AHG=MOG.$$

从而$\triangle AHG\backsim\triangle MOG$,即$\dfrac{AG}{GM}=\dfrac{AH}{MO}=\dfrac{GH}{OG}$.

根据例 10 的结论,可知$\dfrac{AH}{MO}=2$,从而$\dfrac{AG}{GM}=\dfrac{GH}{OG}=2$.

由此可知 G 为$\triangle ABC$ 的重心,即重心 G 在 OH 上且 $GH=2OG$.

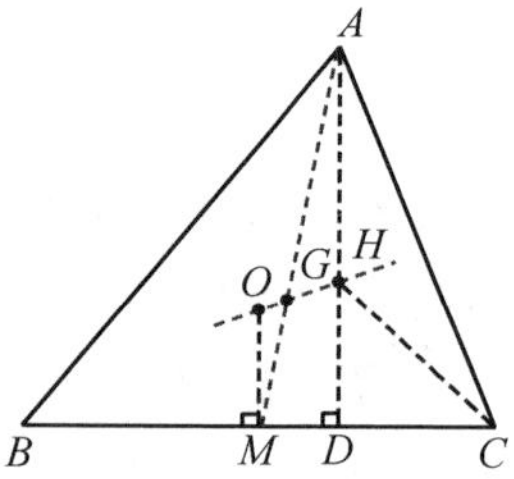

图 5-19

该结论是欧拉(Euler)于 1765 年在其著作《三角形的几何学》中首次提出的,因此过垂心、外心、重心的直线称为欧拉线.事实上,该线还过欧拉圆的圆心,其中欧拉圆是指过三角形三边的中点、三条高的垂足和三个欧拉点(连接三角形各顶点与垂心所得三线段的中点)这九个点的圆.

复习参考题 5

1. 如图,在$\triangle ABC$ 中,$\angle C=90°$,$AC=BC$,AD 平分$\angle CAB$,交 BC 于点 D,$DE\perp AB$ 于点 E.若 $AB=6$,则$\triangle BDE$ 的周长为 ( )

A. 5　　B. 6　　C. 7　　D. 8

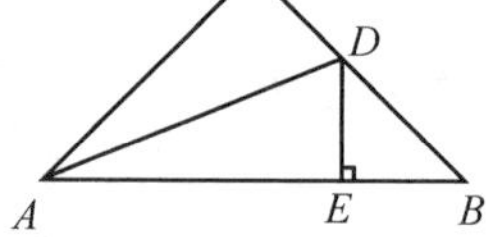

第 1 题图

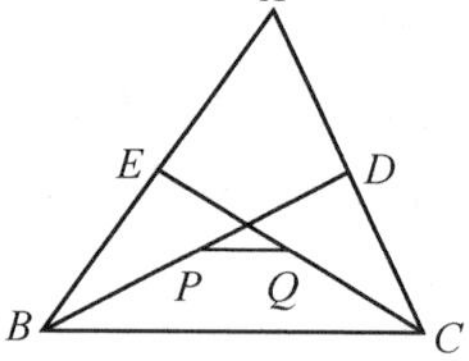

第 3 题图

2. 圆的外切正三角形的边长是圆的内接正三角形的边长的 ( )

A. $\sqrt{2}$倍　　B. $\sqrt{3}$倍　　C. 2 倍　　D. 3 倍

3. 如图,BD,CE 是$\triangle ABC$ 的中线,P,Q 分别是 BD,CE 的中点,则 $PQ:BC$ 等于 ( )

A. $1:3$　　B. $1:4$　　C. $1:5$　　D. $1:6$

4. 已知 AB 是半径为 1 的圆 O 的一条弦,且 $AB=a<1$.以 AB 为一边在圆 O 内作正三角形 ABC,D 是圆 O 上不同于点 A 的一点,且 $BD=AB=a$,DC 的

延长线与圆 O 交于点 E，则 AE 的长为（　　）

A. $\frac{\sqrt{5}}{2}a$　　B. a　　C. $\frac{\sqrt{3}}{2}$　　D. 1

5. 在 $\triangle ABC$ 中，$BC=2$，$AB+AC=4$. 若 $\triangle ABC$ 为锐角三角形，则中线 AD 的取值范围为（　　）

A. $1<AD<\frac{\sqrt{11}}{2}$　　B. $\sqrt{3}\leqslant AD<\frac{\sqrt{13}}{2}$

C. $2<AD<\frac{\sqrt{14}}{2}$　　D. $\sqrt{5}\leqslant AD<\frac{\sqrt{15}}{2}$

6. 若等腰三角形底边上的高等于18，腰上的中线等于15，则它的面积等于________.

7. 在 $\triangle ABC$ 中，G 为重心，I 为内心. 若 $AB=6$，$BC=5$，$CA=4$，则 $\frac{GI}{BC}$ 的值为________.

8. 在锐角三角形 ABC 中，O 为外心，D 为垂心. 若 AD 等于外接圆的半径，则 $\angle BAC$ 的大小为________.

9. 若三角形的内心与重心为同一点，求证：这个三角形为正三角形.

10. 已知 $\triangle ABC$ 的三边长分别为 $BC=a$，$AC=b$，$AB=c$，I 为 $\triangle ABC$ 的内心，且 I 在 $\triangle ABC$ 的边 BC，AC，AB 上的射影分别为 D，E，F，求证：$AE=AF=\frac{b+c-a}{2}$.

11. 在直角三角形 ABC 中，$\angle C=90°$，解答下列问题：

(1) 若边 AB 上的高为 CD，求证：$AC^2=AB\cdot AD$；

(2) 若 $AC=3$，$BC=4$，求角平分线 CE 的长度.

12. 在 $\triangle OAB$ 中，$OA=4$，$OB=5$，$AB=6$，则以 O 为原点、OA 为 x 轴、OB 为 y 轴建立如图所示的斜角坐标系，从而点的坐标分别记为 $O(0,0)$，$A(4,0)$，$B(0,5)$. 若 M 为 AB 的中点，则过点 M 分别作 OA，OB 的平行线，分别交 y 轴、x 轴的于点 $F\left(0,\frac{5}{2}\right)$，$E(2,0)$，从而点 M 的坐标记为 $\left(2,\frac{5}{2}\right)$，该结果与直角坐标系中的中点坐标公式保持高度一致. 小明同学大胆猜测：直线 AB 可能也可以表示为一次函数的形式. 设 $y=kx+b$，将 A，B 的坐标代入后，解得 $k=-\frac{5}{4}$，

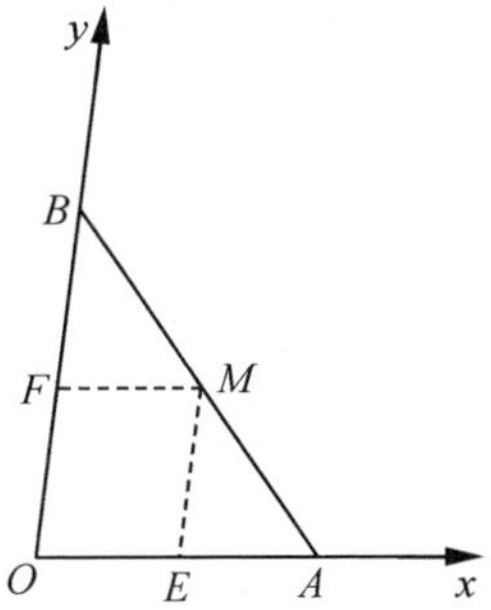

第12题图

$b=5$,即直线 AB 的斜角坐标方程为 $y=-\frac{5}{4}x+5$. 经过验证,中点 M 也满足该方程,这让小明同学信心倍增. 由于 $E(2,0)$ 为 OA 的中点,则直线 BE 的斜角坐标方程为 $y=-\frac{5}{2}x+5$,直线 OM 的斜角坐标方程为 $y=\frac{5}{4}x$,其交点为 $G\left(\frac{4}{3},\frac{5}{3}\right)$,即三角形的重心坐标公式也可以在斜角坐标系中使用. 在小明建立的斜角坐标系下,求垂心 H,外心 O,内心 I 的斜角坐标.

第6章　圆

我们学习过平面上的几何图形，如三角形、平行四边形等，这些图形都称为多边形. 与此对应，平面内还有一些图形并不是由线段构成的，如圆等. 众所周知，圆是平面上的轴对称图形，而且存在无数条对称轴，堪称“完美图形”. 通过本章的讨论与探究，我们可以不断明确圆的相关性质.

- 了解圆的轨迹定义，并探索圆的不同形态的表示，获取研究轨迹的基本方法；
- 通过直线与圆位置关系的研究，理解圆幂定理的本质，并能使用圆幂定理解决简单的线段关系；
- 初步了解仿射变换(伸缩变换)的性质，能够将椭圆中的问题转化为圆的问题.

6.1　圆的定义

平面上的曲线可以看成是由满足一定条件的点所组成的，我们把满足某种条件的点组成的集合叫作具有这种性质的点的轨迹. 例如，圆可以看成是到某个定点的距离等于定长的点的轨迹. 事实上，战国时期数学家墨子(图 6-1)在《墨子·经上》中将圆定义为：圆，一中同长也. 除此以外，还有什么样的方式描述圆呢？

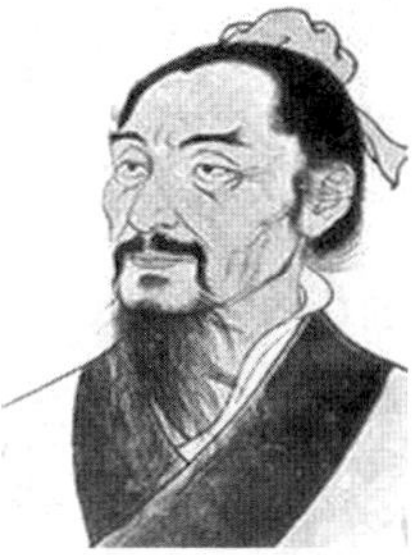

图 6-1

例 1　设有一动线段的长度为 a，它的两端在一定直角的两边上移动，求这条线段中点的轨迹.

解　如图 6-2，设长度为 a 的线段为 PQ，点 R 为 PQ 的中点，连接点 R 与直角顶点 O，由直角三角形性质知 $OR=\frac{1}{2}PQ$，于是点 R 的轨迹是以直角顶点 O 为圆心、半径等于 $\frac{1}{2}a$ 的圆在定直角内的一段圆弧.

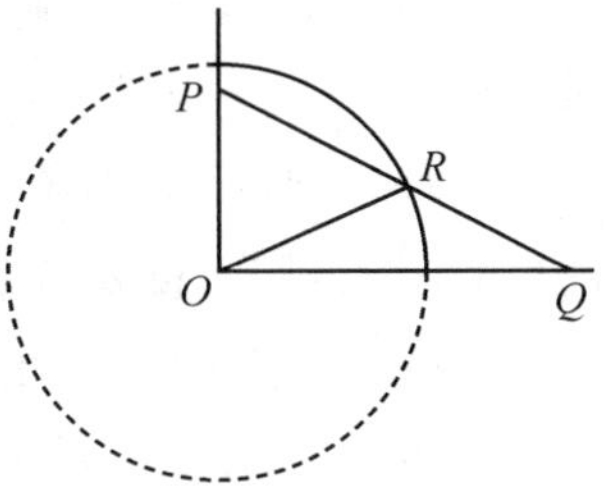

图 6-2

注　虽然我们是利用定义去探求点的轨迹，但是一定要认真分析所求的轨迹是整条曲线，还是其中的一部分.

例 2 如图 6-3,设菱形 $ABCD$ 的边 AB 固定,其他边可动,O 是 AB 的中点,P 是 CO 与 BD 的交点,求动点 P 的轨迹.

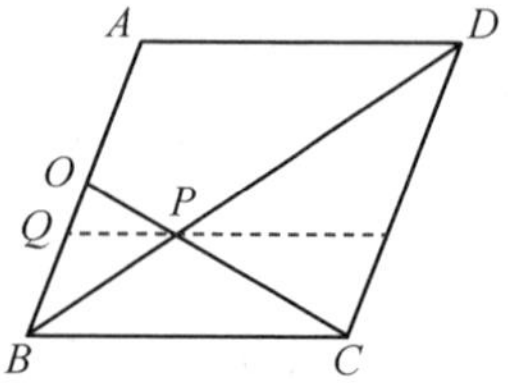

图 6-3

分析 要求动点 P 的轨迹,我们就要仔细分析动点 P 所满足的条件,主要从定值的角度去研究.

解 过点 P 作 $PQ /\!/ CB$,交 AB 于点 Q. 因为 AB 边固定,不妨设 $AB=a$.

在菱形 $ABCD$ 中,有 $AB=BC=a$,且 O 为 AB 的中点.

由 $\triangle PBO \backsim \triangle PDC$,有 $\dfrac{PO}{PC}=\dfrac{OB}{CD}=\dfrac{1}{2}$.

又因为 $\triangle OPQ \backsim \triangle OCB$,有 $\dfrac{PQ}{BC}=\dfrac{OQ}{OB}=\dfrac{OP}{OC}=\dfrac{1}{3}$.

于是点 Q 为定点,分 OB 为 $1:2$,且 $PQ=\dfrac{1}{3}a$.

因此,点 P 的轨迹是以 Q 为圆心、$\dfrac{1}{3}AB$ 长为半径的圆.

注 求动点的轨迹就要"动中求静,静中察动",从特殊到一般,在变化中求规律. 本题亦可先求点 C 的轨迹,再转移到点 P.

例 3 如图 6-4,BD,CE 是 $\triangle ABC$ 的高,M 是 BC 的中点. 点 B,C,D,E 是否在以点 M 为圆心的同一个圆上? 为什么?

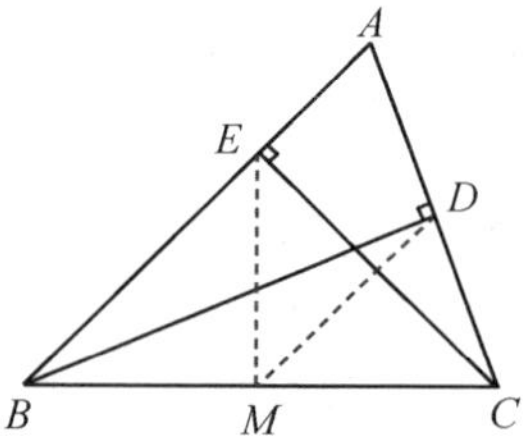

图 6-4

解 连接 ME,MD,在 $\mathrm{Rt}\triangle BDC$ 中,$\angle BDC=90^\circ$,M 是 BC 的中点,从而 $MD=MB=MC$.

在 $\mathrm{Rt}\triangle BEC$ 中,$\angle BEC=90^\circ$,M 是 BC 的中点,从而 $ME=MB=MC$.

说明点 B,C,D,E 到点 M 的距离相等,即点 B,C,D,E 在以点 M 为圆心的同一个圆上.

不难发现,已知 B,C 为定点,若点 P 满足 $\angle BPC=90^\circ$,则点 P 在以 BC 为直径的圆上,从而可以得到如下结论:

与两个定点的连线相互垂直的点在以这两个定点连线段为直径的圆上.

思考 能否说点 P 的轨迹是圆?

例 4 在 $\triangle ABC$ 中,$AB=3$,$\angle C=90^\circ$,求 $\triangle ABC$ 面积的最大值.

解 如图 6-5,在 $\triangle ABC$ 中,$\angle C=90^\circ$,则点 C 在以 AB 为直径的圆上.

过点 C 作 AB 的垂线,垂足为 H,取 AB 的中点为 O,连接 OC,从而 $CH\leqslant$

$OC=\frac{3}{2}$. 因此$\triangle ABC$的面积为

$$S=\frac{1}{2}\times AB\times CH\leqslant\frac{1}{2}\times AB\times OC$$
$$=\frac{1}{2}\times 3\times\frac{3}{2}=\frac{9}{4},$$

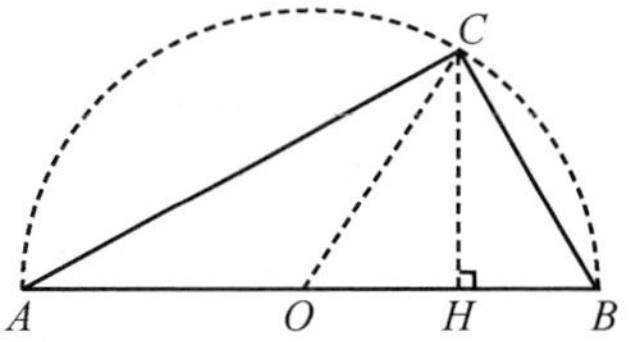

图 6-5

即$\triangle ABC$是等腰直角三角形时面积最大,最大值为$\frac{9}{4}$.

例 5　在$\triangle ABC$中,若$BC^2+CA^2+2AB^2=8$,求$\triangle ABC$的面积的最大值.

解　如图 6-6,取AB的中点M,根据中线长公式,可知

$$2(BC^2+CA^2)=AB^2+4CM^2,$$

从而$CM^2=\frac{1}{2}(BC^2+CA^2)-\frac{1}{4}AB^2=\frac{1}{2}(8-2AB^2)-\frac{1}{4}AB^2=4-\frac{5}{4}AB^2$.

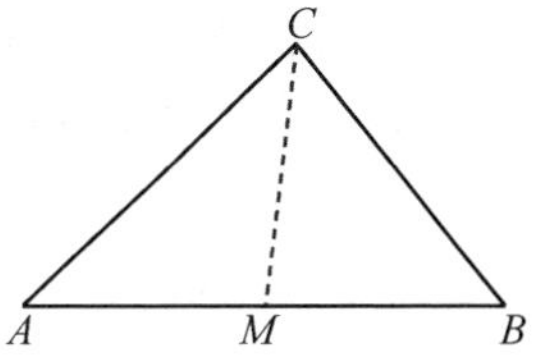

图 6-6

若AB确定,则点C在以AB的中点M为圆心、$\sqrt{4-\frac{5}{4}AB^2}$为半径的圆上.

因此$\triangle ABC$的面积

$$S\leqslant\frac{1}{2}\times AB\times\sqrt{4-\frac{5}{4}AB^2}=\frac{1}{4}\sqrt{AB^2(16-5AB^2)}\leqslant\frac{2\sqrt{5}}{5}.$$

当且仅当$AB^2=\frac{8}{5}$,即$AB=\frac{2\sqrt{10}}{5}$时,$\triangle ABC$的面积的最大值为$\frac{2\sqrt{5}}{5}$.

不难发现,已知A,B为平面内的两个定点,若点P满足

$$PA^2+PB^2=m(\text{定值 } m>\frac{1}{2}AB^2),$$

则点P的轨迹是以AB的中点为圆心的圆.

问题　已知$AB=3$,点P满足$PA=2PB$,研究点P运动所形成的图形.

操作:(1) 任意画一个线段RS,延长RS到T,使得$RS=ST$;

(2) 用圆规以B为圆心、RS为半径作圆,以A为圆心、RT为半径作圆;

(3) 将两个圆的交点确定为P.

通过几次操作,你能发现这些点有什么特征吗?

可以猜测,点P运动所形成的图形是圆.

证明　如图 6-7,在直线AB上确定P_1,P_2,使得$P_1A=2P_1B$,$P_2A=2P_2B$,连接P_1P,P_2P.

由于$\frac{P_1A}{P_1B}=\frac{PA}{PB}=2$，所以点 P_1 在$\angle APB$ 的角平分线上，即$\angle P_1PA=\angle P_1PB$.

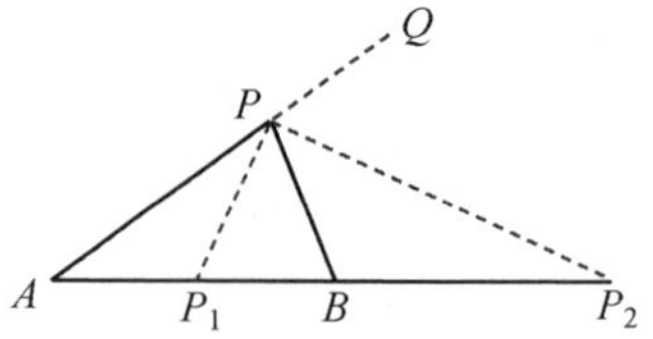

图 6-7

延长 AP 到 Q，同理可得$\angle P_2PQ=\angle P_2PB$.

又因为 $\angle P_1PA+\angle P_1PB+\angle P_2PQ+\angle P_2PB=180°$，

所以$\angle P_1PB+\angle P_2PB=90°$，即$\angle P_1PP_2=90°$，

因此点 P 在以 P_1P_2 为直径的圆上.

注 在证明过程中，再一次运用三角形内角平分线的性质与外角平分线的性质，该性质的证明可参考第 4 章“线段比例”和“面积方法”中有关论述.

如果将如上问题进行一般化，可以得到如下结论：

到两个定点的距离之比为非 1 的正常数的点运动所形成的图形是圆.

这也是圆的一种定义，称为**圆的阿波罗尼斯定义**，也称为**第二定义**.

阿波罗尼斯是古希腊数学家，与欧几里得、阿基米德齐名. 他的著作《圆锥曲线论》是一项重要的科学成果，将圆锥曲线的性质网罗殆尽，后人几乎没有插足的余地.

例 6 (2008 年江苏高考第 13 题)在$\triangle ABC$ 中，$AB=2$，若 $AC=\sqrt{2}BC$，则$\triangle ABC$ 面积的最大值为________.

解 第 1 步，找线段的内外分点 C_1，C_2，从而 $BC_1=2(\sqrt{2}-1)$，$BC_2=2(\sqrt{2}+1)$；

第 2 步，构造以 C_1C_2 为直径的圆，其中 $C_1C_2=4\sqrt{2}$；

第 3 步，在圆上寻找离直径 C_1C_2 最远的点 C.

所以$\triangle ABC$ 面积的最大值$\frac{1}{2}\times2\times2\sqrt{2}=2\sqrt{2}$.

例 7 在$\triangle ABC$ 中，$AB=AC$，若中线 $BD=3$，求$\triangle ABC$ 的面积的最大值.

解 在$\triangle ABD$ 中，$AB=2AD$，则点 A 运动所形成的图形是圆，其圆心在直线 BD 上，且半径为 2，从而$\triangle ABD$ 的面积的最大值为 3，所以$\triangle ABC$ 的面积的最大值为 6.

6.2 圆幂定理

在平面内，常见的几何对象有点、直线和圆，因此也需要研究它们之间的关系.

我们知道点与圆的关系可根据点到圆心的距离分成点在圆外、点在圆上、

点在圆内三种情况；直线与圆的关系可根据圆心到直线的距离分成直线与圆相离、直线与圆相切、直线与圆相交三种情况；圆与圆的位置关系可以根据两圆心之间的距离与两半径的关系分成外离、外切、相交、内切、内含五种情况. 通过研究可以发现，两圆的位置关系可以转化为直线与圆的关系，因此需要重点研究直线与圆的位置关系.

相交弦定理　若圆的两条弦 AB，CD 相交于点 P，则 $PA \cdot PB = PC \cdot PD$.

切割线定理　若 PT 为圆的切线，T 为切点，割线 PAB 交圆于点 A，B，割线 PCD 交圆于点 C，D，则 $PT^2 = PA \cdot PB = PC \cdot PD$.

事实上，根据如上两个定理，不难发现，若定点 P 在圆内，则 $PA \cdot PB$ 为定值；若点 P 在圆外，则 $PA \cdot PB$ 也为定值. 因此，这个定值应该跟点 P 的位置有关，以下一起来探索：

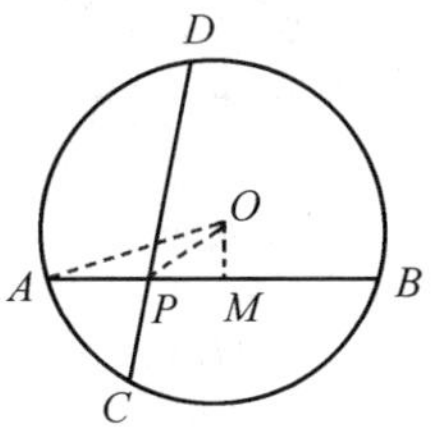

图 6-8

若定点 P 在半径为 R 的圆 O 内，如图 6-8，取弦 AB 的中点 M，连接 OA，OP，OM，则

在 $\text{Rt}\triangle AOM$ 中，$OM \perp AM$，从而 $OA^2 = OM^2 + MA^2$；

在 $\text{Rt}\triangle POM$ 中，$OM \perp PM$，从而 $OP^2 = OM^2 + PM^2$.

所以 $PA \cdot PB = (MA - PM) \cdot (PM + MA) = MA^2 - PM^2 = OA^2 - OP^2 = R^2 - OP^2$ 为定值.

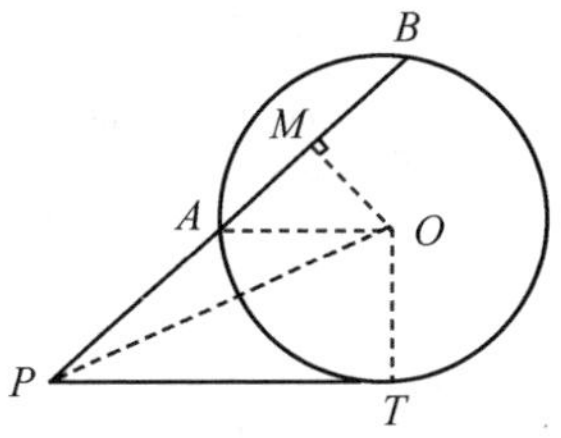

图 6-9

若定点 P 在半径为 R 的圆 O 外，如图 6-9，PT 为切线，取弦 AB 的中点 M，连接 OP，OA，OM，OT，则

在 $\text{Rt}\triangle POT$ 中，$OT \perp PT$，从而 $PT^2 = OP^2 - OT^2 = OP^2 - R^2$ 为定值；

在 $\text{Rt}\triangle AOM$ 中，$OM \perp AM$，从而 $OA^2 = OM^2 + MA^2$；

在 $\text{Rt}\triangle POM$ 中，$OM \perp PM$，从而 $OP^2 = OM^2 + PM^2$.

所以 $PA \cdot PB = (PM - MA) \cdot (PM + MA) = PM^2 - MA^2 = OP^2 - OA^2 = OP^2 - R^2$ 为定值.

综上所述，不管是相交弦还是切割线，所得线段乘积（包含平方）为定值 $|OP^2 - R^2|$. 因此，如上两个定理统称为圆幂定理. 圆幂定理用于计算线段乘积或者比例，以及线段长度等. 此外，上述两个定理的逆命题也成立，可以用于处理四点共圆、直线与圆相切等问题.

例 1　如图 6-10，已知四边形 $ABCD$ 外切于圆 O，且对角线 AC 和 BD 互相垂直，求证：$AB \cdot CD = BC \cdot AD$.

证明　由于四边形 $ABCD$ 外切于圆 O，所以

$$AB+CD=BC+DA.$$

上式两边平方可得

$$AB^2+2AB\cdot CD+CD^2=BC^2+2BC\cdot DA+DA^2.$$

设 AC 与 BD 相交于点 E，且 $AC\perp BD$，从而

$$AB^2=AE^2+BE^2, BC^2=BE^2+CE^2,$$

$$CD^2=CE^2+DE^2, DA^2=DE^2+AE^2.$$

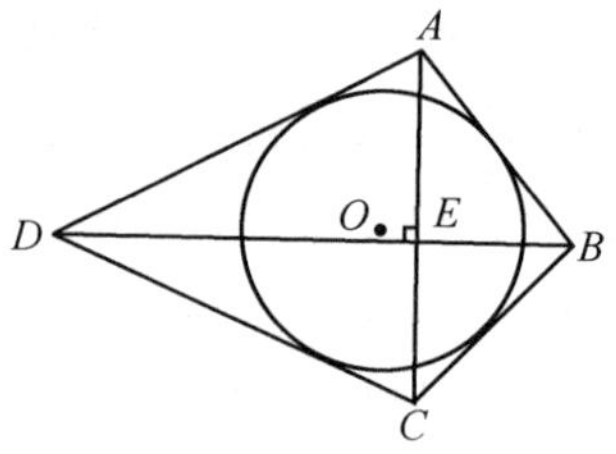

图 6-10

因此 $AB^2+CD^2=BC^2+DA^2$.

所以 $2AB\cdot CD=2BC\cdot DA$，即 $AB\cdot CD=BC\cdot AD$.

例 2 如图 6-11，在 $\triangle ABC$ 中，CM 是 $\angle ACB$ 的平分线，$\triangle AMC$ 的外接圆交 BC 于点 N. 若 $AC=\frac{1}{2}AB$，求证：$BN=2AM$.

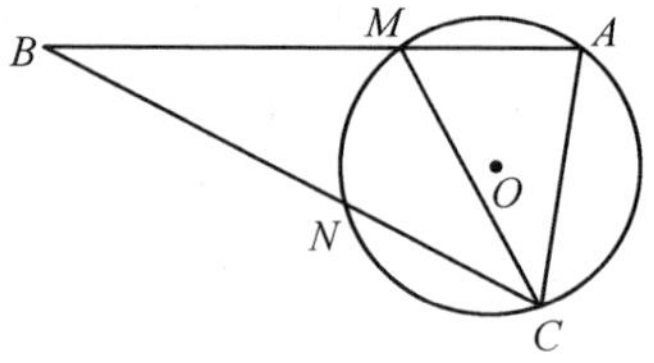

图 6-11

证明 因为 CM 是 $\angle ACB$ 的平分线，故 $\frac{AC}{BC}=\frac{AM}{BM}$.

由切割线定理可知 $BM\cdot BA=BN\cdot BC$，于是 $\frac{AB}{BN}=\frac{BC}{BM}$.

因此 $\frac{AC}{AM}=\frac{AB}{BN}$.

又因为 $AC=\frac{1}{2}AB$，所以 $BN=2AM$.

例 3 如图 6-12，正方形 $ABCD$ 内接于圆 O，点 P 是劣弧 $\overset{\frown}{AB}$ 上一点，连接 DP 交 AC 于点 Q. 若 $PQ=OQ$，求 $\frac{CQ}{AQ}$ 的值.

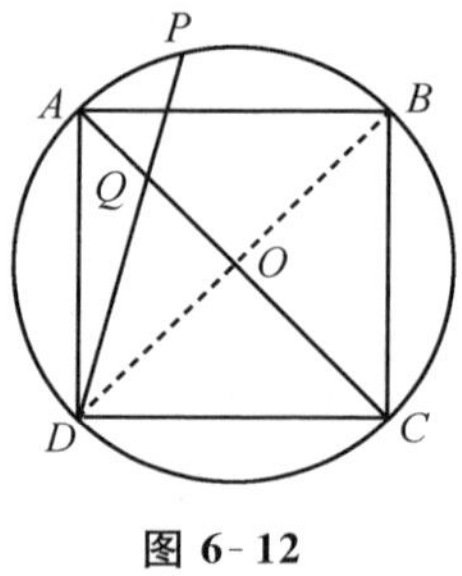

图 6-12

解 连接 BD，则 BD 过圆心 O.

设 $OA=r$，$PQ=OQ=m$，则根据相交弦定理可知

$$DQ\cdot PQ=AQ\cdot CQ=r^2-m^2,$$

解得 $DQ=\frac{r^2-m^2}{m}$.

又因为 $\triangle ODQ$ 为直角三角形，所以 $DQ^2=OD^2+OQ^2$，即

$$\left(\frac{r^2-m^2}{m}\right)^2=r^2+m^2,$$

解得 $r=\sqrt{3}m$，因此 $\frac{CQ}{AQ}=\frac{r+m}{r+m}=\frac{\sqrt{3}+1}{\sqrt{3}-1}=2+\sqrt{3}$.

例 4　如图 6-13，点 P 是圆 O 外一点，PS，PT 分别与圆相切于 S，T，过点 P 作圆 O 的割线 PAB，交圆 O 于点 A，B，交 ST 于点 C，求证：$\frac{2}{PC}=\frac{1}{PA}+\frac{1}{PB}$.

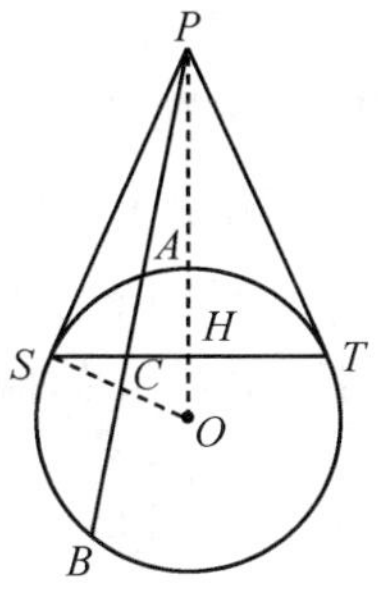

图 6-13

证明　连接 OP，交 ST 于点 H，则 $OP\perp ST$ 且 $SH=HT$，连接 OS，则

$$\begin{aligned}PC^2&=PH^2+CH^2=PS^2-SH^2+CH^2,\\&=PS^2+(CH-SH)(CH+SH)\\&=PS^2-SC\cdot CT=PA\cdot PB-AC\cdot BC\\&=PA\cdot PB-(PC-PA)(PB-PC)\\&=PA\cdot PB+PC^2-PC(PA+PB)+PA\cdot PB.\end{aligned}$$

所以 $2PA\cdot PB=PC(PA+PB)$，即$\frac{2}{PC}=\frac{1}{PA}+\frac{1}{PB}$.

例 5　如图 6-14，在圆内接四边形 $ABCD$ 中，AC 与 BD 交于点 Q，BA 与 CD 交于点 P，求证：$PQ^2=PA\cdot PB-QB\cdot QD$.

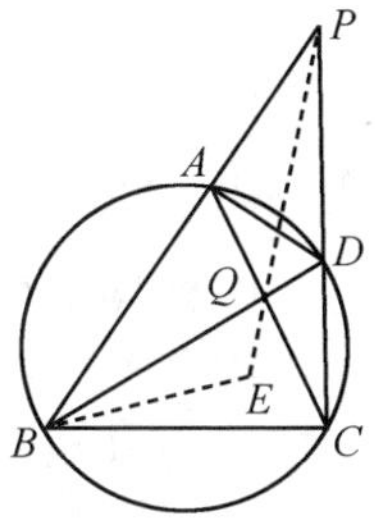

图 6-14

证明　连接 PQ 并延长 PQ 至点 E，使得

$$PQ\cdot PE=PA\cdot PB,$$

连接 BE，此时 A，Q，E，B 四点共圆，于是$\angle QEB=\angle PAQ$.

又因为$\angle QDP=180^\circ-\angle BDC=180^\circ-\angle BAC$

$$=\angle PAQ,$$

于是$\angle QEB=\angle QDP$，所以 B，E，D，P 四点共圆. 因此

$$PQ\cdot QE=QB\cdot QD.$$

所以 $PQ^2=PQ\cdot(PE-QE)=PQ\cdot PE-PQ\cdot QE=PA\cdot PB-QB\cdot QD$.

6.3　圆的变换

在几何研究过程中，我们通常会用到平移、对称、旋转和位似这四种变换. 在近代数学中，“变换”是一个蕴涵丰富数学思想的数学概念，借助一个图形与另一个图形建立直观、形象的对应关系.

我们观察以下现象：

现象 1　如图 6-15(1)，在 Rt$\triangle OAB$ 中，$A(2,0)$，$B(0,2)$，将线段 AB 上每个点的横坐标保持不变，纵坐标变成原来的一半，形成线段 AB_1，发现$\triangle OAB_1$ 的面积是$\triangle OAB$ 的面积的一半.

现象 2　如图 6-15(2)，在梯形 $ABCD$ 中，$A(-1,0)$，$B(0,2)$，$C(2,2)$，$D(4,0)$，将线段 AB，BC，CD 上每个点的横坐标保持不变，纵坐标变成原来的

一半，形成线段 AB_1，B_1C_1，C_1D，发现梯形 AB_1C_1D 的面积是梯形 $ABCD$ 的面积的一半.

现象 3 如图 6-15(3)，以原点为圆心、半径为 2 的圆记为圆 O，若将该圆上每个点的横坐标保持不变，纵坐标变成原来的一半，形成的曲线记为椭圆 E，不难发现圆 O 的面积为 4π，椭圆 E 的面积为 2π.

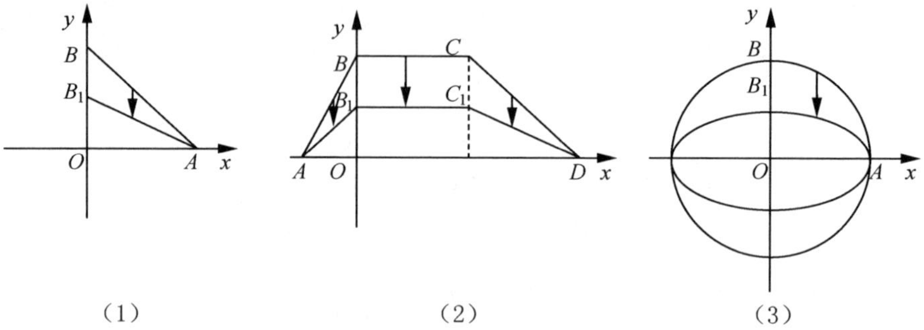

图 6-15

以上三种现象都是将图形横坐标不变，纵坐标变成原来的一半，我们把这类变换称为伸缩变换，它是仿射变换的一种. 不难发现，这种变换保持了以下性质：

同素性 经过变换之后，点仍然是点，线仍然是线.

结合性 经过变换之后，在直线上的点仍然在直线上.

通过试验，也可以发现伸缩变换保持位置关系不变，原来相切的变换后还相切，原来相交的变换后还相交；保持平行线分线段比例不变或共线分线段比例不变，保持面积的比例关系不变等.

例 1 以原点为圆心、半径为 2 的圆记为圆 O[图 6-16(1)]，圆 O 与 x 轴正半轴、y 轴正半轴分别交于点 A，B_1. 若将该圆上每个点的横坐标保持不变，纵坐标变成原来的一半，形成的曲线记为椭圆 E[图 6-16(2)]. 如图 6-16(2)，椭圆 E 与 x 轴正半轴的交点为点 A，与 y 轴正半轴的交点为 B. 若点 C 在 x 轴正半轴上且 $OC=2OA$，线段 BC 交椭圆 E 于点 D，求 $BD:DC$ 的值.

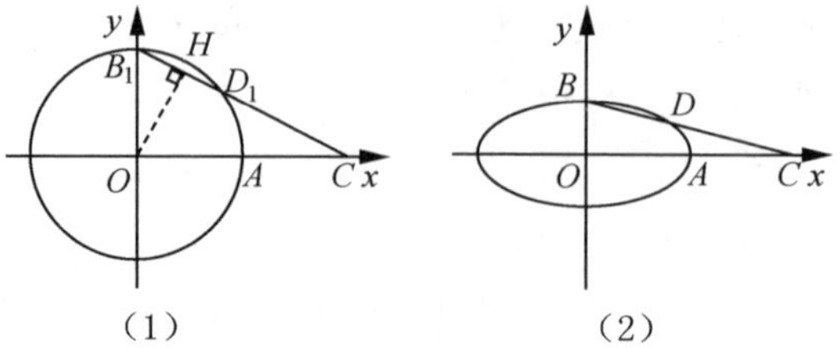

图 6-16

解 将椭圆 E 上每个点的横坐标保持不变，纵坐标变成原来的 2 倍就是圆 O. 在这样拉伸的过程中，线段比例关系保持不变，因此问题转化如下：

如图 6-16(1),圆 O 与 x 轴正半轴的交点为 A,与 y 轴正半轴的交点为 B_1,若点 C 在 x 轴正半轴上且 $OC=2OA$,线段 B_1C 交圆 O 于点 D_1,求 $B_1D_1:D_1C$ 的值.

取 B_1D_1 的中点 H,连接 OH,则 $OH\perp B_1D_1$.

在 $Rt\triangle OB_1C$ 中,$OB_1\perp OC$,$OH\perp B_1C$,$OC=4$,$OB_1=2$,则 $B_1C=2\sqrt{5}$,$OH=\frac{4\sqrt{5}}{5}$.

在 $Rt\triangle OB_1H$ 中,$B_1H=\sqrt{B_1O^2-OH^2}=\frac{2\sqrt{5}}{5}$.

从而 $B_1D_1=\frac{4\sqrt{5}}{5}$,且 $D_1C=2\sqrt{5}-\frac{4\sqrt{5}}{5}=\frac{6\sqrt{5}}{5}$.

所以 $B_1D_1:D_1C=2:3$.

例 2　以原点为圆心、半径为 2 的圆记为圆 O[图 6-17(1)],圆 O 与 x 轴正半轴、y 轴正半轴分别交于点 A,B. 若将该圆上每个点的横坐标保持不变,纵坐标变成原来的一半,形成的曲线记为椭圆 E[图 6-17(2)]. 在图 6-17(2)中,若点 P 在椭圆 E 上,求$\triangle PAB$ 面积的最大值.

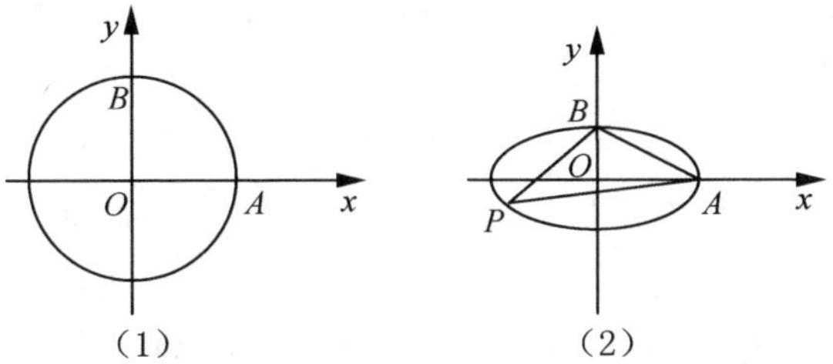

图 6-17

解　将椭圆转换回圆 O 中研究问题,即求$\triangle PAB$ 面积的最大值.

以 AB 为底,点 P 离 AB 越远,$\triangle PAB$ 的面积越大.

在圆 O 内,设 d 为点 P 到 AB 的距离,离 AB 最远的距离就是圆心到 AB 的距离与半径的和,即 $d\leqslant 2+\sqrt{2}$.

从而$\triangle PAB$ 的面积$\leqslant\frac{1}{2}\times 2\sqrt{2}\times(2+\sqrt{2})=2+2\sqrt{2}$.

因此,在图 6-17(2)中,$\triangle PAB$ 面积的最大值为 $1+\sqrt{2}$.

例 3　以原点为圆心、半径为 2 的圆记为圆 O[图 6-18(1)],若将该圆上每个点的横坐标保持不变,纵坐标变成原来的一半,形成的曲线记为椭圆 E[图 6-18(2)]. 在图 6-18(2)中,若射线 $y=k_1x(x>0)$ 与 $y=k_2x(x<0)$ 与椭圆 E 的交点分别为 P,Q,$\triangle OPQ$ 的面积为 1,求 $k_1\cdot k_2$ 的值.

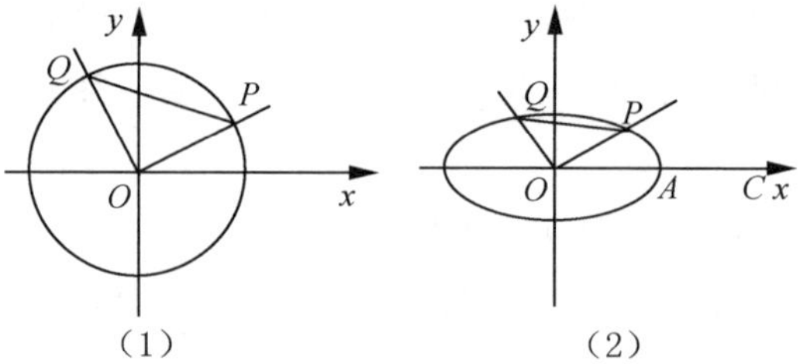

图 6-18

解　在图 6-18(2)中，$\triangle OPQ$ 的面积为 1，因此在图 6-18(1)中，$\triangle OPQ$ 的面积为 2.

在$\triangle OPQ$ 中，$OP=OQ=2$，从而 $2=\frac{1}{2}\times 2\times 2\times \sin\angle POQ$.

因此$\angle POQ=90^{\circ}$，所以 $OP\perp OQ$.

在图 6-18(2)中，设 $P(x_1,k_1x_1)$，$Q(x_2,k_2x_2)$.

因此在图 6-18(1)中，对应的坐标为 $P(x_1,2k_1x_1)$，$Q(x_2,2k_2x_2)$.

又因为 $OP\perp OQ$，所以 $x_1=2k_2x_2$，$-x_2=2k_1x_1$.

消去 x_1，x_2，得 $k_1\cdot k_2=-\frac{1}{4}$.

所以 $k_1\cdot k_2$ 的值为$-\frac{1}{4}$.

例 4　以原点为圆心、半径为 2 的圆记为圆 O[图 6-19(1)]，若将该圆上每个点的横坐标保持不变，纵坐标变成原来的一半，形成的曲线记为椭圆 E[图 6-19(2)]. 在图 6-19(2)中，点 P 在直线 $x=4$ 上，$PH\perp OH$，过点 P 作椭圆 E 的两条切线，切点分别为 A，B. 当点 P 运动时，直线 AB 一定过定点吗？若过定点，求出定点的坐标，并加以证明；若不过定点，请说明理由.

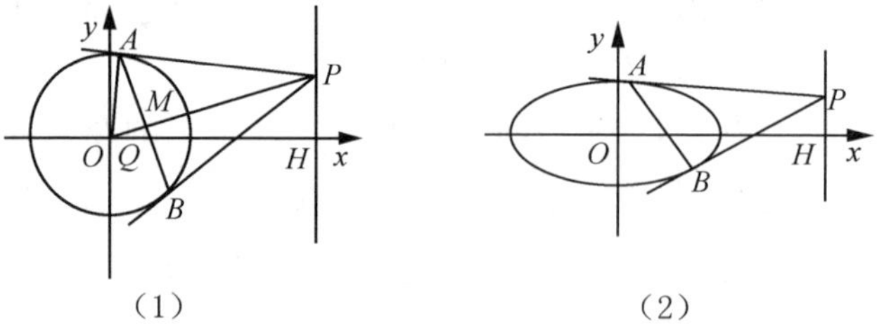

图 6-19

解　根据图 6-19(1)，设直线 AB 与 x 轴的交点为 Q，与 OP 的交点为 M.

根据对称性，可知 $OM\perp AB$，$PH\perp OH$.

从而$\triangle OMQ\backsim\triangle OHP$.

于是 $\dfrac{OM}{OH}=\dfrac{OQ}{OP}$，即 $OQ\cdot OH=OM\cdot OP$.

在 $\mathrm{Rt}\triangle OAP$ 中，$AM\perp OP$，则 $OA^2=OM\cdot OP$.

所以 $OQ\cdot OH=OA^2$，即 $OQ=1$，说明直线 AB 过点 $Q(1,0)$.

由于在图象伸缩过程中，横坐标不变，纵坐标变成原来的一半，而点 Q 位于 x 轴上，因此在图 6-19(2) 中，直线 AB 一定过定点 $Q(1,0)$.

复习参考题 6

1. 在平面直角坐标系 xOy 中，将单位圆上的点的横坐标变成原来的 $a(a>0)$ 倍，纵坐标变成原来的 $b(b>0)$ 倍，形成的点的轨迹围成的面积为 (　　)

A. πab　　B. $\dfrac{\pi}{ab}$　　C. $\dfrac{a\pi}{b}$　　D. $\dfrac{b\pi}{a}$

2. 过定圆内一定点的弦的中点的轨迹是 (　　)

A. 圆的一条弦　　B. 圆的两条相交弦

C. 圆　　D. 一段圆弧

3. 已知⊙O 的半径为 2，圆心 O 到直线 l 的距离为 4，P 为直线 l 上的一个动点，过点 P 作⊙O 的两条切线，切点分别为 A，B，则圆心 O 到直线 AB 距离的最大值为 (　　)

A. $\dfrac{1}{2}$　　B. $\dfrac{\sqrt{3}}{2}$　　C. 1　　D. $\sqrt{3}$

4. 已知 $ABCD$ 是一个半径为 R 的圆的内接四边形，$AB=12$，$CD=6$，分别延长 AB 和 DC，它们相交于 P，且 $BP=8$，$\angle APD=60°$，则 R 等于 (　　)

A. 10　　B. $2\sqrt{21}$　　C. $10\sqrt{2}$　　D. 14

5. 已知圆 O 的半径为 2，A 为圆内一点且 $OA=1$. 以 A 为顶点作矩形 $ABCD$，其中点 B，C 在圆 O 上，则 AC 的最小值为________.

6. 如图，过圆 O 外一点 P 作圆的两条切线 PA，PB，切点分别为 A，B，连接 OP，与圆 O 交于点 C，过点 C 作 AP 的垂线，垂足为 E. 若 $PA=10$，$PC=5$，则 $CE=$________.

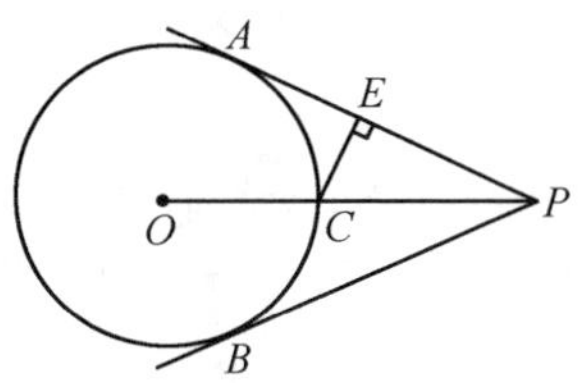

第 6 题图

7. 已知 CD 为 $\triangle ABC$ 的内角平分线，若 $AD=2$，$BD=1$，则 $\triangle ABC$ 面积的最大值是________.

8. 在平面直角坐标系 xOy 中，过点 $M(1,\sqrt{2})$ 作两条相互垂直的直线，分别交以 O 为圆心、2 为半径的圆于点 A，C，B，D，则圆内接四边形 $ABCD$ 面积的最大值为________.

9. 已知 $ABCD$ 是圆 O 的内接四边形，延长 AB，DC 相交于点 E，延长 AD 和 BC 相交于点 F，EP 和 FQ 分别与圆 O 相切于点 P，Q，求证：$EP^2+FQ^2=EF^2$.

10. 在$\triangle ABC$ 中，$\angle A$ 位置固定，$AB+AC=l$ 为定长，AP 平行于 BC 且交$\triangle ABC$ 的外接圆于点 P，求点 P 的轨迹.

11. 如图(1)，已知 AC，BD 相交于点 O，且 O 是 AC，BD 的中点，点 E 在四边形 $ABCD$ 外，且$\angle AEC=\angle BED=90°$.

(1) 求证：四边形 $ABCD$ 是矩形.

(2) 如图(2)，点 P 为矩形 $ABCD$ 所在平面内任意一点.

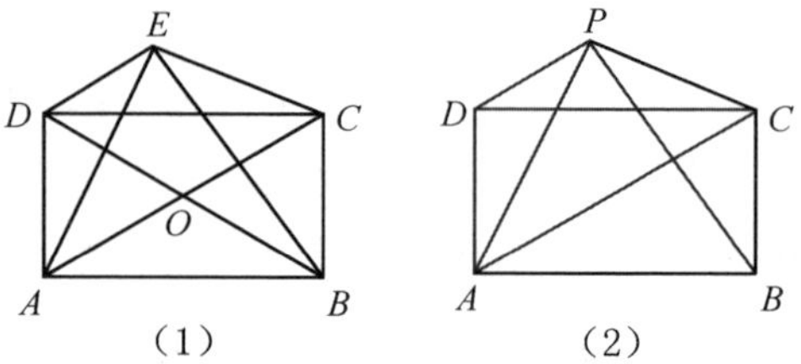

第 11 题图

① 求证：$PA^2+PC^2=PB^2+PD^2$；

② 若 $AD=6$，$AB=8$，$PA^2+PC^2=68$，求$\triangle PAC$ 的面积的取值范围.

12. 过椭圆外一点 M 引椭圆的两条切线 MA，MB，O 为椭圆的中心，r_1，r_2 分别为与切线 MA 和切线 MB 平行的半径，求证：$\dfrac{MA}{MB}=\dfrac{r_1}{r_2}$.

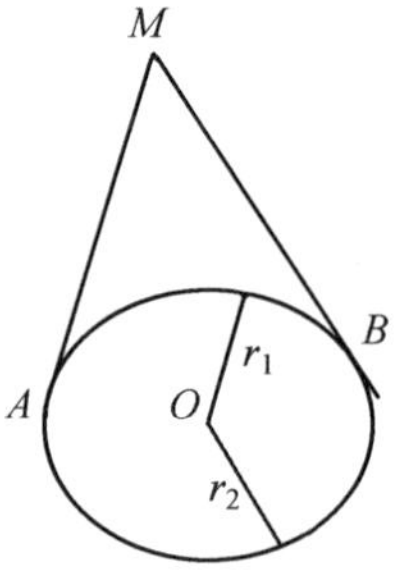

第 12 题图

第7章　直线与抛物线

在几何学习中，我们通常通过直观感知、逻辑推理等方法研究几何图形的形状、大小和位置关系，这类方法通常称为综合法. 在函数学习中，我们熟知，一次函数的图象为直线，二次函数的图象为抛物线，它们之间的位置关系的研究可采用坐标法. 坐标法是研究解析几何最基本的方法. 通过本章的探究，我们可以明确以下内容：

- 从点的角度理解抛物线的常见变换；
- 了解直线与抛物线的位置关系，理解位置关系与方程组的关系，体会坐标法的基本思想和常规操作.

7.1　抛物线的变换

通过上一章的学习，我们知道抛物线通过平移、对称、旋转等变换保持图形不变，那么抛物线对应的函数表达式是如何变化的呢？

探究1　在平面直角坐标系 xOy 中，二次函数 $y=x^2-3x+2$ 的图象为 P，解答下列问题：

(1) 将图象 P 向左平移 1 个单位长度，再向上平移 1 个单位长度得到的图象对应的函数表达式为__________；

(2) 将图象 P 关于直线 $x=1$ 对称得到的图象对应的函数表达式为__________；

(3) 将图象 P 关于点 (1，1) 对称得到的图象对应的函数表达式为__________.

分析　对于平移，可以通过变换口诀“左加右减，上加下减”来实现，但对称变换是没有口诀的. 如果对称变换保持图形不变，那么可以用待定系数法求解抛物线的表达式，这就需要取至少三个点作相应的变换. 我们知道，图象是由点构成的，因此只需要追踪点的变换情况，就可获取图象对应的表达式.

对于问题(1)，设新的图象上的点为 (x,y)，该点变换之前的坐标为 $(x+1,y-1)$，其在二次函数 $y=x^2-3x+2$ 的图象上，则 $y-1=(x+1)^2-3(x+1)+2$，整理得 $y=x^2-x+1$，所以新图象对应的函数表达式为 $y=x^2-x+1$；

对于问题(2)，设新的图象上的点为 (x,y)，该点变换之前的坐标为 $(2-x,y)$，其在二次函数 $y=x^2-3x+2$ 的图象上，则 $y=(2-x)^2-3(2-x)+2$，整理

得 $y=x^2-x$，所以新图象对应的函数为 $y=x^2-x$；

对于问题(3)，设新的图象上的点为(x,y)，该点变换之前的坐标为$(2-x,2-y)$，其在二次函数 $y=x^2-3x+2$ 的图象上，则 $2-y=(2-x)^2-3(2-x)+2$，整理得 $y=-x^2+x+2$，所以新图象对应的函数表达式为 $y=-x^2+x+2$.

一般地，函数图象的平移、对称都可以采用这类方法，称之为转移法. 由此可以得到一般化的结论，读者可以自己完成.

探究 2 在平面直角坐标系 xOy 中，二次函数 $y=x^2-3x+2$ 的图象为 P，完成下列问题：

(1) 将图象 P 上的各点的横坐标变成原来的 2 倍，所得图象对应的函数表达式为____________；

(2) 将图象 P 上的各点的纵坐标变成原来的 2 倍，所得图象对应的函数表达式为____________.

对于问题(1)，设新的图象上的点为(x,y)，该点变换之前的坐标为$\left(\frac{1}{2}x,y\right)$，其在二次函数 $y=x^2-3x+2$ 的图象上，则 $y=\left(\frac{1}{2}x\right)^2-3\times\left(\frac{1}{2}x\right)+2$，整理得 $y=\frac{1}{4}x^2-\frac{3}{2}x+2$，所以新图象对应的函数表达式为 $y=\frac{1}{4}x^2-\frac{3}{2}x+2$；

对于问题(2)，设新的图象上的点为(x,y)，该点变换之前的坐标为$\left(x,\frac{1}{2}y\right)$，其在二次函数 $y=x^2-3x+2$ 的图象上，则 $\frac{1}{2}y=x^2-3x+2$，整理得 $y=2x^2-6x+4$，所以新图象对应的函数表达式为 $y=2x^2-6x+4$.

一般地，由函数图象的伸缩也可以得到一般化的结论，读者可以自己完成.

例 1 将抛物线上所有点的横坐标缩短到原来的$\frac{1}{2}$，纵坐标不变，再把所得图象向右平移 2 个单位长度，得到函数 $y=x^2-3x+2$ 的图象，求原抛物线的表达式.

解 设原抛物线上的点(x,y)，通过变换后得到点$\left(\frac{1}{2}x+2,y\right)$，该点在函数 $y=x^2-3x+2$ 的图象上，所以

$$y=\left(\frac{1}{2}x+2\right)^2-3\times\left(\frac{1}{2}x+2\right)+2\text{，整理得 }y=\frac{1}{4}x^2+\frac{1}{2}x.$$

所以原抛物线的表达式为 $y=\frac{1}{4}x^2+\frac{1}{2}x$.

例 2 将抛物线上所有点的纵坐标变成原来的 2 倍，并向下平移 $h(h>0)$ 个单位长度，得到函数 $y=x^2-3x+2$ 的图象. 若原抛物线在 x 轴上方，求实数

h 的取值范围.

解　设原抛物线上的点(x,y),通过变换后得到点$(x,2y-h)$,该点在函数 $y=x^2-3x+2$ 的图象上,所以

$2y-h=x^2-3x+2$,整理得 $y=\frac{1}{2}x^2-\frac{3}{2}x+1+\frac{1}{2}h$.

又因为原抛物线在 x 轴上方,所以判别式

$$\left(\frac{3}{2}\right)^2-4\times\frac{1}{2}\times\left(1+\frac{1}{2}h\right)<0,$$

解得 $h>\frac{1}{4}$. 所以实数 h 的取值范围为 $h>\frac{1}{4}$.

7.2　直线与抛物线的位置关系

在平面几何学习中,我们研究直线与圆的位置关系用的是综合法,迁移到平面直角坐标系中,我们可以研究直线与抛物线这两类图形的位置关系,可用坐标法进行研究.

7.2.1　直线与抛物线的位置关系

我们知道,直线与圆有三种位置关系:

(1) 直线与圆相交⇔直线与圆有两个公共点;

(2) 直线与圆相切⇔直线与圆有且仅有一个公共点;

(3) 直线与圆相离⇔直线与圆没有公共点.

思考　能否将直线与圆的位置关系的定义类比到直线与抛物线呢?

我们可以看到直线 $x=1$ 与抛物线 $y=x^2$ 的图象有且仅有一个公共点,从图形来看,直线与抛物线出现了交叉,此时我们认为直线与抛物线相交. 类比直线与圆相切的几何形式,看成割线无限逼近切线. 如何判断直线与抛物线的位置关系? 下面,我们通过具体例子进行研究.

例 1　已知抛物线 P:$y=x^2-3x+2$,判断下列直线 l 与抛物线 P 的位置关系. 如果相交,求直线 l 被抛物线 P 所截的线段长;如果相切,求切点的坐标.

(1) 直线 l:$y=-x+2$;(2) 直线 l:$y=-x+1$;(3) 直线 l:$y=-x$.

分析　将判断直线与抛物线的位置关系转化为判断由它们的方程组成的方程组有无实数解、有几个实数解. 特别地,两直线相切应该是方程组消元后得到的二次方程有两个相等的实数解.

解　(1) 联立直线与抛物线的方程得

$$\begin{cases}y=x^2-3x+2,\\ y=-x+2.\end{cases}$$

消去 y,得 $x^2-2x=0$,解得 $x_1=0,x_2=2$.

所以直线 l 与抛物线 P 相交,两个公共点为 $(0,2),(2,0)$.

所以直线 l 被抛物线 P 所截的线段长为 $\sqrt{(0-2)^2+(2-0)^2}=2\sqrt{2}$.

(2) 联立直线与抛物线的方程得

$$\begin{cases}y=x^2-3x+2,\\ y=-x+1.\end{cases}$$

消去 y,得 $x^2-2x+1=0$,解得 $x_1=x_2=1$.

所以直线 l 与抛物线 P 相切,切点的坐标为 $(1,0)$.

(3) 联立直线与抛物线的方程得

$$\begin{cases}y=x^2-3x+2,\\ y=-x.\end{cases}$$

消去 y,得 $x^2-2x+2=0$,此方程无解.

所以直线 l 与抛物线 P 相离.

通过上述解法可以发现,在平面直角坐标系中,要判断直线 $l:y=kx+m$ 与抛物线 $P:y=ax^2+bx+c(a\neq 0)$ 的位置关系,可以联立直线和抛物线的方程并消去 y 得 $ax^2+(b-k)x+(c-m)=0$,再通过判别式 $(b-k)^2-4a(c-m)$ 的符号判断一元二次方程解的个数,得出直线与抛物线的公共点的个数,进而判断直线与抛物线的位置关系.

例 2 已知直线 $l:y=mx+2$ 与抛物线 $C:y=ax^2+5x-2$ 相交于点 $A(1,5)$ 和点 B,点 P 在抛物线 C 上且在直线 l 的下方.

(1) 求 m,a 的值与 B 的坐标;

(2) 求 $\triangle PAB$ 面积的最大值.

解 (1) 由于 $A(1,5)$ 在直线 $l:y=mx+2$ 与抛物线 $C:y=ax^2+5x-2$ 上,所以 $5=m+2$ 且 $5=a+5-2$,解得 $m=3,a=2$.

联立方程得 $\begin{cases}y=3x+2,\\ y=2x^2+5x-2,\end{cases}$ 消去 y 并整理得 $x^2+x-2=0$,解得 $x=1$ 或者 $x=-2$,因此另一个交点 B 的坐标为 $(-2,-4)$.

(2) 由于点 P 在直线 l 的下方,所以点 $P(x,2x^2+5x-2)$ 的横坐标应满足 $-2<x<1$.

过点 P 作 y 轴的平行线交 AB 于点 Q,则 $PQ=3x+2-(2x^2+5x-2)=-2x^2-2x+4$.

因此 $\triangle PAB$ 的面积为

$$S=\frac{1}{2}PQ\cdot|x_A-x_B|=-3(x^2+x-2)=-3\left(x+\frac{1}{2}\right)^2+\frac{27}{4}.$$

所以当 $x=-\frac{1}{2}$时，面积 S 取得最大值，最大值为$\frac{27}{4}$.

7.2.2　直线与抛物线相切

利用坐标法可以判断直线与抛物线的位置关系，其中一种特殊情况是相切，其关键在于切点.如果给出抛物线上的切点，那么其相应的切线对应的函数表达式是什么样的呢？

已知直线 $y=kx+m$ 与抛物线 $y=ax^2+bx+c(a\neq 0)$ 相切于点$(x_0,ax_0^2+bx_0+c)$，能否用 a,b,c,x_0 表示 k,m？

联立方程，消去 y，得 $ax^2+(b-k)x+(c-m)=0$.

该方程有两个相等的实数根 $x_1=x_2=x_0$，从而 $2x_0=-\frac{b-k}{a}$，$x_0^2=\frac{c-m}{a}$.

解得 $k=2ax_0+b$，$m=-ax_0^2+c$.

因此，抛物线 $y=ax^2+bx+c(a\neq 0)$ 上以$(x_0,ax_0^2+bx_0+c)$为切点的切线对应的表达式为 $y=(2ax_0+b)x-ax_0^2+c$.

例 3　若抛物线 $y=x^2+x$ 与直线 $y=kx-1$ 相切，求实数 k 的值.

分析　从几何角度来看，相切关键在于切点；从代数角度来看，相切关键在于二次方程有两个相等的实数根.

方法 1：由于抛物线 $y=x^2+x$ 与直线 $y=kx-1$ 相切，消去 y，得 $x^2+x=kx-1$，整理得 $x^2+(1-k)x+1=0$.

由于二次方程有两个相等的实数根，则判别式 $\Delta=(1-k)^2-4=0$，解得 $k=3$或 $k=-1$.

所以实数 k 的值为-1 或 3.

方法 2：设切点为$(x_0,x_0^2+x_0)$，则相应的切线方程为 $y=(2x_0+1)x-x_0^2$.

由于切线 $y=kx-1$ 过点$(0,-1)$，所以$-1=-x_0^2$，解得 $x_0=1$ 或 $x_0=-1$.

所以实数 $k=2x_0+1=3$ 或-1.

思考　比较两种判断直线与抛物线相切的方法，它们的差异是什么？各自有什么优点？

例 4　已知 A,B 两点在抛物线 $y=\frac{1}{4}x^2$ 上，以 A,B 为切点的两条切线相交于点 $Q(x_0,y_0)$，若直线 AB 过点 $P(2,2)$，求 x_0,y_0 满足的关系式.

解　设 $A\left(x_1,\frac{1}{4}x_1^2\right)$，$B\left(x_2,\frac{1}{4}x_2^2\right)$，且直线 AB 的表达式为 $y=kx-2k+2$.

将直线 AB 的方程与抛物线 $y=\frac{1}{4}x^2$ 联立，消去 y，可得 $kx-2k+2=$

$\frac{1}{4}x^2$，整理得$\frac{1}{4}x^2-kx+2k-2=0$，因此 $x_1+x_2=4k$，$x_1x_2=8k-8$.

又因为以 A，B 为切点的两条切线分别为 $y=\frac{1}{2}x_1x-\frac{1}{4}x_1^2$，$y=\frac{1}{2}x_2x-\frac{1}{4}x_2^2$，联立方程得

$$\begin{cases}y=\frac{1}{2}x_1x-\frac{1}{4}x_1^2,\\ y=\frac{1}{2}x_2x-\frac{1}{4}x_2^2,\end{cases}\text{解得}\begin{cases}x=\frac{1}{2}(x_1+x_2),\\ y=\frac{1}{4}x_1x_2.\end{cases}$$

所以 $x_0=2k$，$y_0=2k-2$，消去 k，所以 x_0，y_0 满足的关系式为 $y_0=x_0-2$.

思考 通过例 4，可以猜想以过定点的弦的两个端点为切点的切线的交点在一条定直线上，你能证明吗？反过来，过一条定直线上的点作抛物线的两条切线，两切点所在的直线是否过定点？

7.2.3 直线与抛物线相交

当直线与抛物线相交时，通常情况下有两个公共点，相应地可以研究它们的一些几何性质.

例 5 已知过点 $M(1,2)$ 的直线 l 交抛物线 P：$y=x^2$ 于 A，B 两点，若 M 是 AB 的中点，求直线 l 的表达式.

分析 解决与中点相关的问题，可以设直线的表达式，利用根与系数的关系解决；也可以设点的坐标，利用对称点解决.

方法 1：设直线 l 的表达式为 $y=kx-k+2$.

与抛物线方程联立，消去 y，整理得 $x^2-kx+k-2=0$.

设 $A(x_1,x_1^2)$，$B(x_2,x_2^2)$，则 $x_1+x_2=k$.

又因为 M 是 AB 的中点，所以 $k=2\times1=2$.

因此，直线 l 的表达式为 $y=2x$.

方法 2：设点 $A(s,s^2)$，由于 M 是 AB 的中点，则 B 点的坐标为$(2-s,4-s^2)$.

又因为点 B 在抛物线上，所以 $4-s^2=(2-s)^2$.

整理得 $s^2-2s=0$，解得 $s=0$ 或 $s=2$.

所以 A，B 的坐标为$(0,0)$，$(2,4)$，即直线 l 的表达式为 $y=2x$.

例 6 已知直线 $y=mx-1$ 与 y 轴交于点 P，与抛物线 $y=x^2$ 相交于两个不同的点 A，B，点 A 关于 y 轴的对称点为点 C.

(1) 求点 P 的坐标和实数 m 的取值范围；

(2) 求直线 BC 与 y 轴的交点 Q 的纵坐标.

分析 为确定直线 BC 与 y 轴的交点 Q，需研究直线 BC 的表达式，因此设

出直线的表达式，利用待定系数法建立合适的方程，求解其中的参数.

解　设 $A(x_1,y_1)$，$B(x_2,y_2)$，则 $C(-x_1,y_1)$.

(1) 在 $y=mx-1$ 中取 $x=0$，得 $y=-1$，即点 P 的坐标为 $(0,-1)$.

联立方程得 $\begin{cases} y=mx-1, \\ y=x^2, \end{cases}$ 消去 y，整理得 $x^2-mx+1=0$.

由于方程有两个不同的解 x_1，x_2，所以判别式 $\Delta=m^2-4>0$.

因此，实数 m 的取值范围为 $m<-2$ 或 $m>2$.

(2) 由(1)可知，x_1，x_2 是方程 $x^2-mx+1=0$ 的两个根，从而 $x_1+x_2=m$，$x_1x_2=1$.

设直线 BC：$y=kx+b$，联立方程得 $\begin{cases} y=kx+b, \\ y=x^2, \end{cases}$ 消去 y，整理得 $x^2-kx-b=0$.

由于 $-x_1$，x_2 是方程 $x^2-kx-b=0$ 的两个根，所以 $-x_1+x_2=k$，$-x_1x_2=-b$.

因此 $-b=-x_1x_2=-1$，即 $b=1$.

说明直线 BC 与 y 轴交点的纵坐标为 1.

例 7　已知过原点的抛物线 P：$y=ax^2+bx+c(a\neq0)$ 与直线 l：$y=x-1$ 有且仅有一个公共点 $C(1,0)$.

(1) 求实数 a 的值；

(2) 过原点的直线 l_1：$y=kx$，l_2：$y=-kx$ 分别交抛物线 P 于点 A，B(异于原点)，试用实数 k 表示点 A，B 的坐标，并证明 $AB\parallel l$.

分析　直线与抛物线相交，已知一个交点求另一个交点，可以利用韦达定理或因式分解处理.

解　(1) 由于抛物线过原点与点 $C(1,0)$，所以设抛物线的表达式为 $y=ax(x-1)$.

与 $y=x-1$ 联立方程，消去 y 可得

$$ax^2-(a+1)x+1=0.$$

由判别式 $(a+1)^2-4a=0$，得 $a=1$.

(2) 由(1)可知抛物线的表达式为 $y=x^2-x$.

与 $y=kx$ 联立，整理得 $x^2-(k+1)x=0$，解得 $x=0$(舍去)，$x=k+1$.

所以点 A 的坐标为 $(k+1,k(k+1))$.

同理，点 B 的坐标为 $(-k+1,-k(-k+1))$.

不妨设 $k>0$，如图 7-1，过点 A 作 x 轴的垂线，过点 B 作 y 轴的垂线，两垂线交点为 $H(k+1,-k(-k+1))$，

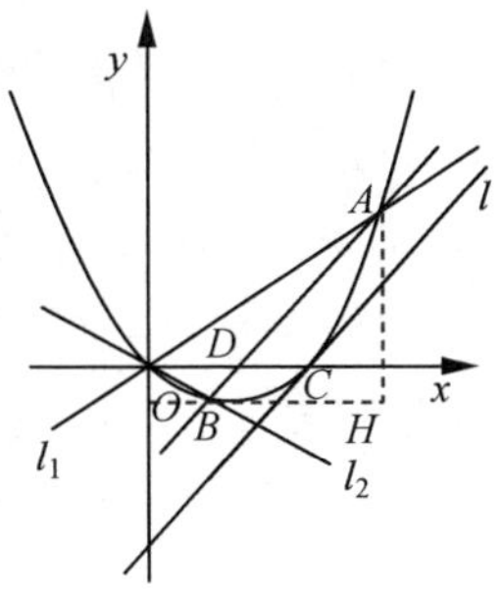

图 7-1

易得 $AH=2k,BH=2k$,即$\triangle ABH$为等腰直角三角形.

设直线 AB 与 x 轴交于点 D,则$\angle ADC=45°$.

设直线 l 与 y 轴交于点 F,则$\angle OCF=45°$.

因此$\angle ADC=\angle OCF$,所以 $AB/\!/l$.

复习参考题 7

1. 若一次函数 $y=ax+b$ 的图象经过第二、三、四象限,则二次函数 $y=ax^2+bx$ 的图象可能是 ( )

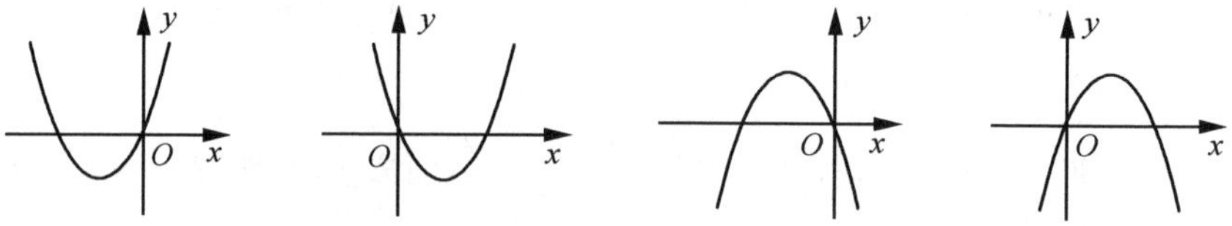

A B C D

2. (多选)在同一平面直角坐标系中,函数 $y=ax^2+x+1$ 和函数 $y=ax+1$ 的图象可能是 ( )

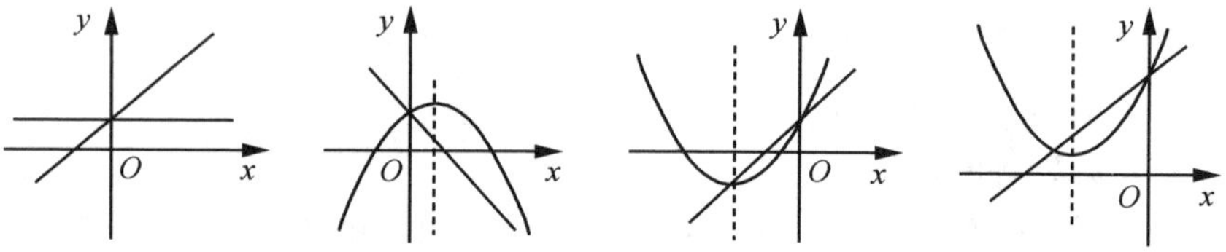

A B C D

3. 若直线 $y=\frac{\sqrt{3}}{3}x+1$ 交抛物线 $y=\frac{1}{4}x^2$ 于 A,B 两点,则 $|AB|=$________.

4. 已知直线 $y=x+1$ 交抛物线 $y=\frac{1}{4}x^2$ 于 A,B 两点,若过 A,B 分别作抛物线的切线,两切线交于点 M,则点 M 的横坐标为________.

5. 已知点 A,B,C 在二次函数 $y=x^2-1$ 的图象上,O 为坐标原点.

(1) 若 A 为抛物线的顶点,O 为$\triangle ABC$的垂心,求点 B 的纵坐标;

(2) 若直线 $y=kx+b$ 与二次函数的图象交于点 B,C,且 O 为$\triangle ABC$的重心,求实数 b 的最大值.

6. 在平面直角坐标系 xOy 中,已知直线 $l:y=kx-k+1$ 过定点 A,且与 y 轴交于点 B,抛物线 $C:y=ax^2$ 与直线 l 有且仅有一个公共点 A.

(1) 求直线 l 和抛物线 C 的表达式;

(2) 过点 B 作直线交抛物线 C 于 P,Q 两点,试判断 $OP\cdot OQ$ 与 OA^2 的大小关系,并说明理由.

7. 在平面直角坐标系 xOy 中，抛物线 $y=-x^2+\lambda x-\lambda+2$ 与坐标轴存在三个公共点 A,B,C.

(1) 若$\triangle ABC$ 是直角三角形，求实数 λ 的值；

(2) 把抛物线上某段曲线的最高点与最低点的纵坐标的差称为“垂直落差”，当 $0\leqslant x\leqslant 4$ 时，求该抛物线段的垂直落差的最小值.

8. 已知直线 $y=mx-1$ 与 y 轴交于点 P，与抛物线 $y=x^2$ 交于两个不同的点 A,B，点 A 关于 y 轴的对称点为点 C.

(1) 求点 P 的坐标和实数 m 的取值范围.

(2) 求直线 BC 与 y 轴的交点 Q 的纵坐标.

(3) 是否存在实数 m，使得四边形 $OABC$ 的面积为 1？若存在，求出 m 的值；若不存在，请说明理由.

主题三 概率与统计

第8章 概率与统计

概率的研究对象是随机现象，概率为人们从不确定性的角度认识客观世界提供重要的思维模式和解决问题的方法；统计的研究对象是数据，核心是数据分析. 概率为统计提供了理论基础，统计为概率提供了实践的支撑. 作为数学中最年轻的分支，现在生产生活中越来越需要概率与统计的知识. 通过本章的学习与探究，我们可以明确以下内容：

- 通过对平均数和中位数的认识，了解最小一乘法与最小二乘法的思想；
- 利用等可能基本事件认识和计算简单事件的概率，并了解常规的计数方法.

8.1 平均数与中位数

统计就是通过收集所观察系统的数据，进行量化的分析、总结，进而进行推断和预测，为相关决策提供依据和参考. 统计是数学的一个重要分支，被广泛地应用在各门学科中，如物理学、社会学、经济学等，甚至被用来进行商业决策等. 对于样本数据，其数字特征（平均数和中位数）十分重要，人们是怎么发现并使用它们表示样本数据的一般水平的呢？

初中阶段我们曾经学过众数、中位数、平均数等表示一般水平的数字特征，这些数字特征为我们提供了关于样本数据的特征信息. 那么什么才能代表样本数据的一般水平呢？这就需要引入一个量来刻画样本数据与其一般水平的偏差程度.

设有 n 个数据 $x_1, x_2, \cdots, x_n$，要确定一个数 x 来反映这组数据的一般水平，就要使得这个数 x 与这 n 个数据的偏差

$$x-x_1, x-x_2, \cdots, x-x_n$$

的总和尽可能小，因此可以引进如下两种量：

$$\delta=|x-x_1|+|x-x_2|+\cdots+|x-x_n|,$$

$$\delta^2=(x-x_1)^2+(x-x_2)^2+\cdots+(x-x_n)^2.$$

对于 δ^2 而言，构建关于 x 的一元二次函数，可以整理为

$$\delta^2=nx^2-2(x_1+x_2+\cdots+x_n)x+(x_1^2+x_2^2+\cdots+x_n^2),$$

当且仅当 $x=\frac{1}{n}(x_1+x_2+\cdots+x_n)$ 时，关于 x 的函数 δ^2 取得最小值.

这就是取平均数的意义，这种方法也称为“最小二乘法”.

在 n 个数据 $x_1, x_2, \cdots, x_n$ 中，将 $\frac{1}{n}(x_1+x_2+\cdots+x_n)$ 称为这 n 个数据的平均数，记为 $\overline{x}$；将 $\frac{1}{n}[(\overline{x}-x_1)^2+(\overline{x}-x_2)^2+\cdots+(\overline{x}-x_n)^2]$ 称为这 n 个数据的方差，记为 s^2.

对于 δ 而言，构建关于 x 的绝对值和函数，即

$$\delta=|x-x_1|+|x-x_2|+\cdots+|x-x_n|,$$

根据绝对值和函数的性质（参考第一部分绝对值函数部分的内容），不妨设 $x_1\leqslant x_2\leqslant\cdots\leqslant x_n$，可知：

若 n 为偶数，则当 $x_{\frac{n}{2}}\leqslant x\leqslant x_{\frac{n}{2}+1}$ 时，关于 x 的函数 δ 取得最小值；

若 n 为奇数，则当 $x=x_{\frac{n+1}{2}}$ 时，关于 x 的函数 δ 取得最小值.

这就是取中位数的意义，这种方法也称为“最小一乘法”.

两者比较，对于绝对值函数的研究比较复杂，二次函数的运算比较简明，因此多使用最小二乘法，但从历史发展来看，最小一乘法比最小二乘法的发明要早. 据载，1755 年起，波斯科维奇从事子午线长的问题研究，在 1760 年提出了最小一乘法准则，但由于计算上的困难及其他原因，对此准则的研究一直处于停滞状态，直到 20 世纪 50 年代才有所改变. 1805 年，法国数学家勒让德在研究天文学和测地学处理数据时发明了最小二乘法. 后来高斯等数学家对最小二乘法进行了大量的理论研究和应用，最小二乘法成为 19 世纪统计学的“中心主题”.

事实上，用平均数和中位数表示一般水平各有千秋. 异常值对平均数的影响较大，而对中位数不产生影响. 例如，一些比赛中，采用去掉一个最高分和一个最低分再取平均数的方法，可以减少极端异常值对一般水平的影响. 中位数受样本数据的影响相对较小，而且也不能用显性的代数表达式表示，还有可能涉及多个样本数据. 因此，一般来说，比较倾向于使用平均数表示一般水平.

我们根据平均数的定义，可以得到如下一些结论：

在 n 个数据中，有 k_1 个 x_1，k_2 个 x_2，…，k_m 个 x_m，其中 $k_1+k_2+\cdots+k_m=n$，则这 n 个数的平均数为

$$\overline{x}=\frac{1}{n}(k_1x_1+k_2x_2+\cdots+k_mx_m).$$

由于$\frac{k_i}{n}(i=1,2,\cdots,m)$表示数据 $x_1,x_2,\cdots,x_m$ 的频率，分别记为 p_1，p_2，…，p_m，则这些数的平均数为

$$\overline{x}=p_1x_1+p_2x_2+\cdots+p_mx_m.$$

例 1 在一段时间里，一个学生记录了其中 10 天他每天完成家庭作业所需要的时间数据(单位：min)，结果如下：

$$80,70,70,70,60,60,80,60,60,70.$$

求在这段时间里，该学生平均每天完成家庭作业所需的时间是多少.

解 方法 1：观察数据知，80 出现了 2 次，60 与 70 各出现了 4 次，又总次数为$2+4+4=10$(次)，所以这段时间里，该学生平均每天完成家庭作业所需的时间为$\frac{2\times 80+4\times 60+4\times 70}{2+4+4}=68$(min).

方法 2：观察数据知，所有数据均在 70 附近波动，可将各数据同时减去 70 得到一组新数据：

$$10,0,0,0,-10,-10,10,-10,-10,0.$$

从而这组新数据的平均数为$\frac{2\times 10+4\times 0+4\times(-10)}{2+4+4}=-2$.

所以这段时间里，该学生平均每天完成家庭作业所需的时间为

$$70+(-2)=68(\text{min}).$$

思考 若一组数据 $x_1,x_2,\cdots,x_n$ 的平均数为$\overline{x}$，方差为 s^2，则一组新数据

$$ax_1+b,ax_2+b,\cdots,ax_n+b$$

的平均数与方差各是多少？

例 2 某高校有甲、乙两个数学建模兴趣班，其中甲班 40 人，乙班 50 人. 现分析两个班的一次考试成绩，算得甲班的平均成绩是 90 分，乙班的平均成绩是 81 分，求该校数学建模兴趣班这次考试的平均成绩.

分析 本题没有告诉我们最原始的数据，但是告诉我们两个班成绩的平均值，要求总的平均值. 对此我们要抓住平均值最原始的定义：总和除以总数. 因此，我们首先要求出总的分数，然后再计算平均得分，其过程也可以用频数与频率加以理解.

解 根据题意，甲班的总分为 $40\times 90=3\ 600$(分)，乙班的总分为 $50\times 81=$

4 050(分),因此两个班的总分为 3 600＋4 050＝7 650(分).

从而平均成绩为$\dfrac{40\times 90+50\times 81}{40+50}=85$(分).

所以该校数学建模兴趣班的平均成绩为 85 分.

例 3　已知 10 个正数的平方和是 370,方差是 33,求这 10 个正数的平均数.

解　设这 10 个数分别为 $x_1, x_2, \cdots, x_{10}$,其平均数为$\overline{x}$,则

$$x_2^2+x_2^2+\cdots+x_{10}^2=370, \tag{1}$$

$$\frac{1}{10}\left[(\overline{x}-x_1)^2+(\overline{x}-x_2)^2+\cdots+(\overline{x}-x_{10})^2\right]=33. \tag{2}$$

由(2)式可知

$$10\,\overline{x}^2-2(x_1+x_2+\cdots+x_{10})\overline{x}+(x_1^2+x_2^2+\cdots+x_{10}^2)=330.$$

又由$\overline{x}=\dfrac{1}{10}(x_1+x_2+\cdots+x_{10})$及(1)式可知

$$10\,\overline{x}^2-2\times 10\,\overline{x}\times\overline{x}+370=330,$$

解得$\overline{x}^2=4$.

又因为这 10 个数都是正数,从而这 10 个数的平均数为 2.

可以将问题一般化,从而得到关于方差的如下结论:

已知一组数据 $x_1, x_2, \cdots, x_n$ 的平均数为$\overline{x}$,方差为 s^2,则

$$s^2=\frac{1}{n}(x_1^2+x_2^2+\cdots+x_n^2)-\left[\frac{1}{n}(x_1+x_2+\cdots+x_n)\right]^2.$$

该公式可以将方差改写为平方的平均数与平均数的平方之差,记为

$$s^2=\overline{x^2}-(\overline{x})^2.$$

8.2　古典概型

概率的研究对象是随机现象,意图在于发现其中的规律,目的是预测事件发生的可能性,从而为科学决策提供依据.气象预报员在预报天气时常说:“明天降水的概率是 70%.”这到底是什么意思呢?是指明天 70%的时间下雨吗?还是指明天这个城市 70%的地方下雨?都不是,其实是指这个城市下雨的可能性是 70%.其中可能性是指在同样的天气状况下,100 天大概有 70 天下雨.这是一种统计型的对未来的一种判断,体现为明天出现降水的概率只有 70%.

概率到底是由经验统计获得,还是由理论分析获得?虽然这两者的计算方式和来源不同,但是它们可以通过验证和比较大量试验数据进行统一.例如,在抛掷硬币的试验中,出现正面与反面的次数略有偏差,但是随着试验次数的不

断增加，这样的偏差逐渐消失，趋于稳定，这就与理论上正面与反面等可能出现保持一致. 在本节中，我们主要从理论上来分析与讨论这两种情况的等可能性，从而确定事件的概率，这种概率叫作传统概率，也叫古典概型. 古典概型是由法国数学家拉普拉斯提出的.

如果一个随机试验所包含的基本事件是有限的，且每个基本事件发生的可能性均相等，那么这个随机试验叫作拉普拉斯试验，这种条件下的概率模型就叫古典概型.

如果一次试验的等可能基本事件共有 n 个，那么每一个等可能基本事件发生的概率都是$\frac{1}{n}$. 如果某个事件包含了其中 m 个等可能基本事件，那么该事件发生的概率为$\frac{m}{n}$.

根据如上定义，不难发现，连续抛掷三枚硬币，观察落地后这三枚硬币出现正面还是反面，共有 8 种基本情况，即正正正，反正正，正反正，正正反，正反反，反正反，反反正，反反反. 此 8 个事件是等可能发生的，因此"恰有两枚正面向上"这一事件中包含 3 个基本事件，从而说明该事件发生的概率为$\frac{3}{8}$. 同时抛掷三枚硬币，观察这三枚硬币出现正面还是反面，共有 4 种基本情况，即三正，两正一反，一正两反，三反，但是这 4 种情况不是等可能的，因此不能直接使用上面的方法进行计算.

例 1 小球 A 在如图所示的通道由上到下随机地滑动，最后在下底面的某个出口滑出. 投放小球一次，求小球从出口 3 滑出的概率.

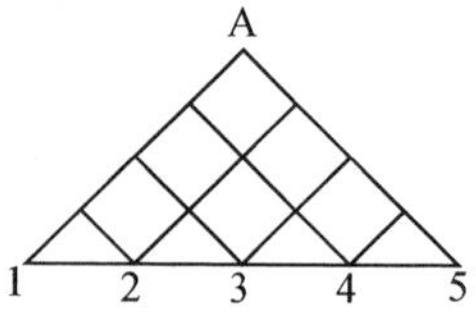

图 8-1

分析 当小球从最高处滑下的时候，选择从左边还是右边滑下都是随机等可能的，从而根据题意可知该概率模型符合古典概型，因此只需要确定等可能基本事件的个数和事件所包含的等可能基本事件的个数即可解决.

解 由于小球下滑过程中需要面临 4 次选择，每次向左、向右是等可能的，从而出现 16 个等可能基本事件，即

左左左左，左左左右，左左右左，左右左左，右左左左，左左右右，左右左右，左右右左，右左左右，右左右左，右右左左，左右右右，右左右右，右右左右，右右右左，右右右右.

其中滑到出口 3 的事件有：

左左右右，左右左右，左右右左，右左左右，右左右左，右右左左.

共有 6 种，因此由古典概型可知从出口 3 滑出的概率为$\frac{6}{16}=\frac{3}{8}$.

历史上，英国生物统计学家高尔顿设计过类似的试验来研究随机现象的模型. 如图 8-2，从入口处放进一个直径略小于两颗钉子之间距离的小圆玻璃球，在小圆球向下滑动的过程中，碰到钉子后皆以等可能的概率向左或向右滑下，于是又碰到下一层钉子. 如此继续下去，直到小圆球滑到底板的一个格子内为止. 把许许多多同样大小的小圆球不断从入口处放下，只要球的数目相当大，它们在底板上将堆成近似于正态分布的密度函数的图形（中间高，两头低，呈左右对称的钟形）. 此钉板称为高尔顿钉板（或高尔顿板）.

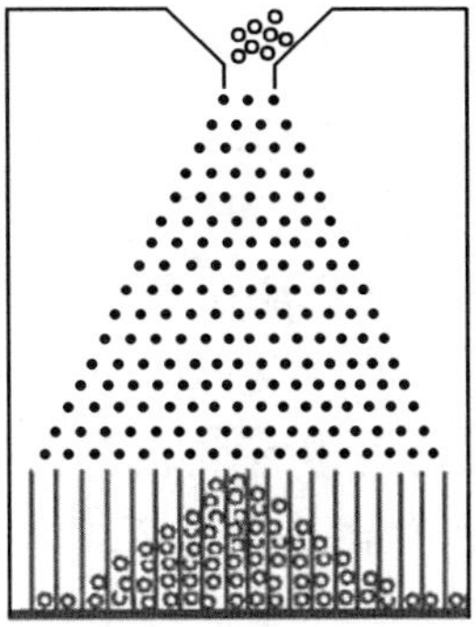

图 8-2

例 2　将一颗骰子先后抛掷两次，观察向上的点数，下列哪些判断是正确的？

① “两次点数和是 3 的倍数”的概率是$\frac{1}{3}$；

② “两次点数都是 6”比“两次点数都是 4”的可能性小；

③ “两次点数相同”的概率是$\frac{1}{6}$；

④ “两次点数和是 6”的概率最大；

⑤ “两次点数之和是奇数”的概率与“两次点数之和是偶数”的概率相等.

解　先后两次，可以通过图 8-3 呈现所有等可能基本事件，共有 6×6=36 种不同的结果.

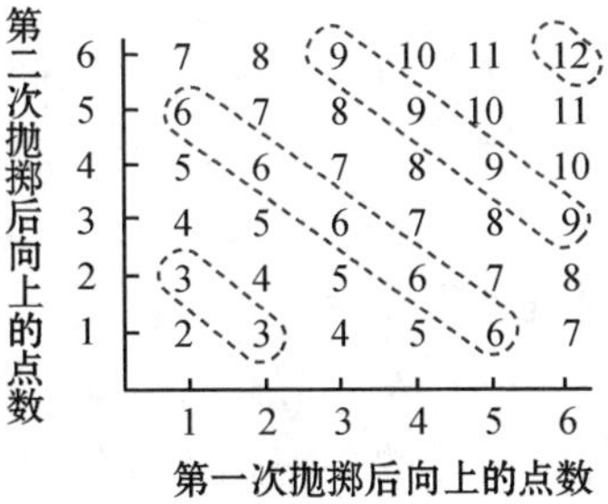

图 8-3

在图 8-3 中，“两次点数和是 3 的倍数”的数字有 12 种不同的结果，从而“两次点数和是 3 的倍数”的概率为$\frac{12}{36}=\frac{1}{3}$，①正确.

由于“两次点数都是 6”与“两次点数都是 4”所包含的基本事件数都为 1，从而说明这两个事件发生的概率相同，也就是可能性相同，②错误.

“两次点数相同”中所包含的基本事件数为 6，从而得到该事件发生的概率为$\frac{6}{36}=\frac{1}{6}$，③正确.

“两次点数和是 7”的事件中所包含的基本事件数最多，为 6 件，而“两次点数和是 6”所包含的基本事件数只有 5，从而应该“两次点数和是 7”是点数和是几这些事件中概率最大的，④错误.

在图 8-3 中可以看到"两次点数之和是奇数"与"两次点数之和是偶数"所包含的等可能基本事件数一样多，从而说明两事件发生的概率相等，⑤正确.

综上所述，判断正确的有①③⑤.

例 3 4 位同学各自制作了一张贺卡，分别装入 4 个空白信封，这 4 位同学每人随机地抽取一封，求恰好有一个人抽取到的贺卡是其本人制作的概率.

解 设 4 位同学的贺卡分别记为 a，b，c，d，将这些卡片随机分配给 4 位同学共有 24 种情况，如图 8-4 所示.

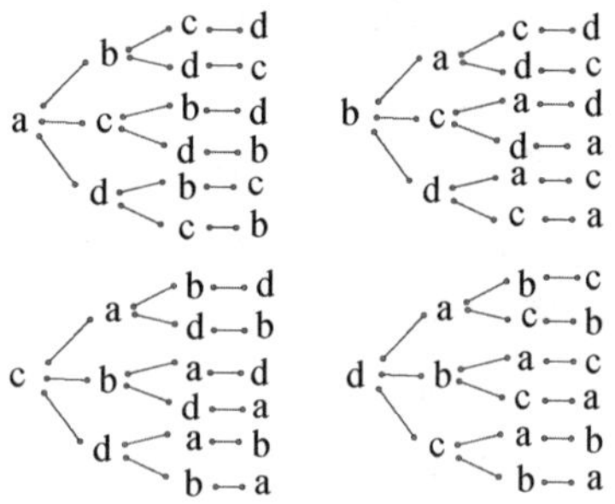

图 8-4

恰好有一个人抽到的贺卡是其本人制作的可以有以下情况：

以 a 开头，则 acdb，adbc；

以 b 开头，则 bcad，bdca；

以 c 开头，则 cbda，cabd；

以 d 开头，则 dacb，dbac.

一共 8 种情况，从而可得恰好有一个人抽到的贺卡是其本人制作的概率为 $\frac{8}{24}=\frac{1}{3}$.

思考 例 3 的背景是"装错信封问题". 该问题是由著名的数学家约翰·伯努利(Johann Bernoulli，1667—1748)的儿子丹尼尔·伯努利(Daniel Bernoulli，1700—1782)提出来的：一个人写了 n 封不同的信及相应的 n 个不同的信封，他把这 n 封信都装错了信封，问都装错信封的装法有多少种？你能试试看吗？

例 4 一个口袋内装有大小相同的 5 个球，其中 3 个白球，2 个黑球.

(1) 从中一次摸出 2 个球，共有多少个基本事件？摸出的 2 个球都是白球的概率是多少？

(2) 从中先后摸出 2 个球(不放回)，共有多少个基本事件？摸出的 2 个球都是白球的概率是多少？

(3) 从中先后摸出 2 个球(有放回)，共有多少个基本事件？摸出的 2 个球都是白球的概率是多少？

解 (1) 分别记白球为 1，2，3 号，黑球为 4，5 号，从中一次摸出 2 个球，有如下基本事件[摸到 1，2 号球用(1，2)表示，摸到 1，2 号球与摸到 2，1 号球等同，故可统一为(x,y)，其中 $x<y$]：

(1，2)，(1，3)，(1，4)，(1，5)，(2，3)，(2，4)，(2，5)，(3，4)，(3，5)，(4，5).

因此，共有 10 个基本事件，它们是等可能发生的，故摸出的 2 个球都是白球包括 3 个基本事件,而该事件发生的概率为$\frac{3}{10}$.

(2) 分别记白球为 1,2,3 号,黑球为 4,5 号,先后摸出 2 个球(不放回)的情况可列表(表 8-1)表示,基本事件数为 20,而摸出的 2 个球都是白球用黑体表示,基本事件数为 6,因此该事件发生的概率为$\frac{6}{20}=\frac{3}{10}$.

表 8-1　先后摸出 2 个球的情况(不放回)

先/后	1	2	3	4	5
1		**(1,2)**	**(1,3)**	(1,4)	(1,5)
2	**(2,1)**		**(2,3)**	(2,4)	(2,5)
3	**(3,1)**	**(3,2)**		(3,4)	(3,5)
4	(4,1)	(4,2)	(4,3)		(4,5)
5	(5,1)	(5,2)	(5,3)	(5,4)	

(3) 分别记白球为 1,2,3 号,黑球为 4,5 号,先后摸出 2 个球(有放回)的情况可列表(表 8-2)表示,基本事件数为 25,而摸出的 2 个球都是白球用黑体表示,基本事件数为 9,因此该事件发生的概率为$\frac{9}{25}$.

表 8-2　先后摸出 2 个球的情况(有放回)

先/后	1	2	3	4	5
1	**(1,1)**	**(1,2)**	**(1,3)**	(1,4)	(1,5)
2	**(2,1)**	**(2,2)**	**(2,3)**	(2,4)	(2,5)
3	**(3,1)**	**(3,2)**	**(3,3)**	(3,4)	(3,5)
4	(4,1)	(4,2)	(4,3)	(4,4)	(4,5)
5	(5,1)	(5,2)	(5,3)	(5,4)	(5,5)

例 5　某篮球爱好者进行投篮练习,假设其每次投篮命中的概率是 40%,那么在其连续三次投篮中,恰有两次投中的概率是多少?

分析　其投篮的可能结果有有限个,但是每个结果的出现不是等可能的,所以不能直接用古典概型进行计算,需要将问题转化成古典概型问题.

解　由于每次投篮命中的概率是 40%,不妨设投篮的情况为 1,2,3,4,5,其中用 1,2 表示投中,用 3,4,5 表示未投中.

由于投篮三次,所以可以构造等可能基本事件数为 125.

恰好两次投中,分为三种情况:第一次没中,后两次投中;第二次没中,其余两次投中;第三次没中,前两次投中. 三种情况是对称的,以“第一次没中,后两次投中”为例，此时包含基本事件数为 $3\times2\times2=12$，于是恰好两次投中包含的基本事件数为 $12\times3=36$.

所以恰有两次投中的概率为 $\frac{36}{125}=0.288$.

注：假设某篮球爱好者号称自己投篮的命中率为 80%，在其某次投篮练习中，连续五次投篮，恰有一次投中．通过计算可以发现该种情况发生的可能性为 3.8‰，即出现了概率极其小的事件，由此可以有充分的理由怀疑该篮球爱好者讲话的可信度.

复习参考题 8

1．某校高一年级 8 个班参加合唱比赛的得分(单位：分)如下：

91　89　90　92　94　87　93　96

则这组数据的中位数和平均数分别是　（　　）

A．91.5 和 91.5　B．91.5 和 92　C．91 和 91.5　D．92 和 92

2．某校 8 位学生的本次月考成绩恰好都比上一次的月考成绩高出 50 分，以这 8 位学生这两次的月考成绩各自组成样本，则这两个样本不变的数字特征是　（　　）

A．方差　B．中位数　C．众数　D．平均数

3．甲、乙、丙三名同学站成一排，甲同学站在中间的概率是　（　　）

A．$\frac{1}{6}$　B．$\frac{1}{2}$　C．$\frac{1}{3}$　D．$\frac{2}{3}$

4．齐王与田忌赛马，田忌的上等马劣于齐王的上等马，优于齐王的中等马；田忌的中等马劣于齐王的中等马，优于齐王的下等马；田忌的下等马劣于齐王的下等马．现两人进行赛马比赛，比赛规则：每匹马只能用一次，每场比赛双方各出一匹马，共比赛三场．每场比赛中胜者得 1 分，败者得 0 分．若每场比赛之前彼此都不知道对方所用之马，则比赛结束时，田忌得 2 分的概率为　（　　）

A．$\frac{1}{6}$　B．$\frac{1}{2}$　C．$-\frac{1}{3}$　D．$\frac{2}{3}$

5．在一组数据 $x_1,x_2,\cdots,x_n$ 中，使得 $s^2=\frac{1}{n}[(x_1-x)^2+(x_2-x)^2+\cdots+(x_n-x)^2]$ 取得最小值的实数 x 为这 n 个数的算术平均数，记为 $\overline{x}=\frac{1}{n}(x_1+x_2+\cdots+x_n)$，表示一组数据的集中程度．小明进行了类似的研究，记使得 $T=\frac{1}{n}(|x_1-x|+|x_2-x|+\cdots+|x_n-x|)$ 取得最小值的实数 x 为这 n 个数的“绝对平均数”．数据 3，4，5，6，8 的“绝对平均数”为　（　　）

A. 4.9　　B. 5.0　　C. 5.1　　D. 5.2

6.（多选）有一组样本数据 $x_1,x_2,\cdots,x_n$，由这组数据得到新样本数据 $y_1,y_2,\cdots,y_n$，其中 $y_i=x_i+c(i=1,2,\cdots,n)$，$c$ 为非零常数，则（　　）

A. 两组样本数据的样本平均数相同

B. 两组样本数据的样本中位数相同

C. 两组样本数据的样本标准差相同

D. 两组样本数据的样本极差相同

7.（多选）一个袋子中装有 3 件正品和 1 件次品，按以下要求抽取 2 件产品，下列结论正确的是（　　）

A. 任取 2 件，则取出的 2 件中恰有 1 件次品的概率是$\frac{1}{2}$

B. 每次抽取 1 件，不放回地抽取两次，样本点总数为 16

C. 每次抽取 1 件，不放回地抽取两次，则取出的 2 件中恰有 1 件次品的概率是$\frac{1}{2}$

D. 每次抽取 1 件，有放回地抽取两次，样本点总数为 16

8. 将 6 个数据 1,2,3,4,5,a 去掉最大的一个，剩下的 5 个数据的平均数为 1.8，则 $a=$________.

9. 在 1,2,3,4 四个数中，可重复地选取两个数，其中一个数是另一个数的 2 倍的概率是________.

10. 为了向学生普及环保知识，增强学生的环保意识，某大学随机抽取 30 名学生参加环保知识测试，得分（10 分制）如图所示. 假设得分的中位数为 m，众数为 n，平均数为 $\overline{x}$，则 $m,n,\overline{x}$ 的大小关系为________.（用“<”连接）

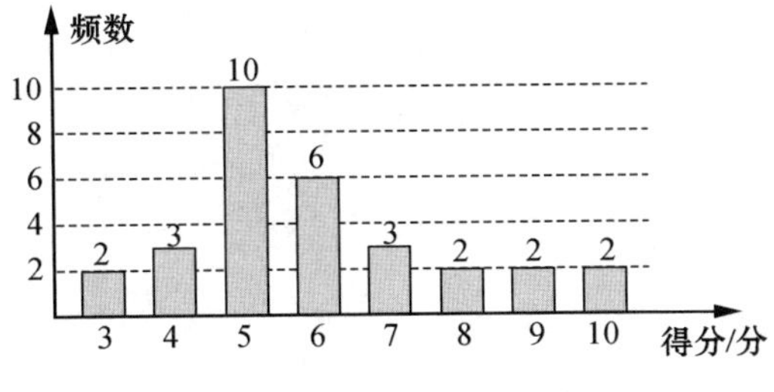

第 10 题图

11. 一个盒子里装有三张卡片，分别标记有数字 1,2,3，这三张卡片除标记的数字外完全相同. 随机有放回地抽取 3 次，每次抽取一张，将抽取的卡片上的数字依次记为 a,b,c. 求下列事件的概率：

(1) 抽取的卡片上的数字满足 $a+b=c$；

(2) 抽取的卡片上的数字 a,b,c 不完全相同.

12. 某班有男同学 27 名、女同学 21 名,在一次语文测验中,男同学成绩的平均分是 82 分,中位数是 75 分,女同学成绩的平均分是 80 分,中位数是 80 分.

(1) 求这次测验全班成绩的平均分(精确到 0.01);

(2) 估计全班成绩在 80 分以下(含 80 分)的同学至少有多少人;

(3) 分析男同学成绩的平均分与中位数相差较大的主要原因.

主题四　数学探究活动

第9章　推理与证明

在数学的学习过程中，常常会经历从具体到抽象、从特殊到一般的思维过程.推理侧重于对知识的发现与构建，证明侧重于对结论的论证与阐述，它们提供了丰富的基本活动经验，同时也是重要的思想方法.推理与证明属于方法论，因此在本章中，我们将以不等式中的内容为研究对象，体验推理的创造性，体会证明的严谨性.

- 了解常见的推理过程，如归纳推理、类比推理和演绎推理；
- 了解常用的证明方法，如直接证明、间接证明和数学归纳法；
- 通过柯西不等式、排序不等式和均值不等式的探究，经历并积累数学探究的活动经验.

9.1　推理

推理是人们思维活动的过程，是由一个或几个已知的判断（前提）推出新判断（结论）的过程.任何推理都包含前提和结论两个部分，前提告诉我们已知的知识是什么，结论告诉我们推出的知识是什么.以下将介绍人们在日常活动或数学探究中经常使用的几种推理.

9.1.1　归纳推理

在日常生活中，我们常常用到一些民间谚语.例如，日晕而风，月晕而雨；久晴大雾雨，久雨大雾晴等.这些与天气有关系的谚语都是人们千百年来在生产生活实践中通过长期观察归纳出来的结论，不仅语言形象生动，而且预测有效，可以指导农事.

这种由某类事物的部分对象具有某些特征推出该类事物的全部对象都具

有这些特征，或者根据个别事实概括出一般结论的推理，通常称为**归纳推理**.

应用归纳推理可以发现新事实，获得新结论，下面研究几个例子.

例 1 已知如下一些不等式成立：

$$\frac{2}{3}<\frac{2+1}{3+1},\frac{2}{3}<\frac{2+2}{3+2},\frac{2}{3}<\frac{2+3}{3+3},\cdots.$$

试归纳出一般性结论.

解 观察分子和分母的特征，我们不难归纳出

$$\frac{2}{3}<\frac{2+n}{3+n}(n\text{ 是正整数}).$$

我们能否进一步得到更一般化的结论？不难发现，如果 x 是正实数，则

$$\frac{2}{3}<\frac{2+x}{3+x}.$$

思考 如果我们发现当 x 是正实数时，$\frac{4}{5}<\frac{4+x}{5+x}$，$\frac{\sqrt{2}}{2}<\frac{\sqrt{2}+x}{2+x}$，$\frac{e}{\pi}<\frac{e+x}{\pi+x}$都成立，我们可以得到什么更一般化的结论？

已知 a,b,x 为正实数，若 $a<b$，则

$$\frac{a}{b}<\frac{a+x}{b+x}.$$

例 2 要研究 2^n 和 $2n^2$ 的大小关系，我们取 $n=1,2,3,4,5$，可以得到

$$2^1=2\times1^2,$$
$$2^2<2\times2^2,$$
$$2^3<2\times3^2,$$
$$2^4<2\times4^2,$$
$$2^5<2\times5^2.$$

试归纳出 2^n 和 $2n^2$ 的大小关系.

解 根据 $n=1,2,3,4,5$ 时，2^n 和 $2n^2$ 的大小关系，我们不妨归纳得到猜想：

$$2^n\leqslant2n^2.$$

思考 在例 2 中，我们研究了初始的 5 个取值，得到了一个猜想，那么这个猜想是否正确呢？

很容易发现，当 $n=7$ 时，$2^n>2n^2$，而且当 $n\geqslant7$ 时，都有 $2^n>2n^2$.

通过归纳，不难发现猜想是否正确还有待于逻辑证明或实践检验. 但是这是一种具有创造性的推理，可以帮助人们发现问题和提出问题，如哥德巴赫猜想.

事实上，前面讨论的归纳没有考察到对象中所有的内容，称之为不完全归

纳法，与之相对的就是完全归纳法. 完全归纳法就是通过对某类事物中的每一个对象或每一个子类的考察，从中概括出关于该类事物一般性结论的推理方法. 诚然，用完全归纳法所得到的结论是真实可信的. 例如，我们常常说到一个结论：奇数的平方被 4 除的余数只可能是 1. 我们把奇数分成两类，即 $4k+1$ 型和 $4k+3$ 型，平方之后，我们发现这两类数被 4 除的余数都为 1.

9.1.2　类比推理

据传，春秋时期鲁国的鲁班受到路边的齿形草能割破行人的腿的启发，发明了锯子；现代人们受到蜘蛛结网的启发，发明了吊索型桥梁；数学研究中，我们研究球体时自然会联想到圆，圆的部分性质可以平移到球上. 这种根据两个（或两类）对象之间在某些方面的相似或相同，推测出它们在其他方面也相似或相同的方法，通常称为**类比推理**，简称**类比法**.

数学家波利亚曾指出：类比是一个伟大的引路人. 这说明类比推理与归纳推理一样，为创新提供了可能与路径.

例 3　类比等式，列出不等式类似的性质.

解　等式具有一些性质，如对称性、传递性等. 类比到不等式可作如下推理：

序号	等式	不等式
1	$a=b\Leftrightarrow b=a$	$a<b\Leftrightarrow b<a$
2	$a=b,b=c\Leftrightarrow a=c$	$a>b,b>c\Leftrightarrow a>c$
3	$a=b\Rightarrow a+c=b+c$	$a>b\Rightarrow a+c>b+c$
4	$a=b\Rightarrow ac=bc$	$a>b\Rightarrow ac>bc$

不难发现，推理 1 不成立，推理 4 有条件成立，这说明类比推理也是一种猜想，所得结论也不一定正确，需要进一步验证.

以上我们研究了归纳推理和类比推理，它们都是从具体问题出发，通过观察、分析、比较、联想、归纳、类比提出猜想，统称为**合情推理**. 这类推理是"合乎情理"的，但不一定"真实可靠"，其重要的特点在于有创造性，但不具有科学性.

下面再来看一个例子.

例 4　在数轴上，O 为坐标原点，A，B 对应的实数分别为 a，b，不难发现 A，B 到原点的距离之和不小于 A，B 两点之间的距离，可以抽象出不等式为 $|a|+|b|\geqslant|a-b|$. 请把数轴上的这一性质类比到平面直角坐标系中.

解　在平面直角坐标系 xOy 中，设 $A(x_1,y_1)$，$B(x_2,y_2)$ 两点.

由于 $OA=\sqrt{x_1^2+y_1^2}$，$OB=\sqrt{x_2^2+y_2^2}$，$AB=\sqrt{(x_1-x_2)^2+(y_1-y_2)^2}$，所以抽

象不等式为

$$\sqrt{x_1^2+y_1^2}+\sqrt{x_2^2+y_2^2}\geqslant\sqrt{(x_1-x_2)^2+(y_1-y_2)^2}.$$

事实上，数轴上的不等式$|a|+|b|\geqslant|a-b|$可变换为$|a|+|b|\geqslant|a+b|$，称为三角形不等式；平面内的不等式$\sqrt{x_1^2+y_1^2}+\sqrt{x_2^2+y_2^2}\geqslant\sqrt{(x_1-x_2)^2+(y_1-y_2)^2}$也可变换为$\sqrt{x_1^2+y_1^2}+\sqrt{x_2^2+y_2^2}\geqslant\sqrt{(x_1+x_2)^2+(y_1+y_2)^2}$，两边平方整理得$\sqrt{x_1^2+y_1^2}\sqrt{x_2^2+y_2^2}\geqslant x_1x_2+y_1y_2$，我们将在下一节中研究并推广.

9.1.3 演绎推理

在实际生活和数学学习中，合情推理给了我们更多可能，但很多时候需要“说理”. 比如，在平面几何的论证过程中，因为两条直线平行，同旁内角互补，所以如果$\angle A$与$\angle B$是两条平行直线与第三条直线相交所成的同旁内角，那么$\angle A+\angle B=180°$. 这种由一般性命题出发，推出某个特殊条件下的结论成立的推理，称为**演绎推理**. 简单来说，演绎推理是由一般到特殊的推理，推理过程主要分成三部分，其一般模式称为“三段论”：第一个命题称为**大前提**，它提供了一个一般性的原理；第二个命题叫**小前提**，它指出了所研究的一个特殊对象. 这两个判断结合起来，揭示了一般原理和特殊对象的内在联系，从而得到第三个命题——**结论**.

最经典的三段论就是苏格拉底三段论：“人都是要死的”就是大前提，“苏格拉底是人”就是小前提，那么结论就是“苏格拉底是要死的”. 演绎推理的关键在于逻辑结构，结论的正确性取决于大前提和小前提，因此在使用演绎推理时要注意前提条件的准确性.

“三段论”是由古希腊的亚里士多德创立的，他提出用演绎推理来建立各门学科体系. 例如，欧几里得的《几何原本》就是一个典型的演绎系统，形成了公理化方法，对后世的数学研究起到了深远的影响.

例 5 已知a,b,x为正实数，若$a<b$，求证：$\frac{a}{b}<\frac{a+x}{b+x}$.

证明 因为$0<a<b,x>0$，所以$xa<xb$.（大前提：不等式两边同乘正数，不等号方向不变）

所以$ab+xa<ab+xb$，（大前提：不等式两边同加一个数，不等号方向不变）

即$a(b+x)<b(a+x)$.

又因为$b(b+x)>0$，

所以$\frac{a(b+x)}{b(b+x)}<\frac{b(a+x)}{b(b+x)}$，（大前提：不等式两边同乘正数，不等号方向不变）

即$\frac{a}{b}<\frac{a+x}{b+x}$.

思考　例 5 的证明过程包含了几个三段论？

不难发现，归纳是从特殊到一般，类比是从特殊到特殊，演绎是从一般到特殊，它们都是人们认识和研究世界的方法. 就数学而言，演绎推理是证明数学结论、建立数学体系的重要思维过程，但是数学结论、证明思路等的发现，主要依赖合情推理，因此我们不仅要学会证明，也要学会猜想.

9.2　证　明

我们知道，需要“大胆猜想”，才能推动学科和科学的发展，还需要“小心求证”，这样才能保证学科和科学的正确. 在数学中，证明是引用一些真实的命题来确定某一命题的真实性的思维形式，其主要依赖正确的前提条件与演绎推理. 证明主要分为直接证明与间接证明.

9.2.1　直接证明

在初中几何的学习中，很多问题的证明是直接从原命题的条件逐步推得命题的结论成立，这种证明通常称为**直接证明**. 常见的直接证明方法有综合法和分析法.

例 1　求证：$a^2+b^2\geqslant 2ab$，当且仅当 $a=b$ 时取“$=$”.

证明　由于 $(a-b)^2\geqslant 0$，所以 $a^2+b^2-2ab\geqslant 0$，因此 $a^2+b^2\geqslant 2ab$.

由于 $(a-b)^2\geqslant 0$ 当 $(a-b)^2=0$ 时取等号，所以当且仅当 $a=b$ 时原不等式取等号.

例 2　已知 $a,b>0$，求证：$a(b^2+c^2)+b(c^2+a^2)\geqslant 4abc$.

证明　因为 $b^2+c^2\geqslant 2bc$，$a>0$，所以 $a(b^2+c^2)\geqslant 2abc$.

又因为 $c^2+a^2\geqslant 2ca$，$b>0$，所以 $b(c^2+a^2)\geqslant 2abc$.

所以 $a(b^2+c^2)+b(c^2+a^2)\geqslant 4abc$.

例 1 使用作差法比较，例 2 使用例 1 的结论，这些都是利用已知条件和某些数学定义、公理、定理等，经过一系列的推理论证，最后推导出所要证明的结论成立，这种证明方法称为**综合法**. 与之对应的，从要证明的结论出发，逐步寻找使之成立的充分条件，直到找到一个明显成立的条件（已知条件、定理、定义、公理等）为止，这种证明方法称为**分析法**.

例 3　求证：$\sqrt{3}+\sqrt{7}<2\sqrt{5}$.

证明　因为 $\sqrt{3}+\sqrt{7}$，$2\sqrt{5}$ 都是正数，所以要证 $\sqrt{3}+\sqrt{7}<2\sqrt{5}$，只需证

$$(\sqrt{3}+\sqrt{7})^2<(2\sqrt{5})^2,$$

展开得 $10+2\sqrt{21}<20$，即 $\sqrt{21}<5$，只需证 $21<25$.

事实上，$21<25$ 成立，所以结论成立.

思考 观察 3，7 和 5 的关系，能否一般化？如何证明？

猜想：$\sqrt{m-n}+\sqrt{m+n}\leqslant 2\sqrt{m}$，其中 $m>0$，且 $-m\leqslant n\leqslant m$.

除了利用分析法以外，我们还可以利用例 1 的结论进行证明.

证明 由于 $a^2+b^2\geqslant 2ab$，所以 $2(a^2+b^2)\geqslant a^2+2ab+b^2$，即

$$2(a^2+b^2)\geqslant(a+b)^2.$$

所以 $(\sqrt{m-n}+\sqrt{m+n})^2\leqslant 2(m-n+m+n)=4m$.

又因为 $m>0$，$\sqrt{m-n}+\sqrt{m+n}\geqslant 0$，

所以 $\sqrt{m-n}+\sqrt{m+n}\leqslant 2\sqrt{m}$.

9.2.2 间接证明

我们常说 $\sqrt{2}$ 不是有理数，其证明过程是：假设 $\sqrt{2}$ 是有理数，导出矛盾，从而确认假设不成立，原命题成立. 像这种不是直接证明的方法通常称为**间接证明法**，反证法就是一种常用的间接证明的方法.

反证法的证明过程可以概括为“否定—推理—否定”，即从否定结论开始，经过正确的推理，导致逻辑矛盾，从而达到新的否定（肯定原命题）的过程. 这个过程包括下面三个步骤：

(1) 反设——假设命题的结论不成立，即假定原结论的反面为真；

(2) 归谬——从反设和已知条件出发，经过一系列正确的逻辑推理，得出矛盾结果；

(3) 存真——由矛盾结果，断定反设不真，从而肯定原结论成立.

例 4 已知 $|a-b|\geqslant\frac{1}{n}$，求证：对于任意实数 c，$|a-c|\geqslant\frac{1}{2n}$ 或 $|b-c|\geqslant\frac{1}{2n}$.

证明 假设存在实数 c，使得

$$|a-c|<\frac{1}{2n}\text{且}|b-c|<\frac{1}{2n},$$

则

$$|a-b|=|a-c+c-b|\leqslant|a-c|+|b-c|<\frac{1}{2n}+\frac{1}{2n}=\frac{1}{n}.$$

这与已知条件 $|a-b|\geqslant\frac{1}{n}$ 矛盾，所以对于任意实数 c，$|a-c|\geqslant\frac{1}{2n}$ 或 $|b-c|\geqslant\frac{1}{2n}$.

例 5 已知 x,y,z 为实数，求证：下列三个不等式中至多有两个不等式同时成立.

$$|x|<|y-z|,\ |y|<|z-x|,\ |z|<|x-y|.$$

证明　假设三个不等式同时成立，即

$$|x|<|y-z|,|y|<|z-x|,|z|<|x-y|.$$

由于 x,y,z 为实数，至少有两个数非负或非正，不妨设 y,z 满足 $0\leqslant y\leqslant z$，从而 $|z|=|z-y+y|=|z-y|+|y|>|x|+|y|\geqslant|x-y|>|z|$，矛盾，从而假设不成立，即以上三个不等式中至多有两个同时成立.

9.2.3　数学归纳法

由于归纳推理多数情况是不完全归纳，所以若要完全归纳，就得逐个验证. 一般来说，与正整数 n 有关的命题，当 n 比较小时还可以逐个验证，但当 n 比较大时，验证起来就很麻烦，因此需要寻求一种能够通过有限个步骤的推理，证明 n 取所有正整数都成立的方法.

我们知道一种游戏叫作“多米诺骨牌”，在一个平面内摆一排砖（每块砖都竖起），假定这些砖有无数块，我们要使所有的砖都倒下，只要做两件事：一，使第一块砖倒下；二，保证前一块砖倒下时一定能击倒下一块砖.

类似地，对于某些与正整数有关的数学命题，我们有**数学归纳法公理**：如果

(1)（归纳奠基）当 n 取第一个值 n_0（例如 $n_0=1,2$ 等）时结论正确；

(2)（归纳递推）假设当 $n=k$（k 为正整数，且 $n\geqslant n_0$）时结论正确，证明当 $n=k+1$ 时结论也正确.

那么，命题对于从 n_0 开始的所有正整数 n 都成立.

数学归纳法公理是证明有关自然数命题的依据，下面来看个例子.

例 6　设 $x>-1$，n 为正整数，且 $n\geqslant2$，求证：$(1+x)^n\geqslant1+nx$.

证明　(1) 当 $n=2$ 时，

$$(1+x)^2=1+2x+x^2\geqslant1+2x,$$

不等式成立.

(2) 假设 $n=k$（k 为正整数，且 $n\geqslant2$）时结论成立，即

$$(1+x)^k\geqslant1+kx.$$

又因为 $x>-1$，即 $1+x>0$，所以

$$\begin{aligned}(1+x)^{k+1}&=(1+x)^k(1+x)\geqslant(1+kx)(1+x)\\&=1+(k+1)x+kx^2\geqslant1+(k+1)x,\end{aligned}$$

即当 $n=k+1$ 时，不等式也成立.

根据(1)和(2)，可知不等式对 $n\geqslant2$ 都成立.

9.3　案例赏析

在前两小节中，我们以不等式为对象讨论了推理和证明的性质特点与思维

过程.对于数学发现而言,推理与证明是相辅相成的.以下讨论三个经典不等式的探索、证明、应用.

9.3.1 柯西不等式

在类比推理中,我们发现了如下事实:

若 x_1,x_2 为实数,则 $\sqrt{x_1^2}\sqrt{x_2^2}\geqslant x_1x_2$;

若 x_1,x_2,y_1,y_2 为实数,则 $\sqrt{x_1^2+y_1^2}\sqrt{x_2^2+y_2^2}\geqslant x_1x_2+y_1y_2$.

以上两个不等式可以看成分别在一维直线、二维平面内,再次使用类比推理,可以得到如下推断:

若 x_1,x_2,y_1,y_2,z_1,z_2 为实数,则

$$\sqrt{x_1^2+y_1^2+z_1^2}\sqrt{x_2^2+y_2^2+z_2^2}\geqslant x_1x_2+y_1y_2+z_1z_2.$$

思考 三维空间内的不等式该如何证明?是否可以采用之前所用的证明方法?

在一维直线、二维平面、三维空间中,可以得到如上不等式,如果推广到四维或者 n 维空间,我们可以得出怎样的结论?

通过归纳,设 n 是正整数,若 $a_1,a_2,\cdots,a_n;b_1,b_2,\cdots,b_n$ 为实数,则

$$\sqrt{a_1^2+a_2^2+\cdots+a_n^2}\sqrt{b_1^2+b_2^2+\cdots+b_n^2}\geqslant a_1b_1+a_2b_2+\cdots+a_nb_n.$$

思考 能否证明上式呢?

证明 不妨设 $a_1,a_2,\cdots,a_n$ 不全为 0,构建关于 x 的二次函数:

$y=(a_1^2+a_2^2+\cdots+a_n^2)x^2-2(a_1b_1+a_2b_2+\cdots+a_nb_n)x+(b_1^2+b_2^2+\cdots+b_n^2)$.

因为

$$(a_1^2+a_2^2+\cdots+a_n^2)x^2-2(a_1b_1+a_2b_2+\cdots+a_nb_n)x+(b_1^2+b_2^2+\cdots+b_n^2)$$
$$=(a_1x-b_1)^2+(a_2x-b_2)^2+\cdots+(a_nx-b_n)^2\geqslant 0,$$

即对任意实数 x,二次函数值恒非负,所以其判别式 $\Delta\leqslant 0$,即

$$4(a_1b_1+a_2b_2+\cdots+a_nb_n)^2-4(a_1^2+a_2^2+\cdots+a_n^2)(b_1^2+b_2^2+\cdots+b_n^2)\leqslant 0,$$

整理得

$$a_1b_1+a_2b_2+\cdots+a_nb_n\leqslant\sqrt{a_1^2+a_2^2+\cdots+a_n^2}\sqrt{b_1^2+b_2^2+\cdots+b_n^2}.$$

等号当且仅当 $a_ix-b_i=0(i=1,2,\cdots,n)$ 时成立,即等号当且仅当 $\frac{a_1}{b_1}=\frac{a_2}{b_2}=\cdots=\frac{a_n}{b_n}$ 时成立(当 $a_i=0$ 时,约定 $b_i=0,i=1,2,\cdots,n$).

如果 $a_1,a_2,\cdots,a_n$ 全为 0,那么结论显然成立.

定理 1 设 n 是正整数,若 $a_i,b_i(i=1,2,\cdots,n)$ 为实数,则

$$(a_1b_1+a_2b_2+\cdots+a_nb_n)^2\leqslant(a_1^2+a_2^2+\cdots+a_n^2)(b_1^2+b_2^2+\cdots+b_n^2),$$

等号当且仅当$\frac{a_1}{b_1}=\frac{a_2}{b_2}=\cdots=\frac{a_n}{b_n}$时成立(当 $a_i=0$ 时,约定 $b_i=0,i=1,2,\cdots,n$).

该不等式称为**柯西不等式**,据说是由大数学家柯西(Cauchy)在研究数学分析中的“流数”问题时得到的.但从历史的角度讲,该不等式应称作**柯西-布尼亚科夫斯基-施瓦茨不等式**,因为正是后两位数学家彼此独立地在积分学中将该不等式进行推广,才将这一不等式应用到近乎完善的地步.

柯西在纯数学和应用数学方面的功底是相当深厚的,很多数学的定理、公式都以他的名字来命名,如柯西不等式、柯西积分公式等.在数学写作上,他被认为是在著作数量上仅次于欧拉的人,其著作以《分析教程》和《关于定积分理论的报告》最为著名.不过他的创作并不都质量很高,因此他还曾被人批评“高产而轻率”,这点倒是与数学王子高斯相反.

例 1　设 a,b,c 是正数,且 $a+b+c=1$,求证:$\frac{1}{a}+\frac{1}{b}+\frac{1}{c}\geqslant 9$.

证明　由于 a,b,c 是正数,利用柯西不等式得

$$(a+b+c)\left(\frac{1}{a}+\frac{1}{b}+\frac{1}{c}\right)\geqslant\left(\sqrt{a}\cdot\sqrt{\frac{1}{a}}+\sqrt{b}\cdot\sqrt{\frac{1}{b}}+\sqrt{c}\cdot\sqrt{\frac{1}{c}}\right)^2=9.$$

因为 $a+b+c=1$,所以

$$\frac{1}{a}+\frac{1}{b}+\frac{1}{c}\geqslant 9.$$

例 2　已知 $a_1,a_2,\cdots,a_n$ 为实数,求证:

$$a_1^2+a_2^2+\cdots+a_n^2\geqslant\frac{1}{n}(a_1+a_2+\cdots+a_n)^2.$$

证明　要证原不等式成立,即证

$$n(a_1^2+a_2^2+\cdots+a_n^2)\geqslant(a_1+a_2+\cdots+a_n)^2$$

成立.将 n 看成 $1^2+1^2+\cdots+1^2$,由柯西不等式,得

$$\begin{aligned}n(a_1^2+a_2^2+\cdots+a_n^2)&=(1^2+1^2+\cdots+1^2)(a_1^2+a_2^2+\cdots+a_n^2)\\&\geqslant(1\cdot a_1+1\cdot a_2+\cdots+1\cdot a_n)^2\\&=(a_1+a_2+\cdots+a_n)^2.\end{aligned}$$

当且仅当 $a_1=a_2=\cdots=a_n$ 时取等号.

例 3　已知 $a+2b+3c+4d=5$,求 $a^2+b^2+c^2+d^2$ 的最小值.

解　由柯西不等式,得

$$25=(a+2b+3c+4d)^2\leqslant(1^2+2^2+3^2+4^2)(a^2+b^2+c^2+d^2),$$

所以

$$a^2+b^2+c^2+d^2\geqslant\frac{5}{6}.$$

当且仅当

$$\frac{a}{1}=\frac{b}{2}=\frac{c}{3}=\frac{d}{4},$$

即 $a=\frac{1}{6}, b=\frac{1}{3}, c=\frac{1}{2}, d=\frac{2}{3}$ 时，$a^2+b^2+c^2+d^2$ 取最小值 $\frac{5}{6}$.

9.3.2 排序不等式

我们根据二次函数非负证明了柯西不等式，也就是通过同一对象的不同表达得到了数学结论，这就是变化给我们带来的收获.

已知 $a_1 \leqslant a_2, b_1 \leqslant b_2$，则 $a_1-a_2 \leqslant 0, b_1-b_2 \leqslant 0$，因此

$$(a_1-a_2)(b_1-b_2) \geqslant 0.$$

整理，变形得

$$a_1b_2+a_2b_1 \leqslant a_1b_1+a_2b_2.$$

由此得到如下事实：

若 $a_1 \leqslant a_2, b_1 \leqslant b_2$，则 $a_1b_2+a_2b_1 \leqslant a_1b_1+a_2b_2$.

自然地，可以提出问题，如果 $a_1 \leqslant a_2 \leqslant a_3, b_1 \leqslant b_2 \leqslant b_3$，那么可以得到怎样的结论呢？

我们可以先来用具体的数值感受它们两两相乘的和的情况：

设 $a_1=1, a_2=2, a_3=3, b_1=4, b_2=5, b_3=6$，则总共可以列举 6 种情况：

$$1\times4+2\times5+3\times6=32, 1\times4+2\times6+3\times5=31,$$
$$1\times5+2\times4+3\times6=31, 1\times5+2\times6+3\times4=29,$$
$$1\times6+2\times4+3\times5=29, 1\times6+2\times5+3\times4=28.$$

不难发现，多对多、少对少的和最大，多对少、少对多的和最小，因此可以猜想：

若 $a_1 \leqslant a_2 \leqslant a_3, b_1 \leqslant b_2 \leqslant b_3$，则

$$a_1b_3+a_2b_2+a_3b_1 \leqslant a_1b_i+a_2b_j+a_3b_k \leqslant a_1b_1+a_2b_2+a_3b_3,$$

其中 $\{i, j, k\}=\{1, 2, 3\}$.

我们先来证明右边的不等式，即 $a_1b_i+a_2b_j+a_3b_k \leqslant a_1b_1+a_2b_2+a_3b_3$，以下分情况讨论：

(1) 若 $k=3$，则只要证 $a_1b_i+a_2b_j \leqslant a_1b_1+a_2b_2$，结论成立；

(2) 若 $k \neq 3$，则 i, j 中必有一个是 3，不妨设 $j=3$，从而 $a_2b_j+a_3b_k \leqslant a_2b_k+a_3b_3$，只要证 $a_1b_i+a_2b_k \leqslant a_1b_1+a_2b_2$，结论也成立.

同样方法可以证明左边的不等式. 因此，上面不等式可以形象地表示为

反序和≤乱序和≤同序和.

进一步，可以作出猜想，并证明如下结论：

定理 2　给定两组实数 $a_1,a_2,\cdots,a_n$；$b_1,b_2,\cdots,b_n$，如果 $a_1\leqslant a_2\leqslant\cdots\leqslant a_n$；$b_1\leqslant b_2\leqslant\cdots\leqslant b_n$，那么

$$a_1b_n+a_2b_{n-1}+\cdots+a_nb_1\leqslant a_1b_{i_1}+a_2b_{i_2}+\cdots+a_nb_{i_n}\leqslant a_1b_1+a_2b_2+\cdots+a_nb_n,$$

其中 $\{i_1,i_2,\cdots,i_n\}=\{1,2,\cdots,n\}$.

如上不等式称为**排序不等式**，又称**排序原理**. 它的思想简单明了，便于记忆和使用，许多重要不等式都可以借助排序不等式得到证明.

例 4　在 $\triangle ABC$ 中，$\angle A,\angle B,\angle C$ 所对的边依次为 a,b,c，求证：

$$\frac{aA+bB+cC}{a+b+c}\geqslant\frac{\pi}{3}.$$

证明　在 $\triangle ABC$ 中，不妨设 $A\leqslant B\leqslant C$，则对应地，$a\leqslant b\leqslant c$.

由排序不等式可得

$$aA+bB+cC\geqslant aA+bB+cC,$$
$$aA+bB+cC\geqslant aB+bC+cA,$$
$$aA+bB+cC\geqslant aC+bA+cB.$$

将以上三式的两边分别相加，得

$$3(aA+bB+cC)\geqslant(a+b+c)(A+B+C)=(a+b+c)\pi,$$

所以

$$\frac{aA+bB+cC}{a+b+c}\geqslant\frac{\pi}{3}.$$

例 5　设 $a_1,a_2,\cdots,a_n$ 是 n 个互不相等的正整数，求证：

$$1+\frac{1}{2}+\frac{1}{3}+\cdots+\frac{1}{n}\leqslant a_1+\frac{a_2}{2^2}+\frac{a_3}{3^2}+\cdots+\frac{a_n}{n^2}.$$

证明　将 $a_1,a_2,\cdots,a_n$ 从小到大排序为 $b_1,b_2,\cdots,b_n$，其中 $b_1<b_2<\cdots<b_n$.

又因为 $b_1,b_2,\cdots,b_n$ 是互不相等的正整数，从而 $b_1\geqslant1,b_2\geqslant2,\cdots,b_n\geqslant n$.

由于

$$1>\frac{1}{2^2}>\frac{1}{3^2}>\cdots>\frac{1}{n^2},$$

故由排序不等式可得

$$\begin{aligned}a_1+\frac{a_2}{2^2}+\frac{a_3}{3^2}+\cdots+\frac{a_n}{n^2}&\geqslant b_1+\frac{b_2}{2^2}+\frac{b_3}{3^2}+\cdots+\frac{b_n}{n^2}\\&\geqslant1+\frac{2}{2^2}+\frac{3}{3^2}+\cdots+\frac{n}{n^2}\\&=1+\frac{1}{2}+\frac{1}{3}+\cdots+\frac{1}{n}.\end{aligned}$$

9.3.3　均值不等式

我们熟知 $a^2+b^2\geqslant2ab$，可以构造边长为 $a+b$ 的正方形(图 9-1)，可知两个

小正方形的面积和不小于两个长方形的面积和. 因此一个长方形的面积不大于大正方形面积的$\frac{1}{4}$,所以可以得到

$$\frac{1}{4}(a+b)^2\geqslant ab.$$

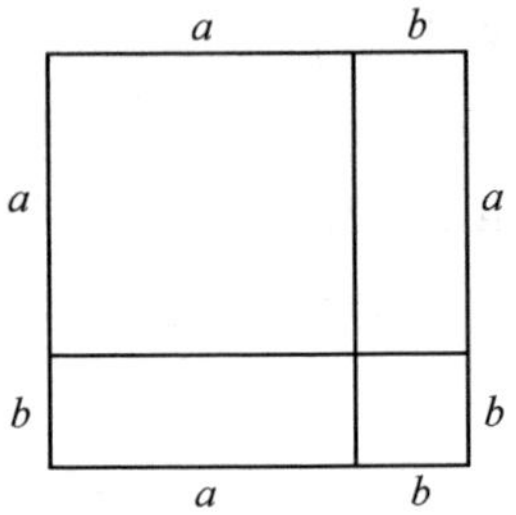

图 9-1

进而可以得到如下不等式:对于两个正数 a,b,有

$$\frac{a+b}{2}\geqslant\sqrt{ab}.$$

其中$\frac{a+b}{2}$称为实数 a,b 的算术平均值,$\sqrt{ab}$称为正数 a,b 的几何平均值.

通过类比,可以得到如下猜想:对于三个正数 a,b,c,有

$$\frac{a+b+c}{3}\geqslant\sqrt[3]{abc}.$$

能否证明上述不等式,即三个正数的算术平均数不小于它们的几何平均数?

由于

$$\begin{aligned}a+b+c+\sqrt[3]{abc}&=(a+b)+(c+\sqrt[3]{abc})\\&\geqslant 2\sqrt{ab}+2\sqrt{\sqrt[3]{abc^4}}\\&\geqslant 4\sqrt[3]{abc},\end{aligned}$$

当且仅当 $a=b,c=\sqrt[3]{abc},ab=\sqrt[3]{abc^4}$,即 $a=b=c$ 时取等号.

移项、合并同类项可得

$$\frac{a+b+c}{3}\geqslant\sqrt[3]{abc}.$$

现在已经得到两个数、三个数的算术平均值和几何平均值的关系,能否将这一关系推广呢?

通过归纳,可以得到关于 n 个正数的如下性质:

若 $a_1,a_2,\cdots,a_n$ 是 n 个正数($n\geqslant 2$),则

$$\frac{a_1+a_2+\cdots+a_n}{n}\geqslant\sqrt[n]{a_1a_2\cdots a_n}.$$

等号当且仅当 $a_1=a_2=\cdots=a_n$ 时成立.

证明 (1) 当 $n=2$ 时,结论成立;

(2) 假设当 $n=k$(正整数 $k\geqslant 2$)时,结论成立,即对正数 $a_1,a_2,\cdots,a_k$,有

$$a_1+a_2+\cdots+a_k\geqslant k\sqrt[k]{a_1a_2\cdots a_k},$$

那么当 $n=k+1$ 时，由于

$$a_1+a_2+\cdots+a_k+a_{k+1}=(a_1+a_2+\cdots+a_k)+(a_{k+1}+\sqrt[k+1]{a_1a_2\cdots a_ka_{k+1}}+\cdots+\sqrt[k+1]{a_1a_2\cdots a_ka_{k+1}})-(k-1)\sqrt[k+1]{a_1a_2\cdots a_ka_{k+1}}$$

$$\geqslant k\sqrt[k]{a_1a_2\cdots a_k}+k\sqrt[k]{a_{k+1}(\sqrt[k+1]{a_1a_2\cdots a_ka_{k+1}})^{k-1}}-(k-1)\sqrt[k+1]{a_1a_2\cdots a_ka_{k+1}}$$

$$\geqslant 2k\sqrt{\sqrt[k]{a_1a_2\cdots a_k}\cdot\sqrt[k]{a_{k+1}(\sqrt[k+1]{a_1a_2\cdots a_ka_{k+1}})^{k-1}}}-(k-1)\sqrt[k+1]{a_1a_2\cdots a_ka_{k+1}}$$

$$=(k+1)\sqrt[k+1]{a_1a_2\cdots a_ka_{k+1}},$$

所以此时结论也成立.

由(1)和(2)可知，结论对任意正整数 $n\geqslant 2$ 都成立.

定理 3 对任意 $n(n\geqslant 2)$ 个正实数 $a_1,a_2,\cdots,a_n$，有

$$\frac{a_1+a_2+\cdots+a_n}{n}\geqslant\sqrt[n]{a_1a_2\cdots a_n}.$$

当且仅当 $a_1=a_2=\cdots=a_n$ 时取等号.

该不等式通常称为**算术-几何平均不等式**，其中$\frac{a_1+a_2+\cdots+a_n}{n}$称为 n 个正实数 $a_1,a_2,\cdots,a_n$ 的**算术平均值**，$\sqrt[n]{a_1a_2\cdots a_n}$称为 n 个正实数 $a_1,a_2,\cdots,a_n$ 的**几何平均值**，n 个正数的算术平均值不小于它们的几何平均值.

例 6 已知 a,b 为正实数，求证：$\frac{2ab}{a+b}\leqslant\sqrt{ab}\leqslant\frac{a+b}{2}\leqslant\sqrt{\frac{a^2+b^2}{2}}$.

证明 由算术平均值与几何平均值的关系，可知 $\sqrt{ab}\leqslant\frac{a+b}{2}$，因此只要证如下两个不等式：

(1) $\frac{2ab}{a+b}\leqslant\sqrt{ab}$.

由于 $a+b>0$，$\sqrt{ab}>0$，只要证

$$2\sqrt{ab}\leqslant a+b,$$

由算术平均值与几何平均值的关系，可知不等式成立.

(2) $\frac{a+b}{2}\leqslant\sqrt{\frac{a^2+b^2}{2}}$.

由于 $a+b>0$，只要证

$$\frac{(a+b)^2}{4}\leqslant\frac{a^2+b^2}{2},$$

即 $a^2+b^2\geqslant 2ab$. 又由算术平均值与几何平均值的关系，可知不等式成立.

可以推广二元的均值不等式，设 $x_1,x_2,\cdots,x_n$ 是 n 个正实数，记

$$H_n=\frac{n}{\frac{1}{x_1}+\frac{1}{x_2}+\cdots+\frac{1}{x_n}},G_n=\sqrt[n]{x_1x_2\cdots x_n},A_n=\frac{x_1+x_2+\cdots+x_n}{n},$$

$$Q_n=\sqrt{\frac{x_1^2+x_2^2+\cdots+x_n^2}{n}},$$

分别称 H_n,G_n,A_n,Q_n 为这 n 个正数的调和平均、几何平均、算术平均和平方平均.这四个值的大小关系如下：

$$H_n\leqslant G_n\leqslant A_n\leqslant Q_n,$$

等号当且仅当 $x_1=x_2=\cdots=x_n$ 时成立.

例 7 已知 a,b,c 为正数,证明:$(ab+a+b+1)(ab+ac+bc+c^2)\geqslant 16abc$.

证明 因为 a,b,c 为正数,所以由平均值不等式,可知

$$ab+a+b+1\geqslant 4\sqrt[4]{a^2b^2},$$

$$ab+ac+bc+c^2\geqslant 4\sqrt[4]{a^2b^2c^4}.$$

两式相乘,并整理,可得

$$(ab+a+b+1)(ab+ac+bc+c^2)\geqslant 16abc.$$

例 8 设 a,b,c 为正数,且 $a+3b+4c=6$,求 a^2b^3c 的最大值.

解 由于 a,b,c 都是正数,根据平均值不等式,可得

$$\begin{aligned}a^2b^3c&=\left(\frac{1}{2}a\right)^2b^3(4c)\\&\leqslant\left(\frac{\frac{1}{2}a+\frac{1}{2}a+b+b+b+4c}{6}\right)^6\\&=\left(\frac{a+3b+4c}{6}\right)^6.\end{aligned}$$

又因为 $a+3b+4c=6$,所以 $a^2b^3c\leqslant 1$.

当且仅当 $\frac{1}{2}a=b=4c$ 时,a^2b^3c 取最大值,最大值为 1.

复习参考题 9

1. 已知 a,b 为实数,且 $b(b+1)\neq 0$,则下列不等式成立的是 ( )

A. $1+a^2>1$　　B. $a^2+b^2\geqslant 2(a-b-1)$

C. $a^2+3ab>2b^2$　　D. $\frac{a}{b}<\frac{a+1}{b+1}$

2. 分析法又称执果索因法.设 $a>b>c$,且 $a+b+c=0$,若用分析法证明 $\sqrt{b^2-ac}<\sqrt{3}a$,则“索”的“因”应是 ( )

A. $a-b>0$　　B. $a-c>0$

C. $(a-b)(a-c)>0$　　　　D. $(a-b)(a-c)<0$

3. 设 a,b,c 均为正实数，则对于 $a+\frac{1}{b}, b+\frac{1}{c}, c+\frac{1}{a}$ 三个数，下列判断正确是　（　　）

A. 都大于 2　　　　B. 都小于 2

C. 至少有一个不大于 2　　　　D. 至少有一个不小于 2

4. 在用数学归纳法证明不等式 $\frac{1}{n+1}+\frac{1}{n+2}+\cdots+\frac{1}{2n}<\frac{13}{14}$（$n\geqslant 2$，$n$ 为正整数）的过程中，由 $n=k$ 递推到 $n=k+1$ 时，不等式左边发生的变化是　（　　）

A. $+\frac{1}{2k+1}$　　　　B. $+\frac{1}{2k+1}+\frac{1}{2k+2}$

C. $+\frac{1}{2k+1}+\frac{1}{2k+2}-\frac{1}{k+1}$　　　　D. $+\frac{1}{2k+1}+\frac{1}{2k+2}-\frac{1}{k+1}-\frac{1}{k}$

5.（多选）对于不等式 $\sqrt{n^2+n}\leqslant n+1$（$n$ 为正整数），某学生用数学归纳法证明过程如下：

① 当 $n=1$ 时，$\sqrt{1^2+1}\leqslant 1+1$，不等式成立；

② 假设 $n=k$（k 为正整数）时，不等式成立，即 $\sqrt{k^2+k}\leqslant k+1$，则 $n=k+1$ 时，

$$\sqrt{(k+1)^2+(k+1)}\leqslant\sqrt{k^2+3k+2}<\sqrt{(k^2+3k+2)+(k+2)}$$
$$=\sqrt{(k+2)^2}=k+2=(k+1)+1,$$

所以当 $n=k+1$ 时，不等式成立.

关于上述证明过程，下列说法正确的是　（　　）

A. 证明过程全都正确　　　　B. 当 $n=1$ 时的验证正确

C. 归纳假设正确　　　　D. 从 $n=k$ 到 $n=k+1$ 的推理正确

6. 已知 $f(n)=1+\frac{1}{2}+\frac{1}{3}+\cdots+\frac{1}{n}$（$n$ 为正整数），经计算得 $f(4)>2$，$f(8)>\frac{5}{2}$，$f(16)>3$，$f(32)>\frac{7}{2}$，则其一般结论为________.

7. 已知 $x\in(0,+\infty)$，观察下列各式：$x+\frac{1}{x}\geqslant 2$，$x+\frac{4}{x^2}=\frac{x}{2}+\frac{x}{2}+\frac{4}{x^2}\geqslant 3$，$x+\frac{27}{x^3}=\frac{x}{3}+\frac{x}{3}+\frac{x}{3}+\frac{27}{x^3}\geqslant 4$，…. 类比得 $x+\frac{a}{x^n}\geqslant n+1$（$n$ 为正整数），则 $a=$________.

8. 已知实数 a,b,c 满足 $a^2+2b^2+3c^2=6$，则 $a+b+c$ 的最大值为________.

9. 已知实数 x,y 满足 $|x+y|<\frac{1}{3}$，$|2x-y|<\frac{1}{6}$，求证：$|y|<\frac{5}{18}$.

10. 设 a_1,a_2,a_3 均为正数，且 $a_1+a_2+a_3=\frac{9}{2}$. 求证：$\frac{1}{a_1+a_2}+\frac{1}{a_2+a_3}+\frac{1}{a_3+a_1}\geqslant 1$.

▶第二部分

思想与经验

第1课　转　化

——不同视角的问题解决

中国著名数学家华罗庚先生曾在给中学生做讲座时提出，学数学要“熟”“练”“化”. 他特别强调并且重点讲到“化”. 诚然，“化”是指学生通过“熟”“练”达到消化的目标，其标准就是要看学生在学习以后所掌握知识究竟变“薄”了没有. 也就是说，学生是否能概括掌握所学的知识的要点，是否掌握了问题的本质，是否能够举一反三，触类旁通. 事实上，数学问题的解决过程就是一种“转化”“化归”的过程，只有能够从情境中抽取模型，将陌生转变为熟悉，才能够用所学知识解决问题. 对于同一对象，我们可以从不同角度来观察、认识和理解，从而可以较为深刻地把握这一对象，达到“化”境.

1.1　从人文背景发现问题

以国家宝藏新疆博物馆馆藏伏羲女娲图为情境，引导学生去认识伏羲、女娲所执的器具——规、矩，建立“不以规矩不成方圆”的规则意识. 为强调真实感，教师展示了真实的圆规和矩尺（L 型），并提出问题.

师：圆规除了用来画圆以外，在尺规作图中，还可以用来做什么？

生：可以用来截取一定长度的线段.

师：如果圆规已经固定好长度，一脚在尺的一边上，那么圆规的另一脚可以放在尺的另一边上. 如果可以提一些问题，你会提什么呢？

学生展开讨论，并提出了一些问题，如可以研究形成的三角形的面积、周长等.

师：同学们很会提问题，现在将问题理一理. 根据以上操作，可以形成直角三角形，其斜边是定长，两条直角边是变化的. 如果研究的对象是周长，那么就得研究这两条直角边长度的和. 好了，现在我们将问题数学化吧.

几何描述：在$\triangle ABC$中，已知$\angle C=90^\circ$，$AB=1$，求$AC+BC$的取值范围；

代数描述：已知x，y为正实数，$x^2+y^2=1$，求$x+y$的取值范围.

师：你们现在就开动脑筋想一想，有什么办法能够解决这个问题呢？

1.2　以丰富视角转化问题

师：问题已经梳理好了，可以由哪些角度切入呢？你们又联想到了什么呢？

生 1:看到直角三角形,我想到了勾股定理,但是转化出来就是代数描述.

生 2:$x^2+y^2=1$ 是一个二元方程,我只想到我们学过二次方程,但没有学过二元方程.

生 3:我想到可以将直角三角形放在圆内,AB 是这个圆的直径,但还是没有办法得到结果.

……

(学生提出了与初中学过的知识有关的数学经验,上述三种角度极具代表性)

师:我认为大家联想得都很有道理,但是还不够深刻,需要再往前走一步.既然大家代数经验丰富,那我们优先从代数角度解决问题吧.请问大家,所求的表达式是几次?所给的条件是几次?

生:所求的是一次,所给的是二次.

师:请问一次变成二次容易,还是二次变成一次容易?

生:一次变二次.

师:很好,将所求的表达式进行平方,即 $(x+y)^2=x^2+y^2+2xy=1+2xy$,那么现在问题就转化为求 xy 的取值范围了,你会吗?(学生思考)xy 的意义可以看成什么呢?

生:可以理解为三角形面积的两倍.

师:你太棒了,那么直角三角形的面积可以怎么求呢?

生:可以用斜边作底.

师:这是一个很好的转变,让这一切变得有生机了.接着刚才的问题,也就是要求直角三角形斜边上高的取值范围,能看出来吗?我这里可是用了一个"看"字哦.

生:可以将直角三角形放在圆内,AB 为圆的直径,那么点 C 到 AB 的距离的范围为 $0<d\leqslant\frac{1}{2}$.

师:由此可以进行几何直观表示,现在来整理一下.

点 C 在以 AB 为直径的圆上(不包括 A,B 两点),点 C 到 AB 的距离的取值范围为 $0<d\leqslant\frac{1}{2}$.

$\triangle ABC$ 的面积 $S=\frac{1}{2}AB\cdot d$ 的取值范围为 $0<S\leqslant\frac{1}{4}$,即 $0<\frac{1}{2}xy\leqslant\frac{1}{4}$,从而 $0<xy\leqslant\frac{1}{2}$,所以 $1<1+2xy\leqslant 2$,即 $1<(x+y)^2\leqslant 2$.

又因为 $x+y>0$，则 $1<x+y\leqslant\sqrt{2}$.

此时，虽从代数角度切入，但发现了问题的几何意义，倒是变成了代数和几何“珠联璧合”的典范，那么本题能否从代数角度解决呢？已知 $x^2+y^2=1$，求 xy 的取值范围，可以联想到 $(x-y)^2\geqslant 0$，即 $x^2+y^2-2xy\geqslant 0$，从而 $xy\leqslant\frac{1}{2}$，这样也可以解决最值问题，但求范围还是有点困难，这部分知识涉及高中要学习的基本不等式，因此不加以展开. 可以提一个问题，请问 $x+y=2$ 可能吗？

生：不可能，刚才求了取值范围，2 不在取值范围内.

师：如果没有给出取值范围，能判断吗？

生：可以通过消元代入判断二次方程有没有解.

师：对呀，可以将 2 抽象出来，设 $x+y=t$，然后代入方程去判断方程有没有解. 请大家试着做一下.

……

生：我算出的取值范围是 $-\sqrt{2}\leqslant t\leqslant\sqrt{2}$.

师：为什么不一致呢？判别式是判断方程在实数范围内有无解，而题目要求 x，y 都是正数，那能修正一下吗？

展示另一学生的做法：

设 $t=x+y$，则 $y=t-x$，代入 $x^2+y^2=1$，整理得 $2x^2-2tx+t^2-1=0$.

由于上述方程有两个正根，所以判别式 $\Delta=(2t)^2-4\times 2(t^2-1)\geqslant 0$，即 $t^2\leqslant 2$，解得 $-\sqrt{2}\leqslant t\leqslant\sqrt{2}$.

又因为 $2t>0$，$t^2-1>0$，所以 $1<t\leqslant\sqrt{2}$.

师：这里找到一个完全代数的做法，也就是将问题转化为研究二次方程解的情况. 这点有一定的挑战性，但是我认为你们是有能力做到的. 再来提一个问题，看到成对的 x，y，你们会联想到什么？

生：坐标系.

师：很好，那么请问满足条件 $x^2+y^2=1$ 的点 (x,y) 在哪里呢？

生：在 x 轴上取 $OM=x$，取垂直于 x 轴的 $MP=y$，则点 P 的坐标为 (x,y)，它在单位圆上（图 1）.

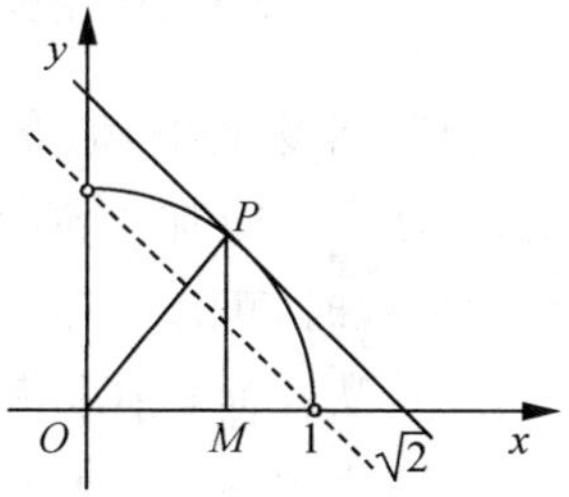

图 1

师：说得很详细，但是要注意 x，y 的范围，可以知道点 (x,y) 在以原点为圆心的单位圆在第一象限的圆弧上运动，那么如何研究 $x+y$ 呢？（学生再次陷入思考）看看 $x+y=1$ 表示什么？

生：表示直线.

师：这样的直线的横、纵坐标有什么特点？

生：横、纵坐标之和为 1.

师：其他直线也具备这样的特点吗？$x+y=b$ 表示什么？

生：横、纵坐标的和为 b.

师：能否利用这个性质来看这个圆弧呢？

生：可以利用 $y=-x+b$ 这条直线与圆弧有公共点，从而 b 的取值范围就有了.

师：很棒，在平移直线的时候，可以得到 $1<b\leqslant\sqrt{2}$. 回顾这个过程，发现我们从几何角度找到了点的位置，将几何问题变成了代数问题，最终利用直线这样的代数工具解决了问题. 我"贪心"地问一下，能否彻底从几何角度解决这个问题呢？（学生有点惊诧，开始讨论）刚才有同学提到勾股定理，可以有什么图形能够给出两直角边的长度和呢？

生：验证勾股定理的一个图形，用四个一样的直角三角形拼成一个正方形，但我还没有找到关系.

师：那一起来看这个图（图 2），并且把具体的数据都标在图上. 请看，接下来就是见证奇迹的时刻.

在正方形 $ABCD$ 中，$AB\leqslant HF$，即 $x+y\leqslant\sqrt{2}$，

在三角形 BEF 中，$BE+BF>EF$，即 $x+y>1$.

从而 $1<x+y\leqslant\sqrt{2}$.

此时，找到了一种"无字"证明，即使用几何直观的方式解决了问题.

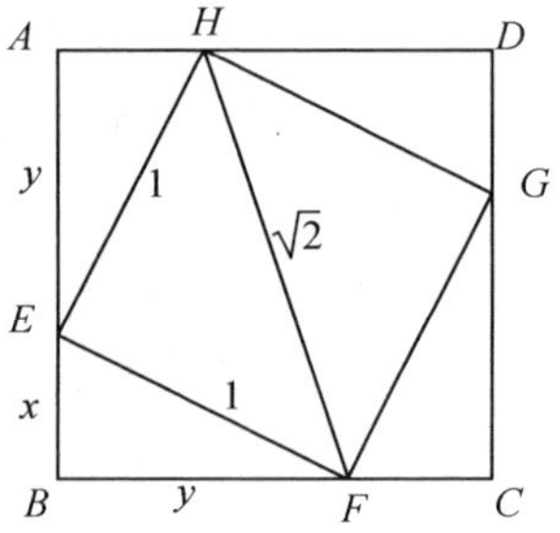

图 2

在解决问题的过程中，不怕不会做，只怕不会想，不怕想不到，只怕想不深.

1.3 以系统经验小结问题

师：问题虽小，但意义很大，通过这样解决问题，我们获得了更加广阔的视角，也获得了更加丰富的经验. 由于这个问题兼具几何和代数的特点，在回溯探究的过程时，可以从哪些角度切入呢？

生：从几何与代数角度，有从几何到代数的，也有从代数到几何的.

师：说得很好，但是有些笼统，我们能否讲得更加详细呢？一起来画出一个思维导图（图 3）.

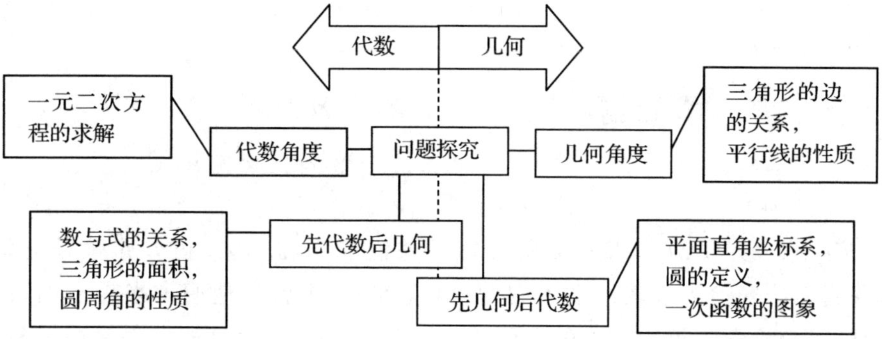
代数
几何
一元二次方程的求解
代数角度
问题探究
几何角度
三角形的边的关系，平行线的性质
数与式的关系，三角形的面积，圆周角的性质
先代数后几何
先几何后代数
平面直角坐标系，圆的定义，一次函数的图象

图 3

第2课 类 比

——从二次函数到三次函数

核心素养是适应未来社会所必需的关键能力与品格. 正如弗赖登塔尔所说,我们无法知道今天教给学生的题材(内容)是否就是他们未来需要的,但是我们可以教给学生更为宝贵的东西,不是特定的题材,而是如何去掌握题材,即让学生经历“再创造”,积累创新经验,培养创新意识. 创新不是天上掉下来的,也非凭空想象来的,而是需要方式和方法的.

数学推理是一种重要思维,分为演绎推理、合情推理(参见第 9 章). 合情推理又包括类比推理和归纳推理,是一种具有创造性的思维. 以下将从类比二次函数研究三次函数的经历给读者提供一些类比的经验,发掘一点创新的能力.

2.1 探究函数的对称性

师:根据初中的研究,二次函数的图象是抛物线,是轴对称图形,那么三次函数的图象是否也有某种对称性?

生:有的.

师:为什么?

生:一般老师这么问,都是有的.

师:我很欣赏你的诚实与敏锐,是否真的有,还需要去探究. 我们来看问题(求函数 $y=x^3-3x^2$ 图象的对称中心),你们有什么计划?

(学生思考)

师:题目提供的想法是通过变换将函数变成奇函数,从而可以确定对称中心. 类比二次函数的图象可以通过平移后关于 y 轴对称,那么就请你们回忆,图象关于 y 轴对称或平移后关于 y 轴对称的二次函数是什么样的?

生: $y=x^2$.

师:这只是一个代表,能找出所有的吗?

生: $y=ax^2+bx+c$.

师:很好,那么我们就要观察一般的二次函数是如何变换的. 注意这里的 $a\neq0$.

生:$y=ax^2+bx+c=ax^2+bx+c=a\left(x+\dfrac{b}{2a}\right)^2+\dfrac{4ac-b^2}{4a}$,将图象向右平移 $\dfrac{b}{2a}$个单位长度就可以使图象关于 y 轴对称,即发现二次函数 $y=ax^2+bx+c$ 图

象的对称轴为 $x=-\frac{b}{2a}$.

师：这是很好的经验，对于三次函数，首先要找到三次的奇函数，然后再变换得到一般的三次函数.

生：三次的奇函数的一般形式可以类似二次函数，为 $y=Ax^3+Bx+b$.

师：好了，根据上面的经验，请你们将 $y=x^3-3x^2$ 变换成 $y=Ax^3+Bx+b$ 的形式！

(学生实践，教师巡视，投影并修正学生的推导过程)

设 $A(x-a)^3+B(x-a)+b=x^3-3x^2$，即

$$Ax^3-3Aax^2+(3Aa^2+B)x-Aa^3-Ba+b=x^3-3x^2.$$

因此 $\begin{cases}A=1,\\-3Aa=-3,\\3Aa^2+B=0,\\-Aa^3-Ba+b=0,\end{cases}$ 解得 $\begin{cases}A=1,\\a=1,\\B=-3,\\b=-2.\end{cases}$

所以函数 $y=x^3-3x^2$ 图象的对称中心为(1，-2).

师：按照上面的方法应该也可以得到一般三次函数 $y=ax^3+bx^2+cx+d$ 的对称中心.

2.2　探究函数的单调性

师：我们对于函数单调性的研究很多都是结合函数图象实现的，但是对于三次函数的图象暂时不是很了解，那我们该如何研究呢？例如，试讨论三次函数 $y=x^3-3x^2$ 的单调性.

学生提出了很多做法，有的提出用几何画板或 GGB 画出函数的图象，再用单调性来定义，也有的提出利用导数的方法判定函数的单调性.

师：刚才大家提到的方法是很好的. 比如，用数学软件画函数图象的理论基础是对函数性质的研究，导数的确是研究函数的单调性的很好的工具，它应该也有其理论基础. 另外，大多数同学还没有深入研究导数，所以能否借鉴研究对称中心的方式来探究呢？

(学生沉默，感觉没有什么方向)

师：我们对二次函数十分熟悉，那么请问二次函数的单调性在哪里发生变化呢？

生：在顶点处.

师：正确，三次函数有顶点吗？那你说说看，从代数角度，什么叫作顶点？

生：感觉过顶点可以作一条水平线与函数图象相切.

师：很好，也就是方程 $ax^2+bx+c=\frac{4ac-b^2}{4a}$ 有两个相等的实数根. 换句话说，$ax^2+bx+c-\frac{4ac-b^2}{4a}=a\left(x+\frac{b}{2a}\right)^2$，说明这里产生了重根. 类似地，三次函数是否也会有这样的性质呢？

学生思考，教师巡视，发现如下做法：

设直线 $y=h$ 与三次函数 $y=x^3-3x^2$ 的图象相切，即方程 $x^3-3x^2=h$ 有重根，不妨设重根为 $x=m$，另一根为 $x=n$，则 $(x-m)^2(x-n)+h=x^3-3x^2$，展开得

$$x^3-(2m+n)x^2+(2mn+m^2)x-m^2n+h=x^3-3x^2.$$

由于 x 可取任意实数，则对应系数相等，即

$$\begin{cases}-(2m+n)=-3,\\2mn+m^2=0,\\-m^2n+h=0,\end{cases}$$

消去 n，可得 $3m^2-6m=0$，解得 $m=0$ 或 $m=2$.

师：结合二次函数的图象，说明重根使得函数的单调性发生改变，那么我们可以猜测三次函数的单调性如何？

生：当 $x<0$ 时，y 随 x 的增大而增大；当 $0<x<2$ 时，y 随 x 的增大而减小；当 $x>2$ 时，y 随 x 的增大而增大.

师：我们“猜”到了单调性，如何验证猜测正确与否？

生：利用单调性的定义加以证明.

师：的确，猜测是一种感性的推理活动，我们还需要理性的证明. 对于具体函数，我们探究了它的单调性，如何将函数延拓到一般的三次函数 $y=ax^3+bx^2+cx+d$ 呢？请学生如法炮制.

2.3 比较二次函数与三次函数的性质

根据初中阶段对二次函数 $y=ax^2+bx+c(a\neq0)$ 图象的描述与高中阶段对其性质的研究，可以得到(表 1)：

表 1　二次函数 $y=ax^2+bx+c(a\neq 0)$图象的对称性和单调性

对称性	对称轴 $x=-\frac{b}{2a}$	
单调性	$a>0$	$a<0$
	当 $x<-\frac{b}{2a}$时，y 随 x 的增大而减小；当 $x>-\frac{b}{2a}$时，y 随 x 的增大而增大	当 $x<-\frac{b}{2a}$时，y 随 x 的增大而增大；当 $x>-\frac{b}{2a}$时，y 随 x 的增大而减小

类比二次函数，可以总结出三次函数 $y=ax^3+bx^2+cx+d(a\neq 0)$的图象与性质（表 2）：

表 2　三次函数 $y=ax^3+bx^2+cx+d(a\neq 0)$的对称性和单调性

对称性	对称中心$\left(-\frac{b}{3a},\frac{2b^3-9abc}{27a^2}+d\right)$		
单调性	判别方程 $3ax^2+2bx+c=0$		
	首项系数	$a>0$	$a<0$
	判别方程无解或有两个相等的实数根	y 随 x 的增大而增大	y 随 x 的增大而减小
	判别方程有两个不等的实数根，记为 x_1，x_2，且 $x_1<x_2$	当 $x<x_1$ 时，y 随 x 的增大而增大；当 $x_1<x<x_2$ 时，y 随 x 的增大而减小；当 $x>x_2$ 时，y 随 x 的增大而增大	当 $x<x_1$ 时，y 随 x 的增大而减小；当 $x_1<x<x_2$ 时，y 随 x 的增大而增大；当 $x>x_2$ 时，y 随 x 的增大而减小

第3课　回　归

——谈谈反证法

在数学中，作为一般的思维形式的判断与推理，以定理、法则、公式的方式表现出来，而数学概念则是构成它们的基础. 正如李邦河院士所言："数学根本上是玩概念的，不是玩技巧，技巧不足道也！"正确理解并灵活运用数学概念，是掌握数学基础知识和运算技能、发展逻辑论证和空间想象能力的前提，以下我们从课本的例题出发谈谈如何回归概念，从而进行推理与证明.

3.1　回顾方法

师：在初中的时候，我们就说$\sqrt{2}$是无理数，在课本的小字部分就有关于"$\sqrt{2}$是无理数"的证明，同学们还有印象吗？

生：用反证法.

师：为什么用反证法？虽然我们要证明的是"$\sqrt{2}$是无理数"，但是只有有理数有比较清晰的概念与明确的表达，因此我们只能从有理数的概念出发，即否定命题，使用"反证法"，即有如下证明.

证明　假设$\sqrt{2}$是有理数，即$\sqrt{2}=\frac{m}{n}$（m，n 是正整数，且没有大于 1 的公约数）. 根据平方根的意义，$\left(\frac{m}{n}\right)^2=2$，即$\frac{m^2}{n^2}=2$，$2n^2=m^2$.

由于式"$2n^2=m^2$"左边是偶数，所以右边也是偶数，从而可知 m 是偶数.

设 $m=2p$（p 是正整数），把 $m=2p$ 代入 $2n^2=m^2$，得 $2n^2=4p^2$，即 $n^2=2p^2$.

因此，n 也是偶数.

于是，m，n 都是 2 的倍数，这与 m，n 没有大于 1 的公约数相矛盾.

因此，$\sqrt{2}=\frac{m}{n}$是不可能的，也就是说$\sqrt{2}$不是有理数.

师：通过回顾证明，可以归纳出反证法分成几个逻辑部分呢？

生：首先对结论加以否定，然后以此假设作为逻辑起点，通过演绎推理得出矛盾结果，最终否定假设，肯定结论.

师：诚如你所说，反证法的证明过程可以概括为"否定—推理—否定"，即从否定结论开始，经过正确的推理，导致逻辑矛盾，从而达到新的否定（肯定原命题）的过程，它是间接证明的一种.（可参见第一部分第 9 章内容）

3.2　应用方法

师：反证法往往用于正面直接论证或者反驳困难的时候，所谓“正难则反”，但大家也要注意想想为什么要从结论的否定开始.

问题 1　若正实数 p,q 满足 $p^3+q^3=2$，求证：$p+q\leqslant 2$.

生：可以发现，条件是三次等式，结论是一次等式，因此将结论用起来.

师：这个观察很好，可以一起来完成证明.

证明　假设 $p+q>2$，因为 $p^3+q^3=2$，从而 $p^3+q^3<p+q$，整理得

$$(p+q)(p^2-pq+q^2)<p+q.$$

由于 $p>0,q>0$，则 $p+q>0$，从而 $p^2-pq+q^2<1$，即$(p+q)^2<1+3pq$.

又因为 $4pq<(p+q)^2$，从而$(p+q)^2<1+3pq<1+\frac{3}{4}(p+q)^2$，

解得$(p+q)^2<4$，这与假设矛盾.

从而假设不成立，结论成立，即 $p+q\leqslant 2$.

师：诚然，这道题的证明方法不仅仅有这一种，上面的证明体现了极强的技巧性. 如果将次数联系起来，还可以如何处理呢？设 $p+q=m$，则 $p=m-q$，代入消元后可从函数角度来研究.

问题 2　已知 a,b,c 满足

$$a+b+c>0,ab+bc+ca>0,abc>0,$$

求证：a,b,c 均为正数.

生：条件给的都是关于字母运算的复杂不等式，可以试着将结论否定作为条件.

师：的确，在不等式运算时，如果能够得到字母的取值范围，那么运算所得的取值范围就比较清晰.

证明　假设结论不成立，即 a,b,c 不都大于 0，不妨设 $a\leqslant 0$.

若 $a=0$，则 $abc=0$，与已知 $abc>0$ 矛盾；

若 $a<0$，则由 $abc>0$，有 $bc<0$，又因为 $a+b+c>0$，即 $b+c>-a>0$，因此

$$ab+bc+ca=a(b+c)+bc<0,$$

这与已知 $ab+bc+ca>0$ 矛盾.

因此假设不成立，则结论成立，从而 a,b,c 均大于 0.

师：否定结论作为条件时，就可以使用不等式性质进行相关运算，从而结合条件寻找矛盾.

问题 3　已知 a,b,c 是小于 1 的正数，求证：$(1-a)b,(1-b)c,(1-c)a$ 不

能同时大于$\frac{1}{4}$.

生:要证明的目标很多,但其反面是明确的,所以利用反证法就比较好.

师:事实上,要证明三个对象中至少有一个不大于$\frac{1}{4}$,其实可以证明这三个对象的和不大于$\frac{3}{4}$或者它们的积不大于$\frac{1}{64}$.从这个角度来说,应该选择处理积的问题.

证明 假设$(1-a)b,(1-b)c,(1-c)a$同时大于$\frac{1}{4}$,即

$$(1-a)b>\frac{1}{4},(1-b)c>\frac{1}{4},(1-c)a>\frac{1}{4}.$$

三式相乘,得到

$$(1-a)b(1-b)c(1-c)a>\frac{1}{64}.$$

又因为$(1-a)a\leqslant\frac{1}{4},(1-b)b\leqslant\frac{1}{4},(1-c)c\leqslant\frac{1}{4}$,则

$$(1-a)b(1-b)c(1-c)a\leqslant\frac{1}{64}.$$

矛盾,从而假设不成立,结论成立.

师:存在性的证明往往有两种可能,其一是找到这个存在性的个体,其二就是从理论上说明存在,这往往是通过等式或者不等式加以控制,其中典型的案例就是"抽屉原理"(可以参考"存在"一课的内容).

3.3 改进方法

师:我们运用反证法处理了与不等式相关的三个问题,讲到"正难则反",那么何为"正难"?从概念的理解上来说,命题中出现了非概念从属关系,或者逆概念定义规则的状况,我们为了恰当使用概念,将目标结论加以否定,变成我们所理解的概念,也变成我们推理的条件,从而很好地解决问题.

思考 证明:方程

$$x^2+y^2+z^2=2xyz$$

无正整数解.

师:大家可以做一些尝试,不难发现,如果原方程有解,那么解应该都是偶数或者两个奇数、一个偶数.如果解是两个奇数、一个偶数,这时等式两边被4除的余数不同,故解只能都是偶数.这样可以不断分析下去,会有问题吗?我们写写看.

证明　若 $x^2+y^2+z^2=2xyz$ 有正整数解，则 $x^2+y^2+z^2$ 为偶数.

从而 x^2,y^2,z^2 中恰好有一项为偶数或三项都是偶数.

若恰好有一项为偶数，则左边只能是 2 的倍数，不是 4 的倍数，而右边是 4 的倍数，矛盾. 从而说明 x^2,y^2,z^2 都是偶数，即 x,y,z 都是偶数.

设 $x=2x_1,y=2y_1,z=2z_1$，则 $x_1^2+y_1^2+z_1^2=4x_1y_1z_1$.

同理可知，x_1,y_1,z_1 也都是偶数.

可设 $x_1=2x_2,y_1=2y_2,z_1=2z_2$，则 $x_2^2+y_2^2+z_2^2=6x_2y_2z_2$.

类似地，可以把这一过程无限次继续下去，于是

$$x=2x_1=2^2x_2=2^3x_3=\cdots=2^nx_n=\cdots,$$
$$y=2y_1=2^2y_2=2^3y_3=\cdots=2^ny_n=\cdots,$$
$$z=2z_1=2^2z_2=2^3z_3=\cdots=2^nz_n=\cdots,$$

则 x,y,z 被 2^n 整除，这样的数不存在，矛盾.

从而该方程无正整数解.

师：1695 年法国数学家费马在他写给法国数学家卡尔卡维的信中写道，他发现了一种新的证明方法，并且应用它成功解决了大量的数论问题，他将这种证明方法命名为无穷递降法.

数学概念的理解主要指概念的形式、本质、外延和内涵，主要是对“数学游戏规则”的理解与认识，这其实不是一种外在的强制，而是一种内在的自由，即“知道就是按知道的做”且“不知道就不能随便做”，因此才能做到“从心所欲不逾矩”，实现解题中的自由自在.

第4课 存 在

——谈谈抽屉原理

仓央嘉措是我国历史上著名的诗人,他曾有诗《见与不见》:你见,或者不见我,我就在那里,不悲不喜.说明一种存在性是需要去感知,需要去证明的.如何去论证存在性呢?一般来说,可以构造符合要求的实例,或者推演支持要求的理论.

4.1 建构模型

师:观察如下两个案例.

我有 3 根棒棒糖,现在分给 2 个人,觉得会出现怎样的结果?

我有 5 根棒棒糖,现在分给 4 个人,觉得会出现怎样的结果?

面对这样的问题,我们可以提哪些问题?

学生可以提出如下一些问题:

(1) 每人都会有吗?最少拿到几根?最多拿到几根?

(2) 这些糖的分配方案如何?有多少种分配方案?

师:我们首先关注比较基本的问题,拿到最多的人至少能拿到几根?

生:3 根分给 2 个人,拿到最多的人至少可以拿到 2 根;5 根分给 4 个人,拿到最多的人至少也可以拿到 2 根.

师:可以抽象成一般化的结论吗?

生:若将 $m+1$ 个物体放入 m 个盒子,则存在一个盒子中至少有 2 个物体.

师:可以证明吗?

生:假设每个盒子最多有 1 个物体,那么总共最多有 m 个物体,与已知矛盾.

师:没错,这里可以用反证法加以证明,还可以更加一般化吗?

生:若将 $mn+1$ 个物体放入 m 个盒子,则存在一个盒子中至少有 $n+1$ 个物体.

师:很好的推广,事实上还可以将条件改写成无穷多,得到如下结论:

若将无数个物体放入 m 个盒子,则存在一个盒子中有无数个物体.

这三个结论统称为抽屉原理,也称为鸽笼原理或狄利克雷原理,它是离散数学中最重要的原理之一,主要用来解决存在性的问题.

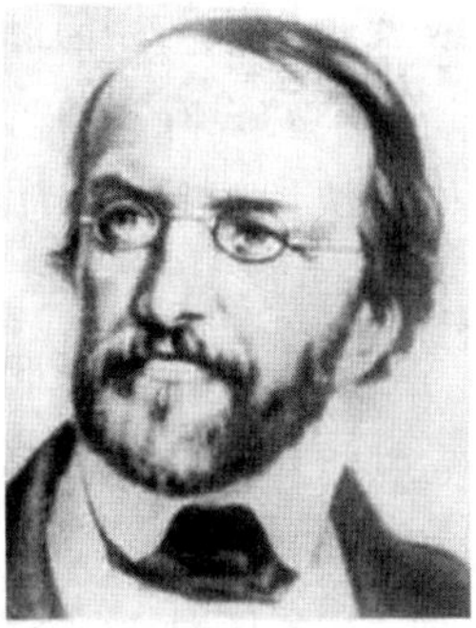
图 1

狄利克雷(Dirichlet,1805—1859,图 1),德国数学家,解析数论的创始人,对函数论、位势论和三角级数论都有重要贡献,主要著作有《数论讲义》《定积分》等.

4.2　应用模型

问题 1　学校开设数学、物理、化学 3 种兴趣课,每个同学可以且必须选 2 种课. 在一个 7 个人的好友圈中,小明说:我们 7 个人中总会有 2 个人所选的课是相同的. 你觉得小明的判断是正确的吗?

分析　存在选课相同的人,即存在某种选课方案,至少有 2 个人同时选择,因此试用抽屉原理,从而就得构造所有可能的选课方案.

解　小明的判断是正确的,理由如下:

从 3 种课中选 2 种,不同选择方式恰好有 6 种,将 7 个人分配给 6 种方案,根据抽屉原理,某种方案至少有 2 个人选中,即 7 个人中总会有 2 个人所选的课相同,因此小明的判断是正确的.

问题 2　在 120 个同学中,彼此认识的握手问候. 请问,是否一定有 2 个人握手的次数是相同的?

分析　通过问题 1 积累的经验知道解题的关键在于能否构造"抽屉". 如果要存在 2 个人握手次数相同的情况,那么得最多产生 119 个"抽屉",才能使得 120 个同学中至少有 2 个人在同一"抽屉". 不难发现,如果每个人都握过手,那么握手次数只能从 1 次开始,最高到 119 次(不可能跟自己握手);如果有人没握过手,那么握手次数只能从 0 次开始,最高到 118 次. 不管哪种情况,握手次数最多只有 119 种,适合使用抽屉原理.

解　每个人握手的次数是 0,1,2,…,119,而且 0 和 119 不能同时出现. 事实上,每个人握手只有 119 种情况,根据抽屉原理,如果有 120 个人,那么必然存在 2 个人握手的次数相同的情况.

问题 3　求证:在世界上任意 6 个人中,总有 3 个人相互认识或者 3 个人互不认识.

分析　目标中存在 3 个人,那么对于 6 个人而言只能存在 2 个或 3 个"抽屉"才能实现. 而对于某个人而言,认识与不认识就可以形成 2 个"抽屉",确定研究对象后开展工作.

证明　以某人为研究对象,记为甲,其余 5 人,根据他们与甲的关系可分为与甲认识、与甲不认识两类. 根据抽屉原理可知,一定有 3 个人与甲相互认识,或者3个人与甲互不认识.

不妨设存在3个人(乙、丙、丁)与甲相互认识,在这3个人中如果有2个人相互认识,不妨设为乙、丙,那么甲、乙、丙3个人就互相认识了.

否则,乙、丙、丁3个人互不认识,说明结论也正确.

问题4 证明下列结论:

(1) 任意3个自然数,其中必有2个数的和是2的倍数;

(2) 任意5个自然数,其中必有3个数的和是3的倍数;

(3) 任意11个自然数,其中必有6个数的和是6的倍数.

分析 根据解决以上问题的经验,知道解题的关键在于构造"抽屉",因此对于倍数或者整除问题,通常情况下可以构造和使用的"抽屉"就是余数情况.

证明 (1) 根据抽屉原理,3个数中必然有2个数同为奇数或同为偶数,因此这2个数的和是2的倍数.

(2) 任意5个自然数,研究它们被3除的余数,若存在3个数,它们被3除的余数分别是0,1,2,则这3个数的和是3的倍数;

否则,这5个自然数被3除的余数至多两类,根据抽屉原理,存在3个自然数的余数相同,从而这3个数的和是3的倍数.

(3) 由(2)可知,存在3个数的和是3的倍数,在剩余的8个数中,根据(2)还存在3个数的和是3的倍数,在剩下的5个数中,根据(2)也存在3个数的和是3的倍数.根据(1),在三组数中总存在两组的和是2的倍数,从而这两组数共6个数,它们的和是6的倍数.

问题5 证明下列结论:

(1) 任意8个自然数,其中必有两个数的差是7的倍数;

(2) 任意52个整数,其中必有两个数,它们的和或者差是100的倍数.

分析 问题5与问题4的区别在于结论出现了差,特别是问题5(2)中出现了和或者差,但是构造抽屉的想法还是一致的,通过分析余数的情况来实现构造"抽屉"的目标.

证明 (1) 被7除的余数总共有7种情况,根据抽屉原理,8个数中至少存在两个数的余数相同,所以这两个数的差是7的倍数.

(2) 如果52个数中恰有两个数被100除的余数相同,那么它们的差是100的倍数.

否则,52个数被100除的余数各不相同,以其最小非负余数为代表,被100除的余数可以分成51种情况:

$\{1,99\},\{2,98\},\cdots,\{49,51\},\{50\},\{100\}$.

根据抽屉原理，必有一类中有两个整数，那么它们的和是100的倍数，得证.

问题6　在从1到20的这20个数中任取11个数，必有两个数，其中一个数是另一个数的倍数.

分析　结论中“必有两个数”的意思就是存在至少两个数在同一个“抽屉”中，因此需要将11个数分配给至多10个“抽屉”，从而设法构造的“抽屉”中满足倍数关系.

证明　将这20个数分成10类：

$\{1,2,4,8,16\}$，$\{3,6,12\}$，$\{5,10,20\}$，$\{7,14\}$，$\{9,18\}$，$\{11\}$，$\{13\}$，$\{15\}$，$\{17\}$，$\{19\}$.

根据抽屉原理，11个数中必有两个数在其中某一类，即其中一个数是另一个数的倍数.

4.3　迁移模型

通过上面6个问题可以发现，利用抽屉原理解决问题的关键在于确定研究对象的数量，构造相应关系的“抽屉”，从而可以确定“存在性”，而不用真实找到这些具体的对象. 抽屉原理的证明使用了反证法，同时使用了不等式的运算性质，因此可以试试看如何将这种方法适当迁移.

问题7　(1990年匈牙利数学竞赛题)求证：在1至90这90个数中，任意19个不同的数，它们两两之差中一定有三个是相等的.

分析　存在性问题势必联想到抽屉原理，首先要确定研究对象的数量，19个不同的数，两两之差的数量；其次根据目标存在三个对象，可以相应构造“抽屉”，这一步的确不容易实现. 可以使用抽屉原理的最本质的思想方法，即反证法. 将“一定有三个是相等的”否定成“至多有两个是相等的”，进一步将这19个数据进行排序，从而缩小了研究范围，可以得到如下证明.

证明　设这19个数从小到大依次排序为$1\leqslant a_1<a_2<a_3<\cdots<a_{19}\leqslant 90$，假设它们两两之差中最多有两个是相等的，即在$a_{19}-a_{18}$，$a_{18}-a_{17}$，…，$a_3-a_2$，$a_2-a_1$中，最多有两个相等，从而

$$(a_{19}-a_{18})+(a_{18}-a_{17})+\cdots+(a_3-a_2)+(a_2-a_1)\geqslant 2(1+2+\cdots+9)=90,$$

所以$a_{19}-a_1\geqslant 90$. 这与$a_{19}-a_1\leqslant 89$矛盾，从而假设不成立，结论正确.

诚然，数学的学习需要靠“解题”来巩固和训练，但是不是靠“刷题”来强化和提升，其实更需要的是对一个问题的思考以及解题后的反思，这样才能对数学思维和数学理解有提升的效果. 单墫先生指出：对“解题过程”通常有两种理

解，一种是狭义的，一种是广义的. 狭义的理解是指求得所遇到的或所给的数学问题的结果，即“尝试→求解→得结果”的过程；广义的理解不仅包括“尝试→求解→得结果”的过程，还要包括总结，也就是“尝试→求解→得结果→总结”的过程. 其中“总结”是解决数学问题过程中最重要的一环，把握这一环的优与劣从根本上决定了一个人解题能力的强弱.

第5课　逼　近

——从曲边梯形面积谈起

汉语中经常会用成语形容积少成多，如集腋成裘、聚沙成塔等，荀子在《劝学》中说“不积跬步，无以至千里”，老子在《道德经》中也说“千里之行，始于足下”，都旨在说明积累的重要性，也说明实践的重要性.

5.1　发现问题、提出问题

通常我们可以求得规则几何图形的面积. 如图 1，由直线 $y=1$ 与直线 $x=0$，$x=1$，$y=0$ 所围成的平面图形的面积为 1；如图 2，由直线 $y=x$ 与直线 $x=1$，$y=0$ 所围成的平面图形的面积为$\frac{1}{2}$. 那么曲边图形的面积是否可求呢？

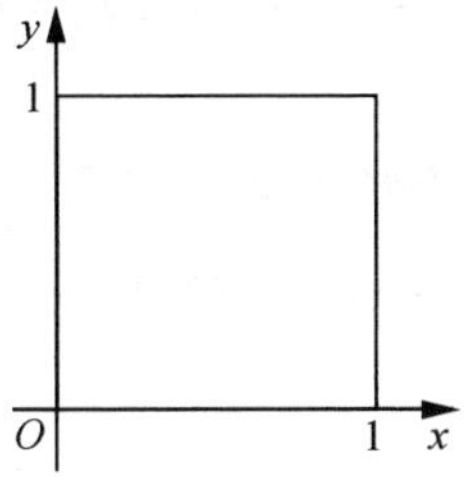

图 1

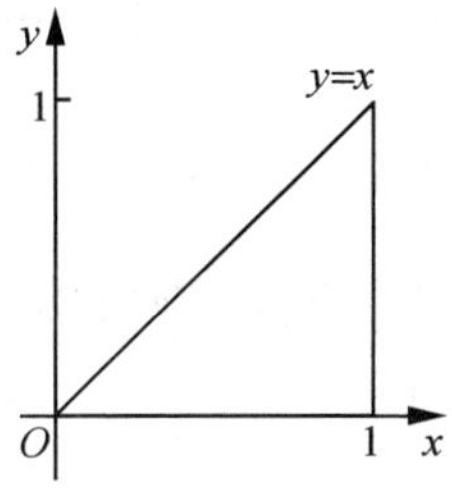

图 2

事实上，古希腊伟大的哲学家、数学家阿基米德除了曾说过“给我一个支点，我就能撬起整个地球”，他还提出了一个求曲边图形面积的问题.

问题 1　如图 3，求由抛物线 $y=x^2$ 与直线 $x=1$，$y=0$ 所围成的平面图形的面积 S.

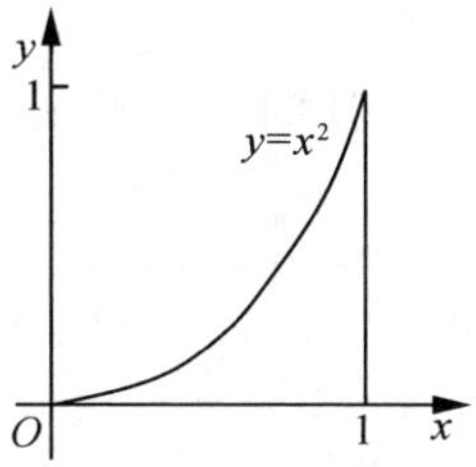

图 3

联想到中国魏晋时期伟大的数学家刘徽（约 225—295）的著作《九章算术注》中所提的割圆术，“割之弥细，所失弥少，割之又割，以至于不可割，则与圆周合体，而无所失矣”，其意用正多边形的面积去逼近圆的面积.

5.2　分析问题、解决问题

“移植”这样的方法，我们可以将 0 到 1 分割成 n 等份. 如图 4，一方面作出 n 个面积较小的矩形，其和为不足近似值；如图 5，另一方面作出 n 个面积较大的矩形,其和为过剩近似值.不难发现,当 n 越来越大时,不足近似值与过剩近似值都越发接近实际值.

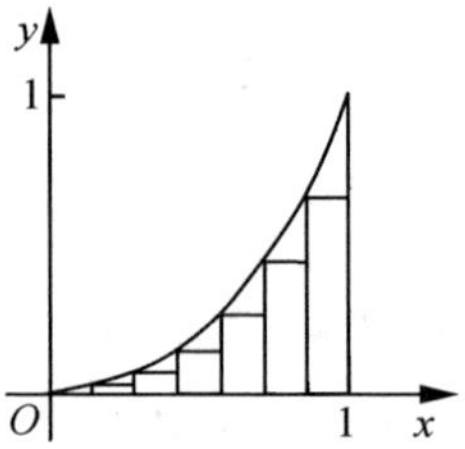

图 4

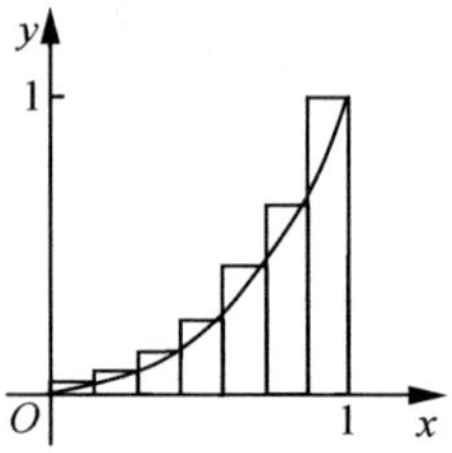

图 5

已知前 n 个自然数的平方和公式

$$1^2+2^2+\cdots+n^2=\frac{1}{6}n(n+1)(2n+1),$$

则可知不足近似值与过剩近似值分别为

$$S_{\text{不足}}=\frac{1}{n^3}[0^2+1^2+\cdots+(n-1)^2]=\frac{1}{n^3}(n-1)(2n-1),$$

$$S_{\text{过剩}}=\frac{1}{n^3}(1^2+2^2+\cdots+n^2)=\frac{1}{n^3}(n+1)(2n+1).$$

当 n 越来越大时,可知 $S_{\text{不足}}$ 和 $S_{\text{过剩}}$ 越来越接近 $\frac{1}{3}$.

又因为 $S_{\text{不足}}<S<S_{\text{过剩}}$,则由抛物线 $y=x^2$ 与直线 $x=1,y=0$ 所围成的平面图形的面积 $S=\frac{1}{3}$.

以下给出前 n 个自然数的平方和公式的证明.

公式:已知 n 为正整数,则

$$1^2+2^2+\cdots+n^2=\frac{1}{6}n(n+1)(2n+1).$$

证明 由于 $n=\frac{1}{2}[n(n+1)-(n-1)n]$,则

$$\begin{aligned}1+2+\cdots+n&=\frac{1}{2}[1\times2-0\times1+2\times3-1\times2+\cdots+n(n+1)-(n-1)n]\\&=\frac{1}{2}n(n+1).\end{aligned}$$

类似地,由 $n(n+1)=\frac{1}{3}[n(n+1)(n+2)-(n-1)n(n+1)]$,有

$$1\times2+2\times3+\cdots+n(n+1)=\frac{1}{3}n(n+1)(n+2),$$

从而

$$(1^2+2^2+\cdots+n^2)+(1+2+\cdots+n)=\frac{1}{3}n(n+1)(n+2),$$

解得

$$\begin{aligned}1^2+2^2+\cdots+n^2&=\frac{1}{3}n(n+1)(n+2)-(1+2+\cdots+n)\\&=\frac{1}{3}n(n+1)(n+2)-\frac{1}{2}n(n+1)\\&=\frac{1}{6}n(n+1)(2n+1),\end{aligned}$$

所以 $1^2+2^2+\cdots+n^2=\frac{1}{6}n(n+1)(2n+1)$.

5.3　类比问题、辨析问题

问题 2　试判断由曲线 $y=\frac{1}{x^2}$ 与直线 $x=1$，$y=0$ 所围成的平面图形的面积是否有限.

解　从 1 开始，依次作出宽度为 1 的矩形，矩形的高依次为 $\frac{1}{1^2}$，$\frac{1}{2^2}$，…，$\frac{1}{n^2}$，…，则这些矩形的面积和为

$$S_{\text{过剩}}=\frac{1}{1^2}+\frac{1}{2^2}+\cdots+\frac{1}{n^2}+\cdots.$$

又因为 $\frac{1}{n^2}\leqslant\frac{1}{(n-1)n}=\frac{1}{n-1}-\frac{1}{n}$，其中 $n\geqslant2$，则

$$\frac{1}{1^2}+\frac{1}{2^2}+\cdots+\frac{1}{n^2}\leqslant1+\left(\frac{1}{1}-\frac{1}{2}\right)+\cdots+\left(\frac{1}{n-1}-\frac{1}{n}\right),$$

所以 $S_{\text{过剩}}=\frac{1}{1^2}+\frac{1}{2^2}+\cdots+\frac{1}{n^2}+\cdots\leqslant2$.

因此，曲线 $y=\frac{1}{x^2}$ 与直线 $x=1$，$y=0$ 所围成的平面图形的面积是有限的.

问题 3　试判断由曲线 $y=\frac{1}{x}$ 与直线 $x=1$，$y=0$ 所围成的平面图形的面积是否有限.

解　从 1 开始，依次作出宽度为 1 的矩形，矩形的高依次为 $\frac{1}{2}$，$\frac{1}{3}$，…，$\frac{1}{n+1}$，…，则这些矩形的面积和为

$$S_{\text{不足}}=\frac{1}{2}+\frac{1}{3}+\cdots+\frac{1}{n+1}+\cdots.$$

又因为$\frac{1}{2^k+1}+\frac{1}{2^k+2}+\cdots+\frac{1}{2^k+2^k}\geqslant 2^k\times\frac{1}{2^k+2^k}=\frac{1}{2}$,其中$k\geqslant 1$,从而

$$S_{\text{不足}}\geqslant\frac{1}{2}+\frac{1}{2}+\cdots+\frac{1}{2}+\cdots.$$

因此,曲线$y=\frac{1}{x}$与直线$x=1$,$y=0$所围成的平面图形的面积是无限的.

第三部分

能力与素养

数学素养测评试卷(一)

一、单项选择题(本题共 8 小题,每小题 5 分,共 40 分.在每小题给出的四个选项中,只有一项是符合题目要求的)

1. 党的十八大以来,习近平总书记反复强调文化自信.很多传统纹样就是中华民族文化的符号,在下列青花瓷常见图案中,成中心对称的是　　(　　)

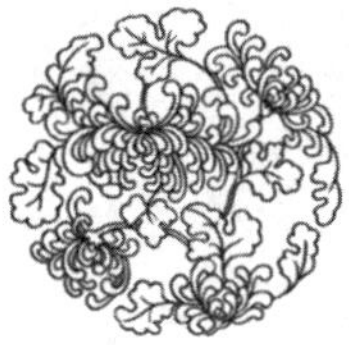
A

B

C

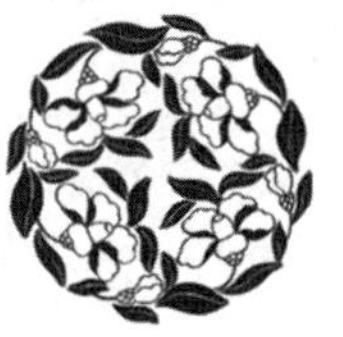
D

2. 若 $a,b\in\mathbf{R}$,且 $a>|b|$,则　　(　　)

A. $a<-b$　　B. $a>b$　　C. $a^2<b^2$　　D. $\frac{1}{a}>\frac{1}{b}$

3. 为落实教育的根本任务“立德树人”,江苏高考从 2021 年开始进行了改革,实行“3+1+2”模式,即语文、数学、外语必选,物理、历史二选一,政治、地理、化学、生物四选二,共有 12 种选课模式.今年上高一的小明与小芳都准备选历史与政治,假设他们都对地理、化学、生物三科没有偏好,则他们选课相同的概率为　　(　　)

A. $\frac{1}{2}$　　B. $\frac{1}{3}$　　C. $\frac{1}{6}$　　D. $\frac{1}{9}$

4. 在直角坐标系 xOy 中,O 是原点,$A\left(\frac{\sqrt{3}}{2},\frac{1}{2}\right)$,将射线 OA 绕 O 逆时针旋转 90°,取点 B 满足 $OB=2OA$,则点 B 的坐标为　　(　　)

A. $(-\sqrt{3},1)$　　B. $(\sqrt{3},-1)$　　C. $(-1,\sqrt{3})$　　D. $(1,-\sqrt{3})$

5. 若圆锥的侧面展开图的圆心角为 120°,则这个圆锥的侧面积与底面积的比为　　(　　)

A. $3:2$　　B. $2:1$　　C. $3:1$　　D. $4:1$

6. 当 $0\leqslant x\leqslant 1$ 时,函数 $y=x^2+ax+b$ 的最大值是 M,最小值是 m,则 $M-m$　　(　　)

A. 与 a,b 都有关　　B. 与 a 有关,但与 b 无关

C. 与 a,b 都无关　　D. 与 a 无关,但与 b 有关

7. 在梯形 $ABCD$ 中,已知 $AB /\!/ CD$,$AB=a$,$CD=b$, MN 表示平行于两底且将梯形 $ABCD$ 分为面积相等的两个梯形的线段,则 MN 的长度为 ( )

A. $\dfrac{2}{\dfrac{1}{a}+\dfrac{1}{b}}$　　B. $\sqrt{ab}$　　C. $\dfrac{a+b}{2}$　　D. $\sqrt{\dfrac{a^2+b^2}{2}}$

8. 小明有一个"函数机器",记输入值为 x,输出值为 y. 小明经过研究发现,其工作的原理是:当 $x<-1$ 时,$y=x^2$;当 $-1\leqslant x\leqslant 2$ 时,$y=1$;当 $x>2$ 时,$y=\dfrac{2}{x}$. 现在小明输入值 t 与其倒数 $\dfrac{1}{t}$,发现输出值是相同的,则实数 t 的取值范围为 ( )

A. $t=-1$ 或 $t=1$　　B. $-1\leqslant t<0$ 或 $0<t\leqslant 2$

C. $-1\leqslant t\leqslant -\dfrac{1}{2}$ 或 $1\leqslant t\leqslant 2$　　D. $t=-1$ 或 $\dfrac{1}{2}\leqslant t\leqslant 2$

二、多项选择题(本题共 4 小题,每小题 5 分,共 20 分. 在每小题给出的四个选项中,有多项符合题目要求. 全部选对的得 5 分,有选错的得 0 分,部分选对的得 2 分)

9. 2021 年 5 月 31 日,中共中央政治局召开会议,会议指出,进一步优化生育政策,实施一对夫妻可以生育三个子女政策及配套支持措施,有利于改善我国人口结构、落实积极应对人口老龄化国家战略、保持我国人力资源禀赋优势. 根据如下折线统计图,下列说法正确的是 ( )

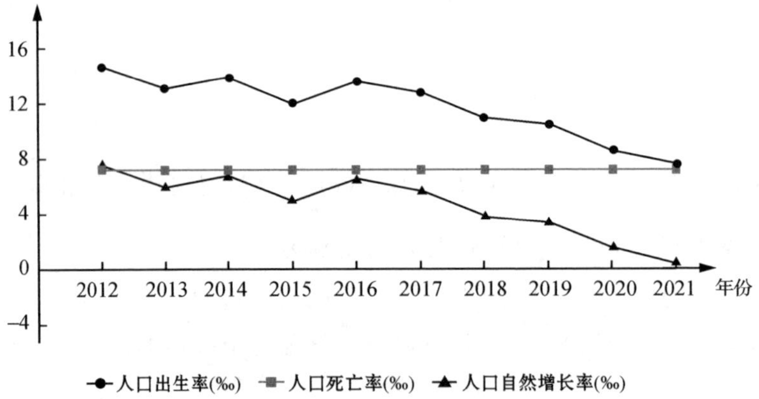

2012—2021 年我国人口出生率、死亡率及自然增长率折线统计图

(来源:国家统计局)

A. 从 2016 年起,我国人口出生率逐年减少

B. 2012—2021 年,我国人口自然增长率的中位数是 2016 年与 2017 年的平均值

C. 2012—2021 年,我国人口自然增长率与人口死亡率的平均值之和为人口出生率的平均值

D. 2012—2021 年,我国人口自然增长率的方差与人口出生率的方差之差几乎为 0

10. 下列关于实数的说法正确的是　　(　　)

A. 有理数与无理数的和为无理数

B. 有理数与无理数的积为无理数

C. 无理数一定是某个一元二次方程的实数根

D. 有理数一定是某个一元二次方程的实数根

11. 若某函数的图象与直线 $y=x$ 有公共点,则称该函数存在不动点. 在下列函数中,不存在不动点的是　　(　　)

A. $y=x^2-x+2$　　B. $y=\dfrac{x-2}{x-1}$

C. $y=\dfrac{1}{x^2+1}$　　D. $y=|x+1|+|x-1|$

12. 在锐角三角形 ABC 中,已知 $BC=3$,对任意满足条件的点 A,存在点 D,使得 AD 为定值,则点 A 满足的条件可能为　　(　　)

A. $\angle BAC=60°$　　B. $AB^2+AC^2=20$

C. $\sin B=2\sin C$　　D. $\tan B\cdot\tan C=1$

三、填空题(本题共 4 小题,每小题 5 分,共 20 分)

13. 写出一个与$\sqrt{2}$的积是有理数的非零二次根式:________.

14. 若锐角 θ 满足 $\sin^2\theta+2\cos^2\theta=\dfrac{7}{4}$,则锐角 θ 的大小为______°.

15. 已知 a,b,c 为常数,若 $\dfrac{ax+b}{x+c}=a+\dfrac{m}{x+c}$,则 m 可用 a,b,c 表示为________.

16. 已知点 $A_1,A_2,A_3,\cdots,A_n$ 是半径为 r 的圆 O 上的逆时针排列的点,且 $A_1A_2=A_2A_3=\cdots=A_{n-1}A_n=A_nA_1=5$,则整数 r 的值为______.

四、解答题(本题共 6 小题,共 70 分. 解答应写出文字说明、证明过程或演算步骤)

17. (本小题满分 10 分)在下列条件中任选一个,补充在下面问题中并解答.

① 去掉最大的数,剩余 5 个数的平均数是$\dfrac{9}{2}$;

② 加入一个数$\frac{7}{3}$，新的数据组的平均值不变；

③ 这组数据的极差是 6，中位数是$\frac{5}{2}$.

问题 已知一组数据：1，2，3，4，5，a. 若________，求这组数据的方差.

18.（本小题满分 12 分）在$\triangle ABC$中，已知$AB=4$，$AC=\sqrt{3}BC$，且$\triangle ABC$的面积为$2\sqrt{3}$.

(1) 求点 C 到直线 AB 的距离；

(2) 若$\angle C$是最大角，求 $\tan B$ 的大小.

19.（本小题满分 12 分）已知 n 为正整数.

(1) 化简：$\frac{1}{n(n+1)}-\frac{1}{(n+1)(n+2)}$；

(2) 证明：$\frac{1}{(n+1)^3}<\frac{1}{n(n+1)(n+2)}$；

(3) 判断$\frac{1}{1^3}+\frac{1}{2^3}+\frac{1}{3^3}+\cdots+\frac{1}{n^3}$与$\frac{5}{4}$的大小关系.

20.（本小题满分 12 分）在平行四边形 $ABCD$ 中，已知 $AE\perp BC$，垂足为 E，$AF\perp CD$，垂足为 F，且 $AE=AF=4$，$\cos\angle EAF=\frac{1}{3}$.

(1) 求证：$\triangle ABE\cong\triangle ADF$；

(2) 求四边形 $AECF$ 的周长.

21.（本小题满分 12 分）当自变量 $x=3$ 时，二次函数的值最小，且最小值为 -4，这个函数图象与 x 轴的一个交点为 $A(1,0)$.

(1) 求二次函数的表达式；

(2) 若这个函数图象上存在点 B，C，使得$\triangle ABC$的重心为$(4,3)$，求$\triangle ABC$的面积.

22.（本小题满分 12 分）如图(1)，在平面直角坐标系 xOy 中，把以原点为圆心、半径为 3 的圆记为$\odot O$，过点 $P(-2,0)$ 的直线交$\odot O$于 A，B 两点，过圆心 O 作 $OM\perp AB$，垂足为 M. 小明画出上述图形并复印，发现该复印机把所画图形中每个点的横坐标保持不变，纵坐标变为原来的$\frac{1}{3}$，此时原来的$\odot O$变成了椭圆 E，如图(2). 在图(2)中，研究下列问题：

(1) 若直线 AB 的方程为 $y=\frac{1}{3}x+\frac{2}{3}$，求线段 AB 的长度；

(2) 延长 OM 交椭圆 E 于点 Q（Q 在第三象限），若四边形 $AOBQ$ 是平行四边形，求点 M 的坐标.

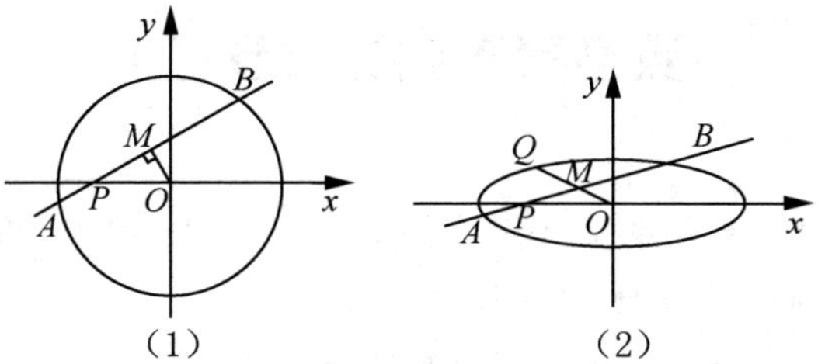

第 22 题图

数学素养测评试卷(二)

一、单项选择题(本题共 8 小题,每小题 5 分,共 40 分.在每小题给出的四个选项中,只有一项是符合题目要求的)

1. 中国书法是汉字特有的一种传统艺术,习惯上可分为“正”“草”“隶”“篆”“行”五体.篆书是大篆、小篆的统称,笔法瘦劲挺拔,曲线较多,直线较少,起笔有方笔、圆笔,也有尖笔,收笔“悬针”较多.以下四个字的篆书可看成中心对称图形的是 ( )

A. 苏(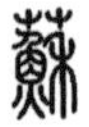)　　B. 州(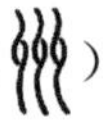)　　C. 中(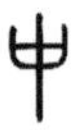)　　D. 学(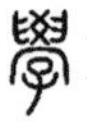)

2. 当物体的受力面积 $S(m^2)$一定时,这个物体所受的压强 $p(Pa)$与作用于它的压力 $F(N)$的函数关系式为 $p=\frac{F}{S}(S\neq 0)$,其图象可能是 ( )

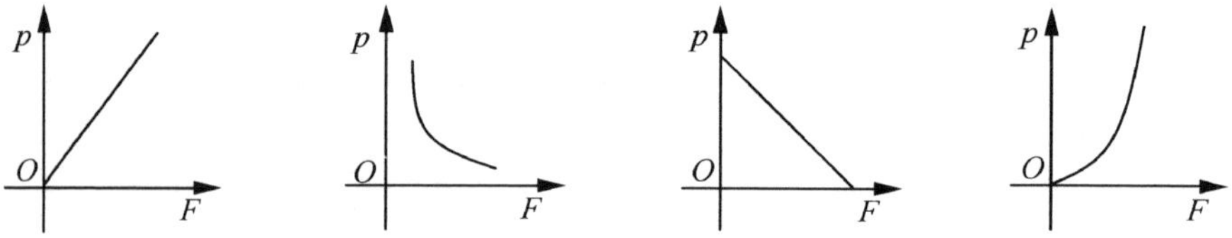

A　　B　　C　　D

3. 小明同学是学校篮球队队员,在比赛训练中,小明进行了 99 次投篮,共有 39 次投中,则小明的第 100 次投篮能投中的概率约为 ( )

A. 1%　　B. 39%　　C. 99%　　D. 100%

4. 对于任意实数 a,下列各式成立的是 ( )

A. $\sqrt{a^2}=(\sqrt{a})^2$　　B. $(\sqrt{a})^2=|a|$

C. $|a|=\frac{a^2}{|a|}$　　D. $\frac{a^2}{|a|}=a^0\times\sqrt{a^2}$

5. 如图,在$\triangle ABC$ 中,$\angle ACB=70°$,$\angle 1=\angle 2$,则$\angle BPC$ 的度数为 ( )

A. 110°

B. 130°

C. 145°

D. 不确定

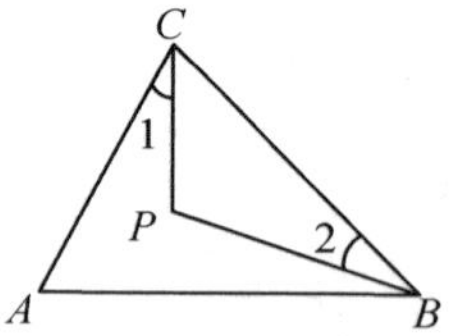

第 5 题图

6. 在同一平面内,已知点 O 到直线 l 的距离为 5,以点 O 为圆心、r 为半径

的圆上有且仅有两个点到直线 l 的距离为 3，则半径 r 的取值范围为　　（　　）

A. $2<r<5$　　　　B. $5<r<8$

C. $2<r<5$ 或 $5<r<8$　　　　D. $2<r<8$

7. 下列有因式 $x+2$ 的多项式为　　（　　）

A. x^2-x-2　　　　B. x^3-2x^2-x+2

C. x^4-2x^2-8　　　　D. x^5-2x^3+4x-8

8. 若存在 x_0，使得 x_0 是关于 x 的方程 $x^2-3x+m=0$ 的根且 $0<x_0<5$，则实数 m 的取值范围为　　（　　）

A. $0<m<\frac{9}{4}$　　　　B. $0<m\leqslant\frac{9}{4}$

C. $-10<m<\frac{9}{4}$　　　　D. $-10<m\leqslant\frac{9}{4}$

二、多项选择题（本题共 4 小题，每小题 5 分，共 20 分. 在每小题给出的四个选项中，有多项符合题目要求. 全部选对的得 5 分，有选错的得 0 分，部分选对的得 2 分）

9. 2015 年 11 月 27 日至 28 日，中央扶贫开发工作会议在北京召开，中共中央总书记、国家主席、中央军委主席习近平强调，消除贫困、改善民生、逐步实现共同富裕，是社会主义的本质要求，是中国共产党的重要使命. 2019 年 12 月 20 日至 21 日，中央农村工作会议在北京召开，指出全面建成小康社会，最突出的短板在“三农”. 根据 2015—2019 年我国农、林、牧、渔业总产值的折线统计图，下列说法正确的是　　（　　）

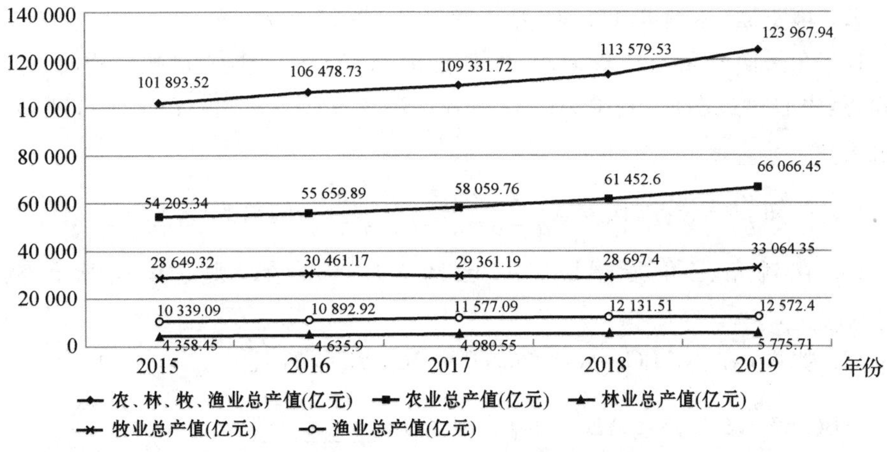

2015—2019 年我国农、林、牧、渔业总产值折线统计图

（来源：国家统计局）

A. 2015—2019 年，农、林、牧、渔业总产值较上一年的增长值连年增长

B. 2019 年的牧业总产值高于 2015—2019 年的牧业总产值的平均值

C. 2015—2019 年，渔业总产值的方差比农、林、牧业总产值的方差大

D. 2015—2019 年，在每年的农、林、牧、渔业总产值中，林业总产值占比都不足 5%

10. 能使代数式$\frac{x^2+4}{x}$的值小于 5 的 x 可能的值是 ( )

A. $2-\pi$　　B. $\pi-2$　　C. $\sqrt{3}-\sqrt{2}$　　D. $\sqrt{3}+\sqrt{2}$

11. 已知原点到直线 $y=kx+b(k\neq 0)$ 的距离为 1，若 k，b 存在且满足另一条件，则该条件可能是 ( )

A. $k+b=1$　　B. $k^2+b^2=1$

C. $bk=1$　　D. $k^2=b$

12. 将一个边长为 8 cm 的等边三角形金属片[图(1)]沿虚线垂直折起，使得三个小三角形竖直向上，作为一个水晶纪念球的底座[图(2)]，即用三角形的三个顶点支起这个水晶纪念球，则其上水晶纪念球的体积可能为 ( )

(注：球的体积公式为 $V=\frac{4}{3}\pi R^3$，其中 R 为球的半径)

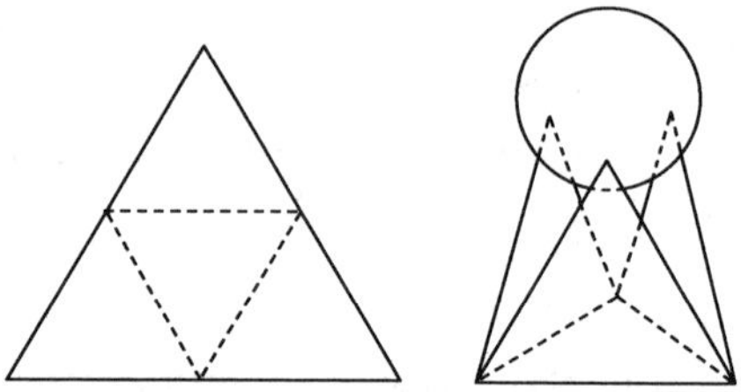

(1)　(2)

第 12 题图

A. π cm^3　　B. 2π cm^3　　C. 3π cm^3　　D. 4π cm^3

三、填空题(本题共 4 小题，每小题 5 分，共 20 分)

13. 在平面直角坐标系 xOy 中，四边形 $ABCD$(A，B，C，D 按照逆时针顺序排列)是中心对称图形，其中 $A(-1,-1)$，$B(3,n)$，$C(m,3)$，$D(0,2)$，则 $m+n$ 的值为________.

14. 已知$\frac{a}{b}=\frac{3}{2}$，则代数式$\frac{a}{a+b}+\frac{b}{a-b}-\frac{b^2}{a^2-b^2}$的值为________.

15. 在锐角三角形 ABC 中，已知 $\angle B=2\angle A$，则 $\angle A$ 的取值范围为________.

16. 如图，在 $\triangle ABC$ 中，已知 $AB=AC$，$BC=3$，且 $\cos\angle ABC=\frac{\sqrt{3}}{3}$，$CD$ 是边 AB 上的高，则 $AB=$________；圆心在线段 CD 上且与 AB，AC 均相切的圆的半径为________.

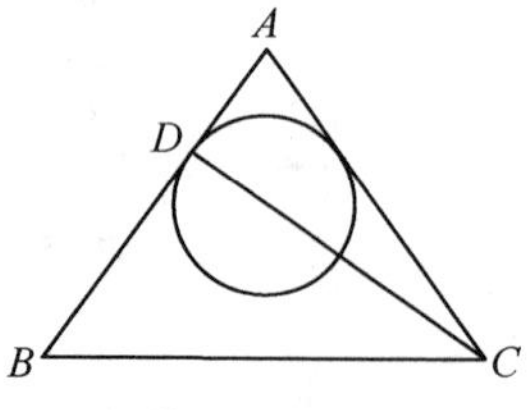

第 16 题图

四、解答题(本题共6小题,共70分.解答应写出文字说明、证明过程或演算步骤)

17.(本小题满分10分)在① 过点$(1,-1)$,② 对称轴为$x=1$,③ 与x轴有且仅有一个公共点,这三个条件中任选一个,补充在下面的问题中并解答.

若问题中的二次函数存在,求其图象与x轴交点的横坐标;若问题中的二次函数不存在,说明理由.(注:如果选择多个条件分别解答,按第一个解答计分)

问题　是否存在二次函数$y=ax^2+bx+c(a\neq 0)$,其图象过点$(4,5)$,与y轴交点的纵坐标为-3,且________?

18.(本小题满分10分)某鱼塘中养了若干条某种鱼,为了估计鱼塘中该种鱼的总质量,从鱼塘中先后随机捕捞了两次.第一次捕捞40条,测得每条鱼的质量,统计见下表,给鱼作好标记之后将鱼放回池塘;第二次捕捞80条,其中恰好有两条被作过标记.

鱼的质量(单位:kg)	1.6	1.7	1.8	1.9	2.0
条数	2	10	15	10	3

(1) 求样本中该种鱼的平均质量;

(2) 请估计鱼塘中该种鱼的总质量.

19.(本小题满分12分)如图,在Rt$\triangle ABC$中,$\angle ACB=90°$,D是边BC上的点,$CE\perp AD$,垂足为E且$\angle ABC=\angle BED$.

(1) 求证:$\triangle ABD\backsim\triangle BED$;

(2) 若$AB=4$,$BD=1$,求线段AD的长度.

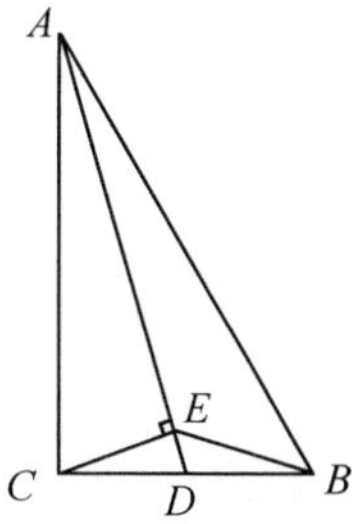

第19题图

20.(本小题满分12分)已知x为整数.

(1) 化简$3^{x+1}-3^x$;

(2) 若$x<0$,计算$3^x+3^{x+1}+\cdots+3^{-1}+1$.(结果用$x$表示)

21.(本小题满分12分)已知一次函数$y=kx+b(k>0)$的图象与反比例函数$y=\frac{3}{x}(x\neq 0)$的图象交于A,B两点,其中A点在第三象限,B点在第一象限.

(1) 当$b=0$时,求线段AB的最小值;

(2) 若线段AB的中点坐标为$(1,-1)$,求实数k的值.

22.(本小题满分14分)如图(1),在平面直角坐标系xOy中,把以原点为圆心、半径为3的圆记为$\odot O$,过点$P(-2,0)$的直线交$\odot O$于A,C两点,其中A

点在第三象限，C点在第一象限，过圆心O作$OM \perp AC$，垂足为M，且$OM=1$.

(1) 求$\angle OPC$的大小.

(2) 小明画出上述图形并复印，发现该复印机把所画图形中每个点的横坐标保持不变，纵坐标变为原来的一半，此时原来的$\odot O$变成了椭圆E[图(2)].在图(2)中研究下列问题：

① 求线段AC的长度；

② 若过原点O的直线BD交椭圆E于B，D两点(B，D在直线AC的两侧)，直接写出(不需要写出演算步骤)四边形$ABCD$的面积S的取值范围.

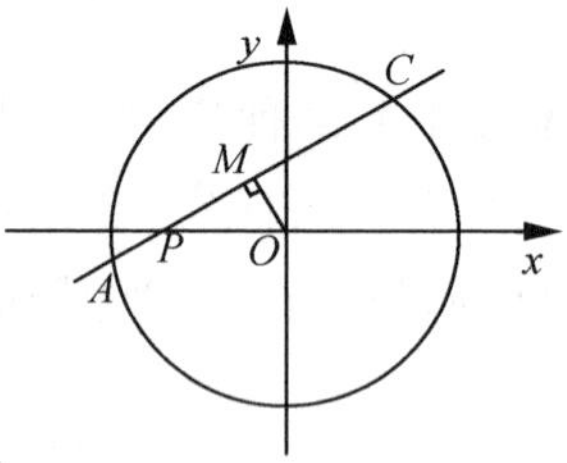

(1)

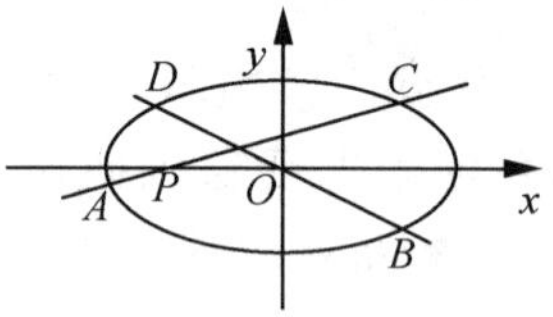

(2)

第 22 题图

数学素养测评试卷(三)

一、单项选择题(本题共 8 小题,每小题 5 分,共 40 分.在每小题给出的四个选项中,只有一项是符合题目要求的)

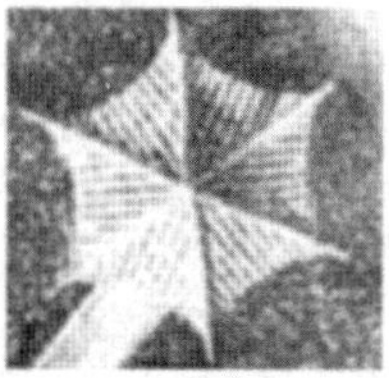

第 1 题图

1. 江苏省苏州中学在“山水之间”,春雨池中建有春雨亭,亭柱正面撰有对联“道有山依山有道,花无水映水无花”.摄影师曾俯拍雪中春雨亭,如图所示,则正对对联看过去的图形大致为　(　　)

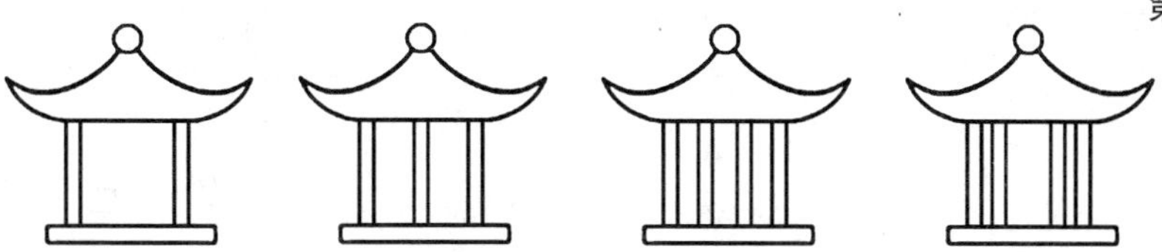

A　　B　　C　　D

2. 关于 x 的不等式 $x<a$ 的正整数解恰有两个,则实数 a 的最大值为(　　)

A. 1　　B. 2　　C. 3　　D. 4

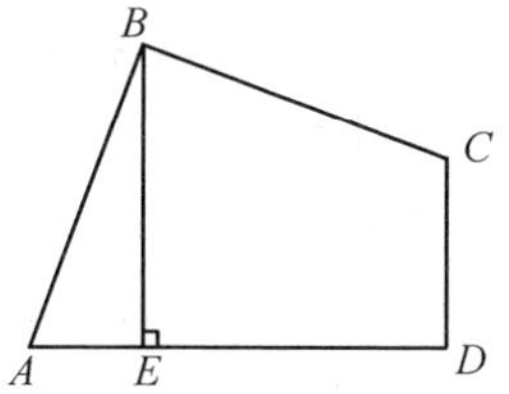

第 3 题图

3. 如图,在四边形 $ABCD$ 中,已知 $AB=BC$,$\angle ABC=\angle CDA=90^\circ$,$BE\perp AD$ 于点 E,且四边形 $ABCD$ 的面积为 4,则线段 BE 的长为　(　　)

A. $\sqrt{2}$　　B. 2

C. $2\sqrt{2}$　　D. 4

4. 江苏省苏州中学开设丰富多彩的艺术、体育选修课,射箭就是其中代表性的课程.在某次训练中,甲共射了 72 支箭,其命中环数的部分统计如下:

环数	<7	7	8	9	10
频数	0	3	a	b	22

已知该次训练的平均环数为 9.125,据此水平,一般来说,甲射出一箭,得分不小于 9 环的概率约为　(　　)

A. 0.31　　B. 0.65　　C. 0.86　　D. 1

5. 已知$\triangle ABC$ 内接于$\odot O$,$\angle BAC=120^\circ$,$AB=AC=4$,则$\odot O$ 的直径等于　(　　)

A. $4\sqrt{3}$　　B. 8　　C. 12　　D. $8\sqrt{3}$

6. 密位制是度量角的一种方法，把 1 周角等分为 6 000 份，每一份叫作 1 密位的角. 在角的密位制中，采用四个数码表示角的大小，单位名称密位二字可以省去不写. 密位的写法是在百位数字与十位数字之间画一条**短横线**，如 7 密位写成“0-07”，478 密位写成“4-78”. 1 周角等于 6 000 密位，记作 1 周角＝60-00. 同理，1 直角＝15-00. 若一个半径为 2 的扇形的面积为 $\frac{7}{6}\pi$，则其圆心角用密位制表示为 (　　)

A. 12-50　　B. 17-50　　C. 21-00　　D. 35-00

7. 已知二次函数 $y=ax^2+bx+c$ 的图象如图所示，则在代数式 $ab, ac, a+b+c, a-b+c, 2a+b, 2a-b$ 中，值为正的代数式的个数是 (　　)

A. 2　　B. 3

C. 4　　D. 5

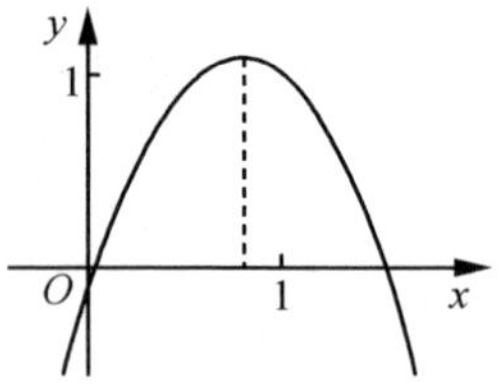

第 7 题图

8. 已知三角形的三边长都是整数，若三边长的最大值为 2 023，则符合条件的三角形的个数为 (　　)

A. 1 022 120　　B. 1 022 121　　C. 1 023 132　　D. 1 024 144

二、多项选择题（本题共 4 小题，每小题 5 分，共 20 分. 在每小题给出的四个选项中，有多项符合题目要求. 全部选对的得 5 分，有选错的得 0 分，部分选对的得 2 分）

9. 从 2021 年开始，江苏省开启普通高考新模式“3＋1＋2”，即除语文、数学、外语 3 门必选科目外，考生再从物理、历史中选 1 门，从化学、生物、地理、政治中选 2 门作为选考科目. 为了帮助学生合理选科，某中学将高一每个学生的 6 门科目综合成绩按比例均缩成 5 分制，绘制成雷达图. 甲同学的成绩雷达图如图所示，则下列叙述一定正确的是 (　　)

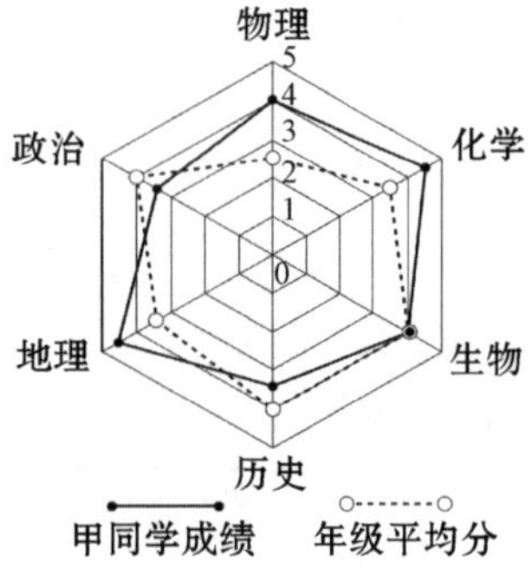

第 9 题图

A. 在 5 分制下，甲的 6 门学科平均成绩高于年级平均成绩

B. 在 5 分制下，甲的物理成绩相对他其余科目成绩领先年级平均分最多

C. 在 5 分制下，甲的 6 门学科成绩的中位数与物理成绩相等

D. 对甲而言，物理、化学、生物是最理想的一种选科结果

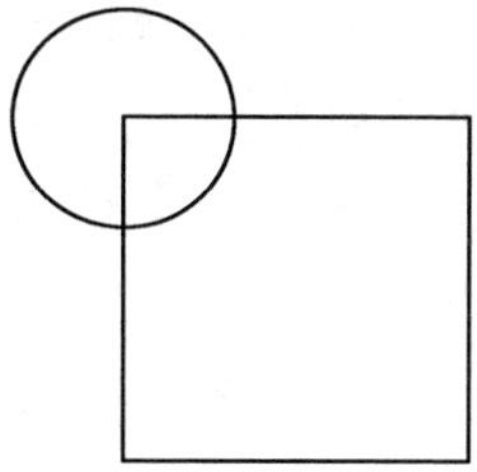
第 10 题图

10. 如图，将圆心放在正方形的顶点处，当圆旋转时，圆与正方形重叠的部分面积保持不变. 类似地，正多边形的中心放在正方形的顶点处，当正多边形旋转时，重叠的部分面积保持不变，则这样的正多边形可能是　（　　）

A. 正八边形　　B. 正十边形

C. 正十二边形　　D. 正十四边形

11. 下列关于$\triangle ABC$的说法正确的是　（　　）

A. 若$\triangle ABC$是等腰三角形，则$\sin A=\sin B$

B. 若$\triangle ABC$是锐角三角形，则$\sin A>\cos B$

C. 若$\tan A\tan B=1$，则$\triangle ABC$为直角三角形

D. 若$\sin A+\sin B+\sin C=\frac{3\sqrt{3}}{2}$，则$\triangle ABC$为等边三角形

12. 若关于x的方程$(x^2-2x)^2+2(x^2-2x)+k=0$，则下列说法正确的是　（　　）

A. 存在有限个实数k，使得方程恰有 4 个不同的实数解

B. 存在无数个实数k，使得方程恰有 2 个不同的实数解

C. 若方程存在实数解，则所有不同实数解的和为 2

D. 若方程没有实数解，则$k>1$

三、填空题（本题共 4 小题，每小题 5 分，共 20 分）

13. 甲、乙、丙三人相互做传球训练，第一次由甲将球传出，每次传球时，传球者都将球传给另外两个人中的一人，经过四次传递后，球又传回给甲，则不同的传递方式共有________种.

14. 设甲、乙两个圆柱的底面面积分别为S_1，S_2，体积分别为V_1，V_2，若它们的侧面积相等且$\frac{S_1}{S_2}=\frac{16}{9}$，则$\frac{V_1}{V_2}$的值是________.

15. 已知函数$y=\sqrt{3ax}$，当$1\leqslant x\leqslant 2$时，函数值y随自变量x的增大而减小，则实数a的取值范围为________.

16. 已知一条直线l与半径为 1 的圆O相离，若直线l上存在点P，圆O上存在两点A，B，使得$\angle APB=60^\circ$，则圆O上的点到直线l的距离的最大值为________.

四、解答题(本题共 6 小题,共 70 分.解答应写出文字说明、证明过程或演算步骤)

17.(本小题满分 10 分)从下列条件中任选一个补充在下面问题的横线上并解答.

① $\angle ADC=120^\circ$;② $\cos\angle ABD=\dfrac{3}{5}$;③ $\triangle ABD$ 的面积为 24.

问题 在四边形 $ABCD$ 中,$\triangle BCD$ 为等腰三角形,$\angle BCD=120^\circ$,$BC=2\sqrt{3}$,$AD=8$,且________,求 AB 的长.

18.(本小题满分 12 分)已知函数 $y=\dfrac{ax+b}{x-1}$的图象过点$\left(\dfrac{3}{2},0\right)$和$(0,-3)$.

(1) 求实数 a,b 的值;

(2) 将函数表示为 $y=m+\dfrac{n}{x-1}$,其中 m,n 为实数,当 $2<x<5$ 时,求函数值 y 的取值范围.

19.(本小题满分 12 分)如图,在边长为 1 的正方形 $ABCD$ 中,P,Q 分别在边 BC,CD 上,满足 $BP+DQ=PQ$,设 $BP=x,DQ=y$.

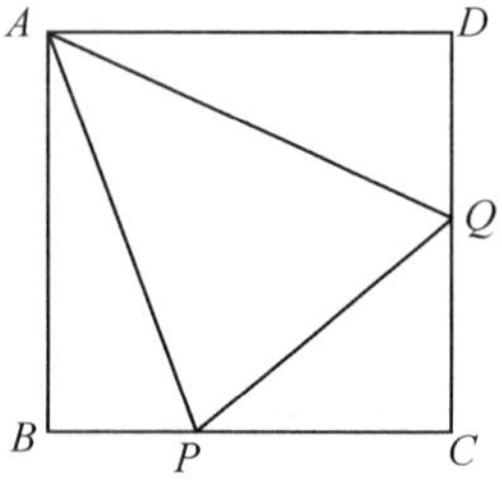

第 19 题图

(1) 求$(1+x)(1+y)$的值;

(2) 若 $3x+y=2$,求$\angle AQP$ 的大小.

20.(本小题满分 12 分)解答下列问题:

(1) 化简:$\sqrt{1+\dfrac{1}{n^2}+\dfrac{1}{(1+n)^2}}$;

(2) 若不等式$\sqrt{1+\dfrac{1}{1^2}+\dfrac{1}{2^2}}+\sqrt{1+\dfrac{1}{2^2}+\dfrac{1}{3^2}}+\cdots+\sqrt{1+\dfrac{1}{n^2}+\dfrac{1}{(1+n)^2}}<2\ 023$,求正整数 n 的最大值.

21.(本小题满分 12 分)已知抛物线 $y=Ax^2+Bx+C(A\neq 0)$与直线 $y=kx+b$,若方程 $Ax^2+Bx+C=kx+b$ 有两个相等的实数根 x_0,则称直线 $y=kx+b$是抛物线 $y=Ax^2+Bx+C$ 的切线,切点为$(x_0,Ax_0^2+Bx_0+C)$.

(1) 若抛物线 $y=x^2+Bx+C$ 与直线 $y=x-1$ 相切,切点为$(1,0)$,求实数 B,C 的值;

(2) 若直线 $y=kx+1$ 与抛物线 $y=x^2$ 相交于 $A(x_1,x_1^2)$,$B(x_2,x_2^2)$,以 A,B 为切点的两条切线相交于点 P,求点 P 的纵坐标.

22.(本小题满分 12 分)如图(1),在平面直角坐标系 xOy 中,把以原点为圆心、半径为 2 的圆记为⊙O,⊙O 与 x 轴正半轴、y 轴正半轴分别交于点 A,B.

小明画出上述图形并复印，发现该复印机把所画图形中每个点的横坐标保持不变，纵坐标变为原来的$\frac{1}{2}$，此时原来的$\odot O$变成了椭圆E[图(2)]. 尝试发现变换中的性质或直接在图(2)中研究以下问题：

(1) 求线段AB的长度；

(2) 过A，B两点分别作直线AD，BC交椭圆E于点D，C，其中$AD /\!/ BC$，求$\triangle OCD$的面积.

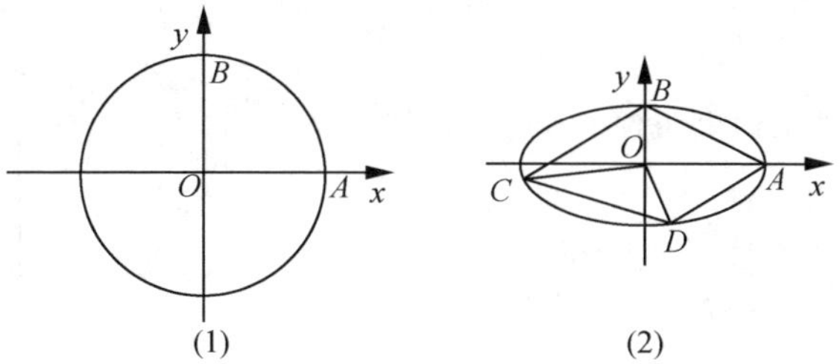

第 22 题图

参考答案

复习参考题 1

1.【答案】 B

【解析】 设直线的倾斜角为 α，则 $k=\tan\alpha=\sqrt{3}$，从而 $\alpha=60^\circ$.

2.【答案】 B

【解析】 画出满足约束条件的 (x,y)，如图中阴影部分.

作出直线 $x+2y=0$，平移该直线.

易知当直线经过点 A 时，z 取得最小值.

联立 $\begin{cases}x-3y+1=0,\\x+y-3=0,\end{cases}$ 解得 $\begin{cases}x=2,\\y=1.\end{cases}$

所以 $z_{\min}=2+2\times1=4$.

再利用数形结合可得 $z=x+2y$ 的取值范围是 $z\geqslant4$.

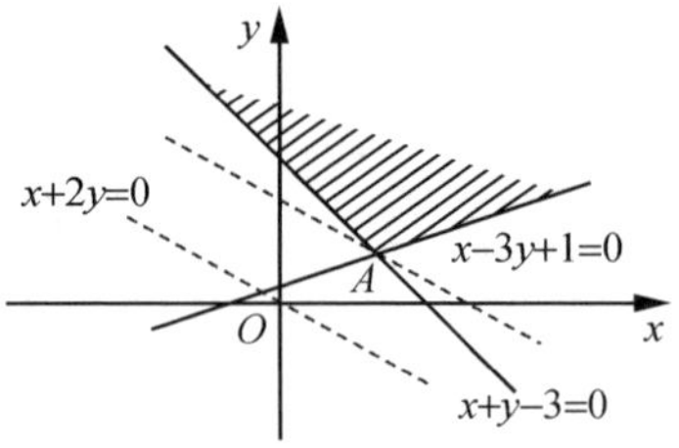

第 2 题图

3.【答案】 A

【解析】 由题意可画出不等式组表示的平面区域为 $\triangle ABC$ 及其内部，如图所示，其中 $A(-1,1)$，$B\left(\frac{2}{3},-\frac{2}{3}\right)$，$C(4,6)$.

因为直线 l：$y=m(x+1)+1$ 过定点 $A(-1,1)$，直线 l 将 $\triangle ABC$ 分为面积相等的两部分，所以直线 l 过边 BC 的中点 D，易得 $D\left(\frac{7}{3},\frac{8}{3}\right)$，代入 $y=mx+m+1$，得 $m=\frac{1}{2}$.

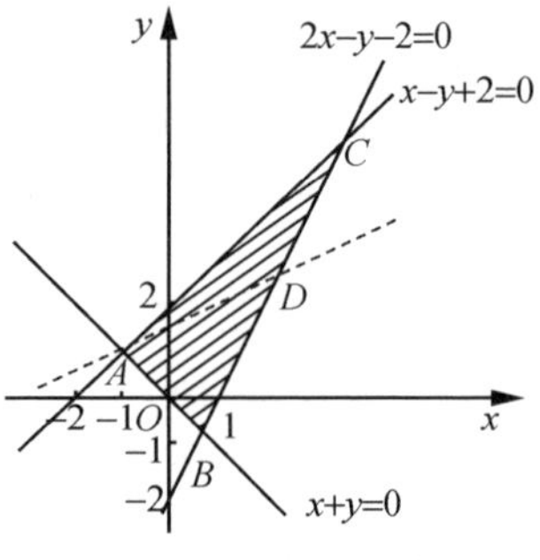

第 3 题图

4.【答案】 3 或 -1

【解析】 由于 $|x-1|+|x-a|\geqslant|(x-1)-(x-a)|=|a-1|$，所以 $|a-1|=2$，解得 $a=3$ 或 $a=-1$.

5.【答案】 4

【解析】 由题意，可得函数 $y=\begin{cases}3x, & x\geqslant1,\\x+2, & -\frac{1}{2}<x<1,\\-3x, & x\leqslant-\frac{1}{2}.\end{cases}$

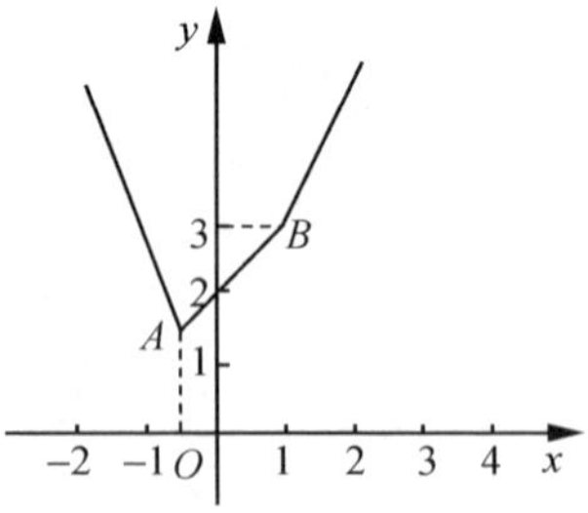

第 5 题图

画出函数的图象如图所示，其中 $A\left(-\frac{1}{2},\frac{3}{2}\right)$，$B(1,3)$.

由于 $y=x+a$ 的图象与直线 AB 平行，若要围成多边形，

则 $a>2$.

易得 $y=x+a$ 与图象交于 $C\left(\frac{a}{2},\frac{3a}{2}\right)$，$D\left(-\frac{a}{4},\frac{3a}{4}\right)$两点，

则 $|CD|=\sqrt{2}\left|\frac{a}{2}+\frac{a}{4}\right|=\frac{3\sqrt{2}}{4}a$.

平行线 AB 与 CD 间的距离 $d=\frac{|a-2|}{\sqrt{2}}=\frac{a-2}{\sqrt{2}}$，且 $|AB|=\frac{3\sqrt{2}}{2}$，

所以梯形 $ABCD$ 的面积 $S=\frac{\frac{3\sqrt{2}}{2}+\frac{3\sqrt{2}}{4}a}{2}\cdot\frac{a-2}{\sqrt{2}}=\frac{\frac{3}{2}+\frac{3}{4}a}{2}(a-2)=\frac{9}{2}(a>2)$.

即 $(a+2)(a-2)=12$，解得 $a=4$，故所求实数 a 的值为 4.

6.【答案】 3

【解析】 由 $x+1\leqslant y\leqslant 2x$，得 $\begin{cases}x-y+1\leqslant 0,\\2x-y\geqslant 0,\end{cases}$

作出可行域如图中阴影部分所示.

设 $z=2y-x$，则 $y=\frac{1}{2}x+\frac{1}{2}z$. 由 $\begin{cases}y=2x,\\y=x+1,\end{cases}$ 得 $A(1,2)$.

由图可知，当直线 $y=\frac{1}{2}x+\frac{1}{2}z$ 过 $A(1,2)$ 时，z 取得最小值，最小值为 $2\times2-1=3$.

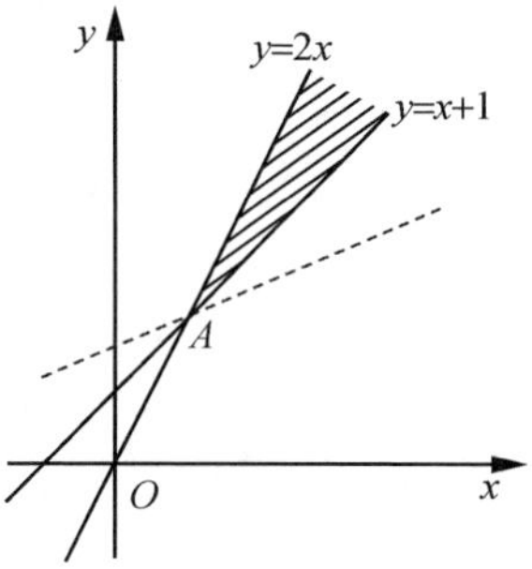

第 6 题图

7.【答案】 $x<-\frac{4}{3}$ 或 $x>2$

【解析】 分类讨论如下：

当 $x\leqslant -1$ 时，由 $1-3x>5$，得 $x<-\frac{4}{3}$；

当 $-1<x\leqslant 1$ 时，无解；

当 $x>1$ 时，由 $3x-1>5$，得 $x>2$.

故原不等式的解集为 $x<-\frac{4}{3}$ 或 $x>2$.

8.【答案】 (1) $y=-\frac{2}{3}x+2$ 或 $y=-\frac{8}{3}x-4$；(2) $y=\frac{1}{6}x+1$ 或 $y=\frac{1}{6}x-1$

【解析】 (1) 设直线 l 的方程为 $y=k(x+3)+4$，它在 x 轴、y 轴上的截距分别是 $-\frac{4}{k}-3$，$3k+4$.

由已知，得 $\left|(3k+4)\left(\frac{4}{k}+3\right)\right|=6$，解得 $k_1=-\frac{2}{3}$ 或 $k_2=-\frac{8}{3}$.

故直线 l 的表达式为 $y=-\frac{2}{3}x+2$ 或 $y=-\frac{8}{3}x-4$.

(2) 设直线 l 在 y 轴上的截距为 b，则直线 l 的方程为 $y=\frac{1}{6}x+b$，它在 x 轴上的截距是 $-6b$.

由已知，得$|-6b\cdot b|=6$，解得$b=\pm1$.

故直线l的方程为$y=\frac{1}{6}x+1$或$y=\frac{1}{6}x-1$.

9.【答案】 (1) 见解析；(2) $x<-\frac{7}{6}$

【解析】 (1) 由题设知$y=\begin{cases}-x-3, & x\leqslant-\frac{1}{3},\\ 5x-1, & -\frac{1}{3}<x\leqslant1,\\ x+3, & x>1.\end{cases}$所以图象如图(1)所示.

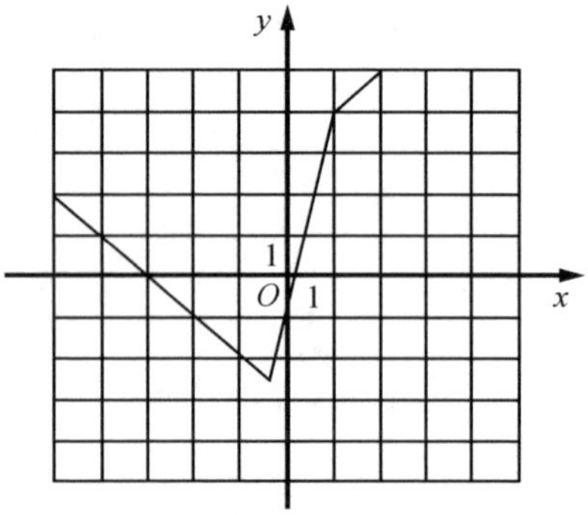

第9题图(1)

(2) 函数y的图象向左平移1个单位长度后得到函数y_1的图象，如图(2)所示.

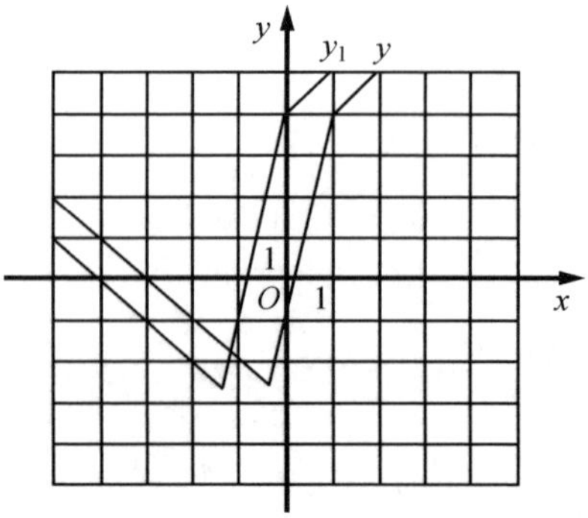

第9题图(2)

y的图象与y_1的图象的公共点的坐标为$\left(-\frac{7}{6},-\frac{11}{6}\right)$.

由图象可知当且仅当$x<-\frac{7}{6}$时，使得$y>y_1$.

故满足条件的x的取值范围为$x<-\frac{7}{6}$.

10.【答案】 见解析

【解析】 当$|a+b|=0$时，不等式显然成立.

当$|a+b|\neq 0$时，由$0<|a+b|\leqslant|a|+|b|$，从而$\frac{1}{|a+b|}\geqslant\frac{1}{|a|+|b|}$，

所以$\frac{|a+b|}{1+|a+b|}=\frac{1}{\frac{1}{|a+b|}+1}\leqslant\frac{1}{1+\frac{1}{|a|+|b|}}=\frac{|a|+|b|}{1+|a|+|b|}$

$=\frac{|a|}{1+|a|+|b|}+\frac{|b|}{1+|a|+|b|}\leqslant\frac{|a|}{1+|a|}+\frac{|b|}{1+|b|}$.

复习参考题 2

1.【答案】 C

【解析】 因为$\sqrt{2-x}$有意义，所以$2-x\geqslant 0$，即$x\leqslant 2$.

所以原式$=\sqrt{(x-2)^2}-\sqrt{(x-3)^2}=|x-2|-|x-3|=(2-x)-(3-x)=-1$.

2.【答案】 B

【解析】 $y=\sqrt{x}$的图象位于第一象限且函数图象是上升的，图象向下平移1个单位长度得到$y=\sqrt{x}-1$的图象，其关于x轴对称的图象即为选项B.

3.【答案】 A

【解析】 由题意知$x=-1$，$x=2$是方程$ax^2+bx+2=0$的根，则$-1+2=-\frac{b}{a}$，$-1\times 2=\frac{2}{a}$，解得$a=-1$，$b=1$. 所以$2x^2+bx+a=2x^2+x-1<0$，解得$-1<x<\frac{1}{2}$.

4.【答案】 C

【解析】 如图，二次函数$y=-x^2+4x$的图象是开口向下的抛物线.

由于最大值为4，且在$x=2$处取得，而当$x=5$或$x=-1$时，函数值为-5.

结合函数图象可知m的取值范围是$-1\leqslant m\leqslant 2$.

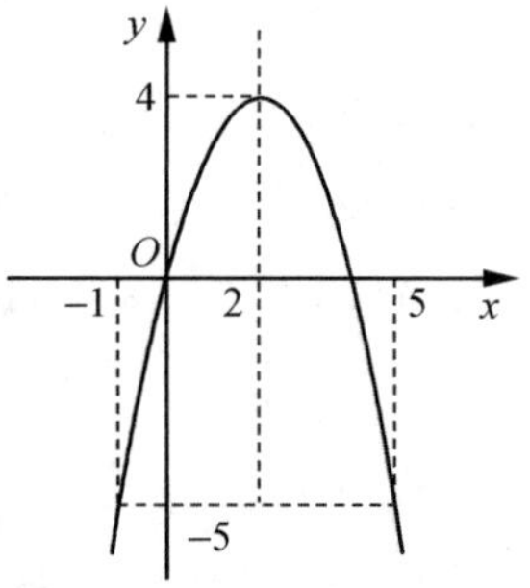

第4题图

5.【答案】 C

【解析】 由题意得$y=a(x+1)^2+1-a$.

① 当$a=0$时，函数的值为常数1，不符合题意，舍去；

② 当$a>0$时，$x=2$时，函数取最大值，最大值为$8a+1=4$，解得$a=\frac{3}{8}$；

③ 当$a<0$时，$x=-1$时，函数取最大值，最大值为$1-a=4$，解得$a=-3$.

综上可知，a的值为$\frac{3}{8}$或-3.

6.【答案】 AD

【解析】 根据图象，由对称轴$x=-\frac{b}{2a}=1$得到$b=-2a$，A正确；当$x=1$时，$y=a+b+c>0$，B错误；当$x=-1$时，$y=a-b+c<0$，C错误；函数图象开口向下，所以$a<0$，$b=-2a>0$，

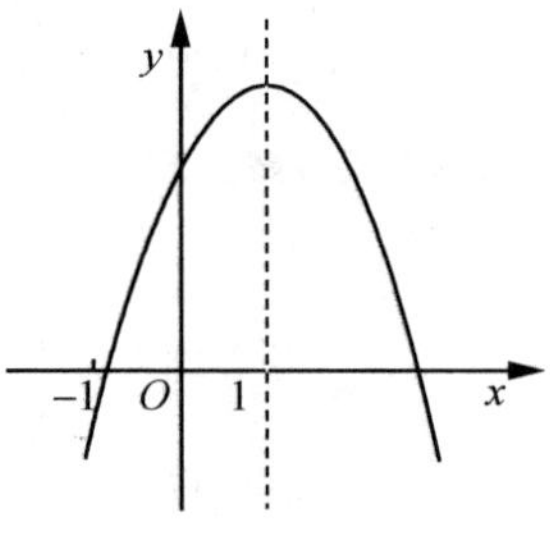

第6题图

当 $x=0$ 时，$y=c>0$，故 $abc<0$，D 正确.

7.【答案】 AC

【解析】 因为函数的对称轴为 $x=-\frac{1}{2}$，又 $a>0$，所以函数的大致图象如图所示.

当 $x=m$ 时，函数值为负数，所以 $-1<m<0$，所以 $m+1>0>-\frac{1}{2}$，所以 $x=m+1$ 处的函数值与 $x=-2-m$ 处的函数值相等且为正数.

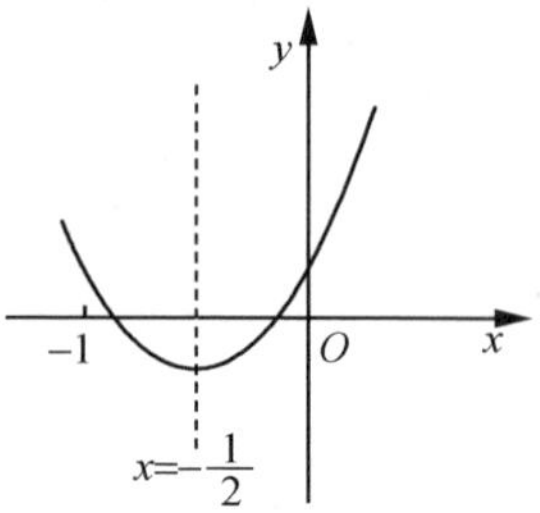

第 7 题图

8.【答案】 AD

【解析】 二次函数 $y=x^2-2(a-1)x+a$ 图象的对称轴为直线 $x=a-1$，由于自变量不相等时函数值不相等，则说明自变量的取值范围在对称轴的一侧，所以 $a-1\leqslant-1$ 或 $a-1\geqslant 2$，解得 $a\leqslant 0$ 或 $a\geqslant 3$.

9.【答案】 $(x+1)(x-2)^2$

【解析】 $x^3-3x+4=(x^3+1)-3(x^2-1)=(x+1)(x^2-4x+4)=(x+1)(x-2)^2$.

10.【答案】 $1\leqslant x\leqslant 2$，$x=3$ 或 $x\geqslant 5$

【解析】 根据数轴标根法，可从下图读取阴影部分表示的解集.

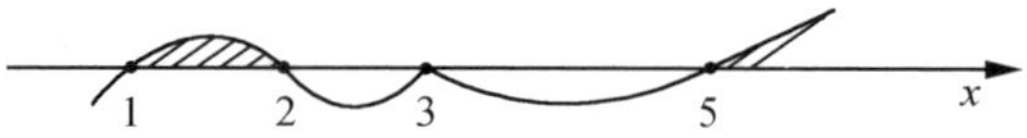

第 10 题图

11.【答案】 $-1\leqslant x\leqslant 3$

【解析】 因为 $\sqrt{x^2-2x-3^2}=|x^2-2x-3|=-x^2+2x+3$，

所以 $x^2-2x-3\leqslant 0$，解得 $-1\leqslant x\leqslant 3$.

12.【答案】 $-\frac{1}{2}<a<4$

【解析】 函数 $y=x^2+2(a-2)x+4$ 的对称轴为 $x=-(a-2)$.

当 $-(a-2)<-3$ 时，要求 $(-3)^2+2(a-2)(-3)+4>0$，无解；

当 $-3\leqslant-(a-2)\leqslant 1$ 时，要求 $(a-2)^2+2(a-2)[-(a-2)]+4>0$，解得 $1\leqslant a<4$；

当 $-(a-2)>1$ 时，要求 $1^2+2(a-2)\times 1+4>0$，解得 $-\frac{1}{2}<a<1$.

所以 a 的取值范围为 $-\frac{1}{2}<a<4$.

13.【答案】 2

【解析】 当 $a=0$ 时，函数 $y=-3x+1$ 的最小值为 $-5\neq 2$，所以不满足条件.

当 $a<0$ 时，函数的对称轴为 $x=-\frac{a-3}{2a}<0$，所以当 $x=2$ 时，函数的最小值为 $4a+2a-6+1=2$，解得 $a=\frac{7}{6}$，不满足条件.

当 $a>0$ 时，分三种情况进行讨论：

① 当 $x=-\frac{a-3}{2a}\leqslant 1$，即 $a\geqslant 1$ 时，$x=1$ 时，函数取最小值为 $a+a-3+1=2$，解得 $a=2$，成立.

② 当 $x=-\frac{a-3}{2a}\geqslant 2$，即 $0<a\leqslant\frac{3}{5}$时，$x=2$ 时，函数取最小值为 $4a+2a-6+1=2$，解得 $a=\frac{7}{6}$，不成立.

③ 当 $1<-\frac{a-3}{2a}<2$，即$\frac{3}{5}<a<1$ 时，$x=-\frac{a-3}{2a}$时，函数取最小值为$\frac{4a-a-3^2}{4a}=2$，得 $a^2-2a+9=0$，$\Delta<0$，无解.

综上可知 $a=2$.

14.【答案】 $-1\leqslant m<\frac{2}{3}$

【解析】 根据函数 $y=\sqrt{x}$的图象，得$\begin{cases}3-2m\geqslant 0,\\ m+1\geqslant 0,\\ 3-2m>m+1,\end{cases}$ 解得$-1\leqslant m<\frac{2}{3}$.

15.【答案】 2

【解析】 由二次函数 $y=ax^2+bx+c$ 的图象开口向下可知 $a<0$. 对称轴 $x=-\frac{b}{2a}$且 $0<-\frac{b}{2a}<1$，则 $b>0$，$b<-2a$，即 $ab<0$，$2a+b<0$，$2a-b<0$.

二次函数 $y=ax^2+bx+c$ 与 x 轴有两个交点，所以 $\Delta=b^2-4ac>0$.

不妨设两个交点的横坐标分别为 x_1，x_2，则 $x_1>0$，$x_2>0$，即 $x_1+x_2=-\frac{b}{a}>0$，$x_1x_2=\frac{c}{a}>0$，所以 $ac>0$.

由图象可知，当 $x=1$ 时，$y>0$；当 $x=-1$ 时，$y<0$.

令 $x=1$，则 $y=a+b+c>0$；令 $x=-1$，则 $y=a-b+c<0$.

综上所述，ac，$a+b+c$ 这 2 个代数式的值为正.

16.【答案】 $1,-\frac{7}{2}$

【解析】 原方程变为$(x+1)(x+2)(2x+1)(2x+3)=90$，即$(2x^2+5x+3)(2x^2+5x+2)=90$.

设 $t=2x^2+5x+2$，则 $t(t+1)=90$，解得 $t_1=9$，$t_2=-10$.

当 $t_1=9$ 时，$2x^2+5x+2=9$，解得 $x_1=1$，$x_2=-\frac{7}{2}$；

当 $t_2=-10$ 时，$2x^2+5x+2=-10$，无解.

所以原方程的解为 $x=1$，$x=-\frac{7}{2}$.

17.【答案】 $0\leqslant m<4$

【解析】 将不等式因式分解为$(x+2)(x-1)(x^2-mx+m)>0$.

如图，由数轴标根法，不等式的解集为 $x<2$ 或 $x>1$，可以分成两种情况：

(1) $x^2-mx+m>0$ 恒成立；

(2) $x^2-mx+m=0$ 有且仅有一个实数解 x_0，且 $-2\leqslant x_0\leqslant 1$.

第 17 题图

由(1)得判别式 $m^2-4m<0$，解得 $0<m<4$；

由(2)得判别式 $m^2-4m=0$，解得 $m=0$ 或 $m=4$，经过验证，$m=0$ 时实数解 $x_0=0$ 满足 $-2\leqslant x_0\leqslant 1$.

综上所述，实数 m 的取值范围为 $0\leqslant m<4$.

复习参考题 3

1.【答案】 A

【解析】 方法 1　$y=\dfrac{x}{1+x}$满足 $x\neq -1$，排除 C，D；当 $x=0$ 时，$y=0$，排除 B.

方法 2　$y=\dfrac{x}{1+x}=1-\dfrac{1}{x+1}$，由函数的平移性质可知 A 正确.

2.【答案】 D

【解析】 易知 $y=\dfrac{2x}{x-2}=2+\dfrac{4}{x-2}$，因此，当 $3\leqslant x\leqslant 4$ 时，y 随 x 的增大而减小.

所以 $M=2+\dfrac{4}{3-2}=6$，$m=2+\dfrac{4}{4-2}=4$，所以$\dfrac{m^2}{M}=\dfrac{16}{6}=\dfrac{8}{3}$.

3.【答案】 B

【解析】 因为 $\dfrac{ax-1}{x+1}<0$ 等价于$(x+1)(ax-1)<0$，又解集是 $x<-1$ 或 $x>-\dfrac{1}{2}$，所以 -1 和$-\dfrac{1}{2}$是方程$(x+1)(ax-1)=0$ 的根且$a<0$.

从而$\dfrac{1}{a}=2$，解得 $a=-2$. 故选 B.

4.【答案】 C

【解析】 不等式可化为$\dfrac{2x^2-5x-3}{(x-1)^2}\leqslant 0$，即$\dfrac{(2x+1)(x-3)}{(x-1)^2}\leqslant 0$，

解得$-\dfrac{1}{2}\leqslant x<1$ 或 $1<x\leqslant 3$，因此选 D.

5.【答案】 ABD

【解析】 $y=\dfrac{x^4+2x^2+a}{x^2+1}=\dfrac{(x^2+1)^2+a-1}{x^2+1}=x^2+1+\dfrac{a-1}{x^2+1}$.

设 $x^2+1=t$，$t\geqslant 1$，则 $y=t+\dfrac{a-1}{t}$.

当 $a=0$ 时，$y=t-\dfrac{1}{t}$随 t 的增大而增大，$t=1$ 时，$y=0$，故 $y\geqslant 0$，A 正确；

当 $a=1$ 时，$y=t$ 随 t 的增大而增大，$t=1$ 时，$y=1$，故 $y\geqslant 1$，B 正确；

当 $a=3$ 时，$y=t+\frac{2}{t}$ 在 $t=\sqrt{2}$ 时取最小值 $2\sqrt{2}$，C 错误；

当 $a=\sqrt{2}$ 时，$y=t+\frac{\sqrt{2}-1}{t}$ 随 t 的增大而增大，故 $y\geqslant\sqrt{2}$，D 正确．故选 ABD.

6.【答案】 5

【解析】 将点 $(5,4)$ 代入 $y=x-\frac{m}{x}$，得 $m=5$.

7.【答案】 $a\geqslant 1$

【解析】 根据图象性质，可知 $a\geqslant -1$.

8.【答案】 $\frac{1}{2}$

【解析】 由于 $x>0$，所以 $y=\frac{1}{x+\frac{1}{x}}$. 由于 $x+\frac{1}{x}(x>0)$ 的最小值为 2，所以 $\frac{1}{x+\frac{1}{x}}$ 的最大值为 $\frac{1}{2}$.

9.【答案】 $y\leqslant -\frac{1}{5}$ 或 $y>3$

【解析】 由 $y=\frac{3x^2+3x+1}{x^2+x-1}$，得 $(y-3)x^2+(y-3)x-(y+1)=0$.

当 $y=3$ 时，上式无解；

当 $y\neq 3$ 时，要使方程有解，需满足 $\Delta=(y-3)^2+4(y-3)(y+1)\geqslant 0$，即 $5y^2-14y-3\geqslant 0$，解得 $y\leqslant -\frac{1}{5}$ 或 $y>3$.

综上，$y\leqslant -\frac{1}{5}$ 或 $y>3$.

10.【答案】 (1) $m=2$，$n=0$；(2) 最大值为 $-\frac{4}{3}$，最小值为 $-\frac{5}{3}$

【解析】 (1) 由于图象关于原点对称，所以 $\frac{mx^2+2}{3x+n}+\frac{m(-x)^2+2}{3(-x)+n}=0$，所以 $n=0$.

又因为图象过 $\left(2,\frac{5}{3}\right)$，所以 $\frac{4m+2}{6}=\frac{5}{3}$，解得 $m=2$.

(2) 由(1)知 $y=\frac{2x^2+2}{3x}=\frac{2x}{3}+\frac{2}{3x}$.

所以当 $-2\leqslant x\leqslant -1$ 时，y 随 x 的增大而增大.

所以函数的最大值为 $-\frac{4}{3}$，最小值为 $-\frac{5}{3}$.

复习参考题 4

1.【答案】 B

【解析】 根据合比定理，可知比值为 2，选 B.

2.【答案】 D

【解析】 设$\frac{x+y}{z}=\frac{y+z}{x}=\frac{z+x}{y}=\lambda$，则$(x+y)+(y+z)+(z+x)=\lambda(x+y+z)$，

所以 $x+y+z=0$ 或者 $\lambda=2$，

所以$\frac{(x+y)(y+z)(z+x)}{xyz}=-1$ 或者 8，选 D.

3.【答案】 C

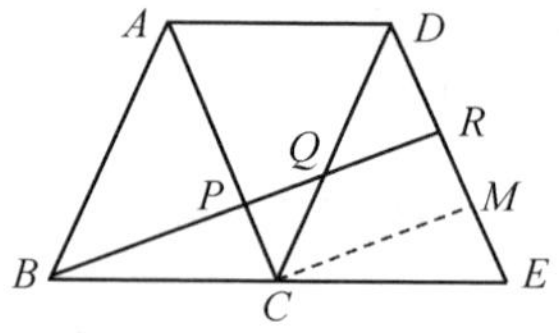

第 3 题图

【解析】 过 C 作 $CM\parallel BR$，交 DE 于 M.

由于 $CM\parallel BR$，C 为 BE 的中点，从而 M 是 ER 的中点.

设 $CM=3x$，则 $BR=6x$.

又因为 $DR:DM=2:3$，从而 $QR=2x$，因此 $PQ=x$.

所以 $BP:PQ:QR=3:1:2$，选 C.

4.【答案】 B

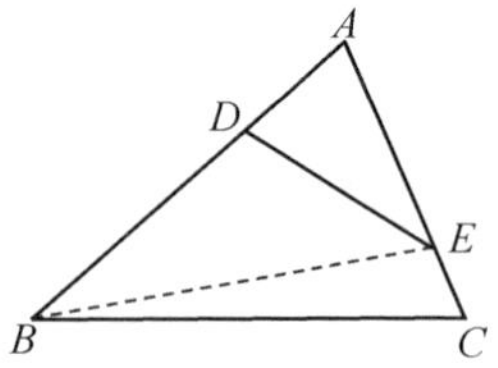

第 4 题图

【解析】 如图，连接 BE，从而 $S_{\triangle ADE}=1-\frac{3}{4}=\frac{1}{4}$.

设$\frac{CE}{AC}=x$，则$\frac{S_{\triangle BCE}}{S_{\triangle ABC}}=\frac{CE}{AC}=x$，因此 $S_{\triangle ABE}=1-x$.

又因为$\frac{S_{\triangle ADE}}{S_{\triangle ABE}}=\frac{AD}{AB}=\frac{1}{3}$，则 $S_{\triangle ADE}=\frac{1-x}{3}=\frac{1}{4}$.

解得 $x=\frac{1}{4}$，从而$\frac{CE}{EA}=\frac{1}{3}$，故选 B.

5.【答案】 14

【解析】 设 $a=2k$，$b=3k$，$c=4k$，从而 $6=3k$，解得 $k=2$.

因此 $a-b+2c=7k=14$.

6.【答案】 $5:3:2$

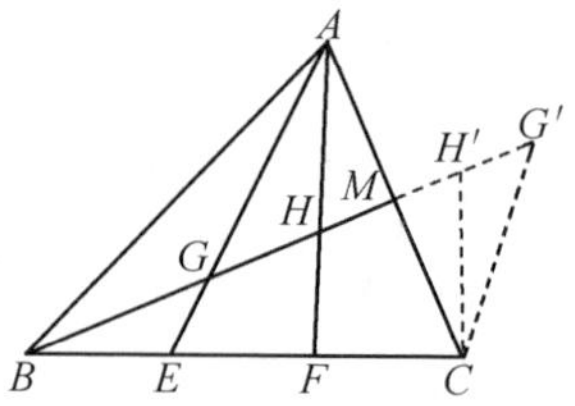

第 6 题图

【解析】 如图，过 C 作 $CH'\parallel AH$，交 BM 的延长线于 H'，易得 $CH'=AH$，$HM=MH'$.

同法可得 G'，使得 $GH=H'G'$.

设 $BG=x$，$GH=y$，$HM=z$，则 $MH'=z$，$H'G'=y$.

从而$\frac{x}{2y+2z}=\frac{1}{2}$且$\frac{x+y}{2z}=\frac{2}{1}$，即 $x=y+z$ 且 $x=-y+4z$，解得 $x=\frac{5}{2}z$，$y=\frac{3}{2}z$.

因此 $BG:GH:HM=x:y:z=5:3:2$.

7.【答案】 1

【解析】 因为 $S_{\triangle ABC}=\frac{1}{2}\times BC\times h$，$S_{\triangle PBC}=\frac{1}{2}\times BC\times x$，所以 $\frac{x}{h}=\frac{S_{\triangle PBC}}{S_{\triangle ABC}}$.

同理，$\frac{y}{k}=\frac{S_{\triangle PCA}}{S_{\triangle ABC}}$，$\frac{z}{l}=\frac{S_{\triangle PAB}}{S_{\triangle ABC}}$.

所以 $\frac{x}{h}+\frac{y}{k}+\frac{z}{l}=\frac{S_{\triangle PBC}}{S_{\triangle ABC}}+\frac{S_{\triangle PCA}}{S_{\triangle ABC}}+\frac{S_{\triangle PAB}}{S_{\triangle ABC}}=\frac{S_{\triangle PBC}+S_{\triangle PCA}+S_{\triangle PAB}}{S_{\triangle ABC}}=1$.

8.【答案】 90°

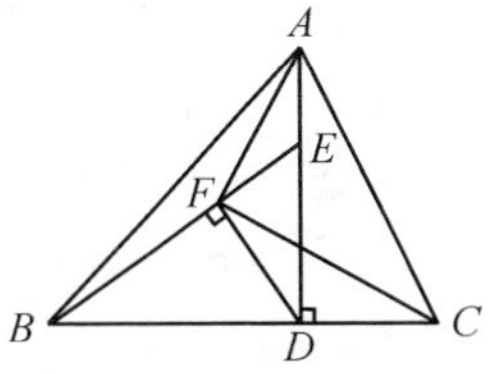

第 8 题图

【解析】 因为 DF 为 $\text{Rt}\triangle BDE$ 斜边 BE 上的高，则

$\angle EDF=\angle FBD$，从而 $\text{Rt}\triangle EFD\backsim\text{Rt}\triangle DFB$，$\frac{ED}{EF}=\frac{DB}{DF}$，

所以 $\frac{AE}{EF}=\frac{AE}{ED}\cdot\frac{ED}{EF}=\frac{AE}{ED}\cdot\frac{DB}{DF}$.

又因为 $\frac{AE}{ED}=\frac{CD}{DB}$，所以 $\frac{AE}{EF}=\frac{CD}{DB}\cdot\frac{DB}{DF}$，即 $\frac{AE}{EF}=\frac{CD}{DF}$.

又由于 $\angle AEF=90^\circ+\angle EDF=\angle CDF$，从而 $\triangle AEF\backsim\triangle CDF$，$\angle AFE=\angle CFD$，

所以 $\angle AFC=\angle DFE=90^\circ$.

9.【答案】 $4,2\sqrt{5},4\sqrt{5}$

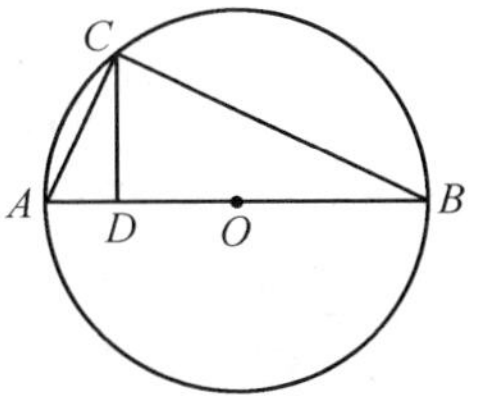

第 9 题图

【解析】 因为 $\angle ACB$ 是半圆上的圆周角，所以 $\angle ACB=90^\circ$，即 $\triangle ABC$ 为直角三角形.

由射影定理可得

$CD^2=AD\cdot DB=2\times 8=16$，$CD=4$；

$AC^2=AD\cdot AB=2\times 10=20$，$AC=2\sqrt{5}$；

$BC^2=BD\cdot AB=8\times 10=80$，$BC=4\sqrt{5}$.

10.【答案】 见解析

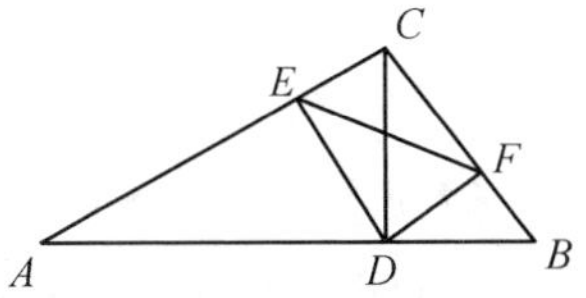

第 10 题图

【解析】 在 $\text{Rt}\triangle ADC$ 中，$CD^2=CE\cdot CA$.

在 $\text{Rt}\triangle BDC$ 中，$CD^2=CF\cdot CB$.

故 $CE\cdot CA=CF\cdot CB$，即 $\frac{CE}{CF}=\frac{CB}{CA}$.

又因为 $\angle ACB$ 为公共角，所以 $\triangle CEF\backsim\triangle CBA$.

于是 $\angle CAB=\angle CFE$.

11.【答案】 见解析

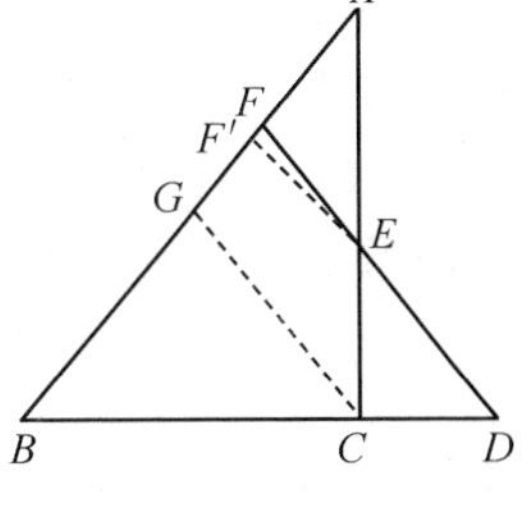

第 11 题图

【解析】 过点 C 作 $CG\parallel DF$ 交 AB 于 G，则

$\frac{BD}{DC}=\frac{BF}{FG}$，$\frac{CE}{EA}=\frac{FG}{FA}$，

所以 $\frac{BD}{DC}\cdot\frac{CE}{EA}\cdot\frac{AF}{FB}=\frac{BF}{FG}\cdot\frac{FG}{FA}\cdot\frac{AF}{FB}=1$.

再证明逆命题：

过 D,E 作直线交 AB（或其延长线）于点 F'，则

$\frac{BD}{DC}\cdot\frac{CE}{EA}\cdot\frac{AF'}{F'B}=1.$

又因为$\frac{BD}{DC}\cdot\frac{CE}{EA}\cdot\frac{AF}{FB}=1$，从而$\frac{AF'}{F'B}=\frac{AF}{FB}$.

因此$\frac{AF'}{AB}=\frac{AF}{AB}$，即$AF'=AF$，从而$F'$与$F$重合，

所以D,E,F三点共线.

注 本题就是著名的梅涅劳斯定理，这个定理经常用来证明三点共线或者线段比例的乘积问题. 类似地，还有塞瓦定理，该定理用来处理三线共点的问题.

12.【答案】 见解析

【解析】 连接并延长AP交BC于F，则$AP=PF$.

所以$\triangle ACP$与$\triangle CPF$的面积相等，$\triangle ABP$与$\triangle BPF$的面积相等，

从而$\frac{AE}{BE}=\frac{S_{\triangle ACE}}{S_{\triangle BCE}}=\frac{S_{\triangle AEP}}{S_{\triangle BEP}}=\frac{S_{\triangle ACE}-S_{\triangle AEP}}{S_{\triangle BCF}-S_{\triangle BEP}}=\frac{S_{\triangle ACP}}{S_{\triangle BCP}}$.

同理$\frac{AD}{CD}=\frac{S_{\triangle ABP}}{S_{\triangle BCP}}$.

从而$\frac{AE}{BE}+\frac{AD}{CD}=\frac{S_{\triangle ACP}}{S_{\triangle BCP}}+\frac{S_{\triangle ABP}}{S_{\triangle BCP}}=\frac{S_{\triangle CPF}+S_{\triangle BPF}}{S_{\triangle BPC}}=1$.

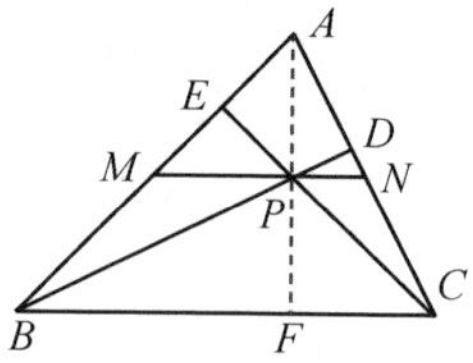

第12题图

复习参考题5

1.【答案】 B

【解析】 由于AD是$\angle CAB$的平分线，且$DC\perp AC$，$DE\perp AB$，

所以$CD=DE$，$AC=AE$.

因此$\triangle BDE$的周长为$DE+BD+BE=CD+BD+BE=BC+BE=AC+BE=AE+BE=AB=6$，故选B.

2.【答案】 C

【解析】 设圆的半径为R，则其外切正三角形的边长为$2\sqrt{3}R$，内接正三角形的边长为$\sqrt{3}R$，所以圆的外切正三角形的边长是圆内接正三角形的边长的2倍，故选C.

3.【答案】 B

【解析】 由于BD，CE是$\triangle ABC$的中线，则其交点为重心G.

在线段BD中，$BG=2GD$，$BP=PD$，因此$BP=3PG$.

在$\triangle GBC$中，$PQ/\!/BC$，所以$\frac{PQ}{BC}=\frac{PG}{BG}=\frac{PG}{BP+PG}=\frac{1}{4}$，故选B.

4.【答案】 D

【解析】 如图，连接AE，OE，OA.

注意到$BD=AB=BC$，从而B是$\triangle ACD$的外心，因此$\angle ADC=\frac{1}{2}\angle ABC$.

又因为O是$\triangle ADE$的外心，从而$\angle ADE=\frac{1}{2}\angle AOE$，

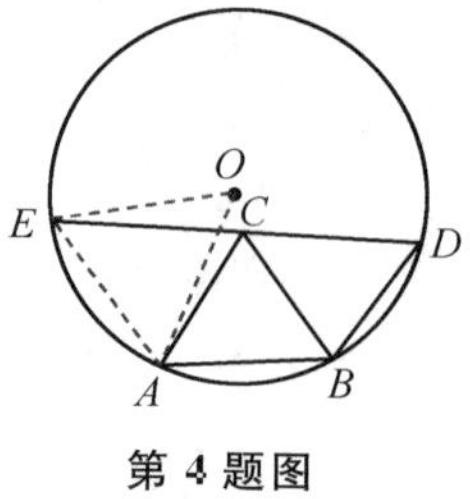

第4题图

所以$\angle AOE=\angle ABC=60^\circ$.

又因为$OE=OA=1$,从而$\triangle OAE$是边长为1的正三角形,因此$AE=1$,故选D.

5.【答案】 B

【解析】 根据中线公式,可知$(2AD)^2+BC^2=2(AB^2+AC^2)=2[AB^2+(4-AB)^2]$,

因此当$AB=2$时,上式取得最小值,AD的最小值为$\sqrt{3}$.

锐角三角形的临界状态是直角三角形,可知:

若$\triangle ABC$为直角三角形,则中线AD的长度为$\frac{\sqrt{13}}{2}$,故选B.

6.【答案】 144

【解析】 设等腰三角形的底边长为$2x$,腰长为y,

从而$y^2=18^2+x^2$且$30^2+y^2=2(y^2+4x^2)$,解得$x=8$,

从而三角形的面积为$18x=18\times8=144$.

7.【答案】 $\frac{1}{15}$

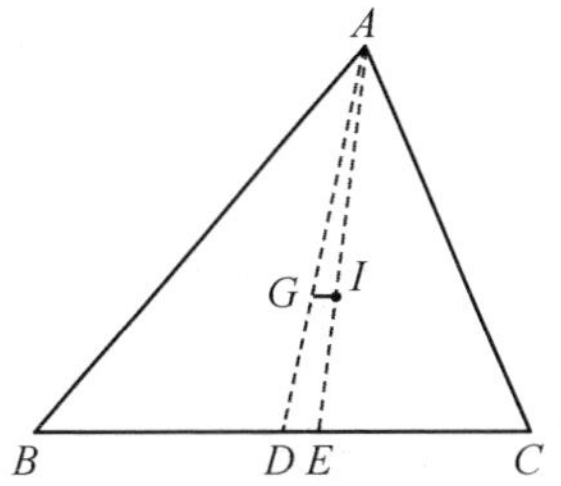

第7题图

【解析】 如图,连接AG,AI并延长,分别交BC于D,E,

则$BD=CD=\frac{5}{2}$.

由于$\frac{BE}{CE}=\frac{AB}{AC}$,得$BE=3$,故$DE=3-\frac{5}{2}=\frac{1}{2}$.

又因为$\frac{AG}{GD}=2$,$\frac{AI}{IE}=\frac{AB}{BE}=2$,于是$\frac{AG}{GD}=\frac{AI}{IE}$.

所以$GI\parallel BC$,从而$\frac{GI}{DE}=\frac{AG}{AD}=\frac{2}{3}$,解得$GI=\frac{1}{3}$,因此$\frac{GI}{BC}=\frac{1}{15}$.

8.【答案】 60°

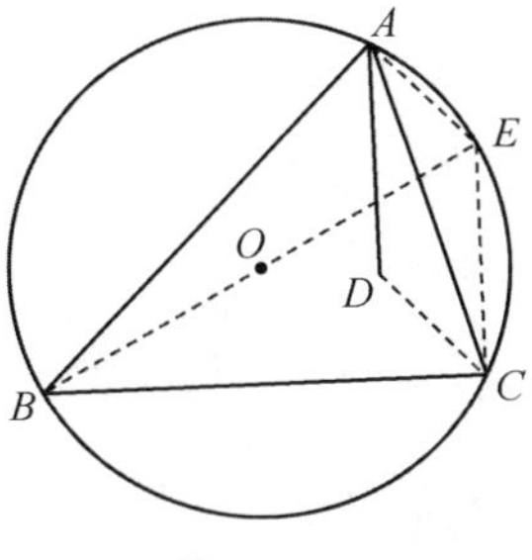

第8题图

【解析】 如图,连接BO并延长交圆O于E,连接CD,CE,AE.

由于$CD\perp AB$,$AE\perp AB$,从而$AE\parallel CD$,同理$AD\parallel CE$.

所以四边形$ADCE$为平行四边形,即$AD=EC=\frac{1}{2}BE$.

在$\mathrm{Rt}\triangle BCE$中,$\angle BCE=90^\circ$,$BE=2CE$,从而$\angle BEC=60^\circ$,因此$\angle BAC=\angle BEC=60^\circ$.

9.【答案】 见解析

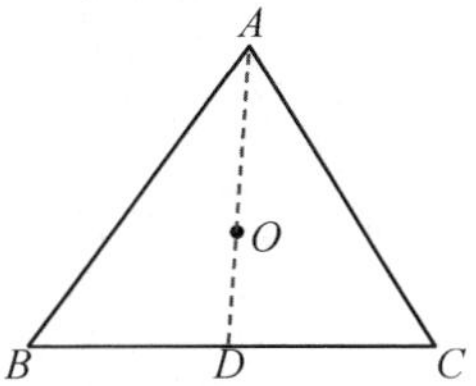

第9题图

【解析】 已知O为三角形ABC的重心和内心,求证三角形ABC为等边三角形.

证明 如图,连接AO并延长交BC于D.

因为O为三角形的内心,故AD平分$\angle BAC$,

从而$\frac{AB}{AC}=\frac{BD}{CD}$.

又因为O为三角形的重心,D为BC的中点,即$BD=DC$.

因此 $AB=AC$.

同理可得 $AB=BC$，从而三角形 ABC 为等边三角形.

10.【答案】 见解析

【解析】 因为 AE,AF 为圆的从同一点作的两条切线，所以 $AE=AF$.

同理 $BD=BF,CD=CE$.

因为 $b+c-a=AF+BF+AE+CE-BD-CD=AF+AE=2AF=2AE$，

所以 $AE=AF=\dfrac{b+c-a}{2}$.

11.【答案】 (1) 见解析；(2) $\dfrac{12\sqrt{2}}{7}$

【解析】 (1) 在$\triangle ABC$和$\triangle ACD$中，$CD\perp AB,BC\perp AC,\angle A=\angle A$，

则$\triangle ABC\backsim\triangle ACD$，从而$\dfrac{AB}{AC}=\dfrac{AC}{AD}$，即 $AC^2=AB\cdot AD$.

(2) 过点 E 作 BC,AC 的垂线，垂足分别为 G,H.

由于 CE 是角平分线，所以 $EG=EH$，从而四边形 $CGEH$ 是正方形.

设 $CE=x$，则 $EG=EH=\dfrac{\sqrt{2}}{2}x$，从而 $AG=3-\dfrac{\sqrt{2}}{2}x,BH=4-\dfrac{\sqrt{2}}{2}x$.

由$\triangle AGE\backsim\triangle EHB$，有$\dfrac{AG}{EH}=\dfrac{GE}{HB}$，即$\dfrac{3-\frac{\sqrt{2}}{2}x}{\frac{\sqrt{2}}{2}x}=\dfrac{\frac{\sqrt{2}}{2}x}{4-\frac{\sqrt{2}}{2}x}$，解得 $x=\dfrac{12\sqrt{2}}{7}$.

所以角平分线 CE 的长度为$\dfrac{12\sqrt{2}}{7}$.

12.【答案】 (1) $\left(\dfrac{4}{7},\dfrac{3}{7}\right)$；(2) $\left(\dfrac{12}{7},\dfrac{16}{7}\right)$；(3) $\left(\dfrac{4}{3},\dfrac{4}{3}\right)$

【解析】 (1) 在$\triangle OAB$中，设 OA,OB 边上的高分别为 BH_2,AH_1.

在 $\mathrm{Rt}\triangle OBH_2$ 和 $\mathrm{Rt}\triangle ABH_2$ 中，设 $OH_2=t$，根据勾股定理可得 $5^2-t^2=6^2-(4-t)^2$，

解得 $t=\dfrac{5}{8}$，从而 H_2 的坐标为$\left(\dfrac{5}{8},0\right)$.

又因为 $B(0,5)$，从而直线 BH_2 的斜角坐标方程为 $y=-8x+5$.

同理，可得 H_1 的坐标为$\left(0,\dfrac{1}{2}\right)$，直线 AH_1 的斜角坐标方程为 $y=-\dfrac{1}{8}x+\dfrac{1}{2}$.

联立方程，可求得交点 H 的坐标为$\left(\dfrac{4}{7},\dfrac{3}{7}\right)$.

(2) 由于 OA,OB 的中垂线与 BH_2,AH_1 平行，

所以 OA,OB 的中垂线方程分别为 $y=-8x+16,y=-\dfrac{1}{8}x+\dfrac{5}{2}$.

联立方程可求得交点 O 的坐标为$\left(\dfrac{12}{7},\dfrac{16}{7}\right)$.

(3) 设$\triangle OAB$的角平分线为 AC,BD，其中 C,D 分别在 OB,OA 上.

根据角平分线的性质，可得 $D\left(\frac{20}{11},0\right)$，则直线 BD 的斜角坐标方程为 $y=-\frac{11}{4}x+5$.

同理，可得 $C(0,2)$，则直线 AC 的斜角坐标方程为 $y=-\frac{1}{2}x+2$.

联立方程可求得交点 I 的坐标为 $\left(\frac{4}{3},\frac{4}{3}\right)$.

复习参考题 6

1.【答案】 A

【解析】 根据仿射变换，可知选 A，结果表示长轴为 $2a$，短轴为 $2b$ 的椭圆的面积为 πab.

2.【答案】 C

【解析】 设圆心为 O，弦所过的定点是 P，取弦的中点 M，连接 OM.

当 M 与 O，P 不重合时，$OM\perp PM$.

又因为 O，P 为定点，从而点 M 在以 OP 为直径的圆上.

当 M 与 O，P 重合时，也符合，故弦中点的轨迹为圆.

3.【答案】 C

【解析】 取 AB 的中点为 M，则 $OM\perp AB$，即 O 到直线 AB 的距离为 OM.

在 $Rt\triangle OAP$ 中，$AM\perp OP$，由射影定理，可知 $OB^2=OM\cdot OP$.

又因为 OP 的最小值为 4，所以 OM 的最大值为 1，故选 C.

4.【答案】 B

【解析】 如图，由切割线定理，得 $PB\cdot PA=PC\cdot PD$，即 $8\times 20=PC(PC+6)$，解得 $PC=10$.

连接 AC，在 $\triangle PAC$ 中，由 $PA=2PC$，$\angle APC=60°$，得 $\angle PCA=90°$，即 AD 是圆的直径.

由勾股定理可知 $AD^2=AC^2+CD^2=(PA^2-PC^2)+CD^2=20^2-10^2+6^2=336$，因此 $R=\frac{1}{2}AD=2\sqrt{21}$.

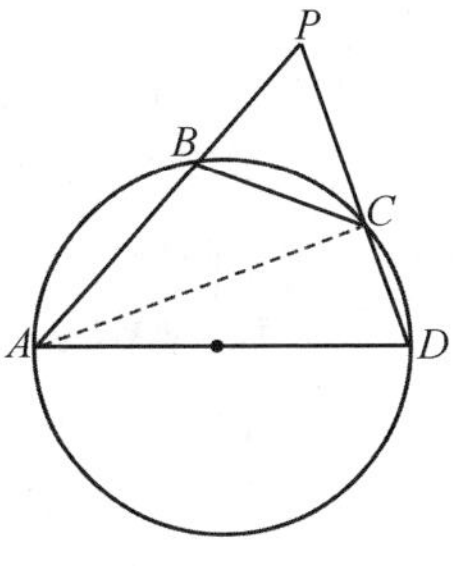

第 4 题图

5.【答案】 $\sqrt{7}-1$

【解析】 根据矩形对角线相等及中线长公式，可知

$OA^2+OC^2=OB^2+OD^2$，从而 $OC^2=2^2+2^2-1^2=7$，从而 $OC=\sqrt{7}$.

因此 AC 的最小值为 $OC-OA=\sqrt{7}-1$.

6.【答案】 3

【解析】 连接 OA，延长 PO 交圆 O 于点 D.

设圆的半径为 r，则 $PD=5+2r$.

由切割线定理可知 $PA^2=PC\times PD$，即 $10^2=5\times(2r+5)$，

解得 $r=\frac{15}{2}$，从而 $OA=\frac{15}{2}$，$OP=\frac{25}{2}$.

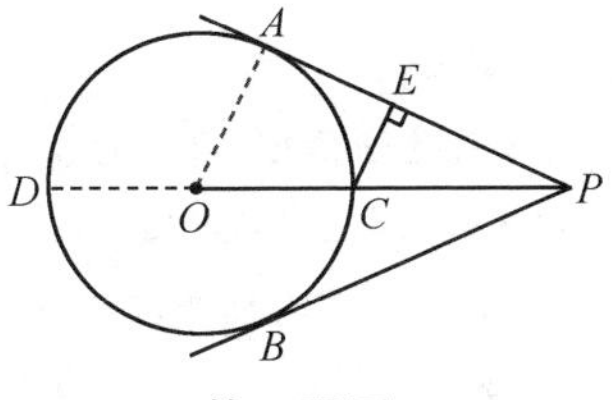

第 6 题图

因为 $OA\perp PA$，$CE\perp PA$，所以 $CE /\!/ OA$，从而 $\dfrac{CE}{OA}=\dfrac{PC}{PO}$.

因此 $CE=\dfrac{OA\times PC}{OP}=3$.

7.【答案】 3

【解析】 根据三角形内角平分线的性质定理及 $AD=2BD$，可知 $AC=2BC$.
根据阿波罗尼斯圆的定义，可知点 C 在圆心在直线 AB 上的半径为 2 的圆上，
所以 $\triangle ABC$ 面积的最大值是 3.

8.【答案】 5.

【解析】 由于 $OM=\sqrt{3}$，设原点 O 到 AC，BD 的距离分别为 s，t，则 $s^2+t^2=3$.
从而 $AC=2\sqrt{4-s^2}$，$BD=2\sqrt{4-t^2}$，即 $AC^2+BD^2=4[8-(s^2+t^2)]=20$，
因此四边形 $ABCD$ 的面积为 $\dfrac{1}{2}AC\times BD\leqslant\dfrac{1}{4}(AC^2+BD^2)=5$，
即圆内接四边形 $ABCD$ 面积的最大值为 5.

9.【答案】 见解析

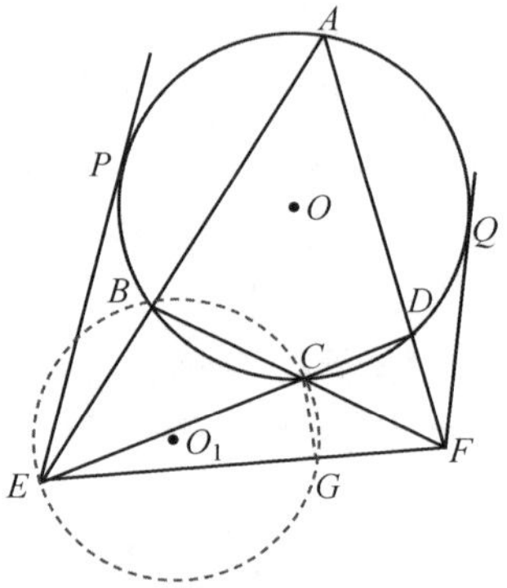

第 9 题图

【解析】 如图，过 B，C，E 作圆 O_1，设圆 O_1 交 EF 于 G，连接 CG.

因为 $\angle FDC=\angle ABC=\angle CGE$，所以 F，D，C，G 四点共圆.

利用切割线定理，可知

$EF^2=(EG+GF)\cdot EF=EG\cdot EF+GF\cdot EF=EC\cdot ED+FC\cdot FB=EP^2+FQ^2$.

10.【答案】 过 A，E，D 三点的圆弧

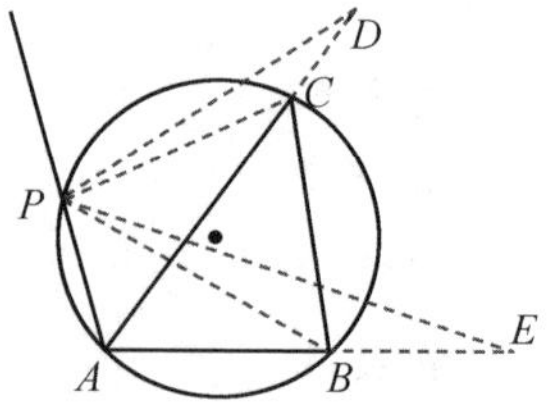

第 10 题图

【解析】 设 $\angle BAC=\alpha$，$AB+AC=l$，分别延长 AB，AC 至 E，D，使得 $AE=AD=l$，则 A，D，E 三点为定点.

连接 PB，PC，PE，PD，

因为 $PA /\!/ BC$，所以 $PC=AB$，因此 $PB=AC$.

于是 $PB=BE$，$PC=CD$，$\angle PEA=\dfrac{1}{2}\angle PBA=\dfrac{1}{2}\angle PCA=\angle PDA$，所以 P，A，D，E 四点共圆.

由于 A，D，E 三点为定点，所以点 P 的轨迹是过 A，E，D 三点的圆弧.

11.【答案】 (1) 见解析. (2) ① 见解析；② $0<S\leqslant 15$

【解析】 (1) 连接 OE，在 $\mathrm{Rt}\triangle AEC$ 中，O 为 AC 的中点，从而 $OA=OC=OE$.
同理，在 $\mathrm{Rt}\triangle BED$ 中，O 为 BD 的中点，从而 $OB=OD=OE$.
因此 $AC=BD$，所以四边形 $ABCD$ 是矩形.
(2) ① 连接 BD 交 AC 于 O，连接 OP.
在 $\triangle APC$ 中，O 为 AC 的中点，过 P 作 $PH\perp AC$，垂足为 H，

所以 $PA^2=PH^2+AH^2$，$PC^2=PH^2+CH^2$，$PO^2=PH^2+OH^2$.

又因为 $AH^2+CH^2=(AO+OH)^2+(AO-OH)^2=2AO^2+2OH^2$，

所以 $PA^2+PC^2=2PH^2+AH^2+CH^2=2PH^2+2AO^2+2OH^2=2AO^2+2PO^2$.

同理，$PB^2+PD^2=2BO^2+2PO^2$.

又因为 $AO=BO$，所以 $PA^2+PC^2=PB^2+PD^2$.

② 由①可知 $PA^2+PC^2=2AO^2+2PO^2$，从而 $2AO^2+2PO^2=68$，即 $AO^2+PO^2=34$.

在 Rt$\triangle ADC$ 中，$AD=6$，$DC=8$，从而 $AC=10$，即 $AO=5$，

因此 $PO^2=34-AO^2=34-25=9$，即 $PO=3$.

若点 P 到直线 AC 的距离为 d，则 $0<d\leqslant 3$.

所以$\triangle PAC$ 的面积为 $S=\frac{1}{2}AC\times d=5d$，从而面积的取值范围为 $0<S\leqslant 15$.

12.【答案】 见解析

【解析】 将椭圆拉伸为圆，A，B，M 分别对应点 A'，B'，M'，

r_1，r_2 分别对应 r'_1，r'_2.

在圆中，根据切线长定理，可知 $M'A=M'B$，$r'_1=r'_2$.

根据伸缩变换的不变性，可知$\frac{MA}{r_1}=\frac{M'A}{r'_1}$，$\frac{MB}{r_2}=\frac{M'B}{r'_2}$.

因此$\frac{MA}{MB}=\frac{\frac{r_1\cdot M'A}{r'_1}}{\frac{r_2\cdot M'B}{r'_2}}=\frac{r_1}{r_2}\cdot\frac{M'A}{M'B}\cdot\frac{r'_2}{r'_1}=\frac{r_1}{r_2}$.

注意 可以将圆幂定理向椭圆进行迁移，但要注意比例关系.

复习参考题 7

1.【答案】 C

【解析】 因为一次函数 $y=ax+b$ 的图象经过第二、三、四象限，所以 $a<0$，$b<0$，所以二次函数 $y=ax^2+bx$ 的图象开口向下，对称轴 $x=-\frac{b}{2a}<0$，且过原点，所以 A，B，D 不正确.

2.【答案】 ABD

【解析】 若 $a=0$，则 $y=x+1$，$y=1$，A 符合；若 $a<0$，则二次函数图象开口向下，过点 $(0,1)$，对称轴的方程为 $x=-\frac{1}{2a}$，一次函数的图象过点 $(0,1)$ 和 $\left(-\frac{1}{a},0\right)$，且 $-\frac{1}{2a}<-\frac{1}{a}$，B 符合；若 $0<a<\frac{1}{4}$，则二次函数的图象开口向上，与 x 轴有两个交点，过点 $(0,1)$，对称轴的方程为 $x=-\frac{1}{2a}$，一次函数的图象过点 $(0,1)$ 和 $\left(-\frac{1}{a}0\right)$，且 $-\frac{1}{2a}>-\frac{1}{a}$，C 不符合；若 $a>\frac{1}{4}$，则二次函数的图象开口向上，与 x 轴没有交点，过点 $(0,1)$，对称轴的方程为 $x=-\frac{1}{2a}$，一次函数的图象过点 $(0,1)$ 和 $\left(-\frac{1}{a},0\right)$，且 $-\frac{1}{2a}>-\frac{1}{a}$，D 符合.

3.【答案】 $\frac{16}{3}$

【解析】 设点 $A(x_1,y_1)$，$B(x_2,y_2)$，消去 x 得 $3(y-1)^2=4y$，即 $3y^2-10y+3=0$.

因此 $y_1+y_2=\frac{10}{3}$，$y_1y_2=1$，所以 $|AB|=2|y_1-y_2|=2\sqrt{(y_1-y_2)^2-4y_1y_2}=\frac{16}{3}$.

4.【答案】 2

【解析】 设 A,B 的横坐标分别为 x_A，x_B，联立 $\begin{cases}y=x+1,\\ y=\frac{1}{4}x^2,\end{cases}$ 消去 y，得 $x^2-4x-4=0$，所以 $x_A+x_B=4$.

又因为切线的表达式为 $y=\frac{x_A}{2}x-\frac{1}{4}x_A^2$，$y=\frac{x_B}{2}x-\frac{1}{4}x_B^2$，联立解得 $x_M=\frac{x_A+x_B}{2}=2$.

5.【答案】 (1) 1；(2) $\frac{1}{2}$

【解析】 (1) 由于 A 为抛物线的顶点，O 为 $\triangle ABC$ 的垂心（三条高线的交点），所以 $OA\perp BC$，即 $BC/\!/x$ 轴.

设 $B(-s,s^2-1)$，$C(s,s^2-1)$，$s>0$，BC 与 y 轴的交点为 $H(0,s^2-1)$.

由于 $OB\perp AC$，$\triangle OBH\backsim\triangle CAH$，即 $\frac{OH}{CH}=\frac{BH}{AH}$.

从而 $\frac{s^2-1}{s}=\frac{s}{s^2}$，即 $s^2=2$，所以点 B 的纵坐标为 1.

(2) 设 $B(t,t^2-1)$，$C(s,s^2-1)$，设直线 BC：$y=kx+b$，则 $\begin{cases}t^2-1=kt+b,\\ s^2-1=ks+b,\end{cases}$ 解得 $\begin{cases}k=t+s,\\ b=-1-st.\end{cases}$

设 BC 的中点为 M，则 M 的坐标为 $\left(\frac{1}{2}(t+s),\frac{1}{2}(t^2+s^2)-1\right)$，

即 M 的坐标为 $\left(\frac{1}{2}k,\frac{1}{2}k^2+b\right)$.

由于 O 为 $\triangle ABC$ 的重心，即 $OA=2OM$，从而 A 的坐标为 $(-k,-k^2-2b)$.

因此 $-k^2-2b=(-k)^2-1$，即 $2b=1-2k^2\leqslant 1$，解得 $b\leqslant\frac{1}{2}$.

所以实数 b 的最大值为 $\frac{1}{2}$.

6.【答案】 (1) $y=2x-1$，$y=x^2$；(2) 见解析

【解析】 (1) 直线 l：$y=kx-k+1$ 可整理为 $y-1=k(x-1)$，从而过定点 $A(1,1)$.

由于抛物线 C：$y=ax^2$ 与直线 l 有且仅有一个公共点 A，即方程 $ax^2=kx-k+1$ 有两个相等的实数根 $x=1$，所以 $2=\frac{k}{a}$，$1=\frac{k-1}{a}$，解得 $a=1$，$k=2$.

因此直线 l 的表达式为 $y=2x-1$，抛物线 C 的表达式为 $y=x^2$.

(2) 由(1)可知点 $B(0,-1)$，设直线 PQ：$y=mx-1$ 与抛物线交于 $P(x_1,y_1)$，$Q(x_2,y_2)$，联立方程得 $x^2-mx+1=0$.

由于判别式 $\Delta=m^2-4>0$，可知 $m^2>4$，此时 $x_1+x_2=m$，$x_1x_2=1$.

所以$(OP\cdot OQ)^2=(x_1^2+y_1^2)(x_2^2+y_2^2)=(x_1^2+x_1^4)(x_2^2+x_2^4)=x_1^2x_2^2(x_1^2+1)(x_2^2+1)$

$=x_1^2x_2^2(x_1^2x_2^2+x_1^2+x_2^2+1)=x_1^2x_2^2[x_1^2x_2^2+(x_1+x_2)^2-2x_1x_2+1]$

$=m^2>4$.

又因为$OA^2=4$,所以$OP\cdot OQ>OA^2$.

7.【答案】 (1) 1;(2) 4

【解析】 (1) 若抛物线与x轴的两个公共点在y轴的同侧,则$\triangle ABC$是钝角三角形,不符合要求,因此抛物线与x轴的两个公共点在y轴的异侧.

不妨设抛物线与x轴的两个公共点为A,B,与y轴的公共点为C.

在$\triangle ABC$中,$CO\perp AB$,由于$\triangle ABC$是直角三角形,则$\angle ACB=90°$.根据相似关系,可知$CO^2=AO\cdot BO$.

根据抛物线的性质,可知$CO^2=(-\lambda+2)^2$,$AO\cdot BO=2-\lambda$,因此$(-\lambda+2)^2=2-\lambda$,解得$\lambda=2$或$\lambda=1$.

经检验,当$\lambda=2$时,抛物线与坐标轴只有两个公共点,舍去.

当$\lambda=1$时,符合要求,因此$\lambda=1$.

(2) 根据题意,抛物线的对称轴方程为$x=\dfrac{\lambda}{2}$.

① 当$\dfrac{\lambda}{2}\leqslant 0$,即$\lambda\leqslant 0$时,函数$y$随$x$的增大而减小,因此垂直落差为$(-\lambda+2)-(-4^2+4\lambda-\lambda+2)=-4\lambda+4^2$,此时最小值为16.

② 当$\dfrac{\lambda}{2}\geqslant 4$,即$\lambda\geqslant 8$时,函数$y$随$x$的增大而增大,因此垂直落差为$(-4^2+4\lambda-\lambda+2)-(-\lambda+2)=4\lambda-4^2$,此时最小值为16.

③ 当$0<\dfrac{\lambda}{2}<4$,即$0<\lambda<8$时,函数y随x的增大先增大后减小,抛物线段上的最高点的纵坐标为$-\left(\dfrac{\lambda}{2}\right)^2+\lambda\times\dfrac{\lambda}{2}-\lambda+2=\dfrac{\lambda^2}{4}-\lambda+2$.

当$0<\lambda\leqslant 4$时,最低点的纵坐标为$-4^2+4\lambda-\lambda+2=3\lambda-14$,因此垂直落差为$\left(\dfrac{\lambda^2}{4}-\lambda+2\right)-(3\lambda-14)=\dfrac{\lambda^2}{4}-4\lambda+16$,最小值为4;

当$4<\lambda<8$时,最低点的纵坐标为$-\lambda+2$,因此垂直落差为$\left(\dfrac{\lambda^2}{4}-\lambda+2\right)-(-\lambda+2)=\dfrac{\lambda^2}{4}$,最小值为4.

综上所述,垂直落差的最小值为4.

8.【答案】 (1) $m<-2$或$m>2$;(2) 1;(3)不存在

【解析】 设$A(x_1,y_1)$,$B(x_2,y_2)$,则$C(-x_1,y_1)$.

(1) 在$y=mx-1$中取$x=0$,得$y=-1$,即点P的坐标为$(0,-1)$.

联立方程得$\begin{cases}y=mx-1,\\ y=x^2,\end{cases}$消去$y$,整理得$x^2-mx+1=0$.

由于方程有两个不同的根 x_1,x_2，所以判别式 $\Delta=m^2-4>0$.

因此实数 m 的取值范围为 $m<-2$ 或 $m>2$.

(2) 由(1)可知，x_1,x_2 是方程 $x^2-mx+1=0$ 的两个根，从而 $x_1+x_2=m$，$x_1x_2=1$.

设直线 BC：$y=kx+b$，联立方程得 $\begin{cases}y=kx+b,\\ y=x^2,\end{cases}$ 消去 y，整理得 $x^2-kx-b=0$.

由于 $-x_1,x_2$ 是方程 $x^2-kx-b=0$ 的两个根，所以 $-x_1+x_2=k$，$-x_1x_2=-b$.

因此 $-b=-x_1x_2=-1$，即 $b=1$.

说明直线 BC 与 y 轴交点的纵坐标为 1.

(3) 由于△OAB 的面积 $S_1=\frac{1}{2}\times OP\times|x_1-x_2|=\frac{1}{2}\left|x_1-\frac{1}{x_1}\right|$，

△OBC 的面积 $S_2=\frac{1}{2}\times OQ\times|-x_1-x_2|=\frac{1}{2}\left|x_1+\frac{1}{x_1}\right|$，

因此四边形 $OABC$ 的面积为 $S_1+S_2=\frac{1}{2}\left(\left|x_1-\frac{1}{x_1}\right|+\left|x_1+\frac{1}{x_1}\right|\right)$.

不妨设 $x_1>0$.

若 $x_1\geqslant\frac{1}{x_1}$，即 $x_1\geqslant1$，则 $S_1+S_2=x_1=1$，从而 $x_1=1$，即 $x_2=1$，说明 A,B 两点重合；

若 $x_1<\frac{1}{x_1}$，即 $0<x_1<1$，则 $S_1+S_2=\frac{1}{x_1}>1$，不符合要求.

所以不存在 m 使得四边形 $OABC$ 的面积为 1.

复习参考题 8

1.【答案】 A

【解析】 因为这组数据由小到大排列为 87，89，90，91，92，93，94，96，所以中位数是 $\frac{91+92}{2}=91.5$，平均数 $\overline{x}=\frac{87+89+90+91+92+93+94+96}{8}=91.5$，选 A.

2.【答案】 A

【解析】 本次和上次的月考成绩的平均数、中位数、众数都相差 50，根据方差公式知方差不变.

3.【答案】 C

【解析】 等可能基本事件共有 6 个：甲乙丙、甲丙乙、乙甲丙、乙丙甲、丙甲乙、丙乙甲. 甲站在中间的事件包括乙甲丙、丙甲乙，共 2 个，所以甲站在中间的概率 $P=\frac{2}{6}=\frac{1}{3}$.

4.【答案】 A

【解析】 设齐王的上、中、下三个等次的马分别为 a，b，c，田忌的上、中、下三个等次的马分别为 A，B，C. 比赛的所有可能结果为 Aa，Bb，Cc，田忌得 0 分；Aa，Bc，Cb，田忌得 1 分；Ba，Ab，Cc，田忌得 1 分；Ba，Ac，Cb，田忌得 1 分；Ca，Ab，Bc，田忌得 2 分；Ca，Ac，Bb，田忌得 1 分. 所以田忌得 2 分的概率为 $\frac{1}{6}$，故选 A.

5.【答案】 B

【解析】 从“绝对平均数”的意义来看就是确定中位数，从而选 B.

6.【答案】 CD

【解析】 设 $x_1,x_2,\cdots,x_n$ 的平均数、中位数、标准差和极差分别为 x,m,s,t，则 y_1，$y_2,\cdots,y_n$ 的平均数为 $\frac{x_1+c+x_2+c+\cdots+x_n+c}{n}=\frac{x_1+x_2+\cdots+x_n+nc}{n}=\overline{x}+c$，中位数为 $m+c$. 由标准差和极差的性质可知 $y_1,y_2,\cdots,y_n$ 的标准差为 s，极差为 t. 故选 CD.

7.【答案】 ACD

【解析】 记 4 件产品分别为 1,2,3,a，其中 a 表示次品. 在 A 中，取出 2 件产品的所有等可能基本事件为(1,2)，(1,3)，(1,a)，(2,3)，(2,a)，(3,a)，“恰有一件次品”包括(1,a)，(2,a)，(3,a)，因此其概率 $P=\frac{3}{6}=\frac{1}{2}$，A 正确；在 B 中，每次抽取 1 件，不放回抽取两次，所有等可能基本事件为(1,2)，(1,3)，(1,a)，(2,1)，(2,3)，(2,a)，(3,1)，(3,2)，(3,a)，(a,1)，(a,2)，(a,3)，总数为 12，故 B 错误；在 C 中，“取出的两件中恰有一件次品”包括 6 个事件，其概率为 $\frac{1}{2}$，C 正确；在 D 中，每次抽取 1 件，有放回抽取两次，所有等可能事件为(1,1)，(1,2)，(1,3)，(1,a)，(2,1)，(2,2)，(2,3)，(2,a)，(3,1)，(3,2)，(3,3)，(3,a)，(a,1)，(a,2)，(a,3)，(a,a)，总数为 16，故 D 正确. 从而选 ACD.

8.【答案】 -1

【解析】 若 a 是最大的数，则 $\frac{1+2+3+4+5}{5}=3$，不符合题意. 故 5 是最大的数，则 $\frac{1+2+3+4+a}{5}=1.8$，解得 $a=-1$.

9.【答案】 $\frac{1}{4}$

【解析】 用列举法知，可重复地选取两个数共有 16 个等可能基本事件，其中一个数是另一个数的 2 倍的有(1,2)，(2,1)，(2,4)，(4,2)，共 4 个，故所求的概率为 $\frac{4}{16}=\frac{1}{4}$.

10.【答案】 $n<m<\overline{x}$

【解析】 由图可知，30 名学生得分的中位数为第 15 个数和第 16 个数(分别为 5,6)的平均数，即 $m=5.5$. 又 5 出现次数最多，故 $n=5$，$\overline{x}=\frac{2\times 33\times 410\times 56\times 63\times 72\times 82\times 92\times 10}{30}\approx 5.97$，故 $n<m<\overline{x}$.

11.【答案】 (1) $\frac{1}{9}$；(2) $\frac{8}{9}$

【解析】 (1) 因为有放回地抽取 3 次，所以总的结果有 $3\times 3\times 3=27$(种).

“抽取的卡片上的数字满足 $a+b=c$”包括(1,1,2)，(1,2,3)，(2,1,3)，共 3 种，所以该事件发生的概率为 $\frac{3}{27}=\frac{1}{9}$.

(2) 由于“抽取的卡片上的数字 a,b,c 不完全相同”的反面是“抽取的卡片上的数字 a,b,c 完全相同”，包括(1,1,1)，(2,2,2)，(3,3,3)，共 3 种，故所求事件发生的概率为 $1-\frac{3}{27}=$

$\frac{8}{9}$.

12.【答案】 (1) 81.13;(2) 25;(3)见解析

【解析】 (1) 这次测验全班平均分$\overline{x}=\frac{1}{48}(82\times27+80\times21)\approx81.13$(分).

(2) 因为男同学成绩的中位数是 75 分,所以至少有 14 人得分不超过 75 分.

又因为女同学成绩的中位数是 80 分,所以至少有 11 人得分不超过 80 分.

所以全班至少有 25 人得分在 80 分以下(含 80 分).

(3) 男同学的平均分与中位数的差别较大,说明男同学的得分两极分化现象严重,得分高的和低的相差较大.

复习参考题 9

1.【答案】 B

【解析】 因为 $a^2+b^2-2(a-b-1)=(a^2-2a+1)+(b^2+2b+1)=(a-1)^2+(b+1)^2\geqslant0$,所以 $a^2+b^2\geqslant2(a-b-1)$恒成立,故 B 正确.

2.【答案】 D

【解析】 要证$\sqrt{b^2-ac}<\sqrt{3}a$,只要证 $b^2-ac<3a^2$,即要证$(a+c)^2-ac<3a^2$,

只要证 $a^2+2ac+c^2-ac-3a^2<0$,只要证$-2a^2+ac+c^2<0$,

即要证 $2a^2-ac-c^2>0$,即证$(a-c)(2a+c)>0$,只要证$(a-c)(a-b)>0$.

3.【答案】 D

【解析】 因为 $a>0,b>0,c>0$,所以

$\left(a+\frac{1}{b}\right)+\left(b+\frac{1}{c}\right)+\left(c+\frac{1}{a}\right)=\left(a+\frac{1}{a}\right)+\left(b+\frac{1}{b}\right)+\left(c+\frac{1}{c}\right)\geqslant6$,当且仅当 $a=b=c=1$ 时,“=”成立,故三者不能都小于 2,即至少有一个不小于 2,选 D.

4.【答案】 C

【解析】 当 $n=k$ 时,左边$=\frac{1}{k+1}+\frac{1}{k+2}+\cdots+\frac{1}{2k}$.

但 $n=k+1$ 时,左边$=\frac{1}{k+2}+\frac{1}{k+3}+\cdots+\frac{1}{2k}+\frac{1}{2k+1}+\frac{1}{2k+2}$,

所以发生的变化为$+\frac{1}{2k+1}+\frac{1}{2k+2}-\frac{1}{k+1}$.

5.【答案】 BC

【解析】 $n=1$ 的验证及归纳假设都正确,但从 $n=k$ 到 $n=k+1$ 的推理中没有使用归纳假设,而是通过不等式的放缩法直接证明,不符合数学归纳法的要求,选 BC.

6.【答案】 $f(2^n)>\frac{n+2}{2}$($n\geqslant2$,n 为正整数)

【解析】 因为 $f(2^2)>\frac{4}{2}$,$f(2^3)>\frac{5}{2}$,$f(2^4)>\frac{6}{2}$,$f(2^5)>\frac{7}{2}$,所以当 $n\geqslant2$ 时,有$f(2^n)>\frac{n+2}{2}$.故填 $f(2^n)>\frac{n+2}{2}$($n\geqslant2$,n 为正整数).

7.【答案】 n^n

【解析】 第一个式子是 $n=1$ 的情况，此时 $a=1^1=1$；第二个式子是 $n=2$ 的情况，此时 $a=2^2=4$；第三个式子是 $n=3$ 的情况，此时 $a=3^3=27$，归纳可知 $a=n^n$.

8.【答案】 $\sqrt{11}$

【解析】 由柯西不等式，得 $[a^2+(\sqrt{2}b)^2+(\sqrt{3}c)^2]\left[1^2+\left(\frac{1}{\sqrt{2}}\right)^2+\left(\frac{1}{\sqrt{3}}\right)^2\right]\geqslant(a+b+c)^2$.

因为 $a^2+2b^2+3c^2=6$，所以 $(a+b+c)^2\leqslant 11$，所以 $-\sqrt{11}\leqslant a+b+c\leqslant\sqrt{11}$，

所以 $a+b+c$ 的最大值为 $\sqrt{11}$，当且仅当 $a=2b=3c=\frac{6\sqrt{11}}{11}$ 时取得最大值.

9.【答案】 见解析

【解析】 $3|y|=|3y|=|2(x+y)-(2x-y)|\leqslant 2|x+y|+|2x-y|$. 由题设知 $|x+y|<\frac{1}{3}$，$|2x-y|<\frac{1}{6}$，从而 $3|y|\leqslant 2|x+y|+|2x-y|<2\times\frac{1}{3}+\frac{1}{6}=\frac{5}{6}$，故 $|y|<\frac{5}{18}$.

10.【答案】 见解析

【解析】 证法 1 因为 $\left(\frac{1}{a_1+a_2}+\frac{1}{a_2+a_3}+\frac{1}{a_3+a_1}\right)\cdot[(a_1+a_2)+(a_2+a_3)+(a_3+a_1)]$

$\geqslant 3\sqrt[3]{\frac{1}{a_1+a_2}\cdot\frac{1}{a_2+a_3}\cdot\frac{1}{a_3+a_1}}\cdot 3\sqrt[3]{(a_1+a_2)\cdot(a_2+a_3)\cdot(a_3+a_1)}=9$，

当且仅当 $a_1=a_2=a_3=\frac{3}{2}$ 时等号成立.

又 $a_1+a_2+a_3=\frac{9}{2}$，所以

$\left(\frac{1}{a_1+a_2}+\frac{1}{a_2+a_3}+\frac{1}{a_3+a_1}\right)\cdot\left(2\times\frac{9}{2}\right)\geqslant 9$，

所以 $\frac{1}{a_1+a_2}+\frac{1}{a_2+a_3}+\frac{1}{a_3+a_1}\geqslant 1$.

证法 2 由柯西不等式得

$\left(\frac{1}{a_1+a_2}+\frac{1}{a_2+a_3}+\frac{1}{a_3+a_1}\right)\cdot 9=\left(\frac{1}{a_1+a_2}+\frac{1}{a_2+a_3}+\frac{1}{a_3+a_1}\right)[(a_1+a_2)+(a_2+a_3)+(a_3+a_1)]$

$=\left[\left(\frac{1}{\sqrt{a_1+a_2}}\right)^2+\left(\frac{1}{\sqrt{a_2+a_3}}\right)^2+\left(\frac{1}{\sqrt{a_3+a_1}}\right)^2\right]\cdot[(\sqrt{a_1+a_2})^2+(\sqrt{a_2+a_3})^2+(\sqrt{a_3+a_1})^2]\geqslant\left(\frac{1}{\sqrt{a_1+a_2}}\cdot\sqrt{a_1+a_2}+\frac{1}{\sqrt{a_2+a_3}}\cdot\sqrt{a_2+a_3}+\frac{1}{\sqrt{a_3+a_1}}\cdot\sqrt{a_3+a_1}\right)^2=9$，

当且仅当 $(\sqrt{a_1+a_2})^2=(\sqrt{a_2+a_3})^2=(\sqrt{a_3+a_1})^2$，即 $a_1=a_2=a_3=\frac{3}{2}$ 时取等号，

所以 $\frac{1}{a_1+a_2}+\frac{1}{a_2+a_3}+\frac{1}{a_3+a_1}\geqslant 1$.

数学素养测评试卷(一)

一、单项选择题

1. D **2.** B **3.** B **4.** C **5.** C **6.** B **7.** D **8.** D

二、多项选择题

9. ACD **10.** AD **11.** ABD **12.** BCD

三、填空题

13. 形如$\lambda\sqrt{2}$,其中$\lambda\neq0$ **14.** 30 **15.** $b-ac$ **16.** 5

四、解答题

17. 解 选择①:若a是最大的数,则$\frac{1+2+3+4+5}{5}=3$,不符合题意,故5是最大的数,则$\frac{1+2+3+4+a}{5}=\frac{9}{2}$,解得$a=-1$.

选择②:这组数据的平均值为$\frac{7}{3}$,从而$\frac{1+2+3+4+5+a}{6}=\frac{7}{3}$,解得$a=-1$.

选择③:若a不是最大的数也不是最小的数,则极差为4,从而a是最大的数或者最小的数;

若a为最大的数,则$a-1=6$,即$a=7$,中位数为$\frac{7}{2}$,故a为最小的数,解得$a=-1$.

因此这组数据为$-1,1,2,3,4,5$,平均值为$\frac{7}{3}$,方差为

$$\frac{1}{6}\left[\left(-1-\frac{7}{3}\right)^2+\left(1-\frac{7}{3}\right)^2+\left(2-\frac{7}{3}\right)^2+\left(3-\frac{7}{3}\right)^2+\left(4-\frac{7}{3}\right)^2+\left(5-\frac{7}{3}\right)^2\right]=\frac{35}{9}.$$

18. 解 (1) 过点C作AB的垂线,垂足为D,由$S=\frac{1}{2}\times AB\times CD$有

$2\sqrt{3}=\frac{1}{2}\times4\times CD$,解得$CD=\sqrt{3}$,即点$C$到直线$AB$的距离为$\sqrt{3}$.

(2) 设$BD=x$,则$AD=4-x$.

在$\triangle BCD$中,$CD\perp BD$,由$CD^2+BD^2=BC^2$有$x^2+(\sqrt{3})^2=BC^2$;

在$\triangle ACD$中,$CD\perp AD$,由$CD^2+AD^2=AC^2$有$(4-x)^2+(\sqrt{3})^2=AC^2$.

又因为$AC=\sqrt{3}BC$,所以$(4-x)^2+(\sqrt{3})^2=3[x^2+(\sqrt{3})^2]$,

整理得$x^2+4x-5=0$,解得$x=1$或者$x=-5$.

说明$BD=1$,所以$\tan B=\frac{CD}{BC}=\sqrt{3}$.

19. 解 (1) $\frac{1}{n(n+1)}-\frac{1}{(n+1)(n+2)}=\frac{(n+2)-n}{n(n+1)(n+2)}=\frac{2}{n(n+1)(n+2)}$;

(2) 由于$\frac{1}{(n+1)^3}-\frac{1}{n(n+1)(n+2)}=\frac{n(n+2)-(n+1)^2}{n(n+1)^3(n+2)}=\frac{-1}{n(n+1)^3(n+2)}<0$,

所以$\frac{1}{(n+1)^3}<\frac{1}{n(n+1)(n+2)}$;

(3) 由(1)(2)可知$\frac{1}{(n+1)^3}<\frac{1}{2}\left[\frac{1}{n(n+1)}-\frac{1}{(n+1)(n+2)}\right]$,

从而$\frac{1}{1^3}+\frac{1}{2^3}+\frac{1}{3^3}+\cdots+\frac{1}{n^3}<1+\frac{1}{2}\left[\frac{1}{1\times2}-\frac{1}{2\times3}+\frac{1}{2\times3}-\frac{1}{3\times4}+\cdots+\frac{1}{(n-1)n}-\frac{1}{n(n+1)}\right]$

$=1+\frac{1}{2}\left[\frac{1}{1\times2}-\frac{1}{n(n+1)}\right]<1+\frac{1}{4}=\frac{5}{4}$,

所以$\frac{1}{1^3}+\frac{1}{2^3}+\frac{1}{3^3}+\cdots+\frac{1}{n^3}<\frac{5}{4}$.

20. 解 (1) 如图,由于 $AE\perp BC$,$AD/\!/BC$,所以 $AE\perp AD$,即$\angle EAF+\angle DAF=90°$.

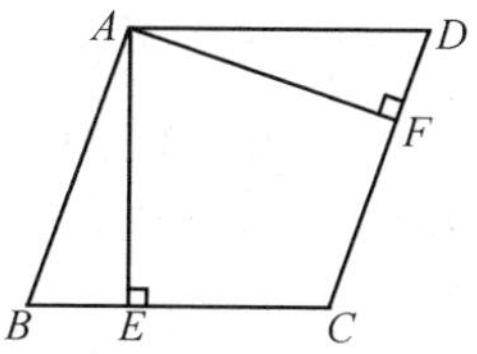

第 20 题图

又因为 $AF\perp CD$,则在$\triangle ADF$ 中,$\angle DAF+\angle D=90°$,

所以$\angle D=\angle EAF$. 同理,$\angle B=\angle EAF$. 因此$\angle B=\angle D$.

又因为$\angle AEB=\angle AFD=90°$,$AE=AF$,

所以$\triangle ABE\cong\triangle ADF$.

(2) 由(1)可知 $AB=AD$.

又因为四边形 $ABCD$ 是平行四边形,所以四边形 $ABCD$ 是菱形.

在$\triangle AEF$ 中,$\angle AFD=90°$,$\cos\angle D=\cos\angle EAF=\frac{1}{3}$,且 $AF=4$,

从而 $DF=\sqrt{2}$,$AD=3\sqrt{2}$,即有 $BE=DF=\sqrt{2}$,$BC=CD=AD=3\sqrt{2}$,

所以 $CE=CF=3\sqrt{2}-\sqrt{2}=2\sqrt{2}$.

因此四边形 $AECF$ 的周长为 $2\times2\sqrt{2}+2\times4=8+4\sqrt{2}$.

21. 解 (1) 设二次函数的表达式为 $y=a(x-3)^2-4$,

又因为图象过点$(1,0)$,所以 $0=a(1-3)^2-4$,解得 $a=1$,

从而二次函数的表达式为 $y=x^2-6x+5$.

(2) 设直线 BC 的表达式为 $y=kx+b$,且 $B(x_1,y_1)$,$C(x_2,y_2)$,

联立方程组为$\begin{cases}y=kx+b,\\y=x^2-6x+5,\end{cases}$ 则 x_1,x_2 是方程 $x^2-(6+k)x+5-b=0$ 的两个根,

从而 $x_1+x_2=6+k$,即 $y_1+y_2=k(x_1+x_2)+2b=k^2+6k+2b$.

由于$\triangle ABC$ 的重心为$(4,3)$且 A 的坐标为$(1,0)$,则 BC 的中点的坐标为$\left(\frac{11}{2},\frac{9}{2}\right)$.

从而$\begin{cases}6+k=11,\\k^2+6k+2b=9,\end{cases}$ 解得$\begin{cases}k=5,\\b=-23,\end{cases}$ 即直线 BC 的表达式为 $y=5x-23$,

此时方程 $x^2-11x+28=0$ 的两个根为 $x=4$,$x=7$.

不妨设 $B(4,-3)$,$C(7,12)$,因为直线 BC 与 x 轴的交点为 $D\left(\frac{23}{5},0\right)$,

所以$\triangle ABC$ 的面积为$\frac{1}{2}\times AD\times|y_B-y_C|=\frac{1}{2}\times\left(\frac{23}{5}-1\right)\times|12-(-3)|=27$.

22. 解 (1) 由于横坐标保持不变,纵坐标变成了原来的$\frac{1}{3}$,

所以在图(1)中，直线 AB 的方程为 $y=x+2$.

在△OPM 中，$OM\perp MP$，$OP=2$，$\angle MPO=45°$，所以 $OM=\sqrt{2}$.

所以 $AB=2\sqrt{OB^2-OM^2}=2\sqrt{7}$.

在图(1)中，AB 在 x 轴上的分量为$\sqrt{14}$，在 y 轴上的分量为$\sqrt{14}$，

于是，在图(2)中，AB 在 x 轴上的分量为$\sqrt{14}$，在 y 轴上的分量为$\dfrac{\sqrt{14}}{3}$，

所以线段 AB 的长度为$\sqrt{14+\dfrac{14}{9}}=\dfrac{\sqrt{140}}{3}$.

(2) 由于在复印过程中平行关系保持不变，在图(1)中，四边形 $AOBQ$ 是平行四边形，又因为 $OA=OB$，所以四边形 $AOBQ$ 是菱形.

在△OPM 中，$OM\perp MP$，$OP=2$，$OM=\dfrac{3}{2}$，则 $MP=\dfrac{\sqrt{7}}{2}$，

从而 $\tan\angle MOP=\dfrac{\sqrt{7}}{3}$，说明 M 的坐标为$\left(-\dfrac{9}{8},\dfrac{3\sqrt{7}}{8}\right)$.

通过变换，在图(2)中，点 M 的坐标为$\left(-\dfrac{9}{8},\dfrac{\sqrt{7}}{8}\right)$.

数学素养测评试卷(二)

一、单项选择题

1. B **2.** A **3.** B **4.** D **5.** A **6.** D **7.** C **8.** D

二、多项选择题

9. BD **10.** ABD **11.** CD **12.** CD

三、填空题

13. 4 **14.** $\dfrac{9}{5}$ **15.** $30°<\angle A<45°$ **16.** $\dfrac{3\sqrt{3}}{2}$，$\dfrac{\sqrt{6}}{4}$(第一空 2 分，第二空 3 分)

四、解答题

17. 解 选用条件①，则二次函数 $y=ax^2+bx+c(a\neq0)$的图象过点(4，5)，(0，−3)，(1，−1).

从而$\begin{cases}16a+4b+c=5,\\c=-3,\\a+b+c=-1,\end{cases}$ 解得$\begin{cases}a=0,\\b=2,\\c=-3,\end{cases}$

所以问题中的二次函数不存在.

选用条件②，设二次函数 $y=a(x-1)^2+h(a\neq0)$的图象过点(4，5)，(0，−3)，

从而$\begin{cases}9a+h=5,\\a+h=-3,\end{cases}$ 解得$\begin{cases}a=1,\\h=-4,\end{cases}$

即所求二次函数为 $y=x^2-2x-3$.

从而 $x^2-2x-3=0$ 的解为 $x_1=-1$，$x_2=3$，

因此二次函数图象与 x 轴交点的横坐标为−1 和 3.

选用条件③,设二次函数 $y=a(x-k)^2(a\neq0)$的图象过点(4,5),(0,−3),

从而$\begin{cases}a(4-k)^2=5,\\ak^2=-3,\end{cases}$消去 a,得$-3(4-k)^2=5k^2$,

该方程无解,所以问题中的二次函数不存在.

18. 解 (1) 样本中鱼的平均质量为

$$\overline{x}=\frac{1}{40}\times(1.6\times2+1.7\times10+1.8\times15+1.9\times10+2.0\times3)=1.805,$$

则样本中该种鱼的平均质量为 1.805 kg.

(2) 设池塘中该种鱼的数量为 n,则$\frac{2}{80}=\frac{40}{n}$,从而 $n=1\ 600$.

因此鱼塘中该种鱼的总质量为 $n\times\overline{x}=1\ 600\times1.805=2\ 888$(kg).

19. (1) **证明** 在$\triangle ABD$和$\triangle BED$中,

$\angle ABD=\angle BED$且$\angle ADB=\angle BDE$,

从而$\triangle ABD\backsim\triangle BED$.

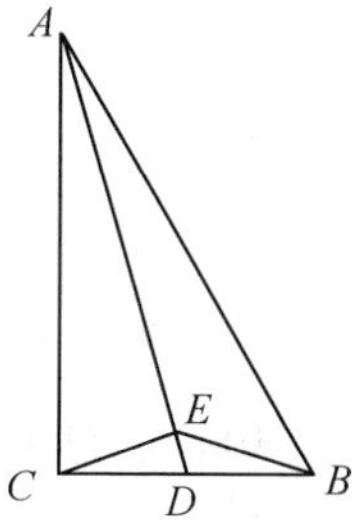

第 19 题图

(2) **解** 由(1)可知$\frac{BD}{DE}=\frac{AD}{BD}$,即 $BD^2=DE\times DA$.

在 Rt$\triangle ACD$ 中,$CE\perp AD$,可得 $CD^2=DE\times DA$.

因此 $CD=BD=1$,即 $BC=2$.

在 Rt$\triangle ABC$ 中,$AC=\sqrt{AB^2-BC^2}=\sqrt{4^2-2^2}=2\sqrt{3}$;

在 Rt$\triangle ACD$ 中,$AD=\sqrt{AC^2+CD^2}=\sqrt{(2\sqrt{3})^2+1^2}=\sqrt{13}$.

20. 解 (1) $3^{x+1}-3^x=3\times3^x-3^x=2\times3^x$.

(2) 由于 $x<0$ 且 x 为整数,则

$$3^{x+1}-3^x=2\times3^x,$$
$$3^{x+2}-3^{x+1}=2\times3^{x+1},$$
$$\cdots$$
$$3^0-3^{-1}=2\times3^{-1},$$
$$3^1-3^0=2\times3^0.$$

因此 $3^{x+1}-3^x+3^{x+2}-3^{x+1}+\cdots+3^0-3^{-1}+3^1-3^0=2(3^x+3^{x+1}+\cdots+3^{-1}+3^0)$,

即 $$3-3^x=2(3^x+3^{x+1}+\cdots+3^{-1}+3^0),$$

解得 $3^x+3^{x+1}+\cdots+3^{-1}+3^0==\frac{3-3^x}{2}$.

21. 解 (1) 当 $b=0$ 时,设 $A(x_1,y_1)$,$B(x_2,y_2)$,

联立方程组得$\begin{cases}y=kx,\\y=\frac{3}{x},\end{cases}$则 x_1,x_2 是方程 $x^2=\frac{3}{k}$的两个根,

从而 $$AB^2=(x_1-x_2)^2+(y_1-y_2)^2$$
$$=12\left(\frac{1}{k}+k\right)$$

$$=12\left(\frac{1}{\sqrt{k}}-\sqrt{k}\right)^2+24$$

$$\geqslant 24,$$

所以 AB 的最小值为 $2\sqrt{6}$.

(2) 设 $A(x_1,y_1)$,$B(x_2,y_2)$,

联立方程组为 $\begin{cases} y=kx+b, \\ y=\dfrac{3}{x}, \end{cases}$ 则 x_1,x_2 是方程 $kx^2+bx-3=0$ 的两根,

从而 $x_1+x_2=-\dfrac{b}{k}$,即 $y_1+y_2=k(x_1+x_2)+2b=b$.

又因为中点 M 为$(1,-1)$,

从而 $\begin{cases} -\dfrac{b}{k}=2, \\ b=-2, \end{cases}$ 解得 $\begin{cases} k=1, \\ b=-2, \end{cases}$

所以实数 k 的值为 1.

22. 解 (1) 在 $\mathrm{Rt}\triangle OMP$ 中,$OM\perp AC$,$OM=1$,$OP=2$,

则 $\sin\angle OPC=\dfrac{1}{2}$,因此$\angle OPC=30°$.

(2) ① 在图(1)中,由于 $OM=1$,则 $AC=2\sqrt{R^2-OM^2}=2\sqrt{3^2-1^2}=4\sqrt{2}$.

过 A 作与 x 轴平行的直线,过 C 作与 x 轴垂直的直线,交点为 N.

在 $\mathrm{Rt}\triangle ANC$ 中,$AN\perp CN$,$\angle NAC=\angle OPC=30°$,$AC=4\sqrt{2}$,

所以 $AN=2\sqrt{6}$,$CN=2\sqrt{2}$.

因此,在图(2)$\mathrm{Rt}\triangle ANC$ 中,$AN\perp CN$,$AN=2\sqrt{6}$,$CN=\sqrt{2}$,

所以 $AC=\sqrt{AN^2+CN^2}=\sqrt{(2\sqrt{6})^2+(\sqrt{2})^2}=\sqrt{26}$.

② 设四边形 $ABCD$ 的面积为 S,则 $2\sqrt{2}<S\leqslant 6\sqrt{2}$.

数学素养测评试卷(三)

一、单项选择题

1. D **2.** C **3.** B **4.** C **5.** B **6.** B **7.** A **8.** D

二、多项选择题

9. ABC **10.** AC **11.** BCD **12.** BD

三、填空题

13. 6 **14.** $\dfrac{4}{3}$ **15.** $0<a\leqslant\dfrac{3}{2}$ **16.** 3

四、解答题

17. 解 在$\triangle BCD$ 中,$\angle BCD=120°$,$BC=2\sqrt{3}$,

从而 $CD=2\sqrt{3}$,$BD=6$,$\angle BDC=30°$.

选条件①，由于$\angle ADC=120°$，所以$\angle ADB=90°$，即$AD\perp BD$.

在$\triangle ABD$中，$\angle ADB=90°$，$AD=8$，$BD=6$，

所以$AB=\sqrt{AD^2+BD^2}=10$.

选条件②，过D作$DE\perp BD$，垂足为D.

在$\triangle BDE$中，$DE\perp BD$，且$\cos\angle ABD=\frac{3}{5}$，从而$DE=8$，$BE=10$.

又因为$AD=8$，所以E与A重合，即$AB=10$.

选条件③，在$\triangle ABD$中，由于$BD=6$，$AD=8$，面积为24，所以$AD\perp BD$.

以下与选条件①相同.

18. 解 (1) 由函数图象过点$\left(\frac{3}{2},0\right)$和$(0,-3)$，

则$\begin{cases}0=\dfrac{\frac{3}{2}a+b}{\frac{3}{2}-1},\\-3=\dfrac{b}{-1},\end{cases}$ 解得$\begin{cases}a=-2,\\b=3.\end{cases}$

(2) 由(1)可知函数表达式为$y=\frac{-2x+3}{x-1}=-2+\frac{1}{x-1}$.

当$2<x<5$时，因变量y随自变量x的增大而减小，

所以函数值y的取值范围为$-\frac{7}{4}<x<-1$.

19. 解 (1) 在正方形中，$CP=1-x$，$CQ=1-y$，$PQ=x+y$.

在$Rt\triangle CPQ$中，$PQ^2=CP^2+CQ^2$，即$(x+y)^2=(1-x)^2+(1-y)^2$，

整理得$xy+x+y=1$，即$(1+x)(1+y)=2$.

(2) 由于$3x+y=2$，有$x+y=2(1-x)$.

因此，在$\triangle PCQ$中，$PQ=2PC$，从而$\angle PQC=30°$.

延长QD至E，使得$DE=BP$，因此$AE=AP$.

又因为$PQ=QE$，$AQ=AQ$，所以$\triangle APQ\cong\triangle AEQ$，$\angle AQP=\angle AQE$.

因此$\angle AQP=\frac{1}{2}(180°-\angle PQC)=75°$.

20. 解 (1) 由于$1+\frac{1}{n^2}+\frac{1}{(1+n)^2}=\frac{n^2(1+n)^2+(1+n)^2+n^2}{n^2(1+n)^2}=\frac{n^4+2n^2(1+n)+(1+n)^2}{n^2(1+n)^2}=$

$\frac{(n^2+n+1)^2}{n^2(1+n)^2}$，所以

$$\sqrt{1+\frac{1}{n^2}+\frac{1}{(1+n)^2}}=\frac{n^2+n+1}{n(n+1)}.$$

(2) 由于$\frac{n^2+n+1}{n(n+1)}=1+\frac{1}{n}-\frac{1}{n+1}$，

所以$\sqrt{1+\frac{1}{1^2}+\frac{1}{2^2}}+\sqrt{1+\frac{1}{2^2}+\frac{1}{3^2}}+\cdots+\sqrt{1+\frac{1}{n^2}+\frac{1}{(1+n)^2}}$

$=1+\frac{1}{1}-\frac{1}{2}+1+\frac{1}{2}-\frac{1}{3}+\cdots+1+\frac{1}{n}-\frac{1}{n+1}$

$=n+1-\frac{1}{n+1}$.

因此 $n+1-\frac{1}{n+1}<2\ 023$，所以正整数 n 的最大值为 2 022.

21. 解 (1) 由抛物线 $y=x^2+Bx+C$ 与直线 $y=x-1$ 相切，切点为(1,0)，

则方程 $x^2+Bx+C=x-1$，即 $x^2+(B-1)x+C+1=0$ 有两个相等的实根 $x=1$，

所以 $B-1=-2$，$C+1=1$，解得 $B=-1$，$C=0$.

(2) 若抛物线 $y=x^2$ 与直线 $y=kx+b$ 相切，切点为(x_0,x_0^2)，

则方程 $x^2-kx-b=0$ 有两个相等的实根 $x=x_0$，

从而 $k=2x_0$，$b=-x_0^2$，即切线为 $y=2x_0x-x_0^2$.

由于直线 $y=kx+1$ 与抛物线 $y=x^2$ 相交于点 $A(x_1,x_1^2)$，$B(x_2,x_2^2)$，

即 x_1，x_2 是方程 $x^2-kx-1=0$ 的两个根，即 $x_1+x_2=k$，$x_1x_2=-1$，

从而以 A，B 为切点的两条切线分别为 $y=2x_1x-x_1^2$，$y=2x_2x-x_2^2$，

联立方程为 $\begin{cases} y=2x_1x-x_1^2, \\ y=2x_2x-x_2^2, \end{cases}$ 解得 $\begin{cases} x=\frac{x_1+x_2}{2}, \\ y=x_1x_2, \end{cases}$

所以点 P 的纵坐标为 $x_1x_2=-1$.

22. 解 (1) 在图(2)中，由于 $A(2,0)$，$B(0,1)$，所以 $AB=\sqrt{5}$.

(2) 不难发现：图(1)中图形的面积是图(2)中相应图形面积的 2 倍.

在图(1)中，分别过 A，B 作直线 AD，BC 交圆 O 于 D，C，其中 $AD\parallel BC$.

在圆 O 中，$\angle COD=\angle AOB=90°$，所以$\triangle COD$ 的面积为 $\frac{1}{2}\times2\times2=2$.

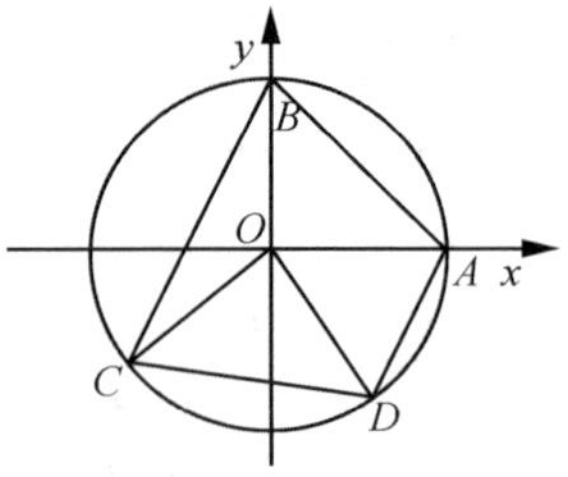

第 22 题图

因此，在图(2)中，$\triangle OCD$ 的面积为 1.

后　记

2016年，笔者曾到学校伟长实验部（初中）从事教学工作，由此开启了初高中数学衔接的思考与实践的相关工作．同年申报并立项了江苏省教育科学“十三五”规划重点资助课题．在课题研究的过程中，笔者编写了相关衔接教材，并在初三年级进行了实践，取得了一定的效果．此后，根据学校工作需要，笔者多次给初中生、小学生开设公益课堂，积累了一定的教学经验．近年来，根据党和国家对拔尖创新人才的需要，学校探索指向拔尖创新人才的培养方式，在此过程中，笔者又开展了理论思考和实践探索，形成了一定的实践经验．

在以上工作的基础上，由“姑苏教育人才”资助项目的推动，笔者在专家指导、同事鼓励下，特别是在苏州大学出版社的支持下，编写了本书．在本书编写过程中，笔者一方面总结了自己的教学活动与实践经验；另一方面也吸收和借鉴了前辈和同行的若干经验，在此表示诚挚的谢意！

由于编撰时间仓促，笔者水平有限，恐有不当之处，恳请读者批评指正，期待在交流中不断提升水平，共同进步！